Hermann Plötz

Kleine Arzneimittellehre für Fachberufe im Gesundheitswesen

5., aktualisierte und erweiterte Auflage

Hermann Plötz

Kleine Arzneimittellehre für Fachberufe im Gesundheitswesen

5., aktualisierte und erweiterte Auflage

Springer

Dr. Hermann Plötz
Bergschneider Str. 25
94330 Salching

ISBN-13 978-3-540-72300-4 5. Auflage Springer Medizin Verlag Heidelberg
ISBN-13 978-3-540-43506-8 4. Auflage Springer Medizin Verlag Heidelberg

Bibliografische Information der Deutschen Nationalbibliothek
Die Deutsche Nationalbibliothek verzeichnet diese Publikation in der Deutschen Nationalbibliografie; detaillierte bibliografische Daten sind im Internet über <http://dnb.d-nb.de> abrufbar.

Springer Medizin Verlag
springer.de

Planung: Barbara Lengricht, Berlin
Projektmanagement: Dr. Ulrike Niesel, Heidelberg
Copy-Editing: Ute Villwock, Heidelberg
Layout und Umschlaggestaltung: deblik Berlin
Rechtes Titelbild: © 2007 Jupiter Images Corporation
Satz: Stürtz GmbH, Würzburg

SPIN 11888604
Gedruckt auf säurefreiem Papier 22/2022 – 5 4 3 2 1 0

Für Ulli, Julia
und Isabella

Vorwort

Die Kleine Arzneimittellehre präsentiert sich mittlerweile in der 5. Auflage. Die Änderungen in der Gesundheitspolitik und die Fortschritte der Pharmazie und Medizin machen es notwendig, dass sich alle Beteiligten im Gesundheitswesen eine stetige Fort- und Weiterbildung zu eigen machen. Hierzu möchte die Kleine Arzneimittellehre beitragen. Besonders angesprochen sind die Gesundheits- und KrankenpflegerInnen, Apothekenhelferinnen, PTAs, Arzthelferinnen, MTAs und Rettungssanitäter und Rettungsassistenten sowie AlterpflegerInnen.

Alle Kapitel wurden komplett überarbeitet und aktualisiert. Die modernsten Arzneimittel sind ausführlich und verständlich beschrieben. Neue Übersichtstabellen erleichtern das sich Zurechtfinden in dem riesigen Spektrum der Pharmaka. Dies ist v.a. auch deshalb wichtig, da durch die Generikaflut und die ständigen Innovationen der Pharmaforschung der Arzneimittelmarkt selbst für die Profis wie Ärzte und Apotheker immer unüberschaubarer wird.

Große Fortschritte sind auf dem Gebiet der Onkologie erzielt worden. Neue Zytostatika und v.a die Entwicklung neuer Tumorantikörper geben den Medizinern bedeutend mehr Behandlungsmöglichkeiten, mit dem Ziel die Lebensqualität zu verbessern und die Sterblichkeit der Krebspatienten wesentlich zu reduzieren.

Erkenntnisse der Ernährungsbedürfnisse multimorbider Patienten in Kliniken und Pflegeheimen sind in dieser 5. Auflage ausführlich erklärt. Ziel ist es allen Beteiligten deutlich zu machen, dass diese Patienten eine viel differenzierte Ernährung brauchen als bisher angenommen. Es hat sich herausgestellt, dass eine adäquate Nahrungszusammenstellung die Genesung der Patienten beschleunigen kann. Im neu aufgenommenen Kapitel »Enterale und parenterale Ernährung« (Kapitel 20) wird detailliert auf die Möglichkeiten der Ernährung von Patienten eingegangen, die nicht mehr auf oralem Wege ausreichend Nahrung zu sich nehmen können. Die enterale Ernährung via Sonde und parenterale Ernährung via venöser Infusion wird mit den Vorteilen, aber auch den Risken erklärt. Die demographische Entwicklung unserer Bevölkerung macht dass Wissen über die Möglichkeiten der nicht oralen Ernährung unerlässlich.

Die 5. Auflage der Kleinen Arzneimittellehre will allen Lesern helfen, mit Spaß und Erfolg sich dem großen Themenkreis der Arzneimitteltherapie in der modernen Zeit zu stellen. Dabei ist das Verstehen der Wirkungen und Nebenwirkungen, der Wechselwirkungen und Interaktionen unerlässlich. Ebenso wie das Wissen um Applikationsarten und –zeiten sowie der Lagerungsanforderungen der Arzneimittel. Nur dann ist es möglich, die Patienten effektiv mit Medikamenten zu behandeln, Schaden zu vermeiden und die Ressourcen im Gesundheitswesen sinnvoll einzusetzen.

Ich wünsche mir, dass dieses Buch allen Lesern eine Hilfe während der Ausbildungszeit und im Beruf ist und freue mich auf Anregungen und konstruktive Kritik. Nur somit können Fortschritt, Entwicklung und Verbesserungen dauerhaft realisiert werden.

Ich bedanke mich bei meiner Frau und meinen zwei Kindern, dass sie mir die Zeit schenkten, dieses Buch zu schreiben.

Dem Springer Verlag gilt mein Dank für die Realisierung dieser 5. Auflage.

Salching, im Frühjahr 2007 Hermann Plötz

Inhaltsverzeichnis

Grundlagen

1.1 Was versteht man unter einem Arzneimittel?

Ist Melissen- oder Pfefferminztee ein Arzneimittel?
Ist Süßstoff wie z. B. Natriumcyclamat ein Arzneimittel?
Ist ein Vorbeugemittel wie Echinacin® ein Arzneimittel?
Ist die Antibabypille ein Arzneimittel?
Ist eine chirurgische Nadel ein Arzneimittel?
Ist eine Prothese ein Arzneimittel?
Ist ein Röntgenkontrastmittel ein Arzneimittel?

Bevor diese Fragen beantwortet werden können, muss zunächst einmal geklärt werden, was allgemein unter einem Arzneimittel zu verstehen ist.

! Das Arzneimittel – auch Heilmittel, Medikament, Pharmakon oder Präparat genannt – wird zu diagnostischen Zwecken oder zur Behandlung von Krankheiten verwendet. Es wird aus natürlichen Grundstoffen oder synthetischen und ggf. (pharmazeutisch) speziell zubereiteten Wirksubstanzen hergestellt.

Grundstoffe und Wirksubstanzen sind die sog. **Arzneistoffe,** die einzeln oder in Kombination zusammen mit den sog. **Hilfsstoffen** (z. B. Zäpfchengrundmasse, Zuckersirup, Geschmacksstoffe u. v. a.) das Arzneimittel bilden.

Als **Monopräparat** bezeichnet man beispielsweise Aspirin®, weil es nur einen einzigen Arzneistoff (Azetylsalizylsäure) enthält. Aspirin® plus C dagegen ist eine Wirkstoffkombination **(Kombipräparat)** aus Azetylsalizylsäure und Ascorbinsäure.

Zur besseren Unterscheidung von Arznei**mittel** (= Präparat) und Arznei**stoffe** sind in diesem Buch alle Präparate als registriertes Warenzeichen® gekennzeichnet. Die im Glossar erläuterten Begriffe und Abkürzungen tragen im Text ein Sternchen*.

In den folgenden Kapiteln soll versucht werden, Antworten auf die eingangs gestellten Fragen zu finden.

1.2 Einteilung der Arzneimittel

Freiverkäufliche Arzneimittel

Diese Mittel können auch im Supermarkt mit Selbstbedienung angeboten werden. Ihre Abgabe unterliegt nicht der Kontrolle eines Apothekers.

Beispiele hierfür sind Knoblauchpräparate, Melissengeist oder auch Franzbranntwein. Werden diese in der Apotheke angeboten, so dürfen sie in der Freiwahl platziert werden.

Apothekenpflichtige Arzneimittel

Diese Medikamente dürfen nur in Apotheken verkauft werden. Eine Selbstbedienung der Kunden ist hierbei nicht erlaubt, d. h. für diese Arzneimittel soll und muss der Apotheker dem Patienten beratend und aufklärend zur Seite stehen. Hierzu zählen u. a. leichte Schmerzmittel wie Aspirin®, Paracetamol oder Ibuprofen. Es handelt sich hierbei meist um typische Sichtwahlartikel.

Verschreibungspflichtige Arzneimittel

Diese Medikamente dürfen in der Apotheke nur nach Vorliegen einer ärztlichen, zahnärztlichen oder tierärztlichen Verschreibung (Rezept) abgegeben werden. Meist handelt es sich um sehr stark wirksame Arzneimittel. Daher soll zum Schutz der Gesundheit der Patienten nur der Arzt oder Zahnarzt bzw. bei Tieren der Tierarzt über Einsatz, Stärke und Menge dieser Medikamente entscheiden.

Betäubungsmittel

Diese Stoffe unterliegen dem Betäubungsmittelgesetz (▶ Kap. 3). Die meisten dieser Arzneimittel können eine starke Sucht und Medikamentenabhängigkeit hervorrufen. Daneben werden sie oft als Rauschdrogen missbräuchlich von Suchtkranken eingesetzt. Der Arzt darf solche Mittel (z. B. Morphin) nur durch Verwenden eines speziellen Rezeptformulars verordnen. Betäubungsmittel sind ebenfalls nur in der Apotheke erhältlich. In der öffentlichen Apotheke dürfen Betäubungsmittel nur bei Vorlage eines BTM-Rezeptes abgeben werden. Ausnahme: Notfallverodnung. Für die Abgabe von Betäungsmitteln für den Stationsbedarf muss die Anforderung mit speziellen Betäubunsmittelanforderungsscheinen erfolgen.

Zu welcher Gruppe nun ein Arzneimittel gehört, wird im Arzneimittel- bzw. im Betäubungsmittelgesetz (vgl. ▶ Kap. 2 und 3) festgelegt, sodass Einordnungsschwierigkeiten weitgehend vermieden werden können.

1

1.3 Definition einiger Begriffe aus der Pharmakologie

Pharmakologie. Lehre von den Wechselwirkungen zwischen einer Substanz und dem Körper (z. B. die blutdrucksenkende Wirkung von Adalat®).

Pharmakokinetik. Lehre von der Wirkung des Organismus auf den zugeführten Stoff. Was macht der Körper mit dem Arzneistoff? Beispiel: Ethanol wird in den Blutkreislauf aufgenommen, dann über Acetaldehyd zu Essigsäure oxidiert und über die Niere ausgeschieden.

Pharmakodynamik. Lehre von den Wirkungsmechanismen der Arzneistoffe im Körper. Was macht der Arzneistoff mit dem Körper? Beispiel: Glibenclamid stimuliert die Insulinsekretion, sodass ein überhöhter Blutglukosespiegel reduziert wird (Diabetestherapie).

Klinische Pharmakologie. Bereits bekannte Arzneistoffe werden am Menschen untersucht (z. B. Dosisfindung eines neuen Antibiotikums).

Toxikologie. Lehre von den schädlichen Eigenschaften bestimmter Stoffe.

Wirk(ungs)stärke. Maß für die Konzentration eines Arzneistoffes, die zum Erzielen einer bestimmten Wirkung erforderlich ist. Je größer die Wirkstärke eines Arzneistoffes, desto kleiner ist die benötigte Konzentration bzw. die Dosis.

Praxistipp

Aspirin® wird zur entzündungshemmenden (antiphlogistischen) Therapie in Tagesdosen zu 3000 mg gegeben; ein Präparat mit Ibuprofen wird dagegen für die gleiche Indikation* mit 1200 mg verabreicht.

Bioverfügbarkeit. Das ist die Geschwindigkeit und das Ausmaß, mit der der Wirkstoff am Wirkort verfügbar ist. Sie gibt den prozentualen Anteil der verabreichten Dosis an, der dann tatsächlich zur Wirkung kommt. Beispiel: Ein Arzneistoff wird sehr schnell in der Leber abgebaut, sodass nur 20 % das Zielorgan erreichen.

Therapeutische Breite. Sie bezeichnet die Spanne zwischen therapeutischer und toxischer* Dosis eines Arzneistoffes. Je größer diese Spanne, desto ungefährlicher ist das Medikament.

Metabolismus. Dieser Begriff bezeichnet den Ab- bzw. Umbau der Arzneistoffe durch den Körper. Die entstehenden Produkte können ebenso wie der ursprüngliche Arzneistoff noch eine pharmakologische Wirkung besitzen oder aber durch den molekularen Umbau wirkungslos werden. Ziel des Metabolismus ist es, die fremden Stoffe in eine für den Körper ausscheidbare Form zu bringen. Die Abbauprodukte sind eher fettlöslich, wenn sie über den Leber-Galle-Weg ausgeschieden werden, sie sind dagegen mehr wasserlöslich, sofern sie mit dem Urin (renal) den Kreislauf verlassen. Das wichtigste Organ des Metabolismus ist die Leber. Eine andere Bezeichnung für den Begriff Metabolismus ist das Wort Biotransformation, da die Arzneistoffe im Körperbiologisch umgebaut, d. h. transformiert werden.

Steady state. Davon spricht man, wenn die Invasion quantitativ* gleich der Evasion (▶ S. 6) ist (input = output); d. h. die Wirkkonzentration im Körper bleibt konstant. Dies ist v. a. bei der Dauermedikation von Arzneistoffen bedeutsam, z. B. bei der Therapie des hohen Blutdrucks.

1.4 Wann und wie kann ein Arzneistoff wirken?

Die Wirkung eines Arzneistoffes ist die Folge komplexer Vorgänge im Organismus. Hierbei unterscheiden wir 3 Phasen (◘ Abb. 1.1):
- pharmazeutische Phase,
- pharmakokinetische Phase,
- pharmakodynamische Phase.

Merke: Erst nach Auflösung und Verteilung kann der Arzneistoff seine Wirkung im Körper entfalten.

Zuerst muss es zu einer Freisetzung (**L**iberation) des Arzneistoffes im Körper kommen. Daraufhin wird das Pharmakon in den Blutkreislauf aufgenommen (**a**bsorbiert) und im Körper verteilt (**d**istributiert). Der **M**etabolismus verändert das Arzneistoffmolekül, d. h. seine Konzentration nimmt ab. Zum Schluss muss der veränderte oder auch unveränderte Arzneistoff

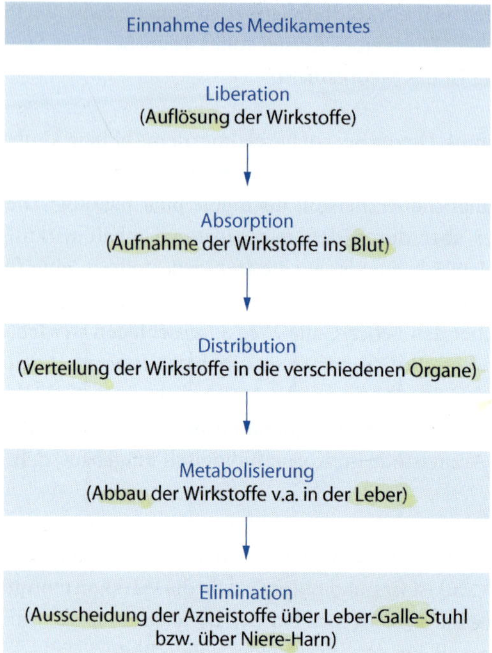

Abb. 1.1. Verfolgung des Weges eines oral eingenommenen Medikaments im Körper

den Körper wieder verlassen können, d. h. das Arzneimittel wird **e**liminiert. Dies ist das **LADME**-Prinzip.

Die pharmazeutische Phase beinhaltet den Zerfall der Arzneiform sowie die Auflösung des Arzneistoffes. Somit wird hier Bezug auf die galenischen* Eigenschaften der Arzneiform genommen.

Die pharmakokinetische Phase bezieht sich auf die **Invasion** und die **Evasion** des Arzneistoffes. Wobei man unter Invasion die Adsorption und die Distribution des Arzneistoffes im Körper versteht. Die Evasion ist der Metabolismus und die Elimination des Arzneistoffes.

Die pharmakodynamische Phase stellt die Beeinflussung des Körpers durch das Arzneimittel und dessen Abbauprodukte in der Zeit zwischen Invasion und Evasion dar. In der pharmakodynamischen Phase zeigt das Medikament seine Wirkung, z. B. Blutdrucksenkung, Schmerzstillung oder Diurese (verstärkte Harnausscheidung).

1.4.1 Verabreichung (Applikation)

Allgemeines zur Applikation

Ein Arzneimittel, das aus einem oder mehreren Arzneistoffen besteht, kann entweder auf die Körperoberfläche, d. h. auf die Haut oder die Schleimhaut aufgebracht, innerlich eingenommen oder mit Hilfe perforierender Instrumente (Spritzen, Impfpistolen) ins Körperinnere injiziert werden. Der Applikationsort und die Arzneiform müssen sich nach den physikalischen und chemischen Eigenschaften des Arzneistoffes (Benzylpenicillin z. B. wird durch die Magensäure zerstört), dem gewünschten Wirkeintritt, der geforderten Wirkdauer und dem Ort, an dem der Arzneistoff wirken soll, richten. Soll der Wirkeintritt schnell erfolgen, so muss injiziert werden, da somit die Resorption aus dem Magen-Darm-Trakt umgangen werden kann. Ebenso schnell wirksam ist die nasale oder inhalative Applikation. Wird dagegen ein verzögerter Wirkeintritt und eine verlängerte Wirkdauer gefordert, so kann das Arzneimittel oral (z. B. als Retardtablette) gegeben werden. Auch ist die intramuskuläre Injektion als ölige Lösung oder Suspension möglich (z. B. Benzylpenicillin in öliger Lösung), denn dadurch entsteht ein Depot im Muskel, aus dem der Arzneistoff langsam freigesetzt wird. Für die Behandlung lokaler Wunden wird man zuerst an die topische (örtlich wirksame) Applikation denken und z. B. eine Dexpanthenolsalbe auf die Haut auftragen. Ist der Patient bewusstlos oder kann er nicht mehr schlucken, so muss injiziert werden. Bei ängstlichen Patienten ist die Injektion zu vermeiden und eher auf oral wirksame Arzneiformen auszuweichen. Statt des zu injizierenden Benzylpenicillins ist dann evtl. ein Penicillinsaft (z. B. Isocillin®) zu geben. Viele Arzneimittel mit Eiweißcharakter, z. B. Enzympräparate (Wobenzym® oder Pangrol®), werden durch die Magensäure bzw. durch Proteasen (Enzyme des Magen-Darm-Kanals) zerstört. Durch einen magensaftresistenten Überzug über solchen Tabletten lösen sich diese erst im Dünndarm auf, wo sie nicht mehr zerstört werden. Somit ist durch die galenische* Beeinflussung der Arzneiform wieder eine orale Applikation möglich.

Welche Applikationsarten und -orte gibt es?

Topische Applikation. Beispiele hierfür sind Salben für kranke Hautstellen, orale Gaben von Adsorbenzien* (z. B. medizinische Kohle bei Vergiftungen), Broncholytika in Form von Inhalationssprays (z. B. Sultanol® Spray) und Injektionen von Lokalanästhetika in bestimmte Gewebe. Der Vorteil der topischen Applikation liegt in der kleinen Arzneistoffmenge, die benötigt wird, da das Medikament dort aufgebracht wird, wo es zur Wirkung kommen soll. Außerdem wird der restliche Teil des Körpers weniger mit dem Arzneistoff belastet, d. h. die Nebenwirkungen sind geringer. So wird bei der ständigen Gabe von Kortikoiden leicht ein Cushing-Syndrom* erzeugt. Bei der kurzfristigen, lokalen Anwendung von Kortikoidsalben treten jedoch nur wenige Nebenwirkungen auf. Vorsicht ist aber bei Kleinkindern geboten, da deren Haut noch nicht so dick wie die der Erwachsenen ist und dadurch mehr Arzneistoff resorbiert werden kann.

Parenterale* Applikation. Die intravasale (in ein Blutgefäß hinein erfolgende), d. h. meist intravenöse (unmittelbar in eine Vene hinein erfolgende, i.v.-) Injektion oder Infusion hat den Vorteil, dass zum einen exakt dosiert werden kann (kein First-pass-Effekt*, keine Resorptionsverluste*), zum anderen wird der Arzneistoff mit dem Blut schnell zu seinem Wirkort transportiert. Dies ist v. a. in Notfällen wichtig (z. B. i.v.-Gabe von Adrenalin bei Herzstillstand). Der Nachteil besteht im apparativen Aufwand der Methode und der Gefahr der Keimverschleppung.

Orale Applikation. Oral werden Arzneimittel am bequemsten eingenommen. Der Vorteil besteht in der einfachen und preisgünstigen Herstellung dieser Arzneiform und der bequemen Anwendung durch den Patienten selbst. Die Nachteile liegen in der unsicheren Bioverfügbarkeit durch Resorptionsverluste und den First-pass-Effekt der Leber (► Abschn. 1.4.4).

Rektale* Applikation. Diese Applikationsform ist nur für Arzneimittel mit großer therapeutischer Breite geeignet, da die Resorptionsverhältnisse schwer zu quantifizieren sind. Schmerzstillende und fiebersenkende Mittel (Analgetika und Antipyretika wie z. B. Ben-u-ron® Supp.) werden dagegen bei Säuglingen und Kleinkindern gerne rektal verabreicht, z. B. bei Verweigerung durch das Kind, bei Schluckstörungen usw. Ebenso bietet diese Applikationsart Vorteile bei Patienten, die zu Erbrechen oder Magen-Darm-Problemen neigen und wenn eine parenterale* Gabe nicht notwendig ist.

1.4.2 Aufnahme (Resorption*)

Unter der Resorption eines Stoffes versteht man dessen Aufnahme von der Körperoberfläche (Haut oder Schleimhaut) oder aus örtlich begrenzten Stellen im Körper in die Blutbahn oder in das Lymphsystem. Hier erfolgt dann die Verteilung in den Gesamtorganismus. Da ein Arzneistoff nur dann wirksam werden kann, wenn er in ausreichender Menge am Wirkort vorliegt, ist die Resorption Voraussetzung für den therapeutischen Erfolg, es sei denn, dass das Arzneimittel intravasal gegeben oder nur lokal appliziert wird.

Wie kommt nun der Arzneistoff an den Wirkort?

Die eigentliche Resorptionsbarriere, die Trennlinie zwischen äußerem und innerem Milieu, ist die Oberflächenmembran der Zellen. Diese Membran besteht aus einer Lipiddoppelschicht, in der Proteine ein- oder aufgelagert sind. Einige Proteine reichen durch die ganze Membran hindurch und bilden Poren. Diese Poren lassen hydrophile* (wasserlösliche) Stoffe durchtreten. Die Lipiddoppelschicht ist dagegen für lipophile* (fettlösliche) Stoffe durchlässig (Abb. 1.2).

Der Substanzdurchtritt durch die Membran kann als

- Diffusion,
- erleichterte Diffusion (proportional zu dem Konzentrationsgefälle),
- aktiver Transport (energieverbrauchender Carrier*),
- Pinozytose*, Phagozytose* oder Persorption* erfolgen.

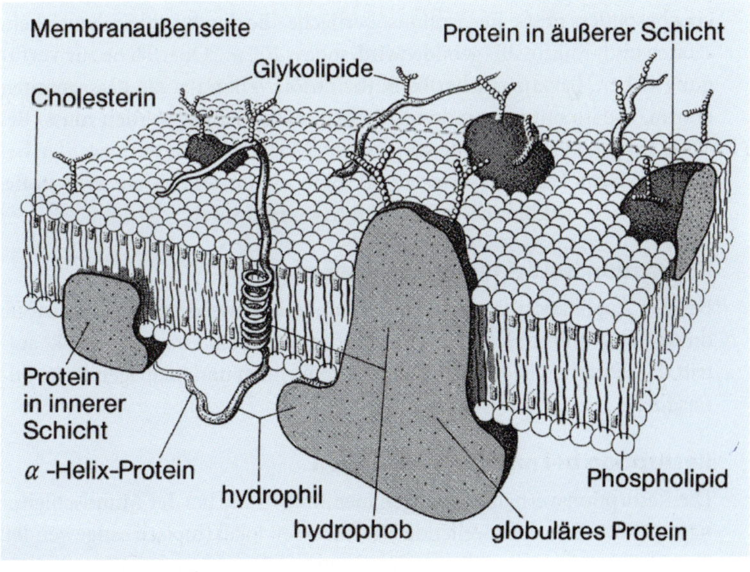

Abb. 1.2. Biomembran. (Aus Schmidt u. Thews 1990)

Pinozytose bedeutet die Aufnahme kleiner Flüssigkeitstropfen aus dem Magen-Darm-Kanal. Bei der Phagozytose werden dagegen Feststoffteilchen aufgenommen. Das Hereinnehmen von festen Teilchen zwischen den Epithelzellen hindurch in den Organismus bezeichnet man als Persorption.

Resorption bei bukkaler* oder sublingualer* Applikation

Lipophile Arzneistoffe können bei dieser Verabreichungsform gut resorbiert werden. Dadurch bedingt treten weder ein First-pass-Effekt*, noch eine Inaktivierung durch Magensäure oder gastrointestinale* Enzyme auf (vgl. Nitroglyzerinspray oder -zerbeißkapsel im Angina-pectoris-Anfall).

Resorption bei oraler Applikation

Die Resorption im Verdauungstrakt wird von verschiedensten Faktoren beeinflusst. Im Magen werden wegen des sauren pH-Werts alkalische Stoffe nicht resorbiert.

Die Dauer der Magenpassage hängt u. a. vom Füllungszustand des Magens ab. Ethanol hat eine hyperämisierende* Wirkung und beschleunigt dadurch die Resorption. Außerdem besitzt Ethanol gute Lösungsmitteleigenschaften, was ebenfalls die Aufnahme fördert. Der Dünndarm besitzt eine besonders große Resorptionsoberfläche, die durch Schleimhautfalten, -zotten und -mikrovilli* gebildet wird, sodass 200 m2 Oberfläche zur Verfügung stehen. Laxanzien aber (z. B. Rizinusöl) verkürzen die Passagezeiten enorm, sodass mit verminderter Resorption gerechnet werden muss. Bei Vergiftungen wird gerade dies angestrebt. Manche Arzneistoffe werden bei leerem Magen besser resorbiert (vgl. Biphosphonate), andere Wirkstoffe, wie z. B. viele Antibiotika, besser zum Essen resorbiert.

Resorption bei rektaler* Applikation

Bei der Applikation im unteren Rektumbereich werden die Arzneistoffe direkt in die untere Hohlvene absorbiert, sodass kein First-pass-Effekt auftritt. Das Problem liegt aber in der schwankenden und niedrigen Resorptionsquote.

Resorption bei nasaler Applikation

Die Resorptionsverhältnisse liegen hier ähnlich wie bei der Mundschleimhaut. Oft werden abschwellende Nasentropfen lokal (topisch) angewendet. Vorsicht ist geboten bei der Verwendung von Nasentropfen mit α-Sympathikomimetika* (vgl. Abschn. 4.7.2) bei Säuglingen, da es aufgrund der

Resorption zu systemischen* Effekten kommen kann, d. h. es treten Blutdruckanstieg und Herzrasen (Tachykardie*) auf.

Pulmonale Resorption

Für die Resorption über die Lunge eignen sich besonders gasförmige Stoffe (man denke an Narkosegase wie z. B. Sevorane oder Suprane). Die Resorptionsoberfläche der Lunge beträgt ca. 100 m2, es können auch Flüssigkeiten und feste Stoffe resorbiert werden. Aerosole* (fest oder flüssig) dienen v. a. der lokalen Therapie des Asthma bronchiale (z. B. Sultanol® Dosieraerosol). Ebenso wie bei der nasalen Applikation kann es zu systemischen* Nebenwirkungen kommen. Neu ist auch, dass versucht wird, Insulin inhalativ zu verabreichen (vgl. Humansinsulin Exubera® ▶ Kap. 16).

Resorption bei Applikation am Auge

Soll das Arzneimittel ins Augeninnere eindringen, so müssen lipophile und hydrophile Strukturen überwunden werden (◻ Abb. 1.3). Das Korneaepithel* und -endothel* stellen lipophile Strukturen dar, während durch das Stroma (Bindegewebsgerüst der Iris) nur hydrophile Stoffe diffundieren können (z. B. das Parasympathikomimetikum Pilocarpin, ▶ Abschn. 4.7.3, das als Miotikum*, also zur Pupillenverengung angewendet wird).

Resorption bei Applikation auf der Haut

Die Haut dürfte eigentlich keine resorptiven Eigenschaften haben, da sie den Körper ja vor Schadstoffen schützen soll. Eine Resorption ist zwar transfollikulär* oder transepidermal* möglich, jedoch ist die Resorptionsquote durch die Haut viel kleiner als durch die Schleimhaut. Das Stratum corneum* ist nicht kapillarisiert (durchblutet) und hat nur 10% Wassergehalt. Es stellt also eine Resorptionsbarriere dar. Lipidlösliche Substanzen, die z. T. noch wasserlösliche Strukturanteile haben, können noch am leichtesten aufgenommen werden. Fette Öle und rein hydrophile Stoffe werden kaum resorbiert. Man kann aber die Aufnahme durch die Haut erhöhen, z. B. durch Wärmeeinwirkung, hyperämisierende* Reagenzien (Ethanol) oder durch Lösungsmittel [Dimethylsulfoxid (DMSO) in z. B. Dolobene® Gel]. In entzündeten Hautgebieten ist die Resorptionsquote erhöht; ebenso wenn das Stratum corneum durch Verbrennungen zerstört ist. Bei Säuglingen und Kleinkindern ist das Stratum corneum wenig ausgebildet, sodass auch hier die Resorption erleichtert ist. Deshalb sollten

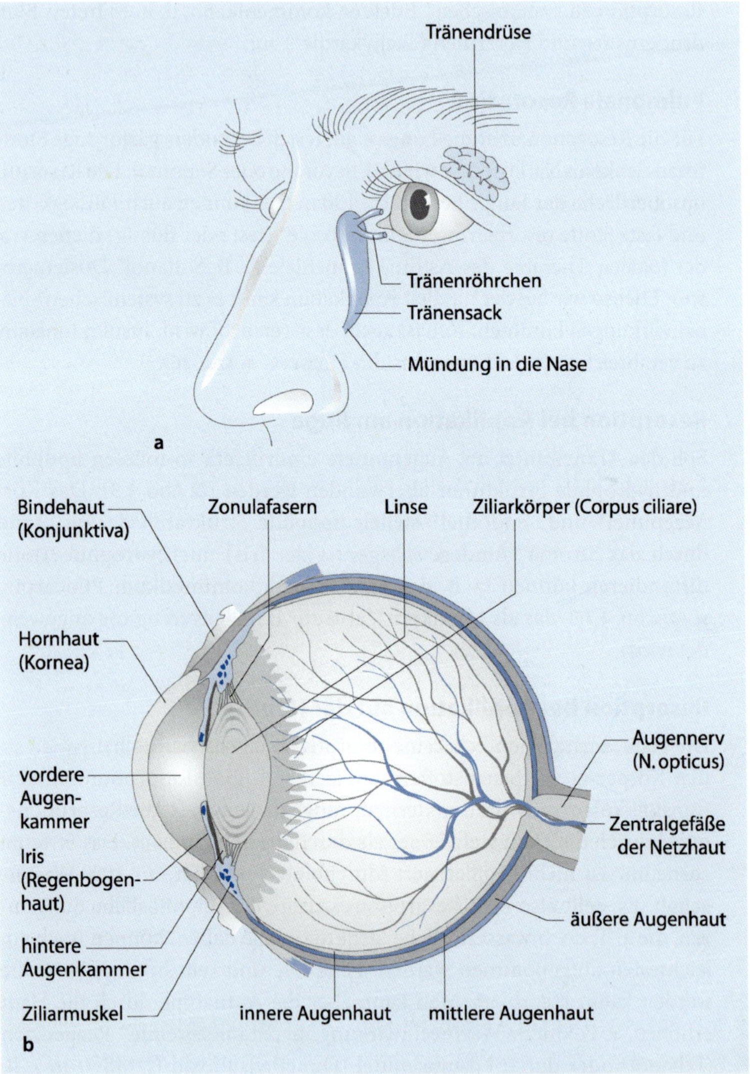

Abb. 1.3.a–b Auge. **a** »Umgebung« des Auges, **b** Schema des Augapfels.

bei kindlichen Ekzemen keine allzu starken Glukokortikoidsalben (Cortison) angewendet werden (vgl. Cushing-Syndrom*). Für Senioren gilt dieselbe Gesetzmäßigkeit (Papierhaut). Neue Systeme benützen die Haut als Resorptionsorgan für Stoffe, die einen hohen First-pass-Effekt haben und in kleinen Dosen angewendet werden (z. B. Scopolaminpflaster, Östrogenpflaster, Nitroglyzerinpflaster, Nikotinpflaster, Fentanylpflaster, Buprenorphinpflaster, Östrogen-/Gestagenpflaster, Lidocain/Prilocainpflaster und Rotigotinpflaster).

Resorption bei parenteraler* Applikation

Bei der Injektion (◘ Abb. 1.7, S. 29) unter die Haut (subkutan, s. c.) oder in den Muskel (intramuskulär, i. m.) hängt die Resorption von der Durchblutung des Gewebes ab. Bei der intravasalen Injektion (z. B. in die Venen) muss keine Resorptionsbarriere überwunden werden.

Resorptionsbeeinflussung

Veränderung der Resorption bei parenteralen Arzneiformen. Man kann versuchen, die Resorption z. B. bei i.m.-Injektion mit Hyaluronidasen zu steigern. Andererseits ist es möglich, durch folgende Maßnahmen die Resorption zu verzögern:

- Lösen oder Suspendieren des Arzneistoffes in einem öligen Vehikel,
- Adsorption des Arzneistoffes an ein Trägermolekül, welches die Diffusion des gelösten Arzneistoffes verzögert,
- Verwendung von Kristallsuspensionen (z. B. Verzögerungsinsuline).

Veränderung der Resorption bei oraler Applikation. Bei Tabletten bzw. Dragees lässt sich die Wirkstoff-Freigabe durch Umhüllung des Arzneistoffes mit schwer löslichen Überzügen oder durch Einbettung in Wachse/Fette steuern. Die Bindung des Arzneistoffes an Ionenaustauscherharze verlängert ebenfalls die Arzneistoff-Freigabe (z. B. Codipront® Saft).

1.4.3 Verteilung (Distribution)

Ist das Pharmakon in die Blutbahn gelangt, wird es im Gefäßsystem mit dem Blutstrom verteilt. Infolge des Konzentrationsgefälles vom Blut zum Gewebe versucht der Arzneistoff, die Blutbahn zu verlassen und sich im Gesamtorganismus zu verteilen. Die Verteilung hängt von der Molekülgröße, der Bindung an Plasma- und Gewebsproteine, der Durchlässigkeit der Membranen sowie von der Durchblutung der Gewebe ab.

Welche Verteilungsräume gibt es?

Der Organismus kann in den Intrazellulärraum und in den Extrazellulärraum unterteilt werden. Zum Intrazellulärraum (75 % des Körpergewichtes, bei Säuglingen noch mehr) gehören die intrazelluläre Flüssigkeit und die festen Zellbestandteile. Der Extrazellulärraum (22 % des Körpergewichtes) wird unterteilt in Plasmawasser, interstitiellen* Raum (leicht diffundierbare Flüssigkeit im Interstitium* und Flüssigkeit in Gewebe und Haut) und in transzelluläre Flüssigkeit (Liquor cerebrospinalis, Kammerwasser und Periendolymphe, d. h. Flüssigkeit in Körperhöhlen und Hohlorganen).

Verteilen kann sich folglich ein Arzneimittel

- nur im Plasma,
- im Plasma und im restlichen Extrazellulärraum,
- im Intra- und Extrazellulärraum.

Die Konzentration eines Stoffes im Plasma, der sog. Blutspiegel (Plasmaspiegel), wird mit modernen analytischen Methoden (z. B. HPLC*) bestimmt und dient dem »drug monitoring« (Medikamentenüberwachung). Makromoleküle können, nachdem sie i. v. gegeben worden sind, den Plasmaraum nicht mehr verlassen (z. B. Plasmaexpander wie der Arzneistoff Dextran). Die Verteilung der übrigen Arzneistoffe zwischen Plasma und interstitiellem Raum wird vom Kapillaraufbau bestimmt. Besonders guter Austausch ist dort möglich, wo das Endothel und die Basalmembranen Lücken aufweisen [z. B. in der Leber, Milz und im retikuloendothelialen System (RES*)]. Die Hirnkapillaren sind aber zusätzlich von Neurogliazellen* umgeben, sodass hier eine verminderte Durchgängigkeit für Arzneistoffe besteht. Man spricht von der Blut-Hirn-Schranke. Bei entzündlichen Prozessen ist jedoch die Durchlässigkeit (Permeabilität*) dieser Barriere erheblich erhöht, sodass jetzt leicht Stoffe ins ZNS gelangen können (Kumulation*, Nebenwirkungen, Toxizität*).

Wichtig für die Verteilungsprozesse ist die Eiweißbindung, denn ein an Plasmaeiweiß gebundenes Pharmakon kann den Plasmaraum so nicht verlassen. Ebenso möglich ist eine Bindung an Gewebsproteine, sodass die Rückverteilung ins Plasma gehemmt, d. h. die Elimination verlängert ist. Bei Neugeborenen ist der Prozentsatz des an Plasmaeiweiß gebundenen Arzneistoffs kleiner, sodass das Arzneimittel schneller verteilt wird und die Gefahr der Überdosierung eher besteht.

Welche Faktoren beeinflussen weiterhin die Verteilung?

Der Einfluss der Löslichkeit des Arzneistoffes auf die Verteilung zeigt sich auch darin, dass sich lipophile Arzneistoffe überwiegend im fettreichen Gewebe, hydrophile Stoffe hauptsächlich extrazellulär anreichern. Vor dem Erreichen des Verteilungsgleichgewichtes wird die Verteilung im hohen Maße von der Durchblutung der Organe bestimmt.

Besondere Verteilungsvorgänge sind im Magen-Darm-Trakt (Gastrointestinaltrakt) zu berücksichtigen. Stoffe, die mit der Galle in den Zwölffingerdarm (Duodenum) ausgeschieden werden, können in tiefer liegenden Darmabschnitten wieder rückresorbiert werden (enterohepatischer* Kreislauf). Die Plazenta ist, da die Membran viele Poren besitzt, gut für lipophile und hydrophile Stoffe durchlässig. Es existiert hier im Gegensatz zum Gehirn keine Blut-Plazenta-Schranke, d. h. Arzneistoffe im mütterlichen Kreislauf gehen auch weitgehend in den kindlichen Kreislauf über.

In die Muttermilch treten v. a. gut lipidlösliche Substanzen über, die sich dann im Milchfett anreichern können. Auch Ethanol (Weingeist) und Nikotin gehen in die Muttermilch über.

Ein besonders aktueller Aspekt der Verteilungsbeeinflussung ist das »drug targeting«* (vgl. Atropin und N-Butylscopolamin).

1.4.4 Verstoffwechslung (Biotransformation)

Lipophile Stoffe werden nach der glomerulären* Filtration in den Nierentubuli* z. T. wieder rückresorbiert, d. h. sie werden nur langsam renal (über die Niere) eliminiert, sodass die Gefahr einer Kumulation* (hier: Vergiftung durch Anreicherung) besteht. Um dies zu verhindern, verfügt der Körper über Enzymsysteme, die lipophile Xenobiotika (Fremdstoffe) in hydrophilere, leichter ausscheidbare Stoffe umwandeln können. Vor allem die Leber ist ein solches metabolisierendes Organ (vgl. First-pass-Effekt; ◻ Abb. 1.4).

Ablauf der Biotransformation

First-pass-Effekt. Das gesamte venöse Blut des Magen-Darm-Traktes und damit auch alle darin enthaltenen Substanzen gelangen in die Pfortader und von hier in die Leber. Erst dann kommt das Blut mit dem Medikament zum Herzen und über den Lungenkreislauf in den großen Kreislauf. Bei der ersten Leberpassage wird der Arzneistoff schon teilweise metabolisiert. Dieser Metabolismus des Pharmakons vor dem Erreichen des großen Kreis-

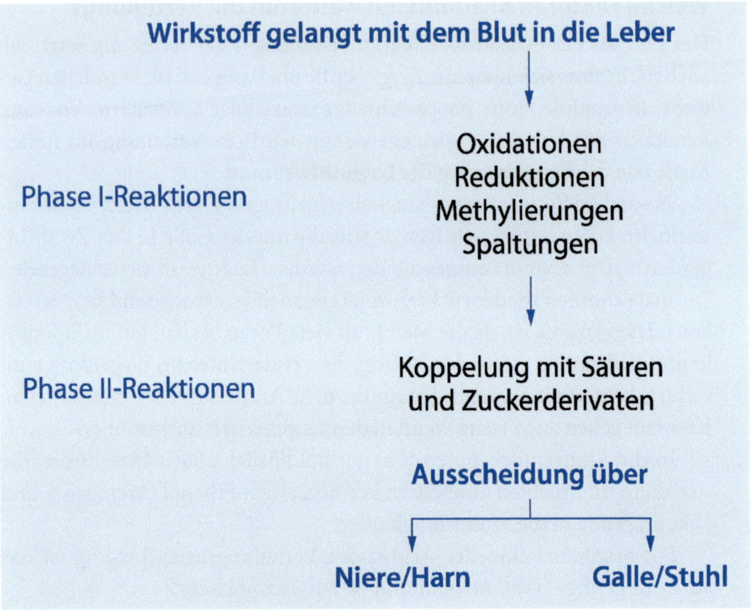

Abb. 1.4. Die wichtigsten Vorgänge bei der Biotransformation.

laufs wird First-pass-Effekt genannt. Bei manchen Arzneistoffen wird die Bioverfügbarkeit dadurch stark reduziert.

Phase-I-Reaktion. Die Arzneistoffe werden oxidiert, reduziert, methyliert oder hydrolytisch gespalten.

Phase-II-Reaktion. Sie besteht aus Konjugationen* von körpereigenen Stoffen, wie z. B. Glukuronsäure, aktiviertem Sulfat, aktivierter Essigsäure oder Glyzin, mit hydrophilen oder durch Phase-I-Reaktion hydrophil gemachten Arzneistoffen.

Einfluss des Alters auf die Biotransformation

Beim Neugeborenen und in noch stärkerem Ausmaß beim Frühgeborenen ist die Enzymausstattung, welche die Biotransformation bewirkt, noch nicht vollständig ausgebildet. Die Glukuronyltransferase (notwendig zur Phase-II-Reaktion) wird erst ab dem Zeitpunkt der Geburt gebildet. Also werden die Arzneistoffe vom Neugeborenen in geringerem Ausmaß konjugiert, sodass es u. U. zur Kumulation* und damit zur Überschreitung der toxischen Dosis kommen kann (vgl. das Grey-Syndrom nach der Chloramphenicolverabreichung an Säuglinge). Dagegen ist bei Kindern im Alter von 1-8 Jahren die Biotransformation gegenüber der bei Erwachsenen erhöht (u. a. durch ein größeres Lebergewicht im Verhältnis zum Körpergewicht).

1.4.5 Ausscheidung (Elimination)

Die Ausscheidung des Arzneistoffes oder seiner Abbauprodukte (Metaboliten) führt wie die Biotransformation zur Abnahme der Wirkstoffkonzentration im Körper. Je nach Löslichkeit und Dampfdruck wird die Substanz ausgeschieden:

- renal, d. h. über die Niere mit dem Urin;
- biliär, d. h. mit der Galle;
- pulmonal, d. h. über die Lunge mit der Atmungsluft.

Die Ausscheidung durch die Haut spielt nur eine untergeordnete Rolle. Ein bekanntes Beispiel für die pulmonale und dermatogene (über die Haut) Elimination ist die Ausscheidung der Inhaltsstoffe des Knoblauchs. Bei stillenden Frauen kann die Abgabe von Pharmaka bzw. ihren Metaboliten in die Muttermilch zu bedenklichen Intoxikationen (Vergiftungen) bei Säuglingen führen.

Renale* Ausscheidung

Die Geschwindigkeit und das Ausmaß der renalen Ausscheidung werden von der glomerulären* Filtration, der tubulären* Rückresorption und der tubulären Sekretion bestimmt (Abb. 1.5).

Für die glomeruläre Filtration sind die Löslichkeitseigenschaften der Pharmaka ohne Einfluss. Die Filtrationsrate steigt bei Zunahme des Blutdrucks in den Glomeruluskapillaren*, bei Vergrößerung der Filtrationsfläche durch Einbeziehung der ruhig gestellten Glomerula und bei Verminderung der Plasmaeiweißbindung.

Die tubuläre Rückresorption ist für die meisten Arzneistoffe ein passiver Diffusionsprozess. Sie hängt von den Lösungseigenschaften der Pharmaka ab. Lipidlösliche Substanzen, die enteral gut resorbiert werden, durchdringen

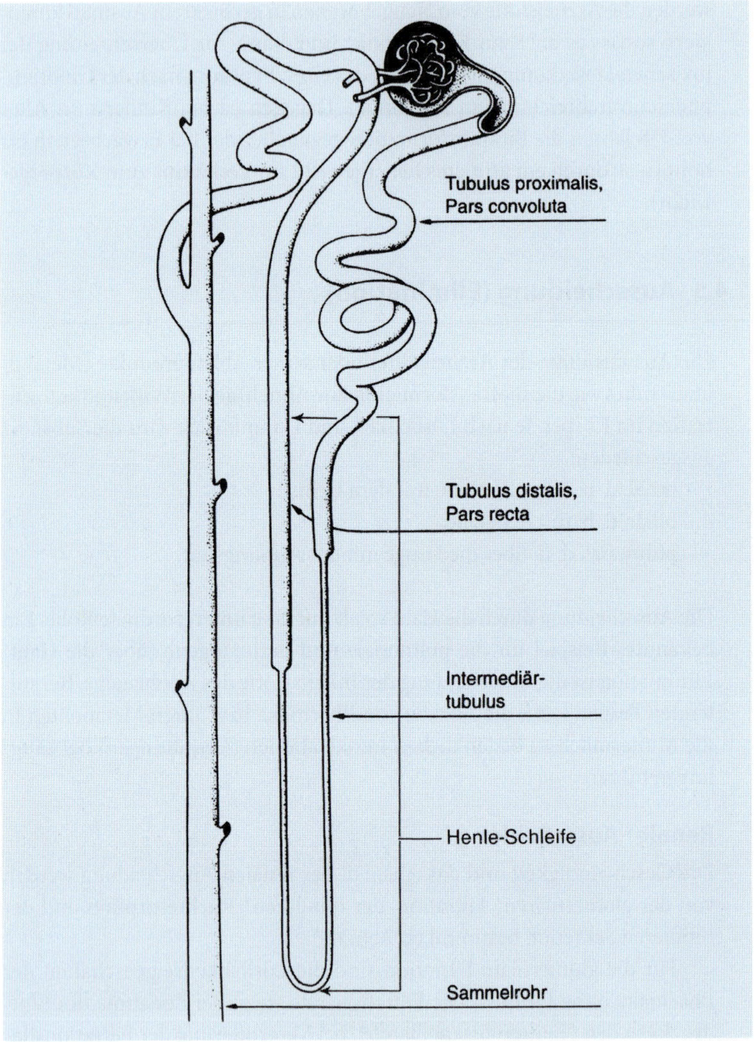

Abb. 1.5. Nephron mit Sammelrohr. Das Nephron besteht aus proximalem Tubulus, Intermediärtubulus und distalem Tubulus. Die geraden Bestandteile des Nephrons (Pars recta) befinden sich im Mark (22. S. 148) oder in den Markstrahlen, die gewundenen Bestandteile (Pars convoluta) befinden sich in der Rinde. Henle-Schleife = Intermediärtubulus + gerade Teile des proximalen und distalen Tubulus. (Mod. nach Junqueira u. Carneiro 1984)

auch leicht das Tubulusepithel und werden stark rückresorbiert. Hydrophile, kaum resorbierbare Stoffe diffundieren dagegen schlecht transtubulär.

Der tubulären Sekretion liegt im Gegensatz zur tubulären Rückresorption von Pharmaka ein aktiver Prozess zugrunde. Durch ein in den Zellen der proximalen Tubuli lokalisiertes Transportsystem werden zahlreiche Säuren, z. B. auch Penicilline, entgegen dem Konzentrationsgefälle in den Urin abgegeben.

Biliäre* Ausscheidung

Mit der Galle werden v. a. Stoffe ausgeschieden, die ein Molekulargewicht von über 500 Dalton[1] haben. Der Übertritt aus der Leberzelle in die Gallenkapillaren erfolgt entweder durch Diffusion oder durch aktiven Transport. Letzteres ist v. a. für saure Stoffe und Röntgenkontrastmittel gegeben. Die biliäre Elimination von Glukuroniden kommt besonders oft vor. Tetrazykline, Chloramphenicol und andere Antibiotika werden in bakteriostatisch* wirksamen Konzentrationen in die Galle abgegeben. Im Darm werden über die Galle abgesonderte (sezernierte) Konjugate teilweise wieder gespalten, ebenso wie lipophile, mit der Galle eliminierte Stoffe weitgehend rückresorbiert werden. Auf diese Weise gelangen sie wieder in die Pfortader und in die Leber, d. h. sie befinden sich in einem enterohepatischen Kreislauf*. Die Ausscheidung wird somit verzögert, es besteht die Gefahr der Kumulation.

Pulmonale* Ausscheidung

Die pulmonale Exhalation* von Gasen erfolgt proportional den Konzentrations- und Druckgradienten zwischen Blut und Atemluft. Es handelt sich dabei um einen reinen Diffusionsprozess. Eine erhöhte Lungendurchblutung hat eine erhöhte pulmonale Exhalation von Gasen zur Folge (wichtig bei Narkosegasen).

1.5 Arzneimitteleinnahme

1.5.1 Vor, zu oder nach den Mahlzeiten?

Hier sind Interaktionen* (Wechselwirkungen) zwischen Arzneimittel und Nahrungsmittel bedeutsam. Oft wird die Wirkung der Arzneien durch Nah-

1 Veraltete atomare Masseneinheit: 1 Dalton = $1{,}6601810^{-27}$ kg.

rungsmittel abgeschwächt, sodass die MEC (minimale effektive Konzentration) nicht mehr erreicht wird und der Patient nicht optimal behandelt werden kann. Die Interaktionen können die Resorptionsquote, die Verträglichkeit des Arzneimittels oder den Metabolismus (vgl. lipophile β-Rezeptorenblocker, ► S. 22) verändern. Die Magenentleerungsgeschwindigkeit bestimmt bei vielen Stoffen die Resorptionsgeschwindigkeit. Heiße, kalte, fette oder schlecht gekaute Nahrungsmittel verzögern die Magenentleerung, sodass das Arzneimittel länger der Magensäure ausgesetzt ist und evtl. zerstört wird (z. B. Erythromycin, ► S. 23). Teilchen mit einem Durchmesser unter 1 mm können auch bei geschlossenem Magenausgang (Pylorus) in den Dünndarm gelangen.

1.5.2 Wechselwirkungen mit der Nahrung

Nahrungsmittel und Antibiotika

Penicilline und Cephalosporine sollten auf nüchternen Magen eingenommen werden, da sie dann schneller in den Dünndarm gelangen und quantitativ vollständiger resorbiert werden. Somit wird die Bioverfügbarkeit erhöht. Werden diese Stoffe aber schlecht vertragen, was sich z. B. in Magenschmerzen äußern kann, so können diese Nebenwirkungen vermieden werden, indem das Antibiotikum mit der Mahlzeit eingenommen wird. Bei den Penicillinen sind die dafür in Kauf zu nehmenden Resorptionsverzögerungen bzw. -verluste zu tolerieren, da sie meist in leicht überhöhter Dosis gegeben werden. Bei Pivampicillin (ein Breitbandpenicillin) und einigen Cephalosporinen kommt es bei gleichzeitiger Nahrungsaufnahme zu keiner Resorptionsbeeinflussung. Vorsicht ist bei dem Makrolidantibiotikum Erythromycin geboten, da die Nahrungsaufnahme die Magenentleerung verzögert. Das Antibiotikum ist somit länger der Magensäure ausgesetzt und wird dadurch schon teilweise zerstört. Die Veresterung zu Erythromycinethylsuccinat (z. B. Paediathrocin®) führt zu einem Derivat*, welches im sauren Milieu stabil ist und daher auch mit der Mahlzeit eingenommen werden kann. Bei den Sulfonamiden wird die Resorption nach der Gabe auf nüchternen Magen erheblich beschleunigt. Kommt es aber aufgrund von Unverträglichkeiten zu Magen-Darm-Problemen, so können diese durch gleichzeitige Nahrungsaufnahme gemildert werden. Die Resorption ist dann zwar etwas verzögert, aber die erreichten Blutspiegel sind für die antibiotische

Wirkung ausreichend. Cefuroximacetil (z. B. Elobact®) wird sogar bei Einnahme zum Essen besser resorbiert.

Biphosphonate wie z. B. Clodronat (Ostac®), Pamidronat (Aredia®), Alendronat (Fosamax®) und andere stellen v. a. allen an ältere Osteoporosepatienten großen Anforderungen an die Einnahmezuverlässigkeit. Solche Medikamente dürfen nicht mit Kalzium in Verbindung gebracht werden, da ansonsten die Wirkung neutralisiert wird. Dies bedeutet, dass die Einnahme unbedingt nüchtern zu erfolgen hat und als Flüssigkeit zum Schlucken nur Leitungswasser verwendet werden darf. (Vorsicht: auch im Mineralwasser sind genügend Kalziumionen, um die Wirkung dieser Arzneimittel zu blockieren) Des Weiteren ist bei diesen Arzneistoffen die Flüssigkeitsmenge sehr wichtig, da das Medikament sich schnell im Magen-Darm-Kanal lösen soll. Bei langer Verweildauer in der Speiseröhre besteht die Gefahr von Verätzungen. Deshalb ist es bei der Einnahme der o. g. Stoffe auch nicht erlaubt, sich nach der Applikation flach hinzulegen.

Nahrungsmittel und β-Rezeptorenblocker

Bei den β-Blockern muss man zuerst zwischen lipophilen (z. B. Propanolol oder Metoprolol) und hydrophilen (z. B. Atenolol oder Sotalol) β-Blockern unterscheiden. Lipophile β-Blocker unterliegen einem hohen First-pass-Effekt, der durch die gleichzeitige Nahrungsaufnahme gemindert wird. Begründung: Die metabolisierenden Leberenzyme sind z. T. schon mit der Nahrungsverarbeitung beschäftigt, sodass weniger Arzneistoff abgebaut werden kann. Die hydrophilen β-Blocker unterliegen nur einem kleinen First-pass-Effekt, sodass die Gabe 0,5-1 h vor dem Essen die Resorptionsgeschwindigkeit aufgrund der schnelleren Magenpassage erhöht.

Die retardierten Arzneiformen, welche über einen längeren Zeitraum gleichmäßig Arzneistoffe freisetzen, können sowohl vor als auch nach dem Essen eingenommen werden.

Getränke und Arzneimittel

Milch. Die Tetrazykline (z. B. Achromycin®, Doxycyclin ratio® u.a.) bilden im Darm mit den Ca^{2+}-Ionen der Milch einen schwer löslichen Komplex, der nicht mehr resorbiert werden kann.

Der Arzneistoff Bisacodyl, der z. B. in den Abführdragees Dulcolax® enthalten ist, schädigt die Magenschleimhaut. Deshalb sind die Tabletten mit einem dünndarmlöslichen Überzug versehen. Wird Bisacodyl mit Milch eingenommen, so löst sich der Überzug im Milchfett, sodass das Bisacodyl schon im Magen frei wird und zu Magenschmerzen führt. Vgl. auch die oben erläutete Problematik von Biphosphonaten und Mineralwasser.

Saure Getränke. Ein Medikament zur Raucherentwöhnung, der Nikotinkaugummi (z. B. Nicorette®), darf nicht zugleich mit sauren Getränken gekaut werden, da sonst das Nikotin nicht über die Mundschleimhaut aufgenommen werden kann. Begründung: Nikotin ist eine Base, die im sauren Milieu protoniert wird, d. h. es bildet sich ein positiv geladenes Ion (Kation). Geladene Substanzen können aber die lipophilen Membranen nur schwer durchdringen, was zur Folge hat, dass das Nikotin nicht resorbiert wird.

1.6 Verabreichung von Arzneimitteln

1.6.1 Möglichkeiten der Verabreichung

Praktisch alle im Folgenden aufgeführten Arzneiformen können lokal (örtlich) und/oder nach Resorption systemisch* ihre Wirkung entfalten.

Orale Gabe von Arzneimitteln

Als oral anzuwendende Arzneiformen stehen z. B. zur Verfügung: Kapseln, Dragees, Tabletten, Kau-, Lutsch-, Sublingualtabletten, Zerbeißkapseln, Brausetabletten, Granulate, Säfte, Tropfen.

Das Schlucken von Arzneimitteln ist die bequemste und einfachste Art der Arzneimitteleinnahme. Die Wirkstoffe gelangen dabei in den Magen-Darm-Trakt und können dann ins Blut übergehen.

Wichtig ist, dass die Tabletten (o. Ä.) sitzend oder stehend mit viel Wasser eingenommen werden. Am besten und verträglichsten sind 200-300 ml frisches Leitungswasser. Die große Menge an Flüssigkeit ist v. a. dafür wichtig, dass sich die Tablette schnell im Magen in einem ausreichenden Volumen an Flüssigkeit auflösen kann. Je mehr Flüssigkeit, desto schneller ist die Auflösung und somit ein schneller Wirkeintritt gewährleistet. Auf keinen Fall dürfen sie liegend verabreicht werden, da sonst die Gefahr besteht, dass sie in der Speiseröhre stecken bleiben und hier zu Verletzungen (z. B. Verätzungen durch saure Arzneistoffe wie Doxycyclinhydrochlorid) führen können.

Brausetabletten müssen vor dem Trinken vollständig in Wasser gelöst sein, um Verletzungen der Speiseröhre mit schwer stillbaren Blutungen zu vermeiden. Diese Arzneiform ist besonders für Patienten mit Schluckproblemen gut geeignet. Zudem tritt die Wirkung von Brausetabletten schneller ein als die der festen Zubereitung, da der Magen das Medikament nicht mehr auflösen muss, sondern die Wirkstoffe schon in gelöster Form bekommt. Man bedenke, dass Tabletten unter Aufwendung sehr großer Kräfte in Tablettiermaschinen gepresst werden und oftmals hart wie Stein sind. Es dauert schon einige Zeit, bis sie sich im Magen gelöst haben (je nach Tablettenart bis zu einer halben Stunde). Diese »Auflösezeit« kann man sich durch den Einsatz von Brausetabletten oder flüssigen Arzneien sparen. Sinnvoll ist dies v. a. bei Schmerzmitteln, die ja schnell zu einer Linderung der Beschwerden führen sollen (vgl. Aspirin® Tabletten und Aspirin® plus C Brausetabletten). Der schnellere Wirkungseintritt führt auch dazu, dass eine Überdosierung durch die Mehreinnahme eines Medikaments, da man die Wirkung der ersten Tablette nicht abwarten kann, vermieden wird.

Praxistipp

Tabletten mit magensaftresistenten Überzügen **dürfen nicht zerkleinert** werden, da der Überzug die Tabletteninhaltstoffe vor der Zerstörung durch die Magensäure schützt und sich die Inhaltstoffe erst im Dünndarm lösen sollen. Wird der Überzug zerstört, können die Tabletten nicht mehr wirken.

Retardtabletten, manchmal Depottabletten genannt (z. B. Voltaren® retard Dragees), haben einen erhöhten Wirkstoffgehalt, den sie über einen längeren Zeitraum freisetzen. Eine Retardtablette hat häufig die Wirkstoffmenge eines ganzen Tages in sich. Sie darf dann nur 1-mal täglich verabreicht werden. Das erspart dem Patienten das mehrmalige Einnehmen eines Medikaments während eines Tages und führt zu gleichmäßiger Wirkstoffkonzentration im Blut.

Beim Einsatz von Zerbeißkapseln (z. B. Nitrolingual® Kapseln oder Adalat Kapseln), die v. a. während eines Angina-pectoris-Anfalls (plötzlich einsetzendes, sehr schmerzhaftes Herzstechen) eingesetzt werden, ist es wichtig, die Kapsel aufzubeißen oder, falls dies nicht möglich ist, aufzustechen und den Inhalt möglichst lange im Mundraum zu lassen, da die Wirkstoffe über die Mundschleimhaut ins Blut übergehen sollen.

Vaginale Gabe

Als Zubereitungen zum Einführen in die Vagina gibt es Vaginalzäpfchen (Ovula), Vaginaltabletten und -stäbchen (Styli); Beispiel: Jucitu®-Tabletten (mit Östrogenen). Diese Tabletten dürfen nicht geschluckt werden. Von normalen Tabletten unterscheiden sich Vaginaltabletten durch eine mehr torpedoartige Form. Zudem werden diese Tabletten meist mit Applikatoren (Hilfsmittel aus Plastik zum Einführen) geliefert, damit das Medikament tief in der Vagina platziert werden kann. Um Infektionen mit Fäkalkeimen (E. coli) zu vermeiden, ist beim Umgang mit Vaginaltabletten sehr auf Hygiene zu achten.

Rektale Gabe

Für die rektale Gabe stehen Zäpfchen (Suppositorien), Einläufe (Klistiere*) und Rektiolen (Miniklistiere) zur Verfügung.

Suppositorien sind v. a. für Kleinkinder und Senioren eine ideale Arzneiform. Zäpfchen mit Fettgrundlage müssen kühl gelagert werden, um ein Schmelzen zu vermeiden. Klistiere* (z. B. Babylax®) müssen mit zusammengedrückt gehaltener Tube wieder aus dem After (bzw. Rektum) entfernt werden, damit das Arzneimittel nicht wieder eingesaugt wird. Es ist hierbei auf absolute Einhaltung der Hygiene zu achten.

Nasentropfen

Nasentropfen sollten nicht länger als 3 Monate nach Anbruch aufbewahrt werden. Nasensprays oder Nasentropfen mit Pipette müssen mit zusammengedrückter Flasche bzw. Pipette wieder aus der Nase genommen werden, da sonst Sekret mit aufgesaugt wird, welches die Flasche verunreinigen würde. Besteht ein starker Schnupfen, so ist es sinnvoll, vor der Applikation zu schnäuzen. Nach der ersten Gabe muss dann einige Minuten gewartet werden. Danach wird erneut geschnäuzt und nochmals ein Tropfen in jedes Nasenloch gegeben. Vorsicht ist bei Babys und Kleinkindern geboten. Hier muss immer die richtige Konzentration gewählt werden (Säuglinge, Kleinkinder, Schulkinder), da es sonst zu schweren Nebenwirkungen (z. B. Kreislaufschädigungen) kommen kann. Für jeden Patienten sollte ein eigenes Nasenspray verwendet werden. Um die Nasenschleimhaut zu schützen, ist es zweckmäßig, Nasentropfen nicht länger als 7 Tage zu verwenden.

Ohrentropfen

Ohrentropfen dürfen niemals kalt in den Gehörgang geträufelt werden, da unser Ohr auf Kältereize mit starken Schmerzen reagiert. Am besten ist es, die Ohrentropfen handwarm zu verabreichen. Daneben sollten aus hygienischen Erwägungen Ohrentropfen nicht länger als 6 Monate nach Anbruch aufbewahrt werden.

Augentropfen (ATR)

Augentropfen müssen immer steril sein, so dass konservierte ATR höchstens 6 Wochen nach Anbruch aufbewahrt werden dürfen. Für unkonservierte ATR beträgt die Frist max. 24 h. Das Einträufeln in das Auge geht am besten mit nach hinten geneigtem Kopf und nach oben gedrehten Pupillen. Dabei genügt es, einen Tropfen in die Nähe des Bindehautsackes zu geben, da das Auge nicht mehr Flüssigkeit aufnehmen kann.

Augensalben oder Augengele werden am besten abends eingebracht (Sichtbehinderung). Dabei gibt man einen 1 cm langen Streifen zwischen Auge und Unterlid. Danach wird die Salbe mit ein paar Wimpernschlägen verteilt. Auch für Augensalben- und -gele gilt die Forderung nach absoluter Sterilität (Aufbrauchfristen ► Abschn. 1.6.4).

Applikationssystem in den Bronchialraum

Bronchialsprays dienen meist der Behandlung von Asthma bronchiale. Wichtig ist, vor Anwendung des Sprays auszuatmen, dann die Mundöffnung des Geräts mit den Lippen zu umschließen und schließlich im Moment des Einatmens auf den Sprühknopf zu drücken. Dann muss man etwa 10 s die Luft anhalten und darf erst danach langsam wieder ausatmen (◘ Abb. 1.6). Auf gründliches Reinigen der Geräte mit Wasser ist zu achten, da sonst Bakterien eingeschleppt werden können, die die Erkrankung noch weiter verschlimmern bzw. neue Erkrankungen auslösen können.

Neue Applikationsformen sind z. B. Pulverinhalationssysteme wie der Turbohaler (Oxis Turbohaler, Pulmicort Turbohaler oder Symbicort Turbohaler) oder das Diskussystem (Serevent Diskus oder Viani Diskus). Sie erhöhen die Bioverfügbarkeit der zu inhalierenden Arzneistoffe. Zu den innovativen Hilfsmitteln zählt auch der Aerolizer (vgl. Foradil®). Alle diese speziellen Formen verbessern die Pharmakodynamik der Pharmaka, sodass der Therapieerfolg sicherer erscheint. Allerdings werden an Mediziner und Pflegepersonal große Ansprüche hinsichtlich des Trainings der betroffenen Patienten mit diesen Hilfsmitteln gestellt. Nur wenn der Patient wirklich gut mit seinem Medikament umgehen kann, wird er es fachgerecht einsetzen und nur dann kann man einen Therapieerfolg erzielen.

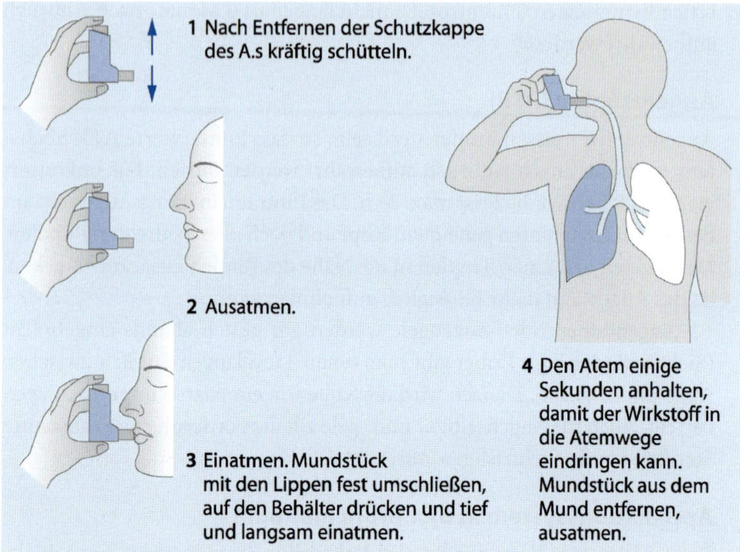

Abb. 1.6. Richtige Benutzung eines Dosieraerosols. (Springer Lexikon Pflege 2002)

Aufbringen auf die Haut

Zu diesem Zweck gibt es wieder eine Vielzahl von Arzneiformen: Salben, Cremes, Pasten, Suspensionen, Emulsionen, Lotionen, Gele, Puder, arzneistoffhaltige Pflaster u. a.

Mittel zum Einreiben. Am besten wäre es, bei der Applikation von Salben, Cremes, Gelees oder ähnlichem Handschuhe zu tragen, um sich selbst vor der Zubereitung zu schützen. Dies ist aber für den Patienten meist unangenehm. Händewaschen ist deshalb nach Einreibungen unerlässlich. Vor allem Rheumasalben haben aggressive Stoffe in sich, die bei Kontakt mit Schleimhäuten (Auge, Nase und Mund) starkes Brennen herbeiführen.

Praxistipp

Kortisonhaltige Salben sollen nur dünn aufgetragen werden, um die Bildung von Hautstreifen (Striae) oder von Papierhaut zu vermeiden.
Herzsalben dürfen in die Brustgegend, in den Rücken, in die Oberschenkel oder in die Oberarme eingerieben werden.

Puder. Bei Pudern ist zu beachten, dass nicht alle auf offene Wunden aufgebracht werden dürfen. Besteht die Grundlage nämlich aus nicht wasserlöslichen Feststoffpartikeln, dann kann es zum Einwachsen und Herauseitern dieser Teilchen kommen.

Arzneistoffhaltige Pflaster. Immer mehr Medikamente, die über längere Zeiträume hinweg gegeben werden sollen, können auch in Form von Pflastern appliziert werden. Dies hat den Vorteil, dass der Magen-Darm-Bereich nicht mit dem Medikament belastet wird und gleichmäßige Arzneimittelkonzentrationen im Blut des Patienten aufrecht erhalten werden können.

Die Östrogenpflaster (z. B. Estraderm® TTS) werden nur 2-mal in der Woche gewechselt. Sie kleben v. a. an fettfreien, nicht behaarten Hautpartien (Hüfte). Auch Baden und Duschen ist mit ihnen möglich. Bei Neigung zu starkem Schwitzen können sie auch am Oberarm befestigt werden.

Herzpflaster (z B. Deponit® Pflaster; dieses Pflaster muss täglich erneuert werden) werden am besten in der Brustgegend aufgeklebt. Dabei sollte die Haut möglichst fettfrei und unbehaart sein.

Das Nikotinpflaster (z. B. Nicotinell®), welches bei der Raucherentwöhnung eingesetzt wird, gibt es in 3 verschiedenen Pflastergrößen. Je größer das Pflaster, desto mehr Nikotin wird durch die Haut transportiert. Zu Beginn der Therapie verwendet man, abhängig von der Zahl der zuvor täglich gerauchten Zigaretten, größere Pflaster, danach schrittweise die kleineren, um eine langsame Entwöhnung vom Nikotin zu erreichen.

Ein Pflaster mit einem Wirkstoff gegen Inkontinenz ist Kentera®. Der Wirkstoff ist Oxybutinin und soll die Schließmuskelaktivität regulieren. Das Pflaster muss alle 3-4 Tage gewechselt werden.

Zur Therapie der Parkinsonkrankheit steht ein Pflaster mit dem Wirkstoff Rotigotin (Neupro®) zur Verfügung.

Pflaster mit Opiaten stellen für Schmerzpatienten eine ideale Therapieform dar. Fentanyl (in Durogesic®) ermöglicht eine bis zu 72 Stunden dauernde Analgesie (Schmerzfreiheit), ebenso das neu entwickelte Buprenorphin-Pflaster (Transtec®). Der Vorteil des Buprenorphin-Pflasters (Wirkdauer bis zu 96 Stunden) liegt darin, dass die Nebenwirkungen auf den Magen-Darm-Trakt (z. B. Übelkeit, Erbrechen oder Verstopfung) weniger ausgeprägt sind. Gleichzeitig ist mit Temgesic sublingual® -Tabletten eine orale, schnell wirkende Form von Buprenorphin vorhanden. Dies ist v. a. zur Behandlung von auftretenden Schmerzspitzen wichtig.

Ebenfalls neu erhältlich ist ein Wirkstoffpflaster mit Diclofenc (Voltaren Wirkstoffpflaster®), dass v. a. zur lokalen Schmerzbehandlung bei Fußgelenksverstauchungen und »Tennisarm« eingesetzt wird.

Praxistipp

Wichtig ist es aber, sich Hautstellen auszusuchen, die nicht behaart sind und die nicht zu übermäßiger Schweißabsonderung neigen. Sollten Haare entfernt werden müssen, so geschieht dies mit Hilfe einer Schere, da die Rasur eine vermehrte Hautdurchblutung und damit eine gesteigerte Resorption des Arzneistoffes zur Folge hätte. Auch darf die Haut vor derApplikation wegen der vermehrten Durchblutung nicht mit Alkohol eingerieben werden. Die modernen transdermalen Systeme sind als Matrixpflaster aufgebaut. Dieser Aufbau erlaubt es auch, die Pflaster zu zerschneiden, um so die entsprechende Wirkstärke zu erhalten. Die abgegebene Wirk-stoffmenge ist direkt abhängig von der Fläche des aufgeklebten Pflasters. Je größer das Pflaser, desto mehr Wirkstoff wird in der Zeiteinheit in den Körper abgegeben. Allerdings sollten nur in ganz wichtigen Fällen die Pflaster zerschnitten werden.

Parenterale Gabe

Die parenterale* Applikation ist immer dann anzuwenden, wenn der Wirkstoff anders nicht vom Körper aufgenommen werden kann (z. B. Insulin). Im Notfall ist die intravenöse Gabe von Arzneimitteln am einfachsten (ohnmächtige und bewusstlose Menschen können keine Tabletten mehr schlucken). Daneben ist nach einer i.v.-Injektion der Arzneistoff innerhalb von 1–2 min überall im Körper verteilt, also wesentlich schneller als nach einer oralen Applikation.

Allgemein ist bei den Injektionsarten (-fusionsarten) auf eine Desinfektion der entsprechenden Hautstellen zu achten. Es dürfen nur sterile Kanülen und Spritzen verwendet werden (◘ Abb. 1.7).

Viele Injektionslösungen müssen kühl (Kühlschrank, aber kein Einfrieren) gelagert werden. Sofern sie konserviert sind, dürfen sie nach Anbruch noch einige Zeit verwendet werden. Insuline z. B. bis zu 4 Wochen, niedermolekiulare Heparine aus der Multidoseeinheit meist zwischen 2 und 4 Wochen. Unkonservierte Zubereitungen sind i. d. R. nach 12 h zu verwerfen. Am besten wäre es allerdings, nicht konservierte Infusionslösungen nur unmittelbar vor dem Gebrauch herzustellen und Restmengen sofort zu verwerfen. Bei der Verabreichung kühl gelagerter Injektionslösungen muss darauf geachtet werden, dass die Mittel nicht kalt injiziert

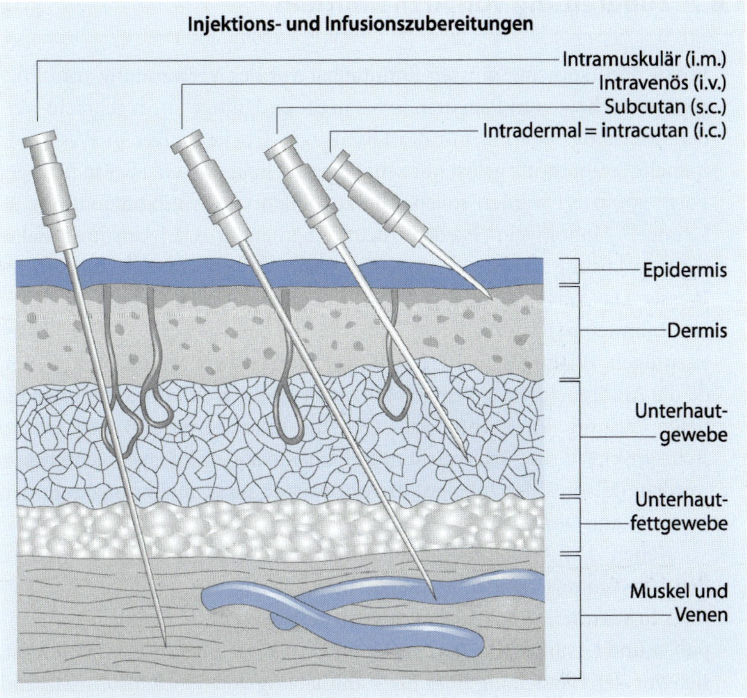

Abb. 1.7. Wichtigste Injektionsarten. (Nach Turco u. King 1974)

werden. Je größer die zu applizierende Menge, desto wichtiger ist das, denn das Gewebe kann auf den intensiven Kältereiz sehr schmerzhaft reagieren.

Die wichtigsten Infektionsarten

- **Intravenös:** Der Arzneistoff wird gelöst direkt in die Venen gespritzt (i. v.).
- **Intraarteriell:** Der Arzneistoff wird in die Arterien gespritzt (selten) (i. A.).
- **Subcutan:** Der Arzneistoff wird unter die Haut gespritzt (s. c.), z. B. Insulin.
- **Intramuskulär:** Der Arzneistoff wird in den Muskel gespritzt (i. m.), z. B. Tetanusimpfung.

1.6.2 Zubereitung von Arzneimitteln

Einige Medikamente müssen unmittelbar vor der Verwendung vom Pflegepersonal bzw. vom Patienten selbst in die endgültige Form gebracht werden. Meistens bedarf es nur des Lösens von Trockenpulver in Wasser, da manche Arzneistoffe gelöst nur sehr begrenzt haltbar sind, aber in flüssiger Form appliziert werden sollen. Hierzu zählen v. a. Antibiotikasäfte (z. B. Grüncef®, Monomycin®, Paediathrocin®, Augmentan® u. a.). Um ihre Inhaltsstoffe in Lösung zu bringen, verwendet man am besten frisch abgekochtes Wasser. Das Wasser soll dabei 5 min siedend kochen. Nach dem Abkühlen auf Raumtemperatur ist die im Beipackzettel beschriebene Menge Wasser zuzufügen. Wichtig ist, das Herstellungsdatum auf der Flasche zu notieren, da die Aufbrauchfrist wesentlich kürzer ist als die Haltbarkeit der ungeöffneten Packung. Viele Antibiotika (v. a. die Tetrazykline, z. B. Doxycyclin, Achromycin® u. a.) dürfen nicht mit Milch/Kakaogetränken eingenommen werden, da sonst der Inhaltsstoff vom Körper nicht mehr aufgenommen werden kann (► Abschn. 1.5.2).

Neben den Antibiotikasäften zählen auch manche Augentropfen zu den selbst zu mischenden Medikamenten. Da Augentropfen aber stets steril, d. h. keimfrei, zu halten sind, werden bei diesen Zubereitungen Trockenpulver und Lösungsmittel in 2 getrennten Gefäßen mitgeliefert. Wichtig ist, sich vor der Herstellung über die Handhabung von Trockensubstanz und Lösungsmittel im Beipackzettel zu informieren. Es ist aber auch möglich, sich diese Tropfen in der Apotheke mischen zu lassen, um Fehler zu vermeiden. Dieses Angebot wird v. a. von Senioren gerne in Anspruch genommen. Allerdings muss auch hier die Aufbrauchfrist beachtet werden, die meist kürzer ist als das Verfalldatum des Trockenpulvers. Dabei gilt auch wieder die Regel, dass Augentropfen nur 4–6 Wochen nach Anbruch verwendet werden dürfen. Ein Beispiel für solche Augentropfen zum Anmischen ist z. B. Ecolicin®.

1.6.3 Lagerung

Die Lagerung von Arzneimitteln umfasst sowohl die rechtlichen als auch die fachlichen Aspekte, die sich aus dem Umgang mit Arzneimitteln ergeben. Die rechtliche Seite ist im Arzneimittel- bzw. im Betäubungsmittelgesetz festgelegt. Hierzu zählt, dass Arzneimittel für Unbefugte unzugänglich aufbewahrt werden müssen. Betäubungsmittel sind sogar in einem verschlossenen Schrank zu lagern. Die Zu- und Abgänge von Betäubungsmitteln werden in speziellen Karteikarten genau festgehalten, der Stationsarzt bzw. die pflegerische Stationsleitung kontrollieren einmal im Monat die Bestände, die Krankenhausapotheke überprüft die Karteien und Bestände in der Regel alle 6 Monate.

Was die sachgemäße Lagerung betrifft, ist zu beachten, dass Arzneimittel je nach Zubereitungsart (fest, flüssig oder gasförmig) entsprechend gelagert werden müssen. So kann man die Trockenpulver für Antibiotikasäfte bei Raumtemperatur (15–25°C) lagern, die fertigen Säfte müssen dagegen häufig im Kühlschrank (4–8°C) aufbewahrt werden. Die einfachste Möglichkeit, Informationen über die Lagerung von Medikamenten zu erhalten, ist das Nachlesen im Beipackzettel. Hier kann man alle notwendigen Angaben über die Aufbewahrung von Arzneimitteln erfahren.

1.6.4 Aufbrauchfristen

Die Haltbarkeit von Fertigarzneimitteln ist als offenes Verfalldatum auf der Packung angegeben. Dieses Datum bezieht sich genau genommen nur auf die ungeöffneten Packungen. Nach Anbruch sind die Arzneimittel je nach Arzneiform unterschiedlich lange verwendungsfähig. Da industriell gefertigte Präparate unter keimarmen Bedingungen hergestellt und meist mit Konservierungsmitteln versetzt sind, haben sie eine bessere Haltbarkeit als Rezeptur- oder Defektur*arzneimittel. Bei diesen in der Apotheke angefertigten Arzneien gilt: Ist die Packung erst einmal geöffnet, so muss das Arzneimittel meist schnell aufgebraucht werden, da es durch den Zutritt von Mikroorganismen relativ schnell zu Zersetzungen kommt. Dies gilt v. a. für halbfeste und flüssige Arzneiformen (z. B. Salben, Cremes oder Augentropfen). Wasserhaltige Arzneiformen sind weniger stabil als wasserfreie, da die Mikroorganismen zum Leben und zur Vermehrung Wasser benötigen.

Folgende Übersicht gibt Auskunft über die Haltbarkeit von verschiedenen Arzneiformen, wenn sie einmal geöffnet sind (Aufbrauchfrist). Es ist aber immer darauf zu achten, ob der Hersteller im Einzelfall eine kürzere Aufbrauchfrist vorschreibt.

- Wasserhaltige Augensalben sind 1 Monat haltbar, wasserfreie dagegen können bis zu 6 Monaten verwendet werden.

- Wässrige Augentropfen, die konserviert sind, dürfen 6 Wochen, unkonservierte dagegen nur 24 h verwendet werden. Ebenso ist es mit Augenwässern.
- Cremes, konserviert: in Kruken 3 Monate, in Tuben 1 Jahr.
- Salben wasserhaltig, konserviert: in Kruken 3 Monate, in Tuben 1 Jahr; wasserhaltig, unkonserviert: nur in Tuben 3 Monate; wasserfrei, unkonserviert: in Kruken 3 Monate, in Tuben 6 Monate.
- Für Hydrogele in Tuben und Topfbehältern gilt dasselbe wie für Cremes und wasserhaltige Salben.
- Inhalationslösungen, die konserviert sind, haben 1 Monat, wässrige unkonservierte nur 24 h Aufbrauchfrist. Wasserfreie Inhalationslösungen können dagegen 1 Jahr verwendet werden.
- Konservierte Nasensprays und Nasentropfen dürfen 3 Monate verwendet werden, unkonservierte dagegen nur 24 h.
- Konservierte Ohrentropfen können 6 Monate, sterile (aber unkonservierte) Ohrentropfen nur 1 Monat verwendet werden.
- Tabletten und Kapseln haben eine Aufbrauchfrist von 3 Jahren, wenn sie trocken aufbewahrt werden.

1.6.5 Abgabe

Bei der Abgabe von Arzneimitteln ist auf die richtige Tageszeit, die richtige Menge und die exakte Stärke zu achten. Wichtig sind v. a. die Begriffe »forte« und »mite«. »Forte« bedeutet, dass das Arzneimittel in einer hohen, »mite« dass es in einer schwächeren Konzentration, d. h. Wirkstärke, vorliegt. Sehr gut ist es, wenn man bei der Abgabe von Medikamenten in Kliniken, Heimen oder Reha-Einrichtungen die 5-R-Regel beachtet:
- Richtiger Patient
- Richtiges Medikament
- Richtige Stärke des Medikaments
- Richtige Applikationsform des Medikaments
- Richtige Tageszeit der Applikation.

1.6.6 Packungsbeilage

Fertigarzneimittel müssen eine Packungsbeilage (Beipackzettel) enthalten (vgl. Arzneimittelgesetz § 11). Folgende Informationen sind darin entsprechend dem Arzneimittelgesetz im Wesentlichen vorgeschrieben:

- Bezeichnung des Arzneimittels
- Inhaltsstoffe
- Anwendungsgebiete
- Informationen, die vor der Einnahme bekannt sein müssen, z. B.:
  - Gegenanzeigen
  - Vorsichtsmaßnahmen für die Anwendung
  - Wechselwirkungen mit anderen Arzneistoffen
  - Warnhinweise
- Informationen für eine richtige Anwendung des Arzneimittels:
  - Dosierung
  - Art der Anwendung
  - Häufigkeit der Anwendung
  - Dauer der Behandlung
  - Hinweise für Maßnahmen bei Überdosierung oder vergessener Einnahme
  - Empfehlung, bei Unklarheiten Arzt oder Apotheker zu fragen
- Nebenwirkungen
- Lagerung und Haltbarkeit
- Name und Anschrift des pharmazeutischen Unternehmers
- Datum der letzten Überarbeitung der Packungsbeilage.

In den neueren Medikamenten werden die Nebenwirkungen auch nach deren Häufigkeit eingeteilt (▫ Tabelle 1.1). Der Patienten kann damit die Wahrscheinlichkeit, dass bei ihm eine dieser Nebenwirkungen auftritt, besser einschätzen.

Die Packungsbeilage ist somit ein gutes Hilfsmittel, um Fragen über den Einsatz von Medikamenten schnell und einfach abzuklären. Da in Pa-

▫ **Tab. 1.1.** Einteilung der Häufigkeit der Nebenwirkungen

sehr häufig	Wahrscheinlichkeit mehr als 10%
häufig	Wahrscheinlichkeit zwischen 1% und 10%
gelegentlich	Wahrscheinlichkeit zwischen 0,1% und 1%
selten	Wahrscheinlichkeit zwischen 0,1% und 0,01%
sehr selten	Wahrscheinlichkeit weniger als 0,01%

ckungsbeilagen oft viele Fremdwörter verwendet werden, sind diese für den sachunkundigen Leser allerdings häufig unverständlich. Solche Unklarheiten oder Missverständnisse können ausgeräumt werden, indem man Arzt oder Apotheker zur Bedeutung entsprechender Begriffe befragt. Keinesfalls sollte der Beipackzettel vor Aufbrauch des Medikaments weggeworfen werden. Bekommen Patienten ein und dasselbe Medikament über einen längeren Zeitraum hinweg verordnet, sollten sie nicht den alten, sondern jeweils den neuesten Beipackzettel aufheben und sich über Neben- und Wechselwirkungen immer wieder aufs Neue informieren. Auch können sich neue Erkenntnisse über Wirkung, Neben- und Wechselwirkungen des Arzneimittels ergeben haben. Deshalb sollte immer der Beipackzettel der momentan verwendeten Packung aufbewahrt werden.

1.7 Compliance*

1.7.1 Was versteht man unter Compliance?

Die Complianceanalyse befasst sich mit dem Problem, dass sich Patienten nicht an die Anweisungen von Arzt und Apotheker halten. So wird z. B. die Tabletteneinnahme nach Lust und Laune, d. h. einmal 2 Stück kurz nacheinander bzw. heute einmal 2 Stück, am anderen Tag mal wieder keine, erfolgen (vgl. drug holiday). Damit kann die minimale effektive Konzentration (MEC) nicht aufrecht erhalten werden, bzw. es können toxische Konzentrationen auftreten, so dass verstärkt mit Nebenwirkungen gerechnet werden muss. Vor allem bei der Antibiotikatherapie ist es wichtig, ständig mindestens die MEC zu halten, da sonst die Erreger nicht abgetötet werden und sogar das Entstehen von resistenten Keimen gefördert wird (Hospitalismus, nosokomiale Infektionen). Ebenfalls makaber sind die Konsequenzen bei der nicht fachgerechten Einnahme von empfängnisverhütenden Mitteln (Kontrazeptiva). Eine Studie in den USA ergab, dass 89% der Frauen die Pille falsch einnehmen. So wurden z. B. die Tabletten nicht regelmäßig, nicht zur gleichen Tageszeit oder nicht in der richtigen Reihenfolge (Mehrphasenpille) genommen. 2% der Frauen liehen sich sogar die Pille von Nachbarinnen aus. Besonders negative Folgen hat die falsche Compliance in der Hochdruck- und Diabetes-mellitus-(Zucker-) Therapie. Schwankende Blutdruckwerte haben zur Folge, dass der Arzt evtl. ein stärkeres Medikament verordnet, welches dann den Blutdruck zu stark senken bzw. hypotone

Reaktionen verursachen kann. Bei den durch mangelnde Compliance ausgelösten Schwankungen des Blutzuckerspiegels nimmt der Patient gefährliche Unterzuckerung oder als Späterkrankung Gefäß- und Augenschäden (durch Überzuckerung) in Kauf.

1.7.2 Warum zeigen die Patienten nicht die geforderte Compliance?

In der Antibiotikatherapie ist z. B. oft schon nach wenigen Tagen ein Behandlungserfolg spürbar, so dass die Patienten glauben, die Medikamente absetzen zu können. Dennoch liegen nach den ersten Besserungsanzeichen die Erreger noch in großer Zahl im Körper vor. Wird jetzt die MEC* unterschritten, so kann es leicht zu Rezidiven (Rückfällen) kommen. Ein weiterer Grund ist einfach das Vergessen des Einnahmezeitpunktes.

Die Packungsbeilage, die meist für den Allgemeinpatienten zu schwer verständlich abgefasst ist, enthält viele Angaben über mögliche Neben- und Wechselwirkungen, welche zwar rechtlich nötig sind, aber den Patienten verunsichern. Die Folge ist, dass die Medikamente aus Angst vor schädlichen Wirkungen nicht mehr eingenommen werden.

1.8 Was versteht man unter einem Gift?

Ein Gift ist ein Stoff, der schädliche Wirkungen auf den Organismus auslösen kann. Das bedeutet aber, dass z. B. auch Aspirin® ein Gift ist. Auch Wasser wäre dann ein Gift, da man darin den Tod finden kann.

! Als Definition von Gift gilt: Die Konzentration eines Stoffes und seine Einwirkdauer auf den Organismus machen seine Giftigkeit aus.

Dies wird deutlich, wenn man die Wirkungen von unterschiedlichen Mengen von Alkohol auf den menschlichen Organismus vergleicht (◘ Tab. 1.2).

Aflatoxine, die Toxine* des Schimmelpilzes Aspergillus flavus, sind bereits ab einer Konzentration von 0,1 mg krebserzeugend (kanzerogen). Sie erzeugen Lebertumore. Diese Toxine finden sich in Lebensmitteln, v. a. auf Erdnüssen.

Botulinustoxin, das Toxin von Clostridium botulinum (ein Bakterium) ist bereits ab einer Menge von 0,01 mg tödlich. Es hemmt die Freisetzung

1

Tab. 1.2. Wirkung verschiedener Alkoholkonzentrationen auf den menschlichen Körper

Alkoholmenge [%]	Auswirkung
0,1-0,5	Reflexsteigerung
0,5-1,0	Grenze der Fahrtüchtigkeit
1,0-1,5	Euphorie, Enthemmung
2,0-2,5	Gleichgewichtsstörungen
2,5-3,5	Lähmungen, kein Erinnerungsvermögen
3,5-4,0	Evtl. tödliches Koma

von Acetylcholin aus den Vesikeln. Die Symptome der Intoxikation (Vergiftung) sind denen der Atropinvergiftung (durch die Tollkirsche, Atropa belladonna) ähnlich.

Arsen wurde früher in kleinen Dosen als Stärkungsmittel (Roborans) bzw. Schönheitsmittel für das Fell der Pferde verwendet. In größeren Mengen ist es tödlich.

Barbiturate (Schlafmittel, z. B. Luminal®) wirken in Dosen bis zu 0,3 g hypnotisch. Selbstmorde (Suizide) wurden mit 5 g oder mehr dieser Substanz erfolgreich durchgeführt. Der Tod tritt hier durch Kreislaufinsuffizienz* und Atemlähmung ein. Als Schalfmittel sind sie aber nicht mehr zugelassen.

1.9 Placebos

1.9.1 Was sind Placebos?

Ein Placebo ist eine Arzneiform, d. h. ein Medikament, ohne Wirkstoffe. Dabei ist es egal, ob es sich um Tabletten, Tropfen, Salben oder Ampullen handelt. Eine Placebotablette ist dabei z. B. nur aus Milchzucker gepresst. Placebotropfen oder -ampullen enthalten nur Wasser oder andere Lösungsmittel ohne Arzneistoffe. Es ist möglich, ein Placebo vom optischen Eindruck genauso herzustellen wie ein »echtes« Medikament. Auch Bitterstoffe können enthalten sein, um durch den Geschmack eine Wirksamkeit glaubhaft zu machen. Dies bedeutet, dass Placebos weder optisch noch senorisch vom eigentlichen Medikament für den Patienten zu unterscheiden sind.

1.9.2 Placebos im täglichen Gebrauch

Viele Menschen haben das Gefühl krank zu sein, obwohl keine organischen Störungen feststellbar sind. Ein weiteres großes Problem stellt auch der Gebrauch von Schlafmitteln dar. Die betroffenen Patienten meinen, ohne Medikamente nie einschlafen zu können. Daneben werden Beruhigungsmittel oft übertrieben häufig eingesetzt. Das Pflegepersonal ist meist im Zwiespalt zwischen dem Wunsch des Patienten nach dem Arzneimittel und der medizinischen Vertretbarkeit der Abgabe. Hält der behandelnde Arzt es auch für vertretbar, u. U. ein Placebo zu geben, so kann das Pflegepersonal dem Wunsch nach dem Arzneimittel nachkommen und ein Placebo verabreichen. Der Patient hat dabei das Gefühl, wirklich ein Medikament bekommen zu haben und ist keinen unnötigen Belastungen durch das verlangte »echte« Arzneimittel ausgesetzt. Eine interessante Beobachtung ist, dass die meisten so behandelten Patienten tatsächlich die Wirkungen des eigentlichen Medikaments verspüren, d. h. sie können besser schlafen, haben weniger Schmerzen oder sind einfach gelöster und ruhiger. Trotzdem darf das Pflegepersonal nie ohne Rücksprache mit dem Arzt eigenmächtig ein Arzneimittel gegen ein Placebo austauschen. Bei Nichtabgabe des entsprechenden Medikaments können sich schwere gesundheitliche Schäden für den Patienten ergeben.

1.9.3 Placebos zum Appliaktionstraining für Patienten

Viele Patienten sind mit den modernen Applikationsformen der Medikamente überfordert. Gerade bei den Atemwegstherapeutika sind eine Vielzahl von Hilfsmitteln vorhanden. Man denke z. B. an Turbohaler, Diskus, Aerolizer, Autohaler, Novlizer, HandiHaler und andere Formen. Nur ein Patient, der mit diesen Hilfsmitteln gut umgehen kann, wird davon auch profitieren. Deshalb muss der Patient die Einnahme üben. Es verbietet sich aber, das echte Medikament zu Trainingszwecken mehrmals kurz hintereinander anzuwenden. Verstärkte Nebenwirkungen und Überdosierung wären die Folge. Placeboformen des Medikaments stellen hierfür eine ungefährliche und sichere Trainingsmöglichkeit dar.

1.9.4 Placebos in der Arzneimittelforschung

Wissenschaftlich werden Placebos bei der Prüfung neuer Arzneistoffe eingesetzt. Man will dabei den Nutzen eines neuen Medikaments testen. Die Teilnehmer solcher Untersuchungen (Probanden) bekommen einmal das echte Arzneimittel, nach einiger Zeit dann das Placebo, oder eine Gruppe der Probanden erhält das echte Medikament, die andere Gruppe Placebo. Während und nach der Studie werden die Probanden nach Wirkungen und Nebenwirkungen der Medikamente gefragt. Auch der behandelnde Arzt weiß nicht, ob er nun einen Arzneistoff oder ein Placebo gibt (daher die Bezeichnung Doppelblindversuch). Nur der Studienleiter kennt die Entschlüsselung von Placebo und Medikament. Am Ende der Studie kann dann das neue Arzneimittel mit dem Placebo verglichen werden. Ein interessanter Aspekt dabei ist, dass die Probanden, die Placebos bekommen haben, oft die gleichen Wirkungen und Nebenwirkungen verspürten wie die Probanden mit dem »echten« Arzneimittel. Dies zeigt, dass auch unsere Psyche an der heilenden Wirkung von Medikamenten beteiligt sein kann.

Fragen und Aufgaben zu Kap. 1

1. Was ist ein Mono-, was ein Kombipräparat?
2. Definieren Sie folgende Begriffe: Pharmakologie, Bioverfügbarkeit, therapeutische Breite!
3. Was bedeuten die einzelnen Buchstaben in »LADME«? Erklären Sie das LADME-Prinzip!
4. Was geschieht bei der Biotransformation? In welchen Schritten läuft sie ab?
5. Welche Eliminationsarten kennen Sie?
6. Nennen Sie einige orale Applikationsformen mit ihren besonderen Eigenschaften!
7. Welche Arten der parenteralen Applikation gibt es?
8. Was versteht man unter »Compliance«?
9. Was ist ein Placebo? Wofür wird es eingesetzt?
10. Was ist bezüglich der Haltbarkeit bei den einzelnen Applikationsformen zu beachten? Erwähnen Sie insbesondere Augentropfen, Nasentropfen und Inhalationslösungen!

Arzneimittelgesetz

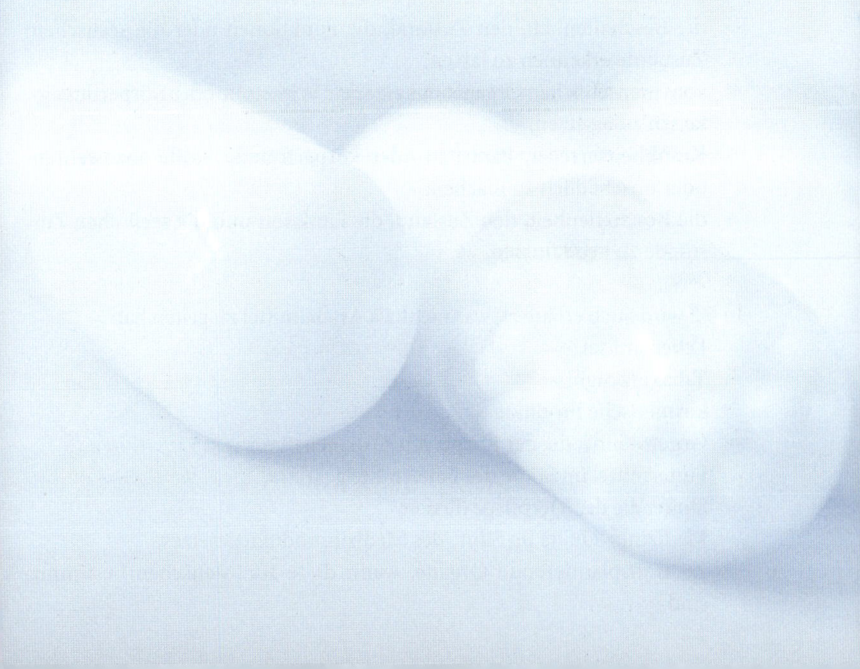

Das deutsche Arznemittelgesetz gilt als sehr streng und effektiv. Dies ist auch eine Folge der Contergan®-Krise, die vor ca. 50 Jahren aufgetreten ist. Die Inhalte des Arzneimittelgesetzes werden deshalb auch ständig aktualisiert.

Das Arzneimittelgesetz (AMG) in der aktuellen Version vom August 2006 gibt Auskunft über die Anforderungen, die Arzneimittel erfüllen müssen, um in Deutschland in Verkehr gebracht werden zu dürfen. Das AMG gilt für Menschen genauso wie für Tiere, wobei für Tiere, die der Lebensmittelgewinnung dienen, besondere Vorschriften gültig sind. In § 1 des AMG heißt es dazu:

! Zweck dieses Gesetzes ist es, im Interesse einer ordnungsgemäßen Arzneimittelversorgung von Mensch und Tier für die Sicherheit im Verkehr mit Arzneimittel zu sorgen.Dies gilt insbesondere für die Qualität, Wirksamkeit und Unbedenklichkeit der Arzneimittel.

In § 2 des Gesetzes wird der Arzneimittelbegriff definiert:
Arzneimittel sind Stoffe und Zubereitungen aus Stoffen, die dazu bestimmt sind, durch Anwendung am oder im menschlichen/tierischen Körper

- Krankheiten zu heilen, lindern, erkennen, verhüten;
- die Beschaffenheit, den Zustand, die Funktionen oder die seelischen Zustände erkennen zu lassen;
- vom menschlichen Organismus erzeugte Wirkstoffe oder Körperflüssigkeiten zu ersetzen;
- Krankheitserreger, Parasiten oder körperfremde Stoffe abzuwehren oder unschädlich zu machen;
- die Beschaffenheit, den Zustand, die Funktion und die seelischen Zustände zu beeinflussen.

In § 2 wird auch erläutert, was **nicht** als Arzneimittel zu gelten hat:

- Lebensmittel,
- Tabakerzeugnisse,
- kosmetische Produkte,
- Gegenstände, die der Körperpflege dienen,
- Futtermittel im Sinne des Futtermittelgesetzes,
- Stoffe, die der Tierpflege dienen,
- Medizinprodukte im Sinne des Medizinproduktegesetzes,
- Zu transplantierende Organe, wenn diese für Menschen bestimmt sind.

Ganz neu ist auch der eingefügte Paragraph § 6a, der das Verbot von Arzneimitteln zu Dopingzwecken bechreibt.

Der Schutz des Menschen bei der klinischen Prüfung von Medikamenten ist in den Paragraphen §§ 40-42 beschrieben.

Das aktuelle Arzneimittelgesetz enhält aufgrund der zahlreichen Vorfälle in der Vergangenheit auch detaillierte Sondervorschriften für Arzneimittel, die bei Tieren angewendet werden (vgl. AMG §§ 56- 61).

Den Import von in Deutschland nicht zugelassenen Medikamenten regelt der 13. Abschnitt des AMG in den Paragraphen §§ 72-74.

Das Arzneimittelgesetz hat 1994 eine Änderung erfahren. So unterschiedliche Produkte, wie z. B. Mullbinden, Katheter, Kanülen, Insulinpumpen usw., wurden vorher als Geltungsarzneimittel aufgeführt und waren deshalb als Arzneimittel zu betrachten und auch entsprechend zu behandeln. Zu den Medizinprodukten zählt mittlerweile auch die Software, die für das Funktionieren des Medzinproduktes im Einsatz ist.

Es ist für die Deklarierung als Medizinprodukt wichtig, dass es am oder im **menschlichen Körper** angewendet wird. Dabei darf es selbst weder pharmakologische noch immunologischen Hauptwirkungen haben.

Im Unterschied zu Arzneimitteln ist die Hauptwirkung von Medizinprodukten vorwiegend auf physikalischem Wege erzielt wird.

Seit 1994 sind diese Geltungsarzneimittel aus dem Arzneimittelgesetz herausgenommen und unter ein eigenes Gesetz, das »Medizinproduktegesetz«, gestellt worden. Ziel dieses neuen Gesetzes ist es, für alle europäischen Staaten eine verbindliche Qualitätsnorm für diese Waren zu schaffen. Alle beteiligten Länder müssen sich an gleiche Vorschriften zur Gewährung von Wirksamkeit, Qualität und Unbedenklichkeit halten.

Als Merkmal dafür, dass ein Produkt den Vorschriften des Medizinproduktegesetzes entspricht, wurde das »CE-Kennzeichen« eingeführt. Mit »CE« gekennzeichnete Waren sind in der gesamten europäischen Gemeinschaft verkehrsfähig.

Eine grobe Unterteilung der Medizinprodukte erfolgt in aktive und passive Medizinprodukte. Aktive Medizinprodukte sind mit einer Energiequelle betrieben, wie z. B. Defibrillatoren, EKG-Schreiber oder Beatmungsgeräte. Passive Medizinprodukte sind u. a. Intrumente, Optiken, Verbandsstoffe.

Das Medizinproduktegesetz unterscheidet folgende 4 Gruppen von Medizinprodukten:

- **Aktive, implantierbare Medizinprodukte:**
  Hierzu zählen alle Geräte, die nach einem chirurgischen Eingriff in den Körper eingebracht werden und dort ihre Wirkung zeigen. Versorgt

werden diese Produkte mit einer eigenen Energiequelle. Beispiele sind: Herzschrittmacher, Arzneimittelpumpen (z. B. Insulinpumpen) oder künstliche Herzen.

- **Aktive, nicht implantierbare Medizinprodukte:**
  Es handelt sich um elektrisch betriebene Geräte, die nicht implantiert werden. Beispiele sind: Röntgengeräte, Lasergeräte, Narkose- und Beatmungsgeräte, Operationsmaschinen und Bestrahlungsgeräte.
- **Nicht aktive Medizinprodukte:**
  Hierzu zählen alle Medizinprodukte, die ihre Wirkung ohne Hilfe einer Energiequelle zeigen. Dazu zählen sowohl Artikel, die in den Körper implantiert werden, als auch solche, die nur äußerlich verwendet werden. Beispiele sind: Mullbinden, Kanülen, Spritzen, Herzklappen, Zahnprothesen und künstliche Gelenke.
- **Labordiagnostika:**
  Diese Produkte dienen der biochemischen Untersuchung des Zustandes unseres Körpers. Beispiele sind: Reagenzien, Analysengeräte, Aids-Tests, Schwangerschaftstests, Cholesterintests und viele mehr.

Für die Zulassung eines neuen Medizinproduktes ist eine Risikoklassifizierung notwendig. Die Medizinprodukteklasse orientiert sich dabei laut Medizinproduktegesetz an dem durch die Anwendung des Produktes entstehenden Risikos für den Patienten.

Folgende Risikoklassen stehen Europa weit zur Verfügung:

- Klasse I: geringes Risiko. Beispiele sind ärztliche Instrumente, Gehilfen, Verbandmittel
- Klasse IIa: mäßiges Risiko. Beispiele sind Einmalspritzen, Kontaktlinsen, Trachealtuben
- Klasse IIb: erhöhtes Risiko. Beispiele sind Anästhesiegeräre, Beatmungsgerate, Blutbeutel
- Klasse III: hohes Gefahrenpotential. Beispiele sind: Herzkatheter, Koronarstents, Gelenke.

Fragen und Aufgaben zu Kap. 2

1. In welchem Gesetz sind die Anforderungen an und der Umgang mit Medikamenten geregelt?
2. Welche 3 Kriterien müssen alle Arzneimittel erfüllen?

3. Nennen Sie 3 Gruppen, die laut AMG § 2 nicht als Arzneimittel gelten!
4. Nennen Sie mindestens 4 Gegenstände, die nicht als Arzneimittel gelten, sondern unter das neue Medizinproduktegesetz fallen!
5. Wie heißt das allgemein gültige Kennzeichen der Medizinprodukte?
6. In welche Gruppen werden die Medizinprodukte aufgeteilt? Nennen Sie zu jeder Gruppe mindestens 2 Beispiele!
7. Beantworten Sie die Fragen am Anfang von ▶ Kap. 1!

3

Betäubungsmittelgesetz

Betäubungsmittel (BtM) sind Stoffe, die v. a. Schmerzen, Hunger, Durst und Angstgefühle aufheben. Sie rufen bei den meisten Menschen einen lustbetonten Zustand (Euphorie) hervor und können eine Sucht erzeugen.

Unter das Betäubungsmittelgesetz fallen Stoffe wie Opium (und die darin enthaltenen Alkaloide* Morphin, Thebain, Kodein u. a.), Kokain, indischer Hanf sowie die ihnen gleichgestellten Stoffe, die in einer durch Bekanntmachung vom 06.01.1976 veröffentlichten Liste enthalten sind.

Am Beispiel des Opiums sollen Anwendung und Wirkungsweise eines Betäubungsmittels dargestellt werden:

Opium ist der dunkelbraune, bittere, eingetrocknete Milchsaft des Schlafmohns (Papaver somniferum). Diese Mohnart wird hauptsächlich in Kleinasien, Afghanistan und Indien angebaut. Die Opiumgewinnung ist schon aus dem 2. Jahrtausend v. Chr. belegt.

Die Wirkung des Opiums gleicht der seines wichtigsten Bestandteils Morphin: in kleinen Gaben zuerst erregend, dann beruhigend, schmerz- und krampfstillend, schlafbringend; in größeren Mengen dagegen stark betäubend. Es kommt dann zu tiefem lange anhaltendem, von lebhaften Träumen und Halluzinationen begleitetem Schlaf und schließlich (durch Lähmung des Zentralnervensystems und besonders des Atemzentrums) zum Tod.

Einen der Inhaltsstoffe des Opiums, das Morphin, entdeckte 1804 der Apotheker Sertürner. Nach Erfindung der Injektionsspritze durch den englischen Arzt Wood im Jahre 1842 begann Anwendung und Missbrauch des Morphins, da sich durch i. v. - und s. c.-Gabe die benötigte Menge Morphin erheblich reduzieren ließ (vgl. Resorption* und First-pass-Effekt*).

Das Problem des Missbrauchs von Betäubungsmitteln trat Anfang dieses Jahrhunderts in vielen Ländern auf, so dass man zu der Erkenntnis kam, die Suchtfrage nur länderübergreifend, d. h. auf internationaler Ebene, lösen zu können.

In den USA wurde bereits ab 1906 der BtM-Verzehr kontrolliert. Im Jahre 1912 fand die Haager Konvention zur Bekämpfung des BtM-Mißbrauchs statt. Acht Jahre später wurde davon das deutsche Opiumgesetz abgeleitet. Auf UN-Ebene erfolgte 1961 die Single Convention on Narcotic Drugs, welche für alle 116 Unterzeichnerstaaten noch heute gültig ist. Am 31. 12. 1961 wurde die Konvention in Deutschland in nationales Recht überführt (Einheitsabkommen über Suchtstoffe). Wiederum auf UN-Ebene wurde 1971 das Übereinkommen über psychotrope Stoffe verfasst.

Das heute geltende Betäubungsmittelgesetz mit der letzten Aktualisierung von 2005/2006 stellt den ungesetzlichen Gebrauch von in den Anlagen I bis III zum Gesetz abschließend aufgezählten Betäubungsmitteln unter Strafe und regelt zusammen mit der Betäubungsmittelverschreibungsverordnung die ärztlich indizierte Verwendung von Betäubungsmitteln. Da es ein Sonderrecht (lex specialis) und ein Sicherheitsrecht ist, liegen zwingende Rechtsnormen vor und die Behörden haben keinen Ermessensspielraum.

Die Bundesregierung ist ermächtigt, mit Zustimmung des Bundesrates Stoffe und Zubereitungen in die Anlagen I-III aufzunehmen oder aus den Anlagen auch wieder zu entlassen. Da es sich hier um Positivlisten handelt, gilt nur als Betäubungsmittel, was auch explizit in den Anlagen I-III enthalten ist. Stoffe und Zubereitungen, die dort nicht enthalten sind, können somit auch keine Betäubungsmittel sein.

Im BtM-Gestz ist darüber hinaus geregelt:

- Die Erlaubnis für den Umgang mit BtM
- Der Btm-Verkehr, d. h. die Einfuhr, die Verschreibung, die Lagerung und der Export von BtM
- Dic Überwachung des BtM-Verkehrs
- Die Strafbewehrung bei Verstößen gegen das BtM-Gesetz.

Wichtig ist, dass nicht mehr verwendbare Betäubungsmittel, z. B. verfallene BtM, sachgerecht vernichtet werden müssen. Die Vernichtung muss eine Wiederverwendung der Stoffe unmöglich machen und hat in Gegenwarrt zweier Zeugen zu geschehen. Über die Vernichtung ist ein Protokoll anzufertigen, das von den drei beteiligten Personen unterschrieben werden muss. Das Protokoll ist 3 Jahre lang aufzubewahren.

Die sog. Positivliste der Suchtstoffe gliedert sich wie folgt auf:

- **Anlage I:**
  Hier sind die nicht verkehrsfähige BtM aufgeführt (z. B. Heroin, Canabis, LSD, etc.).
- **Anlage II:**
  Hierbei handelt es sich um verkehrsfähige, aber nicht verschreibungsfähige Suchtstoffe, d. h. es sind v. a. Ausgangsstoffe für Rezepturen und zur Weiterverarbeitung bestimmte Stoffe aufgelistet (z. B. Ethylmorphin, Mohnstrohkonzentrat, Thebain, etc.).
- **Anlage III:**
  In diesem Teil sind BtM aufgeführt, die der Arzt verschreiben darf, d. h. es handelt sich um verkehrsfähige und verschreibungsfähige BtM. Hie-

runter fallen z. B. Morphin, Kokain, Barbiturate (z. B. Luminal®) und Benzodiazepine (z. B. Valium®). Für die Gruppe der Benzodiazepine und der Barbiturate gelten aber mengenmäßige Freigrenzen, sodass viele Fertigarzneimittel mit solchen Stoffen von der BtM-Verschreibungsverordnung ausgenommen wurden. Beim Export dieser Arzneimittel gelten wieder die Gesetze des BtM-Rechts.

Die BtM-Verschreibungsverordnung legt fest, welche Betäubungsmittel Arzt, Zahnarzt und Tierarzt verordnen dürfen. Der Krankenhausarzt ist bei der Verschreibung für den Stationsbedarf nur an relativ wenige Beschränkungen gebunden (z. B. darf er BtM nur als Zubereitungen und nicht als Reinsubstanzen auf dem 3-teiligen Betäubungsmittelanforderungsschein verschreiben).

BtM-Rezepte, -karteikarten und -lieferscheine sind mindestens 3 Jahre aufzubewahren und der Kontrollbehörde (meist das örtliche Gesundheitsamt) vorzulegen. Die BtM-Kartei muss Auskunft über den tatsächlichen Bestand an Betäubungsmitteln geben und die Zu- und Abgänge nach Datum geordnet aufführen.

Betäubungsmittel und Betäubungsmittelrezeptes bzw.-anforderungsscheine sind stests verschlossen aufzubewahren.

Das Verschreiben von BtM zur Substitution Drogenabhängiger ist ebenfalls hier geregelt.

Abschließend noch ein Wort zum Begriff »Droge«. Landläufig wird darunter ein Suchtstoff (also im Grunde ein BtM) verstanden. Im pharmazeutischen Sinne sind aber Drogen nichts anderes als getrocknete Pflanzen oder Tiere oder Teile davon (z. B. Spanische Fliegen). So gesehen sind auch Kamillen- oder Pfefferminztee Drogen.

Fragen und Aufgaben zu Kap. 3

?

1. Was versteht man unter einem BtM?
2. Welche 3 Arten BtM unterscheidet das BtM-Gesetz in seinen Anlagen?
3. Unterliegt der verschreibende Arzt bei der Verordnung von BtM Beschränkungen, oder kann er nach Art und Menge rezeptieren, was er möchte?
4. Wie lange sind BtM-Rezepte, -karteikarten und -lieferscheine aufzubewahren?
5. Erläutern Sie den Begriff »Droge«!

Auf das Nervensystem wirkende Stoffe

4.1 Das Nervensystem

Das Nervensystem stellt eines der aktivsten und effizientesten Regulationssysteme des Menschen dar.

Unser Körper hat 2 Regulationssysteme:
- das Nervensystem (NS) für die schnelle Regulation und
- das endokrine System (Hormone; ▶ Kap. 16) für länger andauernde Steuerungseffekte.

Funktionen des Nervensystems

Das Nervensystem hat folgende Aufgaben zu erfüllen:
- Aufnahme von Reizen aus der Umwelt,
- Umwandlung der Reize in nervöse Erregungen,
- Weiterleitung und Verarbeitung der Erregungen,
- Koordination und Steuerung der Körperfunktionen,
- Durchführung von geistigen und psychischen Vorgängen.

Gliederung des Nervensystems

Es gibt 2 Gliederungssysteme: die anatomische und die funktionelle Gliederung (▶ Übersicht).

Anatomische Gliederung	
Zentrales Nervensystem (ZNS)	**Peripheres Nervensystem (PNS)**
Gehirn und Rückenmark	– Nervenbahnen vom ZNS zur Peripherie (efferente* und motorische Bahnen) – Nervenbahnen von der Peripherie zum ZNS (afferente* und sensible Bahnen)
Funktionelle Gliederung	
Autonomes, vegetatives	**Somatisches, willkürliches**
Nervensystem	**Nervensystem**
– sympathisches System (= Sympathikus) – parasympathisches System (= Parasympathikus) – intramurales System (= System vegetativer Nervenfasern und Ganglien in der Wand der Hohlorgane – weisen in ihrer Funktion eine gewisse Selbstständigkeit auf)	

Bei der **anatomischen Gliederung** geht man vom zerebrospinalen Nervensystem aus, das sich in das zentrale und das periphere Nervensystem unterteilen lässt. Das zerebrospinale NS regelt die Beziehung zur Umwelt, vermittelt Empfindungen und Bewegungen und ist willentlich beeinflussbar.

Bei der **funktionellen Gliederung** unterscheidet man ein autonomes, vegetatives und ein somatisches, willkürliches Nervensystem. Das autonome, vegetative NS arbeitet unabhängig von der Beeinflussung unseres Willens. Es steuert die lebenserhaltenden Organtätigkeiten wie Atmung, Kreislauf, Verdauung und Stoffwechsel. Das somatische, willkürliche NS brauchen wir, um z. B. die Skelettmuskeln zu bewegen.

4.2 Schmerzstillende Mittel (Analgetika)

In therapeutischen Dosen erfolgt eine Hemmung der Schmerzempfindungen, ohne dass dabei narkotische Wirkungen ausgelöst werden.

4.2.1 Der Schmerz

Schmerzursachen

- Schmerz kann ein physiologisches* Warnsignal (z. B. Zahnschmerz) sein. Bei vorschnellem Einsatz von Analgetika werden diese Symptome verschleiert.
- Schmerz kann infolge von thermischen, chemischen (z. B. Histamin, Prostaglandine, K^+, H^+) oder mechanischen Reizen entstehen.

Aufgrund des Entstehungsortes lässt sich der Schmerz in somatischen* und viszeralen* Schmerz einteilen.

- Somatischer Schmerz geht von Haut, Muskeln, Gelenken, Knochen oder Bindegewebe aus.
- Viszeraler Schmerz geht von den Organen aus; Grund: Mangeldurchblutungen, Spasmen (Krämpfe) der glatten Muskulatur, Entzündungen, Tiefenschmerz (stumpf).

Abb. 4.1a zeigt, wo im Körper durch welche Mittel eine Schmerzbeeinflussung stattfinden kann.

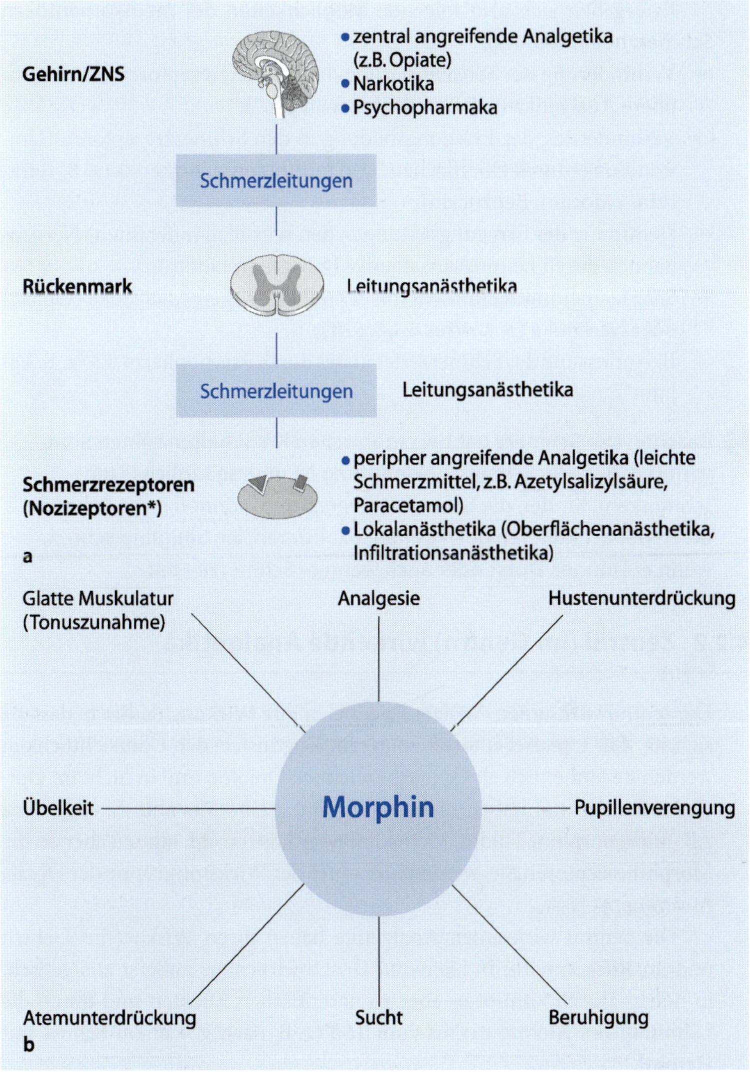

Abb. 4.1a–b a Angriffsorte von schmerzhemmenden Arzneistoffen zur Schmerzbeeinflussung, **b** Pharmakologische Wirkung von Morphin.

Es ergeben sich also folgende **Möglichkeiten der medikamentösen Schmerzbeeinflussung:**

- Verhinderung der Sensibilisierung der Schmerzrezeptoren durch periphere Analgetika (z. B. Aspirin®, Ben-u-ron®);
- Verhinderung der Erregungsbildung in den Schmerzrezeptoren (Umwandlung) durch Oberflächen- und Infiltrationsanästhetika (z. B. Tetracain, Lidocain, Benzocain);
- Hemmung der Erregungsleitung in den sensiblen (afferenten) Nervenbahnen durch Leitungsanästhetika (z.B. durch Lidocain);
- Schmerzhemmung im ZNS mit zentralwirksamen Analgetika (Opiate) oder Narkotika (▶ Abschn. 4.3, S. 62ff);
- Beeinflussung des Schmerzerlebnisses durch Psychopharmaka (z. B. Valium®).

! Beachte! Der Schmerz hat bei chronischen Krankheiten seinen Sinn verloren, d. h. die Schmerzbekämpfung ist unumgänglich (Krebsschmerzen). Kinder, die Schmerzen verspüren, können ihren Schmerz oft weder artikulieren noch genau lokalisieren. Ein Säugling schreit, wenn er Hunger, Durst oder auch wenn er Schmerzen hat.

4.2.2 Zentral (im Gehirn) wirkende Analgetika

Die zentral wirksamen Analgetika erzielen ihre Wirkung dadurch, dass sie sich an den Opiatrezeptoren anlagern. Zugunsten der Übersichtlichkeit werden sie einheitlich als Opiate bezeichnet. Opioide sind in nicht im Opium enthalten und haben nicht zwangsläufig eine Morphin-Struktur wie z.B. Buprenorphin, Tilidin, Methadon oder Loperamid, binden aber an die Morphinrezeptoren.Sie werden hier unter der Wirkstoffgruppe der Opiate zusammengefasst.

Die zentral wirksamen Analgetika haben ihren Wirkort im Gehirn und im Rückenmark. In kleineren Dosen wirken sie äußerst analgetisch, in hohen Dosen kommt es aber zu narkotischen Effekten und durch die Lähmung des Atemzentrums zum Tod (z. B. nach goldenem Schuss mit Heroin).

Die zentralen Analgetika leiten sich in der Regel vom Morphin ab, welches der Apotheker Sertürner 1804 aus dem Opium gewinnen konnte.

Wirkungen

Die Mehrheit der zentralen Analgetika zeigt die im Folgenden genauer erläuterten Wirkungen (◘ Abb. 4.1b).

Psychopharmakologische Wirkung. Sie wird ausgelöst durch die Dämpfung des ZNS. Dadurch kommt es zu Schmerzlosigkeit (Analgesie), Unterdrückung des Hustenreizes (z. B. durch Kodein), Beruhigung (Sedierung), Euphorie, aber in manchen Fällen auch zu Unruhe und Angst.

Atmungsunterdrückung. Diese entsteht durch Dämpfung des Atemzentrums im »verlängerten Rückenmark«, der Medulla oblongata*. Bei zu hoher Dosierung besteht deshalb Erstickungsgefahr. Da Morphin die Plazentaschranke überwinden kann, würde es beim Fetus zum Tod durch Ersticken nach der Geburt führen; es darf also in der Regel nicht zur Bekämpfung der Wehenschmerzen verwendet werden.

Übelkeit und Erbrechen. Diese Wirkung beruht auf der Umlagerung zu Apomorphin, welches brechreizerregende (emetische) Eigenschaften besitzt und in der Medizin als Emetikum* verwendet wird. Später kann es aber nach Opiatgabe durch Dämpfung des Brechzentrums zum gegenteiligen Effekt kommen.

Pupillenverengung (Miosis). Die Miosis kommt durch Parasympathikusaktivierung zustande. Sie kann auch als Indiz einer Morphinvergiftung angeführt werden.

Erhöhte Spannung der glatten Muskulatur. Der Tonus der glatten Muskulatur in Magen, Darm, Blase, Galle und Pankreasgang wird erhöht. Dadurch wird die Magenentleerung verzögert, es kommt zu einer durch Anspannung ausgelösten Verstopfung (spastische Obstipation) und zu Schwierigkeiten der Blasenentleerung (Miktionsproblemen). Wegen dieser Eigenschaften kann Morphin auch bei Diarrhö (Durchfall) verwendet werden. Das Medikament Loperamid (z. B. Imodium®) zur Behandlung bestimmter Diarrhöen ist ein Morphinderivat.

Sucht und Toleranz. Aufgrund der Beeinflussung des ZNS und der damit verbundenen Euphorie kommt es oft schnell zu körperlicher und/oder seelischer Abhängigkeit. In manchen Fällen kann Clonidin die physischen Entzugssymptome mildern.

Allgemeine Anwendungsregeln

Der Einsatz der zentral wirksamen Analgetika sollte auf sehr starke Schmerzen wie z. B. Tumorschmerzen beschränkt bleiben.

Normalerweise sollten Morphin und seine Derivate* nicht länger als 14 Tage eingenommen werden (in diesem Zeitraum ist die Gefahr des Abhängigwerdens noch gering). Bei unheilbar Kranken steht die Schmerzlinderung an erster Stelle, sodass hier auch über einen längeren Zeitraum hinweg starke Analgetika eingenommen werden dürfen.

Tab. 4.1. Übersicht über häufig verwendete Opiate

Wirkstoff	Handelsname (Beispiel)	Wirkdauer	Wirkstärke (Basis: Morphin = 1)
Alfentanyl	Rapifen	1 h	0,2
Buprenorphin	Temgesic sublingual Tbl.	8 h	20
Buprenorphin	Transtec® TTS Pflaster	72 h	20
Fentanyl	Fentanyl (Amp)	0,5 h	100
Fentanyl	Durogesic TTS (Pflaster)	72 h	100
Hydromorphon	Palladon (Tabletten)	12 h	10
Morphin	MST (Tabletten)	12 h	1
Morphin	MSI (Amp)	3–4 h	1
Oxycodon	Oxygesic (Tabletten)	12 h	1
Pentazocin	Fortral (Amp)	3–4 h	0,5
Pethidin	Dolantin (Amp)	3–6 h	0,2
Piritramid	Dipidolor (Amp)	6–8 h	1
Remifentanyl	Ultiva (Amp)	wenige Minuten	100

Bei Patienten mit Problemen im Bereich der Atmung muss die Atemdepression der zentralen Analgetika beachtet und auf Derivate* mit möglichst geringer Atmungsdämpfung ausgewichen werden.

Bei den u. U. auftretenden Miktionsbeschwerden kommt erschwerend hinzu, dass die dabei entstehenden Schmerzen wegen der analgetischen Wirkung nicht wahrgenommen werden können. Das Pflegepersonal muss deshalb betroffene Personen gut beobachten. Abhilfe kann die Gabe von Atropin sein, welches den Tonus der glatten Muskulatur in diesem Bereich senkt (▫ Tab. 4.1).

Eine besondere Kombination ist die Verwendung von Opiaten und Opiatantagonisten in einer Tablette. Hierzu zählen Tilidin und Naloxon (vgl. Valoron®) sowie Oxycodon und Naloxon (vgl. Targin®). Die Opiate werden auch oral resorbiert. Der Morphinantagonist Naloxon besitzt bei normaler oraler Gabe wegen hohem First-pass-Effekt* keine Bioverfügung. Naloxon wirkt erst, falls es parenteral z. B. durch Injektion in den Körper kommt oder in absolut überhöhter Dosierung gegeben wird. Dadurch ist die missbräuchliche Verwendung ausgeschlossen. Werden die Kombinationen oral genommen, wirken die Opiate wie gewünscht. Sollten sie in missbräuchlicher Absicht nicht oral verwendet werden, kommt auch der Morphinantagonist Naloxon zum Wirken und löscht der Wirkung der Opiate aus, so dass überhaupt kein Effekt feststellbar und der Missbrauch sinnlos ist. Aus diesen Grüden unterliegt die fixe Kombination aus Tilidin und Naloxon auch nicht der Betäubungsmittelverschreibungsverordnung. Valoron ist deshalb »nur« verschreibungspflichtig. Das neue Präparat Targin® bleibt dagegen in der BtM-Verschreibungsverordnung.

4.2.3 Peripher wirkende Analgetika

Sämtliche zu dieser Gruppe gehörenden Stoffe hemmen die Prostaglandinsynthese.

Die Prostaglandine sind für die Fieberentstehung, Schmerzentwicklung und für Entzündungen verantwortlich, da sie das Wärmezentrum aktivieren, die Schmerzrezeptoren sensibilisieren und aktiv am Entzündungsgeschehen beteiligt sind.

Somit ist klar, dass durch die Hemmung der Prostaglandine analgetische, antipyretische (fiebersenkende) und antiphlogistische (entzündungshemmende) Wirkungen erzielt werden können.

Salizylate

Die Azetylsalizylsäure (z. B. Aspirin®, ASS ratio®) wird zur Schmerz- und Fieberbekämpfung, in hohen Dosen auch bei Entzündungen (Rheuma) eingesetzt. In niedrigen Dosierungen (100 mg) hemmt sie die Thrombozytenaggregation (Zusammenlagerung der Blutplättchen), sodass sie auch zur Blutverdünnung eingesetzt werden kann (z. B. nach einem Herzinfarkt).

Als Einschränkung muss angeführt werden, dass es bei Kindern unter 12 Jahren manchmal zum Reye-Syndrom [entzündliche Schädigung des Gehirns, Nerven- und Leberschäden mit Tod durch Apnoe (Atemstillstand)] kommen kann.

Aufgrund der Hemmung bzw. der Verzögerung der Blutgerinnung dürfen die Salizylate nicht in der Schwangerschaft und nicht bei Magengeschwüren verwendet werden. Patienten, die andere gerinnungshemmende Medikamente einnehmen, dürfen als Schmerzmittel keine Salizylate benutzen.

Die Acetylsalizylsäureverbindungen müssen wegen der Hemmung der Aktivität der Blutplättchen auch ca. 10 Tage vor Operationen abgesetzt werden. Dabei gilt zu beachten, dass bereits 100 mg ASS die Blutgerinnung herabsetzen. Deshalb dürfen auch Kombipräparate mit ASS nicht vor Operationen eingenommen werden. Thomaypyrin® z. B. enthält neben Paracetamol und Coffein auch 250 mg ASS je Tablette.

Die Tagesdosierung zur Hemmung der Blutgerinnung beträgt 1 mal tgl. 100 mg bis 300 mg. Die Einzeldosis beträgt 500 mg bis 1000 mg. Die Tagesdosis bei der Therapie von entzündlichen Erkrankungen beträgt ca. 3000 mg.

Aniline

Paracetamol (z. B. Ben-u-ron®, Tylenol®, Paracetamol Berlin Chemie®, Perfalgan®, etc.) wirkt sehr gut schmerzstillend und fiebersenkend. Gegen Entzündungen ist es hingegen weniger wirksam.

Zu den unerwünschten Wirkungen zählen v. a. die bei Überdosierung auftretende Leberschädigung. Aufgrund der Methämoglobinbildung muss man bei Säuglingen und Patienten mit Glukose-6-phosphatdehydrogenasemangel sehr genau dosieren, um Vergiftungen zu vermeiden.

Die Einzeldosierung bei Erwachsenen beträgt 500-1000 mg, die Tagesdosierung sollte 3-4 g nicht übersteigen.

Pyrazole

Phenazon (z. B. Eumed®) und Metamizol (z. B. Novalgin®) wirken sehr gut fiebersenkend, gut analgetisch und haben mittlere entzündungshemmende Eigenschaften.

Phenylbutazon (z. B. Ambene®), ein Abkömmling der Pyrazole, ist ein gutes Rheumamittel (entzündungshemmend), welches aber kaum antipyretisch (fiebersenkend) wirkt. Phenylbutazon wird auch bei Gicht verwendet.

Als Nebenwirkungen der Pyrazole tauchen v. a. auf:

- Agranulozytose (Blutbildschädigung): v. a. bei Metamizol kommt es häufiger zu Blutbildveränderungen, sodass diese Substanz nur noch zur Behandlung von Koliken verwendet werden soll;
- Allergie: v. a. bei Phenylbutazon, daher ist diese Substanz der Gichtbehandlung und der Rheumatherapie vorbehalten;
- Magengeschwüre: betrifft v. a. Phenylbutazon.

Die orale Einzelgabe von Metamizol beträgt 500 mg. Die Tagedosis sollte 4 g nicht überschreiten. Der große Vorteil von Metamizol liegt in der ausgeprägten spasmolytischen Komponente. So ist Metamizol sehr gut zur Therapie von akuten Spasmen wie z. B. Nierenkoliken, Gallenkoliken etc. geeignet, da es schmerzstillend und auf die glatte Muskulatur krampflösend wirkt.

Nichtsteroidale Antiphlogistika (entzündungshemmende Stoffe)

Die Substanzen dieser Klasse wirken i. d. R. nicht mehr antipyretisch* und werden hauptsächlich zur Behandlung von entzündlichen Erkrankungen wie z. B. Rheuma und Gicht verwendet.

Allgemein kann zu den hierbei auftretenden Nebenwirkungen gesagt werden, dass es v. a. zu Knochenmarkschädigungen, Zerstörung der Magen-Darm-Schleimhaut, Sehstörungen und Allergien kommt. Dies betrifft v. a. die älteren Substanzen wie z. B. Diclofenac, welche unselektive Cyclooxygenasehemmstoffe sind. Hier werden sowohl die schädlichen Prostaglandine wie auch die für Magenschleimhaut, Blutdruck und Blutgerinnung protektiven Prostaglandine zerstört.

Die selektiven Cyclooxygense-2-Hemmstoffe, wie z. B. Arcoxia®, Dynastat® der Celebrex®, hemmen vorwiegend die COX-2, die speziell die entzündlichen Prostaglandine herstellt. Die protektiven, die sog. guten

Prostaglandine, die über die COX-1 hergestellt werden, sind dabei nicht beeiträchtigt.

Der Vorteil der COX-2-Hemmstoffe liegt darin, dass Magen-Darm-Probleme wie Gastritis oder Magenulkus weitaus seltener auftreten. Nachteilig wirkt sich jedoch aus, dass es bedingt durch eine gesteigerte Blutgerinnung zu mehr Herz-Kreislauf-Schäden bis hin zu Embolien und Herzinfarkten kommt.

Chemisch gesehen besteht diese Gruppe aus recht unterschiedlichen Verbindungen. Die gängigen Arzneistoffe sind mit Fertigpräparatbeispielen in ◻ Tab. 4.2 zusammengefasst.

◻ Tab. 4.2. Nichtsteroidale Antiphlogistika

Chemische Gruppe	Arzneistoff	Präparatbeispiel
Essigsäurederivate	Diclofenac	Voltaren®
		Dicloberl®
		Diclac®
		Diclofenac ratiopharm®
	Indometacin	Indomet®
		Indomet ratiopharm®
Propionsäurederivate	Ibuprofen	Anco®
		Optalidon® 200,
		Ibuhexal®
	Naproxen	Alevel®
Fenaminsäure	Flufenaminsäure	Dignolodin Salbe®
Sulfanilsäurederivate (»coxibe«)	Celecoxib	Celebrex®
	Etoricoxib	Arcoxia®
Oxicamderivate	Piroxicam	Felden®

Sämtliche Substanzen haben ein ähnliches Wirkprofil, unterscheiden sich aber in ihrer Halbwertszeit und Wirkdauer. So hat z. B. der Wirkstoff Diclofenac eine Halbwertszeit von 2 h, Tenoxicam dagegen eine von 72 h. Eine verlängerte Halbwertszeit und damit Wirkdauer hat zwar den Vorteil, dass die Medikamente weniger oft gegeben werden müssen, beinhaltet aber auch die Gefahr, dass es bei versehentlicher Mehreinnahme leicht zu den zuvor geschilderten Nebenwirkungen und Intoxikationen kommen kann. Auch bei Unverträglichkeiten (z. B. Allergien) dauert es entsprechend länger, bis die unangenehmen Erscheinungen abklingen.

Die bisherigen COX-Hemmer wie z. B. ASS oder Diclofenac hemmen sowohl die COX-Unterart COX 1 als auch die COX 2. Die Prostaglandine, die für Entzündungsreaktionen verantwortlich sind, werden über die COX 2 hergestellt. Die Prostaglandine, die positive Reaktionen im Körper auslösen wie z. B. Magenschutz, werden über die COX 1 hergestellt. Verwendet man nun unspezifische COX-Hemmer wie z. B. Diclofenac, so werden die positiven und die entzündlichen Prostaglandine gehemmt und führen somit z. B. zur Nebenwirkung Magenschleimhautläsion.

Dosierungsbeispiele für ausgewähle Antiphlogistika:

- Die Einzeldosis von Diclofenac beträgt 12,5-75 mg. Die maximale Tagesdosis sollte 150 mg nicht überschreiten.
- Ibuprofen wird als Antiphlogistikum in Einzeldosen von meist 400 mg gegeben. Die Tagesdosis liegt bei 2400 mg.
- Naproxen wird in der Einzeldosierung von 200 mg verordnet. Die Tageshöchstdosis liegt meist bei 600 mg.
- Von Indometacin wird täglich 50 bis max. 150 mg gegeben.
- Arcoxia wird zur Therapie der Arthrose tgl. in der Dosis von einmal 60 mg gegeben. 90 mg täglich zur Therapie der rheumatoide Arthritis und 120 mg täglich zur Behandlung der akuten Gichtarthritis.

4.2.4 Migränemittel

Die modernsten Migränemittel stammen aus der Gruppe der Triptane. Diese Wirkstoffe sind v. a. zur Behandlung des akuten Migräneanfalls geeignet. Für die Anfallsprophylaxe sollten sie nicht verwendet werden.

Die Struktur der verfügbaren Triptane leitet sich vom Inol-Gerüst ab. Hinsichtlich Wirkung und Nebenwirkung sind die Triptane sicherlich vergleichbar. Unterschiede ergeben sich vorwiegend aufgrund verschiedener Halbwertszeiten und damit der unterschiedlichen Wirkdauer.

Die Triptane greifen alle an bestimmten Serotoninrezeptoren (5-HAT 1B und 5-HAT 1D) agonistisch an und bewirken eine Verengung der dilatierten Blutgefäße im Kopfbereich. Dadurch kann der Migräneanfall gestoppt werden.

Die Nebenwirkungen sind einmal durch die Gefäßverengungen bedingt, hierzu zählen Blutdruckanstieg, Tachykardie, kardiale Vasospasmen bis hin zum Herzinfarkt. Im Brust- und Halsbereich kann ein Engegefühl auftreten. Übelkeit und Erbrechen sowie zentrale Krampfanfälle sind ebenfalls möglich.

Tabelle 4.3 gibt eine Übersicht auf die verfügbaren Triptane:

Tab. 4.3. Triptane

Handelspräparat	Wirkstoff
Imigran®	Sumatriptan
Ascotop®	Zolmitriptan
Formigran®	Naratriptan
Maxalt®	Rizatriptan
Almogran®	Almotriptan
Replax®	Eletriptan
Allegro®	Frovatriptan

4.3 Narkosemittel (Anästhetika)

Unter Narkosemitteln versteht man Substanzen, die eine Narkose herbeiführen können.

4.3.1 Narkose

Während der Narkose werden folgende Funktionen des Körpers reversibel* gehemmt:

- die Schmerzempfindung
- das Bewusstsein

- die Abwehrreflexe
- die Muskelspannung.

Die **Narkosestadien** gliedern sich wie folgt:

Analgesiestadium:	Hier wird die Schmerzempfindung verringert, das Erinnerungsvermögen ist ausgelöscht (Amnesie*). Während dieser Stufe der Narkose können Verbandwechsel und kleinere chirurgische Eingriffe durchgeführt werden.
Exzitationsstadium:	Die Reflexe sind in dieser Phase erhöht, die Atmung wird unregelmäßiger; es treten Husten und Erbrechen auf. Deshalb soll dieses Stadium möglichst schnell durchschritten werden.
Toleranzstadium:	In der ersten Stufe dieses Stadiums wird die Skelettmuskulatur entspannt, sodass sich Eingriffe an den Extremitäten, der Haut und den Knochen durchführen lassen. Eingriffe am Bauch (Abdomen*) können erst in der dritten Stufe dieser Phase durchgeführt werden, da erst dann die Abdomenmuskulatur erschlafft.
Asphyxie* (Koma):	Hier bricht der Kreislauf zusammen, die Atmung erlischt. Ohne künstliche Beatmung und Infusionstherapie tritt innerhalb weniger Minuten der Tod ein.

Die Narkose wird durch Umverteilung der Narkosemittel vom ZNS in das periphere Muskel- und Fettgewebe beendet. Dabei werden die einzelnen Narkosephasen in umgekehrter Reihenfolge wieder durchschritten.

Zur Beurteilung der Narkosetiefe werden Blutdruck, Atmung, Puls und Pupillenweite herangezogen. Um die Probleme, welche beim Durchlaufen des Exzitationsstadiums auftreten, zu mildern, wird der Patient auf die Narkose medikamentös vorbereitet. Folgende Arzneimittel werden normalerweise dafür verwendet:

- Sedativa und Neuroleptika, um die psychischen Erregungen zu dämpfen;
- Analgetika, um die Schmerzempfindung zu senken;
- Antihistaminika gegen die Schockgefahr und den Brechreiz;
- Spasmolytika, um den Tonus der glatten Muskulatur zu senken, sowie
- Parasympatholytika, um den Speichelfluss zu vermindern und den reflektorischen Herzstillstand zu vermeiden.

Die verschiedenen Narkosemittel werden nach ihrer Applikationsart in Inhalationsnarkotika und Injektionsnarkotika eingeteilt.

4.3.2 Inhalationsnarkotika

Zu den Inhalationsnarkotika gehören Gase bzw. leicht verdampfbare Flüssigkeiten wie z. B. Lachgas, Forene®, Suprane® und Sevorane® (halogenierte Kohlenwasserstoffe). Der Vorteil dieser Narkotika liegt in der guten Steuerbarkeit der narkotischen Wirkung, d. h. durch eine Änderung der Gasmenge können die Narkosestufen leicht variiert werden.

Im letzten Jahrhundert wurden bereits Chloroform und Ether (beides leicht verdampfbare Flüssigkeiten) sowie Lachgas verwendet. Lachgas zeichnet sich durch gute analgetische Wirkungen, Ether durch gute muskelrelaxierende Eigenschaften aus.

Probleme ergeben sich v. a. daraus, dass Ether die Schleimhäute reizt und die chlorierten Kohlenwasserstoffe die Empfindlichkeit des Herzens gegenüber Katecholaminen (Adrenalin und Noradrenalin) steigern.

Ether hat außerdem den Nachteil explosiv zu sein, was bei Halothan nicht der Fall ist. Chloroform wird wegen seiner Zersetzung zum hochgiftigen Phosgen nicht mehr verwendet.

Substanzen, die in Verdampfern erst in die Gasphase übergeführt werden müssen sind z. B. Isofluran (Forene®). Substanzen mit ganz geringer Aufwachzeit sind z. B. Sevofluran (Sevorane®) und Desfluran (Suprane®). Unter Aufwachzeit versteht man den Zeitraum, der vergeht, von dem Moment an, an dem man den Gasfluss stoppt, bis zu dem Zeitpunkt, bei dem der Patient wieder ansprechbar (wach) ist. Substanzen mit sehr kurzen Aufwachzeiten eigenen sich v. a. für ambulante Operationen.

4.3.3 Injektionsnarkotika

Die Injektionsnarkotika zeichnen sich durch sofortigen Wirkeintritt aus, bedingen aber dadurch auch eine schlechtere Steuerbarkeit der Narkose. Die Dosierung der Injektionsnarkotika muss deshalb sehr vorsichtig erfolgen. Meist werden sie zur Narkosevorbereitung eingesetzt, da sich so das Exzitationsstadium schnell durchschreiten lässt.

Als Substanzen werden einige lipophile Barbiturate wie z. B. Thiopental (Trapanal®) verwendet. Daneben wird findet auch Ketamin (Cyclohexanon) Anwendung. Es handelt sich hierbei ausnahmslos um lipophile Substanzen, die leicht die Blut-Hirn-Schranke überwinden können.

Eine besondere Form der Narkose ist die Neuroleptanalgesie. Hierbei wird neben einem starken Analgetikum, z. B. Fentanyl®, ein Neuroleptikum, z. B. Imap®, gegeben, sodass der Patient bei Bewusstsein ist, sich jedoch im Zustand der psychischen Indifferenz befindet und während der Operation ansprechbar bleibt.

Eine Sonderstellung bei den Anästhetika stellt der Wirkstoff Propofol dar. Propofol (z. B. Disprovan®) zeigt dosisabhängig sedierende, hypnotische und narkotische Eigenschaften. Es kann zur Einleitung und Aufrechterhaltung der Narkose verwendet werden. Die Sedierung von beatmeten Patienten bei Intensivbehandlung und die Sedierung bei chirurgischen und diagnostischen Eingriffen in Regional- oder Lokalanästhesie ist ebenfalls möglich. Propofol zeigt innerhalb von 30-40 Sekunden seine Wirkung und hat eine Aufwachzeit von 8-9 Minuten. Allerdings besitzt Propofol keine analgetische Wirkung.

Gamma-Hydroxybuttersäure (Somsanit®) ist eigentlich eine körpereigene Substanz. Dosisabhängig wird Sedierung, Hypnose und Narkose erreicht. In einschlägigen Kreisen wird Gamma-Hydroxybuttersäure auch als Droge mit der Bezeichnung »liquid extasy« zu Rauschzwecken eingesetzt.

Der Vorteil von Gamma-Hydroxybuttersäure im medizinischen Einsatz ist die geringe Nebenwirkungsrate auf das Herz-Kreislauf-System sowie auf Leber und Niere. Allerdings besitzt dieses Injektionsnarkotikum keine analgetische Wirkung.

Vorteile der Neuroleptanalgesie sind, dass:

- die Herzleistung nicht beeinflusst wird,
- das vegetative NS leicht gedämpft wird,
- der Patient bei Hirn- und Innenohroperationen ansprechbar bleibt,
- im Falle von Überdosierungen mit Naloxon ein Antidot zur Verfügung steht (Naloxon wird auch als Antidot bei Morphinvergiftungen eingesetzt).

4.3.4 Stoffe, die örtlich begrenzt den Schmerz aufheben (Lokalanästhetika)

Bereits 1862 wurde das Kokain als Inhaltsstoff der Cocapflanze entdeckt. 1884 war es ein willkommenes Anästhetikum bei Augenoperationen. Die neueren Lokalanästhetika leiten sich fast alle von der Struktur des Kokains ab.

Die Lokalanästhetika heben örtlich begrenzt und reversibel* die Erregbarkeit der Schmerzrezeptoren und das Leitungsvermögen der sensiblen Nerven auf. Ihre Wirkung besteht v. a. in der Blockierung von Natriumkanälen, so dass die Impulsweiterleitung zum Schmerzzentrum unterbrochen wird.

Man kann die Lokalanästhetika nach dem Einsatzgebiet unterscheiden in:

- Oberflächenanästhetika
- Infiltrationsanästhetika
- Leitungsanästhetika.

Oberflächenanästhetika. Die Oberflächenanästhetika werden auf die Schleimhäute oder auf Wundflächen gegeben. Von dort diffundieren sie an die Nervenbahnen und blockieren die Weiterleitung der Stromimpulse. Auf der unverletzten Haut sind die Oberflächenanästhetika so gut wie unwirksam, da die Hornhaut von ihnen nicht durchdrungen werden kann.

Als Substanzen wären hier zu nennen: Benzocain (z. B. Anästhesin®), Procain (z. B. Novocain®) und Tetracain.

Eine Neuentwicklung stellt z. B. das Emla-Pflaster® dar. Emla ist eine Mischung aus den beiden Lokalanästhetika Prilocain und Lidocain. Beide Substanzen sind in eine Creme eingearbeitet und werden mit einer kleinen, transparenten Kunststofffolie abgedeckt. Diese Abdeckung führt z. B. beim Auftragen an der Ellenbeuge zu einer durchlässigeren Hautstelle. Jetzt können die Lokalanästhetika in die Haut eindringen und führen in dem Bereich zur Schmerzlosigkeit. Eine Injektion oder ein Punktion ist nun für den Patienten schmerzfrei durchzuführen. Hiervon haben v. a. sehr ängstliche Patienten und Kleinkinder einen Vorteil, da der Einstich der Kanüle nicht mehr schmerzt. Der Nachteil besteht darin, dass das Pflaster ca. eine halbe Stunde vor dem Eingriff auf die betroffene Hautstelle aufgeklebt werden muss, um die Schmerzfreiheit zu erzielen.

Infiltrationsanästhetika. Die Infiltrationsanästhetika werden in das Gewebe gespritzt, wobei neben den Schmerzrezeptoren auch bereits kleinere Nervenstränge blockiert werden.

Als Beispiel wäre hier Lidocain (Xylocain®) zu nennen.

Leitungsanästhetika. Die Leitungsanästhetika werden um bestimmte Nervenstränge gespritzt, sodass gezielt ausgewählte Bahnen blockiert werden können. Auch hierzu kann Lidocain verwendet werden.

Die meisten Lokalanästhetika wirken gefäßerweiternd, sodass sie schnell mit dem Blut vom Wirkort abtransportiert würden. Durch Zusatz von gefäßverengenden Substanzen wie z. B. Adrenalin wird zum einen der Abtransport verzögert, d. h. die Wirkdauer erhöht, zum anderen das Operationsgebiet künstlich »blutleer« gehalten. Besondere Vorsicht ist bei der Anwendung an den Extremitäten geboten. Bei Operationen an den Fingern oder Zehen dürfen wegen der Gefahr des Absterbens aufgrund ungenügender Durchblutung keine gefäßverengenden Stoffe gegeben werden.

Eine besondere Form der Anästhesie mit Lokalanästhetika ist die Epidural-/Periduralanästhesie wie sie z. B. bei der »schmerzfreien Geburt« zum Einsatz kommt. Hierbei wird das Lokalanästhetikum direkt mit Hilfe einer Kanüle in den Epidural-/Periduralraum des Wirbelkanals der Wirbeläule injiziert.

Allgemein ist noch zu sagen, dass theoretisch auch die motorischen Bahnen (Nervenstränge, die die Skelettmuskulatur kontrahieren lassen), blockiert werden können. Doch sind diese Bahnen sehr viel »dicker« als die sensiblen Schmerzbahnen. Das bedeutet, dass hier die Lokalanästhetika weniger leicht an die Natriumkanäle diffundieren können, sodass z. B. die Muskelkontraktion durch Lokalanästhetika nicht beeinträchtigt wird.

Lokalanästhetika können chemisch in folgende Gruppe unterteilt werden:

1. Lokalanästhetika vom Estertyp

Sie besitzen wegen der leichten Esterspaltung eine kurze Wirkdauer. Hierzu zählen die in ◘ Tabelle 4.4 aufgeführten Lokalanästhethika

◘ **Tab. 4.4.** Lokalanästhetika vom Estertyp

Procain	Procain Deltaselct®
Benzocain	Anästhesin®

2. Lokalanästhetika von Amidtyp

Diese Lokalanästhetika stellen die größte Gruppe dar. Die Säureamidbindung ist relativ schwer wieder zu lösen, so dass die Wirkstoffe auch ein längere Wirkdauer besitzen (◘ Tab. 4.5).

Tab. 4.5. Lokalanästhetika vom Amidtyp

Lidocain	Xylocain®
Prilocain	Xylonest®
Mepivacain	Scandicain®
Articain	Ultracain®
Ropivacain	Naropin®

4.3.5 Abgrenzung Analgetika/Anästhetika

Sowohl Analgetika als auch Anästhetika beeinflussen das Schmerzempfinden. In Tab. 4.6 werden ihre Wirkungen noch einmal zusammengefasst und gegeneinander abgegrenzt.

Tab. 4.6. Wirkungen verschiedener Analgetika und Anästhetika

Medikamentengruppe	Wirkung
Zentrale Analgetika	Schmerzbeeinflussung durch Angriff im ZNS
Peripher wirksame Analgetika	Hemmung der Sensibilisierung der Schmerzrezeptoren
Allgemeinanästhetika	Schmerzstillung mit Ausschaltung des Bewusstseins durch Angriff im ZNS
Lokalanästhetika	Schmerzstillung durch Hemmung der Weiterleitung der Schmerzimpulse in den sensiblen Nervenbahnen

4.4 Schlafmittel

4.4.1 Der Schlaf

Schlaf dient dem Organismus als Erholungsphase. Die tägliche Schlafmenge sollte mindestens 5,5 h betragen. Bei weniger kann auf die Dauer ein gesundheitlicher Schaden nicht ausgeschlossen werden. Jedoch ist zu be-

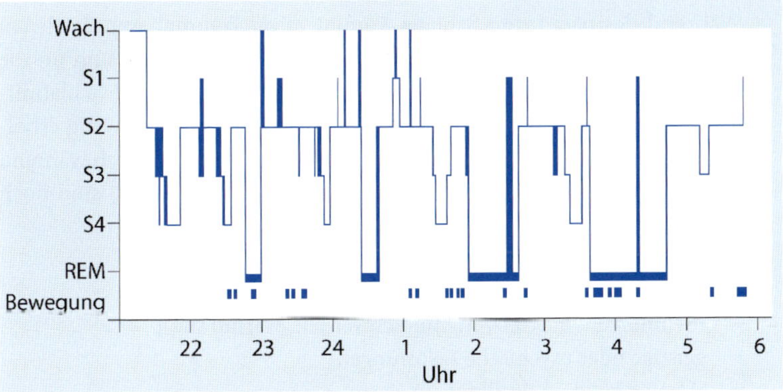

Abb. 4.2. Normale Schlafarchitektur eines 20-jährigen Mannes. Der Wechsel von NON-REM- und REM-Schlafzyklen im Abstand von 90–120 min ist gut sichtbar.

rücksichtigen, dass sich das Schlafbedürfnis im Laufe des Lebens ändert. Säuglinge benötigen rund 16 h Schlaf, Erwachsene 6–9 h und Senioren kommen meist mit 6 h Schlaf aus (Abb. 4.2). Diese meinen aber häufig, sie können nicht genug Schlaf finden, da sie nachts immer wieder aufwachen und nur schlecht einschlafen können. Hierzu sei angemerkt, dass dieser Personenkreis meist schon tagsüber öfter einnickt und deshalb nicht mehr die ganze Nacht als Regenerationsphase braucht. Außerdem ist bei den älteren Menschen in der Regel auch die körperliche Betätigung vermindert, was zur Folge hat, dass der Körper weniger Erholung benötigt. Dasselbe gilt für Klinikpatienten, die den ganzen Tag im Bett liegen müssen.

Der Schlafrhythmus ist dem Körper von Geburt an eingegeben, d. h. selbst wenn der äußere Hell-Dunkel-Reiz fehlt, zeigt der Organismus einen 24- bis 25-stündigen Schlaf-Wach-Rhythmus.

Der Schlaf kann in 2 verschiedene Arten eingeteilt werden:

- **orthodoxer Schlaf:**
  - Einschlafphase,
  - Leichtschlafphase,
    (Aus Konietzko et al. 1993)
  - Mittelschlafphase,
  - Tiefschlafphase;
- **paradoxer Schlaf:**
  - REM-Phasen
    (»rapid eye movements«, schnelle Augenbewegungen).

Während des paradoxen Schlafes kommt es zu Traumphasen, in denen die Erlebnisse des Tages aufgearbeitet werden. Diese Phasen sind für die Erholung während des Schlafes außerordentlich wichtig. Viele Schlafmittel unterdrücken aber die REM-Phasen, sodass es zu einem wenig erholsamen Schlaf kommt. Im Gegensatz zur Narkose ist der Mensch während des Schlafes weckbar und die Schutzreflexe (z. B. Hustenreiz) sind noch erhalten.

Ursachen für Schlafstörungen können sein:
- organische Störungen
- (Schmerzen, Juckreiz, Atembeschwerden, Harndrang);
- geistige oder psychische Belastungen
- (Streit, Freude, Konflikte);
- ungesunde Lebensführung, schlecht gelüftete Räume;
- Reizüberflutung (Lärm, Licht);
- Arzneimittel
- (z. B. Stimulanzien wie Antidepressiva) und Kaffee.

4.4.2 Medikamentöse Therapie der Schlafstörungen

Vor der Gabe eines Medikaments, welches den Schlaf beeinflusst, muss man sich darüber im Klaren sein, ob es sich um Einschlaf- oder um Durchschlafstörungen handelt. Wichtig in diesem Zusammenhang ist die Tatsache, dass die REM-Phasen zum natürlichen Schlaf gehören und durch Arzneimittel nicht vermindert werden sollen.

Zudem muss auf einen evtl. auftretenden Hang-over-Effekt geachtet werden. Bei Schlafmitteln, die eine lange Wirkdauer besitzen, ist es möglich, dass der schlaffördernde Effekt auch am nächsten Morgen noch anhält und der Patient ein verringertes Reaktionsvermögen aufweist. Dies ist besonders im Straßenverkehr und beim Bedienen von Maschinen problematisch.

Andere Arzneimittel können durch die Hypnotika, wie die Schlafmittel auch genannt werden, in ihrer Wirkung verstärkt werden. Hierzu gehören v. a. die Effekte der Psychopharmaka und des Alkohols.

Ein weiteres Problem der Schlafmittel stellt die Tatsache dar, dass es sehr schnell zu einer Gewöhnung oder Abhängigkeit kommen kann, sodass der Patient die Dosis erhöhen muss und dadurch natürlich auch vermehrt die Nebenwirkungen, wie z. B. Leberschäden, in Kauf zu nehmen hat. Mit Hilfe der Barbiturate (z. B. Luminal®) wurden in der Vergangenheit des Öfteren Selbstmordversuche erfolgreich durchgeführt. Bei diesen Substanzen kommt es im Fall der Überdosierung zu Kreislaufversagen und Atemstillstand.

Allerdings dürfen Medikamente, die wie Luminal® zu den Barbituraten gehören, nicht mehr als Schlafmittel verwendet werden.

Im Folgenden soll nun auf einige Stoffgruppen eingegangen werden, wobei gesagt werden kann, dass die meisten dieser Arzneimittel zentral dämpfend wirken.

Aldehyde. Paraldehyd wird v. a. in den psychiatrischen Kliniken zur Ruhigstellung erregter Patienten verwendet. Ebenso kann es zur Behandlung des Delirium tremens nach einer Alkoholintoxikation eingesetzt werden. Als Nebenwirkung der eigentlich gut wirksamen Substanz ist die aufgrund der pulmonalen Elimination auftretende schlechte Atemluft zu nennen. Chloralhydrat (z. B. Chloraldurat®) wird heute oft rektal verabreicht, da es einen sehr bitteren Geschmack besitzt. Chloralhydrat kann auch zur Behandlung von Krämpfen und Erregungen eingesetzt werden, da es neben der hypnotischen auch eine krampflösende Wirkung besitzt. Ein Fertigarzneimittel, welches speziell für Kinder entwickelt wurde, ist die Chloralhydrat-Rectiole®, ein Miniaturklistier.

Barbiturate. Barbitursäurederivate wurden früher sehr häufig als Schlafmittel verwendet. Sämtliche Barbiturate wirken je nach Dosis sedativ (schmerzstillend, beruhigend), hypnotisch oder narkotisch (vgl. Hexobarbital als Injektionsnarkotikum). Außerdem weisen sie eine antikonvulsive (krampflösende) Wirkung auf.

Barbiturate zeigen aber eine Reihe von schwerwiegenden Nachteilen:

- Schnelle Suchtentwicklung
- Gefahr der Atemlähmung und damit verbunden eine schwierige Behandlung von Vergiftungsfällen (z. B. Selbstmordversuchen)
- Einen ausgeprägten Hang-over-Effekt
- Reduzierung der REM-Phasen, wodurch die Erholungsqualität des Schlafes sinkt
- Starke Wechselwirkungen mit verschiedensten Arzneistoffen.

Aus diesen Gründen sind Barbiturate heute nicht mehr zur Verwendung als Schlafmittel zugelassen. Zur Narkosevorbereitung und zur Behandlung der Epilepsie dürfen sie gegeben werden. Selbstverständlich unterliegen die Präparate streng der Verschreibungspflicht. Die Reinsubstanzen zählen sogar zu den BtM.

Benzodiazepine. Hierzu gehören z. B. die Präparate Planum®, Dalmadorm®, Rohypnol® und Halcion®. Diese Gruppe besitzt eine schlafanstoßende Wirkung, sodass diese Medikamente v. a. bei Einschlafstörungen eingesetzt werden können. Positiv ist zu beurteilen, dass der REM-Schlaf praktisch nicht beeinträchtigt wird und die Nebenwirkungen weniger schwer sind als bei den Barbituraten (vgl. Kreislauf- und Atemdepression). Dabei darf man aber nicht vergessen, dass es auch durch Anwendung dieser Arzneimittelgruppe leicht zu Abhängigkeit kommen kann, da ihr Wirkspektrum eine angstlösende Komponente besitzt. Zudem muss man beim zu plötzlichen Absetzen dieser Medikamente mit einem Rebound-Phänomen rechnen, d. h. es können vermehrt Angstzustände, Schlaflosigkeit oder Verwirrtheitszustände auftreten. Ganz wichtig ist, das sowohl Patienten als auch Verordner realisieren, dass die Benzodiazepine auch als Muskelerelaxantien eingesetzt werden (vgl. ► Kap. 4.10.). Dies bedeutet, dass zentral gesteuert der Tonus der Skelettmuskulatur gelockert wird. Gefährlich ist diese Wirkkomponente bei älteren Patienten, die sowohl an Schlaflosigkeit als auch an Osteoporose leiden. Die sedierende und muskelrelaxierenden Eigenschaften könnten dann bei den Patienten zu gefährlichen Stürzen mit schlimmen Knochenbrüchen führen.

Benzodiazepin ähnliche Wirkstoffe. Neuere Entwicklungen führten zu zwei Substanzen, die ein Benzodiazepintypisches Wirkprofil zeigen, bei denen aber das Risiko der Abhängigkeit wesentlich geringer zu sein scheint. Es handelt sich da zum einen um Zopiclon (Ximovan®, Zopiclon ratiopharm®) und zum anderen um Zolpidem (Bikalm®, Stilnox®). Beide Substanzen besitzen eine eher kurze bis mittellange Wirkdauer.

Alle Benzodiazepinpräparate unterliegen in Deutschland der Verschreibungspflicht. Die Reinsubstanzen gelten ebenfalls als BtM.

Antihistaminika. Beispiele sind Gittalun®, Betadorm®A, Hoggar® N sowie Mereprine® Sirup. Ursprünglich wurde diese Stoffgruppe nur gegen Allergien und Juckreiz eingesetzt, jedoch erkannte man bald ihre sedierende Wirkung, sodass sie heute als Schlafmittel v. a. zur Erleichterung des Einschlafens Verwendung finden. Aufgrund der geringeren Nebenwirkungen (Hautreize, Übelkeit) sind diese Hypnotika noch rezeptfrei in den Apotheken zu kaufen, was aber nicht bedeutet, dass sie über längere Zeit bedenkenlos eingenommen werden dürfen.

Pflanzliche Schlafmittel. Baldrian, Hopfen, Passionsblume, Hafer und Johanniskraut zeigen ebenfalls eine sedierende Wirkung, wobei die eigentlichen Wirkstoffe noch weit gehend unbekannt sind. Bei gelegentlichen Schlafstörungen können diese Pflanzen in Form von Dragees oder als Tee durchaus gute Dienste leisten. Auf stark alkoholhaltige Auszüge sollte wegen der Nebenwirkung des Alkohols (z. B. Leberschädigung) verzichtet werden.

Studien haben gezeigt, dass die pflanzlichen Heilmittel nicht immer bedenkenlos sind. So musste kürzlich der Einsatz des entspannend wirkenden Extraktes der Kava-Kava-Pflanze (Rauschpfeffer) überarbeitet werden, da er in Verdacht steht, massive Lebernekrosen zu verursachen.

Auch das Johanniskraut erzeugt mit seinen Inhaltsstoffen, den Hypericinen eine deutliche antidepressive Wirkung, die durchaus mit denen der chemischen MAO-Hemmer (vgl. z. B. Aurorix®) vergleichbar ist, sodass auch bei zu hoher Dosierung mit entsprechenden Nebenwirkungen gerechnet werden muss.

4.5 Auf die Psyche wirkende Stoffe (Psychopharmaka)

Mit Hilfe von Psychopharmaka kann geistig kranken Personen geholfen werden.

Der Wirkort der Psychopharmaka liegt im ZNS*. Problematisch bei der Therapie mit Psychopharmaka ist die Tatsache, dass in der Regel nur die Symptome, nicht aber die Ursachen der Erkrankungen behandelt werden können. Gefahr geht auch von den stimulierenden und den dämpfenden Psychopharmaka aus, da die Patienten mit Hilfe solcher Medikamente aus der Realität flüchten können, was dazu führen kann, dass sie in eine Medikamentenabhängigkeit verfallen.

Um die Einteilung der Psychopharmaka in verschiedene Gruppen besser verstehen zu können, sollen nun zuerst ein paar Begriffe definiert werden.

4.5.1 Einteilung der Psychosen

Psychose. Es handelt sich hierbei um Gemüts- und Geisteskrankheiten, die zu einem anderen Erleben der Umgebung führen. Man kann die körperlich begründbaren (exogenen) Psychosen von den endogenen unterscheiden. Zu den ersteren gehört z. B. eine Hirnstoffwechselstörung oder eine Verletzung des zentralen Nervensystems, d. h. eine mehr oder weniger exakt feststellbare Erkrankung, die die Psychose auslöst.

Die endogenen Psychosen lassen sich nicht direkt auf Erkrankungen des Hirns zurückführen. Zu ihnen zählt u. a. die Überreaktion auf bestimmte Ereignisse (z. B. Tod eines geliebten Menschen). Endogene Psychosen können aber auch ohne erkennbare äußere Anlässe auftreten.

Unterteilung der Psychosen

Schizophrenie. Unter Schizophrenie versteht man eine Störung der Beziehung von Persönlichkeit und Umwelt. Als Symptome treten u. a. auf: die Unfähigkeit eine Gedankenkette zu bilden (man verliert immer wieder den roten Faden), eine geänderte Affektivität (Überreaktion oder Gleichgültigkeit auf Einflüsse aus der Umwelt) und eine Spaltung der Persönlichkeit, mitunter auch Wahnvorstellungen und Halluzinationen.

Depressionen. Hierbei handelt es sich um tiefe Verstimmungen und Hemmungen ohne erkennbaren Grund. Die Patienten legen Gleichgültigkeit, Trauer und Antriebslosigkeit an den Tag und sind außerdem stark gefährdet, Selbstmord zu verüben. Besonders Frauen sind von dieser Krankheit betroffen.

Neurosen. Unter Neurosen versteht man Störungen bei der Konfliktverarbeitung, d. h. Probleme werden verdrängt und nicht wahrgenommen. Neurosen treten v. a. in Stresssituationen (z. B. Urlaub oder Examen) hervor. Die WHO (Weltgesundheitsbehörde) unterscheidet folgende Arten von Neurosen:

- **Psychovegetatives Erschöpfungssyndrom,** auch vegetative Dystonie genannt. Es treten v. a. Nervosität, Verdauungsstörungen sowie gesteigerte Reizbarkeit und Konzentrationsschwäche auf.
- **Hypochondrische Symptome,** die betroffenen Personen bilden sich Krankheiten ein, obwohl der Arzt keine organischen Schäden feststellen kann. Dennoch leidet der Patient geistig und körperlich an seinen eingebildeten Beschwerden.
- **Angstneurosen,** hierunter fallen Symptome wie Platz- und Flugangst. Somatische* Zeichen können Schweißausbrüche und Durchfall sein.

- **Zwangsneurosen,** der Patient unterliegt dem Zwang, bestimmte Tätigkeiten immer wieder und pausenlos durchzuführen. Am häufigsten kommt ein Ordnungszwang vor (d. h. Schreibtische oder Schränke werden mehrmals täglich aus- und wieder eingeräumt) oder auch ein Waschzwang, sodass sich der Neurotiker ständig die Hände waschen muss. Oft geht dies bis zur Schädigung der Haut.

4.5.2 Einteilung der Psychopharmaka

Man kann die Psychopharmaka in 4 große Gruppen einteilen:
- Neuroleptika, zur Dämpfung von Erregungszuständen, Manien* und Schizophrenien
- Antidepressiva, zur Antriebssteigerung und Aufhellung des Gemütszustandes
- Lithiumsalze, zur Langzeitbehandlung manisch*-depressiver Erkrankungen
- Tranquilizer, zur Dämpfung von Angstzuständen.

! Alle Psychopharmaka können sich auf die geistige Reaktionsfähigkeit auswirken. Wie ausgeprägt dieser Effekt ist, ist im Einzelfall verschieden und oft nicht exakt vorhersehbar. Grundsätzlich ist aber äußerste Vorsicht im Straßenverkehr oder beim Bedienen von Maschinen geboten.

Neuroleptika (▪ Tab. 4.7)

Neuroleptika werden vorwiegend zur Behandlung von schizophrenen Psychosen eingesetzt. Die Ursachen dieser Geisteskrankheit werden teilweise in einem gestörten Hirnstoffwechsel gesehen.

Die Psychose tritt einmal als Depression auf, wobei der Patient unter einer stark verminderten Antriebslosigkeit leidet. Die Depression wird von manischen Phasen abgelöst, während derer er von gesteigertem Antrieb und Selbstüberschätzung getrieben wird.

Mit Hilfe von Neuroleptika kann der Patient seinen Zustand als krank erkennen, wobei seine intellektuellen Fähigkeiten (z. B. Ideen) nicht oder nur wenig eingeschränkt werden. Die Wahnvorstellungen und Halluzinationen nehmen während der Therapie ab. Es darf aber nicht vergessen werden, dass die Neuroleptika die Krankheit nur lindern, nicht aber heilen können.

Neuroleptika werden in folgende Klassen eingeteilt

- **Schwach wirkende Neuroleptika:**
Sie wirken antipsychotisch, aber stark sedierend, sodass sie gegen Angst und auch gegen Übererregbarkeit Anwendung finden, z. B. Atosil®, Dogmatil®.
- **Mittelstark wirkende Neuroleptika:**
Sie wirken nur mäßig sedierend und werden v. a. bei Schizophrenie eingesetzt. Ein Beispiel hierfür ist Propaphenin®.
- **Stark wirkende Neuroleptika:**
Sie wirken stark antipsychotisch und nur noch leicht sedierend. Halluzinationen und chronische Schizophrenie sind die Einsatzgebiete dieser Arzneimittelgruppe. Falls betroffene Patienten eine schlechte Compliance* zeigen, kann ein Depotneuroleptikum alle 3 Wochen intramuskulär verabreicht werden. Als Beispiele für Fertigarzneimittel sind Orap®, Haldol® und das Depotpräparat Imap® zu nennen. Da die Neuroleptika den Hirnstoffwechsel beeinflussen, können als Nebenwirkung parkinsonähnliche Symptome (► Abschn. 4.9.1, S. 94), Allergien und Sedierung auftreten.

Als Spezialneuroleptikum bzw. Reserveneuroleptikum wird Clozapin (Leponex®) bezeichnet. Clozapin ist oft die letzte Möglichkeit für Patienten, die mit den Standardneuroleptika nicht zurecht kommen. Auch sind weniger extra-pyramidal-motorische Nebenwirkungen (parkinson-ähnliche) zu verzeichnen. Das große Problem der Therapie mit Clozapin liegt in der massiven Blutbildschädigung. Es kommt sehr häufig zu Agranulozytosen, sodass die behandelnden Ärzte regelmäßig das Blutbild der Patienten und hier v. a. die Leukozyten kontrollieren müssen (◘ Tab. 4.7).

Antidepressiva

Einteilung der Antidepressiva nach Therapieeigenschaften

Antidepressiva sollen v. a. die Stimmung des Patienten auflockern. Unterteilt werden die Antidepressiva zum einen in Gruppen mit folgenden Therapieeigenschaften:

- depressionslösend und stimmungsaufhellend,
- antriebssteigernd,
- angstlösend.

Tab. 4.7. Übersicht Neuroleptika

Zuclopenthixol	Ciatyl®
Clozapin	Leponex®
Pipamperon	Dipiperon®
Sulpirid	Dogmatil®
Melperon	Eunerpan®
Haloperidol	Haldol®
Risperidon	Risperdal®
Quetiapin	Seroquel®
Ziprasidon	Zeldox®
Olanzapin	Zyprexa®

Stimmungsaufhellend und zugleich stark **antriebssteigernd** wirken die MAO-Hemmer (Monoaminooxidase), z. B. Aurorix®, Jatrosum N®. Die MAO ist ein Enzym, welches die Überträgerstoffe der Synapse vgl. Adrenalin, Noradrenalin, Dopamin und Serotonin in den Nervenzellen abbaut. Eine Hemmung der MAO bedeutet, dass mehr von den »Stresshormonen« zur Verfügung stehen und somit der Antrieb gesteigert werden kann. Es soll an dieser Stelle nochmals in Erinnerung gebracht werden, dass auch die Inhaltsstoffe des Johanniskrauts, die Hypericine, eine hemmende Wirkung auf die MAO haben und deshalb auch das Johanniskraut zu den antidepressiv wirkenden MAO-Hemmer zu zählen ist.

Stimmungsaufhellende, aber weniger antriebssteigernde Arzneimittel sind die Antidepressiva vom Desimipramintyp (z. B. Nortrilen®).

Die Mittel vom Imipramintyp besitzen dagegen v. a. eine stimmungsaufhellende Wirkung. Diese Antidepressiva werden deshalb bevorzugt bei selbstmordgefährdeten Patienten eingesetzt (z. B. Anafranil®, Tofranil®).

Amitryptilin und ähnliche Stoffe wirken antriebshemmend und angstlösend, was besonders viele Vorteile bei der Therapie der ängstlichen Depressionen hat (z. B. Saroten®, Aponal®, Sinquan®, Stangyl®, Insidon®).

Einteilung der Antidepressiva nach der chemischen Wirkweise

1. Selektive Serotonin-Wiederaufnahmehemmstoffe

Eine relative junge Gruppe von Wirkstoffen stellen die selektiven Serotonin-Wiederaufnahmehemmer dar. Durch ihre Wirkweise steht den Neuronen mehr Serotonin pro Zeit zur Verfügung. Ein hoher Serotoninspiegel scheint für eine Stimmungsaufhellung und damit für eine Verbesserung der depressiven Stimmungslage zu sorgen. Citalopram (Cipramil®), Fluoxetin (Fluctin®), Paroxetin (Seroxat®) oder Sertalin (Zoloft®) sind einige Vertreter dieser neuen Wirkgruppe (▣ Tab. 4.8).

▣ **Tab. 4.8.** Selektive Serotonin-Wiederaufnahmehemmstoffe

Clomipramin	
Citalopram	Cipramil®
Fluoxetin	Fluctin®
Paroxetin	Seroxat®
Sertalin	Zoloft®
Venlafaxin	Trevilor®
Fluvoxamin	Fevarin®

2. Selektive Serotonin-Noradrenalin-Wiederaufnahmehemmstoffe

Selektive Serotonin-Noradrenalin-Wiederaufnahmehemmstoffe erhöhen die Konzentration von Serotonin und Noradrenalin im synaptischen Spalt und helfen dadurch, die Depression zu vermindern (▣ Tab. 4.9).

▣ **Tab. 4.9.** Selektive Serotonin-Noradrenalin Wiederaufnahmehemmstoffe

Amitriptylin	Amineurin®
Amitriytilinoxid	Equilibrin®
Doxepin	Aponal®
Imipramin	Tofranil®

3. Selektive Noradrenalin-Wiederaufnahmehemmstoffe

Diese Wirkstoffgruppe erhöht im Nervensystem die Konzentration von Noradrenalin (Tab. 4.10).

Tab. 4.10. Selektive Noradrenalin-Wiederaufnahmehemmstoffe

Nortriptylin	Nortrilen®
Desimipramin	Petylyl®
Maprotilin	Ludiomil®
Viloxazin	Vivilan®
Mianserin	Tolvin®
Reboxetin	Edronax®

4. Mono-Amino-Oxidase(MAO)-Hemmstoffe (Tab. 4.11)

MAO-Hemmstoffe hemmen den Abbau von Dopamin, Noradrenalin und Serotonin im Nervensystem. Dies hat zur Folge, dass das die Konzentration dieser Neurotransmitter ansteigt.

Tab. 4.11. Mono-Amino-Oxidase-Hemmstoffe

Tranylcypromin	Jatrosum®
Moclobemid	Aurorix®

Antidepressiva sollten nur bei echten Depressionen eingesetzt werden, denn nicht jede momentane schlechte Stimmung oder nicht jeder persönliche oder berufliche Misserfolg muss medikamentös behandelt werden. Bei zu sorglosem Umgang mit diesen Psychopharmaka verlernt der Mensch schnell, dass auch Rückschläge und Niederlagen, Freude und Trauer zum Leben gehören. Besondere Vorsicht ist gegenüber den MAO-Hemmern geboten, da die antriebssteigernde Komponente vor der stimmungsaufhellenden eintritt, sodass die Patienten äußerst selbstmordgefährdet sind, da sie jetzt die nötige Tatkraft zum Suizid bekommen. Deshalb müssen Personen, die MAO-Hemmer bekommen, gut beobachtet werden. Zu den Nebenwirkungen zählen zum einen die Sedation, zum anderen kommen Tachykardie (Herzrasen) und Herzrhythmusstörungen vor.

Lithiumsalze

Lithiumsalze werden v. a. zur Behandlung von manisch-depressiven Psychosen eingesetzt. Sie dämpfen die Selbstherrlichkeit und die Wutausbrüche, durch welche sich die Manie auszeichnet, müssen aber über Jahre hinweg eingenommen werden.

Da die Lithiumsalze eine lange Halbwertszeit besitzen, müssen ständig die Blutplasmawerte kontrolliert werden. Nicht eingesetzt werden dürfen diese Mittel bei Herzproblemen und Nierenschäden. Da Lithium bei Embryonen zu Missbildungen führen kann, ist ihr Einsatz in der Schwangerschaft verboten. Beispiele für Fertigarzneimittel sind Hypnorex® oder Quilonum®.

Tranquilizer

Tranquilizer besitzen folgendes Wirkspektrum:
- Sedierung, d. h. sie wirken beruhigend
- Anxiolyse, d. h. sie wirken angstlösend
- Antikonvulsive Wirkung, d. h. sie lösen Muskellkrämpfe.

Die meisten Tranquilizer gehören chemisch zur Klasse der Benzodiazepine, die in Abschn. 4.4.2 bei den Schlafmitteln behandelt wurden. Daher können als Nebenwirkungen Sedierung und Benommenheit auftreten. Bei längerer Gabe kommt es schnell zur Gewohnheitsbildung. Aus dem Gefühl einer Gleichmütigkeit kann dann der Zustand der Gleichgültigkeit werden. Die Patienten können und wollen dann nicht mehr am familiären/gesellschaftlichen Leben teilnehmen und verfallen immer mehr.

Heute werden Tranquilizer häufig zum besseren Überwinden von Stresssituationen eingesetzt. Sie helfen den Menschen, sich vor Konflikten in eine Scheinwelt zu flüchten. Aber es ist zu bequem, sich einfach mit Pillen vor Aufgaben zu drücken und alles durch eine rosarote Brille sehen zu wollen. Dadurch werden keine Probleme gelöst, und diese gehören schließlich zum täglichen Leben, sie sind sogar für die Entwicklung und Reifung der Persönlichkeit wichtig.

Von Bedeutung ist auch die Wirkdauer der einzelnen Benzodiazepine, die bei machen Präparaten auch deutlich länger als 24 Stunden sein kann (vgl. z. B. Flunitratzepam), so dass bei allzu sorgloser Dosierung schnell

Tab. 4.12. Benzodiazepine

Chlordiazepoxid	Librium®
Diazepam	Valium®
Oxazepam	Uskan®
Dikaliumclorazepat	Tranxilium®
Lorazepam	Tavor
Alprazolam	Tafil®

eine relative Überdosierung mit vermehrten Nebenwirkungen, wie z. B. Verwirrtheit und Apathie, gerechnet werden muss.

Gute Dienste leisten die Tranquilizer jedoch in der Therapie von Muskelverspannungen Querschnittsgelähmter. Hier kommt die antikonvulsive Wirkkomponente zum Tragen. Besonders geschätzt ist hier Tetrazepam (Musaril®; Tab. 4.12).

4.6 Das Erbrechen verhindernde Arzneistoffe (Antiemetika)

4.6.1 Erbrechen

Durch Erbrechen ist es dem Körper möglich, sich auf schnelle Weise seines Mageninhalts zu entledigen. Dies kann v. a. nach oraler Einnahme von Giften von Vorteil sein. Gefahr besteht aber dadurch, dass der Patient Erbrochenes aspiriert, d. h. Teile des erbrochenen Mageninhalts über die Luftröhre (Trachea) in die Lungen bekommt, und daran erstickt.

Man denke auch daran, dass ohnmächtige und bewusstlose Personen in eine stabile Seitenlage gebracht werden müssen, in der der Kopf den tiefsten Punkt einnehmen soll, damit bei evtl. Erbrechen der Mageninhalt abfließen kann und nicht in die Lungen gelangt.

Erbrechen tritt besonders häufig während der Schwangerschaft, v. a. morgens in der Frühschwangerschaft, auf.

Die Kinetose (Reisekrankheit) stellt eine besondere Form des Erbrechens dar, wobei das Auge die schnell vorüber ziehenden Gegenstände nicht mehr fixieren kann, was das Gleichgewichtsorgan irritiert und dann den Brechreiz auslöst.

Junge Mädchen, die an Bulimia nervosa (»Bulimie«, Fress-Brech-Sucht) leiden, entleeren durch mechanische Reizung der Nerven am Gaumen ihren Magen, um so die Nahrungsresorption zu verhindern. Der aktuelle Trend der »Hunger-Models« trägt sicherlich zu der dramatischen Fehlernährung junger Frauen bei.

Organische Ursachen des Erbrechens können u. a. Magenerkrankungen, Hirndrucksteigerungen, Infektionen oder Entzündungen des Pankreas sein.

Problematisch werden die Folgen des Erbrechens erst, wenn es zu lange, d. h. mehrere Tage, anhält. Es kommt dann zu Wasser-, Salz- und Säureverlusten, sodass der pH-Wert (Säurewert) des Blutes sich von neutral (7,2–7,4) ins alkalische (basische) Milieu verschiebt und somit Störungen im Organismus hervorgerufen werden.

4.6.2 Medikamentöse Therapie des Erbrechens

Die Antihistaminika, exakter H1-Antihistaminika, sind Arzneistoffe, die als Gegenspieler (Antagonisten*) zum Histamin an Histamin-1-Rezeptoren wirken (► Abschn. 16.2). Eine typische Nebenwirkung vieler Antihistaminika, die sedierende und antiemetische Eigenschaft, machte diese Medikamente auch als Antiemetika interessant. Besonders gegen Reisekrankheit, die v. a. bei Kindern sehr häufig ist, ist diese Arzneistoffgruppe sehr hilfreich. Man kann davon ausgehen, dass der sedierende Effekt von einer Dämpfung des Brechzentrums in der Medulla oblongata (verlängertes Rückenmark) begleitet wird.

Wichtig ist aber, diese Medikamente schon 30 min bis 1 h vor Reiseantritt einzunehmen.

Fertigpräparate sind z. B. Reisegold® Dragees, Vomex® A oder Superpep® Reisekaugummi (ihn kann man auch erst bei den ersten Anzeichen von Übelkeit anwenden).

Stoffe, die Dopaminrezeptoren im Brechzentrum blockieren

Das Brechzentrum in der Area postrema (spezielle Region des verlängerten Rückenmarks) wird durch den Botenstoff Dopamin stimuliert. Diese

Tab. 4.13. Dopaminantagonisten

Metoclopramid	Paspertin®, Gastrosil®, MCP®
Alizaprid	Vergentan®
Domperidon	Motilium®

Erkenntnis führte zur Entwicklung einiger Dopaminrezeptorantagonisten. Sie verdrängen das Dopamin von seinen Bindungsstellen im Brechzentrum und vermindern somit das zentrale Auslösen des Brechreizes.

Hierzu zählen Arzneistoffe wie z. B. Metoclopramid (u. a. in Paspertin®, MCP-Ratiopharm®, Gastrosil® oder Gastronerton®). Metoclopramid regt zusätzlich zu der beschriebenen zentralen antiemetischen Wirkung die Peristaltik* im Magen-Darm-Bereich an, sodass die Magenentleerung beschleunigt und die Dünndarmpassage verkürzt wird. Dies begründet seine prokinetische Wirkung.

Allerdings treten aufgrund der Blockade der Dopaminrezeptoren auch Nebenwirkungen auf. Hierzu zählen u. a. extrapyramidal* ausgelöste motorische Störungen (vgl. Morbus Parkinson, Abschn. 4.9.1) und ein Anstieg des für die Milchbildung verantwortlichen Hormons Prolactin.

Auch Alizaprid (Vergentan®) zeigt solche Wirkungen und Nebenwirkungen.

Der Wirkstoff Domperidon (Motilium®) besitzt nur noch prokinetische, d. h. peristaltikanregende Eigenschaften. Dafür treten aber auch keine parkinsonähnlichen Nebenwirkungen auf, da mit Domperidon nur periphere Dopaminrezeptoren blockiert werden. Für Patienten mit Übelkeit, die v. a. aufgrund mangelnder Magen-Darm-Entleerung beruht, ist die peristaltikanregende Wirkung von Domperidon ausreichend (Tab. 4.13).

Tropanalkaloide

Scopolamin, ein Stoff aus der Tollkirsche (Atropa belladonna) dämpft das vegetative Nervensystem durch Hemmung der cholinergen Reizübertragung und somit auch den Brechreiz. Es wird heute in Form eines transdermalen therapeutischen Systems als Pflaster v. a. bei Kinetosen verwendet (z. B. Scopoderm®). Meist wird das Pflaster hinter das Ohr geklebt.

Die Wirkdauer beträgt 72 Stunden, d. h. das Pflaster muss erst alle 3 Tage gewechselt werden. Somit zeichnet es sich v. a. bei langen Reisen aus.

Zudem erzeugt es im Gegensatz zu den Antihistaminika keine Müdigkeit, sodass der Patient auch die Reise noch bewusst genießen kann.

Serotonin-Rezeptor-(5-HT3-Rezeptor-) Blocker

Eine andere Art des Erbrechens und der Übelkeit liegt bei Patienten vor, die sich wegen einer Tumorerkrankungen einer Chemotherapie oder einer Strahlentherapie unterziehen müssen. Einige Krebsmittel (Zytostatika) gelten als hochemetogen. Hierzu muss man v. a. Cisplatin, Carboplatin und auch Mischungen aus mehreren Substanzen (Polychemotherapie) zählen. Ähnlich verhält es sich bei der Tumorbestrahlung. Aufgrund der Bösartigkeit der Erkrankung muss die Therapie fortgeführt werden. Für die Patienten ist aber die ständige Übelkeit und das fortdauernde Erbrechen eine massive Belastung. Um die Lebensqualität der Patienten zu verbessern und die Fortführung der lebensnotwendigen Therapie sicherzustellen, kann man versuchen mit den 5-HT3-Blockern diese massive Form des Erbrechens zu stoppen. Hierfür gibt es seit einigen Jahren 3 neue Substanzen.

Ondansetron (Zofran®), Tropisetron (Navoban®), Granisetron (Kevatril®) und andere. Die Einnahme erfolgt oftmals schon gleichzeitig mit der Chemotherapie. Die Dosis wird in der Regel nur einmal täglich verabreicht, wobei eine Steigerung über die Standarddosis hinaus keine Vorteile mehr bringt. Sollte die Wirkung dennoch nicht zufrieden stellend sein, so empfiehlt es sich die 5-HT3-Blocker mit Dexamethason zu kombinieren.

Die neue Substanz Palonosetron hat eine äußerst lange Wirkdauer. Palonosetron muss nur alle 7 Tage appliziert werden.

Ein ganz neuer Therapieeinsatz der 5-HT3-Blocker ergibt sich in der Anästhesie im Bereich der Behandlung des postoperativen Erbrechens. Sehr oft haben Patienten, nachdem sie wieder aus der Narkose aufgewacht

Tab. 4.14. Serotonin-Rezeptorblocker (5-HT3-Antagonisten)

Ondansetron	Zofran®
Tropisetron	Navoban®
Granisetron	Kevatril®
Dolasetron	Anemet®
Palonosetron	Aloxi®

sind, ein Gefühl der Übelkeit und des Erbrechens. Und gerade hier scheinen die 5-HT3-Rezeptorblocker gute Dienste zu leisten (Tab. 4.14).

Neurokininrezeptor-Antagonisten

Eine Innovation auf dem Gebiet der Antiemetika stellen die Neurokinrezeptor-Hemmstoffe dar.

Neurokinine sind kurzkettige Neurotransmitter, die im peripheren und zentralen Nervensystem zahlreiche physiologische und pathophysiologische Reaktionen steuern. Die Stimulierung des Neurokinin-1-Rezeptors durch solche Neurokinine führt z. B. zu Übelkeit und Erbrechen. Aprepitant (Emend®) ist ein bereits auf dem Arzneimittelmarkt verfügbarer Neurokinin-1-Rezeptorblocker.

Allerdings ist Aprepitant nicht allein zur Verhinderung des Erbrechens bei Chemotherapien zugelassen. Aprepitant wird in Kombination mit Serotoninantagonisten, z. B. Ondansetron und Dexamthason, vor der Applikation der Chemotherapie gegeben.

4.7 Auf das vegetative Nervensystem wirkende Stoffe

Das Nervensystem des Menschen unterteilt sich in das willkürliche und das vegetative (autonome) System (► Abschn. 4.1).

Das willkürliche System ist durch den Willen des Menschen beeinflussbar, d. h. man kann z. B. eine Faust machen oder den Arm heben, wenn man gerade Lust dazu hat.

4.7.1 Das vegetative Nervensystem

Das vegetative (autonome) Nervensystem dagegen kann nicht durch unseren Willen gesteuert werden, d. h. man kann dem Herz nicht befehlen, schneller zu schlagen, oder dem Verdauungssystem sagen, dass es die Mahlzeit nun doch schneller verarbeiten soll.

Es wird also deutlich, dass der Kreislauf, die Atmung (Bronchialmuskulatur), die Magen-Darm-Peristaltik*, der Tonus der glatten Muskulatur von Gallenblase, Harnblase und Uterus (Gebärmutter) sowie die Sekretion der Schweiß-, Speichel- und Magen-/Darmdrüsen unter Einfluss des vegetativen Nervensystems stehen.

Tab. 4.15. Funktionen des vegetativen Nervensystems (aus Bierstedt 1990)

Erfolgsorgan	Wirkung des Sympathikus	Wirkung des Parasympathikus
Herz	Beschleunigung	Verlangsamung
Herzkranzgefäße	Erweiterung	Verengung
Gefäße	Verengung	Erweiterung
Bronchien	Erweiterung	Verengung
Ösophagus	Erschlaffung	Krampf
Magen und Darm	Hemmung der Peristaltik und Drüsentätigkeit	Anregung der Peristaltik und Drüsentätigkeit
Blase	Harnverhaltung	Harnentleerung
Genitalien	Gefäßverengung	Gefäßerweiterung
Pupillen	Erweiterung	Verengung
Lidspalte	Erweiterung	Verengung
Speicheldrüsen	Wenig zähflüssiger Speichel	Reichlich dünnflüssiger Speichel
Schweißdrüsen	Geringe Sekretion	Erhöhte Sekretion

Funktionell lässt sich das vegetative Nervensystem unterteilen in: Sympathikus und Parasympathikus.

Viele Organe werden von beiden Teilen gleichzeitig beeinflusst, wobei aber entgegen gesetzte Reaktionen ausgelöst werden (Tab. 4.15).

Parasympathikus. Er dient der Erholung des Körpers. Kreislauf, Herz- und Atmungstätigkeit nehmen ab, der Verdauungsapparat arbeitet aber auf Hochtouren.

Sympathikus. Er dient der Ermöglichung von »Fluchtreaktionen«. Vor allem Atmung, Herz und Kreislauf sind aktiviert, die Verdauung ist verlangsamt.

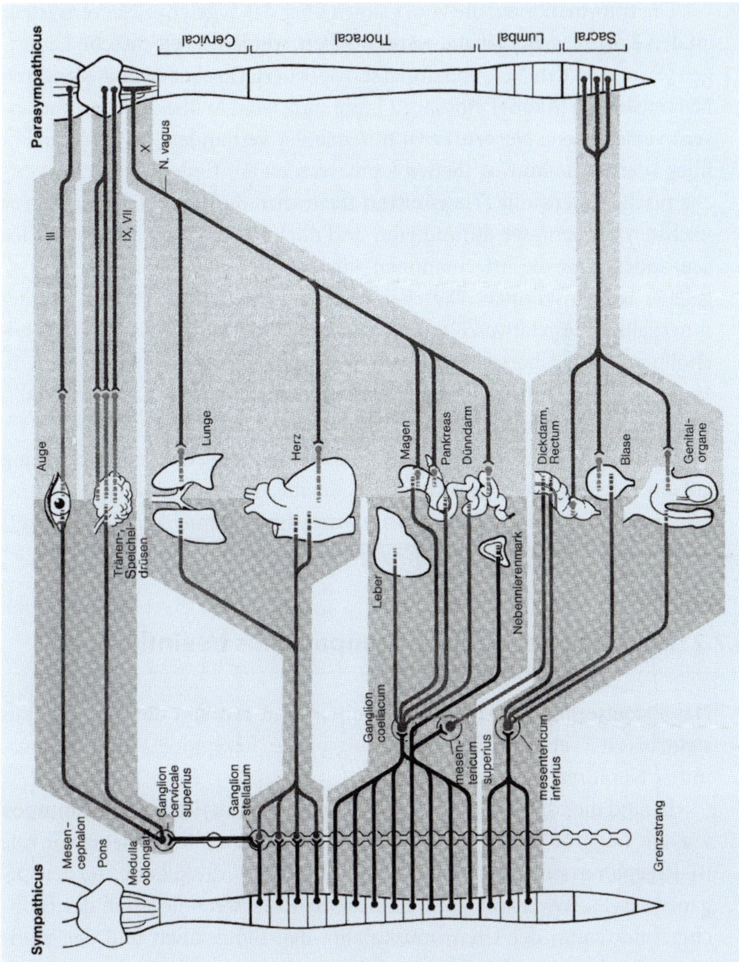

Abb. 4.3. Gegenüberstellung von Sympathikus *(links)* und Parasympathikus *(rechts)*. Für die meisten Organe besteht eine Doppelversorgung über Sympathikus und Parasympathikus. (Aus Schmidt u. Thews 1990)

Die Informationen, die vom Gehirn über das vegetative Nervensystem an den Körper weitergeleitet werden sollen, werden als elektrische Ladungen (Strom) in den Nervenbahnen transportiert. Da aber auch die längsten Nervenstränge **(Axone)** einmal zu Ende sind, werden über Spalten (Synapsen) verschiedene Nervenfasern miteinander verbunden. Da Strom nicht über Leerräume hinweg fließen kann, werden am Ende des einen Axons chemische Botenstoffe **(Transmitter)** freigesetzt, die durch die Synapse zur nächsten Nervenfaser diffundieren und dort wieder Stromimpulse auslösen, sodass jetzt die Informationen wieder auf elektrischem Wege weitergeleitet werden können. Die chemische Informationsübertragung findet innerhalb des vegetativen Nervensystems mit Hilfe des Transmitters **Acetylcholin** statt. Die Übertragung vom 2. Nervenstrang zum Erfolgsorgan (z. B. Herz) wird durch **Noradrenalin, Dopamin und indirekt durch Adrenalin** im Sympathikus und durch Acetylcholin im Parasympathikus bewirkt.

Arzneimittel werden hierbei v. a. zur Beeinflussung der Reizübertragung auf das Erfolgsorgan eingesetzt. Medikamente, die den Reiz verstärken, tragen die Endung **-mimetika,** z. B. Parasympath(ik)omimetika. Wird der Reiz geschwächt, so folgt die Endung **-lytika,** z. B. Parasympath(ik)olytika.

4.7.2 Arzneimittel, die den Sympathikus beeinflussen

Das Erfolgsorgan besitzt, wenn es unter dem Einfluss des Sympathikus steht, bis zu 3 verschiedene Anlagerungsplätze (Rezeptoren) für den Transmitter Noradrenalin und Adrenalin.

Es sind dies die α-, β_1- und β_2-Rezeptoren. Die α-Rezeptoren kommen v. a. am Auge, an den Blutgefäßen und an der glatten Muskulatur vor. Die β_1-Rezeptoren sind am Herzen, der Magen-Darm-Muskulatur und den Organen des Stoffwechsels zu finden. Die β_2-Rezeptoren liegen in der Bronchialmuskulatur, der Uterusmuskulatur, den Blutgefäßen und den stoffwechselbeeinflussenden Organen.

Sympathikomimetika

Die Sympathikomimetika verstärken die Wirkungen des sympathischen Nervensystems, indem sie sich an Stelle von Noradrenalin an die Rezeptoren anlagern (direkte Sympathikomimetika), die Freisetzung dieses Transmitters erhöhen oder dessen Abbau vermindern (indirekte Sympathikomimetika).

Direkte Sympathikomimetika. Sie aktivieren entweder die α- oder die β-Rezeptoren.

α-Sympathikomimetika. Diese lassen die Blutgefäße kontrahieren (zusammenziehen), sodass sich die Nasenschleimhaut verengt, was v. a. bei Schnupfen von Vorteil ist (z. B. Nasivin®). Zum anderen werden die Gefäße des Kreislaufs kontrahiert, sodass der Blutdruck steigt. Dies wird bei Patienten mit niedrigem Blutdruck ausgenützt (Präparatebeispiele: Gutron® oder Effortil®). Als unerwünschte Nebenwirkungen treten Bluthochdruck, Herzbeschwerden, Übererregtheit und eine trockene Nasenschleimhaut auf.

β-Sympathikomimetika. Sie erregen, wenn sie die β1-Rezeptoren aktivieren, v. a. das Herz, sodass z. B. ein Kreislaufschock oder eine Herzinsuffizienz behandelt werden kann (z. B. mit Alupent®, Dopamin® Carino).

Die β_2-Rezeptoragonisten lassen in erster Linie die Bronchial- und Uterus- sowie die Darmmuskulatur erschlaffen. Die Entspannung der Bronchialmuskulatur hilft besonders Asthmatikern (Präparatebeispiele: Sultanol®, Bricanyl®, Berotec®, Bronchospasmin®). Auch zur Wehenunterdrückung (Tokolyse) werden die β_2-Rezeptoraktivatoren eingesetzt (z. B. Partusisten®). Als Nebenwirkungen können wieder Herzprobleme (v. a. Rhythmusstörungen) und Angina-pectoris-Anfälle auftreten.

Indirekte Sympathikomimetika. Hierzu zählen Stoffe, die die Freisetzung von Noradrenalin fördern (z. B. der Arzneistoff Ephedrin) oder Medikamente, die den Abbau dieses Botenstoffes hemmen, wie der MAO-Hemmer Jatrosum® (► S. 79).

Die Wirkungen und Einsatzgebiete bzw. Nebenwirkungen dieser Stoffe entsprechen denen der direkten α- und β_1-Rezeptoraktivatoren (kaum β_2-Wirkung).

Sympathikolytika

Direkte Sympathikolytika. Das sind Stoffe, die die Rezeptoren für Noradrenalin versperren, sodass das Erfolgsorgan nicht die Befehle des Gehirns vermittelt bekommen kann.

α-Rezeptorenblocker. Sie erweitern die Blutgefäße, sodass sie vorwiegend als Medikamente gegen den Bluthochdruck Anwendung finden. Auch die Mutterkornalkaloide (aus dem Mutterkorn Secale cornutum) besitzen eine

Tab. 4.16. α-Rezeptorenblocker

Bunazosin	Andante®
Doxazosin	Cardular®
Urapidil	Ebrantil®
Terazosin	Heitrin®
Prazosin	Minipress®

solche Wirkung, wobei diese v. a. gegen Migräne (z. B. Dihydergot®) und Durchblutungsstörungen (z. B. Hydergin®) eingesetzt werden. Synthetische α-Blocker sind z. B. Heitrin®, Cardular®, Ebrantil® und Minipress®. Als Nebenwirkungen treten aufgrund der Blutdrucksenkung Kopfschmerzen und Schwindel sowie Müdigkeit auf (Tab. 4.16).

β-Rezeptorenblocker (β-Blocker, Betablocker). Diese sperren hauptsächlich die β1-Rezeptoren, sodass die Herzfrequenz abnimmt, die Schlagkraft sinkt und deshalb der Sauerstoffverbrauch des Herzens vermindert ist. Dies macht man sich v. a. zur Bekämpfung der Angina pectoris und bei Bluthochdruck zunutze.

Die Nebenwirkungen sind u. a. Schwindel, Durchblutungsstörungen und Kontraktion der Atemwege, sodass sie für Asthmatiker wenig geeignet sind.

Eine neue Substanz mit ganz kurzer Wirkdauer ist Esmolol (Brevibloc®). Esmolol kann nur intravenös verabreicht werden und ist v. a. für die Notfallmedizin gedacht.

Daneben gibt es Betablocker mit mehr oder weniger ausgeprägter Kardioselektivität oder zusätzlich Eigenschäften. Carvedilol besitzt neben der Blockade der Beta-Rezeptoren auch eine Hemmung der alpha-Rezeptoren. Nebivolol wirkt zusätzlich gefäßdilatierend (Tab. 4.17).

! Da es nach dem Absetzen des β-Blockers oft zu einer erhöhten Herztätigkeit kommt, muss das Arzneimittel langsam abgesetzt werden, um einen Herzinfarkt oder Angina-pectoris-Anfall zu vermeiden (Reboundeffekt).

Tab. 4.17. β-Rezeptorenblocker (β-Blocker, Betablocker)

Atenolol	Tenormin®
Bisoprolol	Concor®
Metoprolol	Beloc®
Nebivolol	Nebilet®
Pindolol	Visken®
Dilatrend	Querto®

Indirekte Sympathikolytika. Sie verhindern die Freisetzung von Noradrenalin und werden v. a. zur Blutdrucksenkung eingesetzt (z. B. Ismelin®, nicht in Deutschland zugelassen).

4.7.3 Arzneimittel, die den Parasympathikus beeinflussen

Der Parasympathikus dient i. A. der Erholung des Körpers. Die Erregungsübertragung vom parasympathischen Nervensystem auf das Erfolgsorgan erfolgt mit Hilfe des Botenstoffes Acetylcholin. Nachdem Acetylcholin seinen Rezeptor aktiviert hat, wird es im synaptischen Spalt durch das Enzym Acetylcholinesterase abgebaut.

Acetylcholin löst folgende Wirkungen aus:

- Herabsetzung von Herzkraft und -frequenz,
- Erweiterung der Blutgefäße in der Peripherie,
- Erhöhung der Produktion von Speichel,
- Schweiß und Magensaft,
- Pupillenverengung (Miosis),
- Erhöhung der Spannung der Muskulatur im Magen-Darm-Trakt, in den Bronchien und im Uterus sowie Kontraktion der Harnblasenmuskulatur.

Parasympathikomimetika

Direkte Parasympathikomimetika. Arzneimittel, die wie Acetylcholin das parasympathische Nervensystem aktivieren können, werden als direkte Parasympathikomimetika bezeichnet. Sie haben gegenüber Acetylcholin den Vorteil, dass sie eine größere Halbwertszeit besitzen, d. h. längere Zeit wirksam sind. Anwendung finden sie zur Therapie des erschlafften Blasen- oder Darmmuskels und zur Behandlung des Glaukoms (grüner Star).

Als Nebenwirkungen sind Durchfall und Schweißausbrüche zu nennen. Nicht angewendet werden sollen diese Stoffe bei Asthma bronchiale und Herzinsuffizienz.

Fertigarzneimittel sind z. B. Isopto®-Carbachol, Spersacarpin® und Pilocarpol®.

Indirekte Parasympathikomimetika. Sie hemmen das acetylcholinabbauende Enzym Acetylcholinesterase, sodass der Botenstoff den Rezeptor länger aktivieren kann. Die Wirkungen und Nebenwirkungen entsprechen denen der direkten Parasympathikomimetika.

Als Fertigarzneimittel sind u. a. Neostigmin®, Anticholium® (Physiostigmin), Mestinon® (Pyridostigmin) oder Ubretid® (Distigmin) zu nennen.

Parasympathikolytika

Die Parasympathikolytika dämpfen das parasympathische Nervensystem durch Blockierung der Acetylcholinrezeptoren an den Erfolgsorganen. Solche Medikamente werden zur Lösung von Krämpfen der Magen-Darm-Muskulatur, des Uterus und des Blasenschließmuskels eingesetzt. Gute Dienste leisten die Parasympathikolytika auch in der Narkosevorbereitung, da sie die Schleimsekretion der oberen Luftwege reduzieren. Als Diagnostikum zur Pupillenerweiterung (Mydriasis) vor augenärztlichen Untersuchungen werden sie ebenfalls gerne eingesetzt.

Nebenwirkungen sind Herzrasen und Akkomodationsprobleme* (Vorsicht im Straßenverkehr und beim Bedienen von Maschinen). Deshalb dürfen diese Stoffe nicht bei Glaukom und nicht bei Patienten mit koronarer Herzkrankheit angewendet werden. Atropin, ein Stoff aus der Tollkirsche, wurde von den Frauen (z. B. Kleopatra) früher zur Pupillenerweiterung eingenommen, um somit schöner und reizender auszusehen.

Fertigarzneimittel sind z. B. Buscopan® (Butylscopolamin) Spasmex® (Trospium) und Mydriaticum Stulln® (Tropicamid).

4.8 Mittel, die einen epileptischen Anfall verhindern (Antiepileptika)

4.8.1 Die Epilepsie

Epilepsien sind, meist immer wiederkehrende, Anfälle von Krämpfen (Muskelspasmen besonders der Skelettmuskulatur). Ermöglicht wird die Verkrampfung durch eine erniedrigte Krampfschwelle des motorischen Systems. Man kann 2 Epilepsieformen unterscheiden:

- **Großer Anfall:** Meist wird er durch Vorzeichen wie Unruhe, Angst und einen Initialschrei (Aura) eingeleitet. Der Aura folgt die Krampfphase; Urin- und Stuhlabgang sind in diesem Zustand möglich, ebenso Schaumbildung vor dem Mund. Der große Anfall endet oft mit einem Tiefschlaf.
- **Kleiner Anfall:** Hier verkrampft sich nicht der gesamte Körper, sondern es treten nur Zuckungen in Armen und Beinen auf. Oft wird das Bewusstsein für kurze Zeit unterbrochen (Absenzen).

Folgen mindestens 3 große Anfälle kurz nacheinander, so spricht man auch vom Status epilepticus.

Wichtig für den Patienten ist, dass er sofort entsprechende Gegenstände (wenn es sein muss, auch eine Schuhsohle) in den Mund gelegt bekommt, da sonst die Gefahr besteht, dass er sich die Zunge während der Krampfphase abbeißt.

Die Ursachen, die zur Epilepsie führen, sind weit gehend unbekannt. Oft treten sie nach Hirnverletzungen oder Hirntumoren auf.

Eine medikamentöse Therapie ist meist ein Leben lang durchzuführen, sodass die Medikamente aufgrund der langen Therapiedauer nur geringe Nebenwirkungen aufweisen dürfen. Sonst bestünde die Gefahr der kumulativen Intoxikation.

4.8.2 Medikamentöse Therapie der Epilepsie (Tab. 4.18)

Tab. 4.18. Antiepileptika

Phenobarbital	Luminal®
Primidon	Mylepsinum®
Phenytoin	Zentropil®
Carbamazepin	Tegretal®
Oxacarbazepin	Trileptal®
Valproinsäure	Ergenyl®; Orfiril®
Gabapentin	Neuontin®
Pregabalin	Lyrica®
Levetiracetam	Keppra®
Lamotrigin	Lamictal®
Topiramat	Topamax®
Tiagabin	Gabitril®

4.9 Antiparkinsonmittel

4.9.1 Die Parkinsonkrankheit

Die Parkinsonkrankheit (Abb. 4.4) wurde nach dem engl. Arzt James P. Parkinson benannt und stellt eine Störung des Hirnstoffwechsels dar. Acetylcholin (1. Botenstoff) wird gegenüber Dopamin (2. Botenstoff) vermehrt bzw. Dopamin wird vermindert gebildet. Typische Kennzeichen der Parkinsonkrankheit sind Akinese (Bewegungsarmut), Tremor (Zittern) und Rigor (Verspannung).

Mögliche Therapieansätze müssen entweder vermehrt Dopamin zuführen oder die Acetylcholinkonzentration verringern, damit wieder ein Gleichgewicht zwischen beiden Botenstoffen im Gehirn zustande kommt.

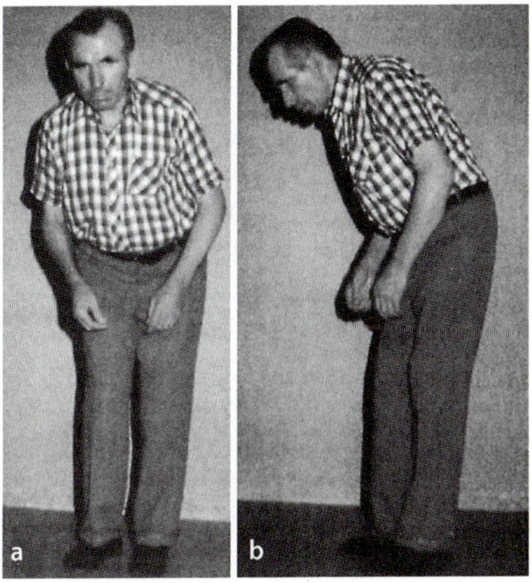

Abb. 4.4a,b Typische Haltung eines Parkinsonpatienten. (Aus Thümler, 2002)

4.9.2 Medikamentöse Therapie der Parkinsonkrankheit

Anticholinergika

Die zentral wirksamen Anticholinergika sind Stoffe, welche das Überangebot von Acetylcholin im Gehirn herabsetzen und v. a. Tremor und Rigor bekämpfen. Als Nebenwirkungen treten in erster Linie Müdigkeit und Störungen im vegetativen Nervensystem auf.

Arzneistoffe (-mittel) sind:

- Trihexyphenidyl (z. B. Artane®),
- Biperiden (z. B. Akineton®),
- Metixen (z. B. Tremarit®).

Arzneimittel, die den Dopaminspiegel erhöhen

Dopamin selbst ist als Therapeutikum unwirksam, da es die Blut-Hirn-Schranke nicht überwinden kann. Die Vorstufen des Dopamins, z. B. Levodopa, eine Aminosäure, passieren aber diese Sperre.

Um zu vermeiden, dass das Levodopa schon im großen Kreislauf zu Dopamin umgewandelt wird, kann man Schutzstoffe wie Carbidopa und Benserazid zusätzlich geben.

Arzneistoffe (-mittel) sind:

- Levodopa (z. B. Larodopa®),

- Levodopa + Benserazid (z. B. Madopar®)
- Levodopa + Carbidopa (z. B. Nacom®)

Andere Therapieansätze sind z. B. der Versuch der Verlängerung der Wirkung von Dopamin und Levodopa durch Hemmung eines Enzyms, welches Dopamin und Levodopa umbaut. Es handelt sich hierbei um das Enzym COMT (Catechyl-O-Methyl-Transferase). Medikamente, welche COMT hemmen, sind Entacapon (Comtess®) und Tolcapon (Tasmar®).

Neu ist auch die Dreier-Kombination aus Levodopa, Carbidopa und Entacapon namens Stalevo®.

Dopamin wird außerdem noch im zentralen Nervensystem durch eine besondere Art der MAO (Mono-Amino-Oxidase), nämlich der MAO B abgebaut. Eine Blockade dieses Enzyms hat ebenfalls erhöhte Dopaminspiegel zur Folge.

Der Wirkstoff hierfür heißt Selegelin (Antiparkin®, Movergan®).

Eine andere Überlegung ist, künstliche Stoffe zu finden, die wie Dopamin die entsprechenden Dopaminrezeptoren aktivieren können.

Tab. 4.19. Direkte Dopaminagonisten

Bromocriptin	Pravidel®
Cabergolin	Cabaseril®
Lisurid	Dopergin®
Pergolid	Parkotil®
Ropinirol	Requip®
Pramipexol	Sifrol®
Rotigotin	Neupro® Pflaster

Die in Tabelle 4.19 genannten Wirkstoffe versuchen wie Dopamin die Dopaminrezeptoren zu stimulieren und somit die Krankheit für den Patienten etwas erträglicher zu gestalten. Der Vorteil dieser synthetischen Pharmaka ist aber, dass sie im Unterschied zu Dopamin selbst oral appliziert werden können. Es ist hier nochmals zu erinnern, dass Dopamin selbst nicht über die Blut-Hirn-Schranke ins zentrale Nervensystem gelangen kann. Weder bei oraler noch bei parenteraler Verabreichung.

Eine ursprünglich als Infektionsprophylaxe entwickelte Substanz, Amantadin (PK-Merz®), hat sich ebenfalls in der Parkinson-Therapie bewährt. Allerdings ist bis heute der genaue Wirkmechanismus unklar.

4.10 Mittel zur Therapie der Alzheimerkrankheit

Demenzerkrankungen, wie z. B. Morbus Alzheimer, werden immer häufiger festgestellt, wobei ein Grund sicherlich in der Überalterung der Gesellschaft liegt. Allein hohes Alter ist jedoch nicht der Grund für den Gedächntisverfall. Es können auch jüngere Menschen an Demenz erkranken.

Das Problem der Alzheimerkrankheit liegt darin, dass sie bis heute nicht heilbar ist. Man kann jedoch den Gedächtnisverfall mit modernen Medikamenten verzögern und somit den Patienten länger aktiv bleiben lassen, so dass der Pflegefall erst später eintritt.

Gegen die aufkommenden Halluzinationen, Wahnvorstellungen und Aggressionen sind Neuroleptika im Einsatz. Dies soll zum einen den Patienten selbst helfen und zum anderen aber auch das Umnfeld entlasten.

Die Ursache der Alzheimerdemenz liegt darin, dass im zentralen Nervensystem Acetylcholin produzierende Zellen absterben. Der daduch enstehende Mangel an Acetylcholin für zum Gedächtnisverfall.

Die Ursache des Untergangs der Acetylcholin produzierenden Zellen ist unbekannt. Acetylcholin selbst direkt zu verabreichen, ist nicht möglich, da die Bioverfügbarkeit zu gering ist. Deshalb wurde nach Medikamenten geforscht, die den Abbau von Acetylcholin hemmen und somit direkt das Angebot von Acetylcholin im zentralen Nervensystem verbessern. Die entdeckten Wirkstoffe hemmen die Acetylcholinesterase, ein Enzym welches Acetylcholin abbaut. ◘ Tabelle 4.20 gibt die verfügbaren Acetylcholinesterase-Hemmstoffe wieder. Galantamin ist dabei ein Wirkstoff, der als Rohstoff aus Maiglöckchen gewonnen wird.

◘ **Tab. 4.20.** Acetylcholinesterase-Hemmstoffe

Galantamin	Reminyl®
Rivastigmin	Exelon®
Donazepril	Aricept®

Die Therapie der während der Alzheimererkrankungen entstehenden Wahnvorstellungen und Aggressionen wird mit atypischen Neuroleptika, wie z. B. Risperidon (Risperdal®), durchgeführt.

4.11 Muskelrelaxanzien, d. h. den Tonus der Skelettmuskulatur beeinflussende Stoffe

4.11.1 Grundlagen

Das motorische Nervensystem unterliegt bewusst unserem Willen und wird deshalb auch willkürliches Nervensystem genannt. Mit Hilfe entsprechender Aktionspotentiale steuert dieses Nervensystem Muskelkontraktionen und somit unsere Bewegungen. Ebenso wie das vegetative Nervensystem verfügt es über einen zentralen und einen peripheren Anteil.

Die Erregungsübertragung erfolgt an der Berührungsstelle Nerv/Muskel. Diese Kontaktstelle wird auch als motorische Endplatte (◘ Abb. 4.5) und die Übertragung von Impulsen zwischen Nerv und Muskulatur als neuromuskuläre Übertragung bezeichnet.

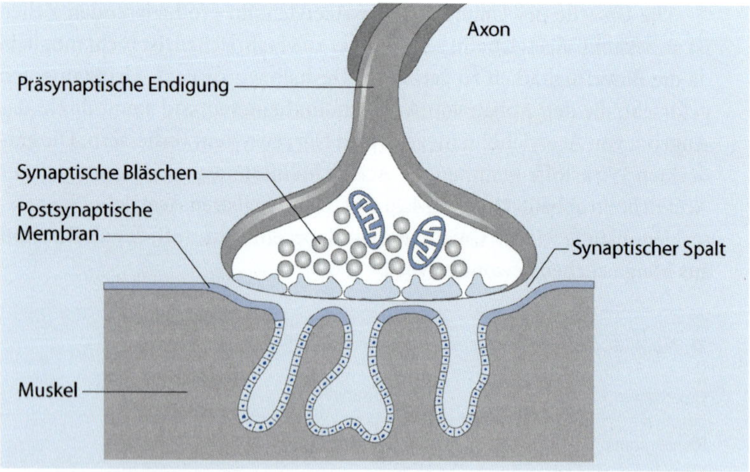

◘ **Abb. 4.5.** Motorische Endplatte zwischen Nervenzelle (neuraler Anteil) und Muskelzelle (motorischer Anteil). (Aus Larsen, 1999)

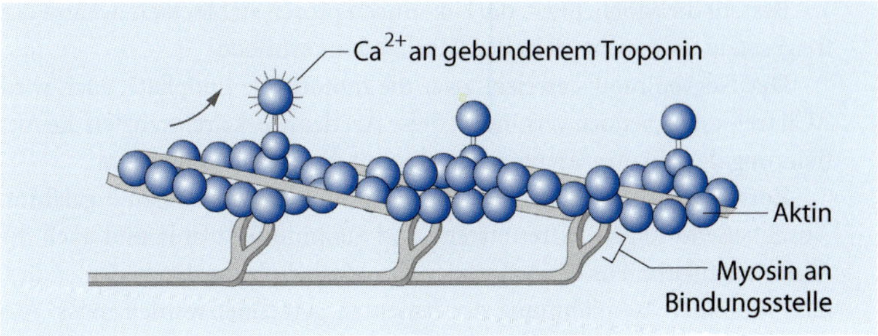

Abb. 4.6. Elektromechanische Koppelung: die Verknüpfung von elektrischen Impulsen, Freisetzung von ACh-Molekülen und Aktivierung der Muskelfaser. Die freigesetzten Kalziumionen aktivieren dabei das Ineinandergleiten von Aktinosin- und Myosinfilamenten.

Der neurale Anteil der motorischen Endplatte stellt den präsynaptischen Part, der muskuläre Anteil den postsynaptischen Teil dar.

Erreicht eine Erregung vom zentralen Nervensystem ausgehend die motorische Endplatte, so wird aus den präsynaptischen Vesikeln der Überträgerstoff Acetylcholin (ACh) freigesetzt. Das freigesetzte ACh diffundiert durch den synaptischen Spalt zur postsynaptischen Membran, d. h. zu dem muskulären Anteil der motorischen Endplatte. Die Freisetzung von ACh erfolgt nur bei entsprechender nervaler Stimulation und dem Vorhandensein von Kalzium.

An der postsynaptischen Membran (Muskel) bindet ACh an spezielle Rezeptoren, die als Nikotinrezeptoren bezeichnet werden. Die somit aktivierten Nikotinrezeptoren lösen eine Depolarisation der Endplattenmembran aus, sodass Kalzium aus den Speichern in der Muskulatur freigesetzt wird. Diese Kalziumionen führen nun ihrerseits zu einer Verkürzung der Muskelfasern und dadurch zu einer Muskelkontraktion. Dieses Zusammenspiel von Nervenimpulsen (Stromimpulsen, Freisetzung von Kalzium und Muskelkontraktion) wird auch elektromechanische Koppelung genannt (Abb. 4.6).

4.11.2 Peripher wirkende Muskelrelaxanzien

Stabilisierende Muskelrelaxanzien

Erst die Freisetzung von Acetylcholin aus den Nervenendigungen an der motorischen Endplatte und die Aktivierung der Nikotinrezeptoren führt zu einer entsprechenden Muskelkontraktion.

Besteht die Möglichkeit, die Nikotinrezeptoren zu blockieren, kann das freigesetzte ACh nicht mehr den Muskeltonus erhöhen.

Der Nervenimpuls erreicht zwar die motorische Endplatte, auch wird ACh freigesetzt, jedoch verhindert diese Art der Muskelrelaxanzien die Aktivierung der Nikotinrezeptoren und somit die Muskelkontraktion.

Zuerst wird die Augen-, Zungen- und Fingermuskulatur gelähmt. Anschließend folgen Extremitäten- und Stammmuskulatur und auch die Atemmuskulatur. Für die Anwender von Muskelrelaxanzien bedeutet dies, dass mit einer Atemlähmung der Patienten gerechnet werden muss. Aus diesem Grund sind Vorkehrungen für die künstliche Beatmung zu treffen.

Die erstmals verwendeten Substanzen aus dieser Arzneimittelklasse haben sich vom Pfeilgift der südamerikanischen Indios, dem Curare abgeleitet.

Die heutzutage in Verwendung stehenden Medikamente sind z. B. Alcuroniumchlorid (Alloferin®), Atracuriumbesilat (Tracrium®) sowie Pancuroniumbromid (Pancuronium Curamed®) oder Vecuroniumbromid (Norcuron®).

Im Falle einer Überdosierung oder zu lange andauernden Wirkung gibt es die Möglichkeit, die Muskelerschlaffung mit Hilfe von Cholesterasehemmstoffen aufzuheben. Der Überträgerstoff ACh wird sehr bald nach der Bindung an den Nikotinrezeptor abgebaut, d. h. in unwirksame Bestandteile zerlegt. Das Enzym, das hierfür verantwortlich ist, wird als Cholinesterase bezeichnet. Gelingt es nun, dieses Enzym zu blockieren, so kann ACh nicht mehr abgebaut werden. Aus den Nervenendigungen strömt aber bedingt durch die Nervenimpulse ständig ACh in den synaptischen Spalt. Die Folge ist eine Konzentrationserhöhung an ACh. Ist die Menge ACh groß genug, um den Nikotinrezeptorblocker (z. B. Tracrium®) zu vertreiben, so wird die Bindungsstelle für ACh wieder zugänglich und die Muskelkontraktion kann erfolgen. Medikamente, die die Cholinesterase hemmen, sind z. B. Neostigminbromid (Neostigmin®), Pyridostigminbromid (Mestinon®), Distigminbromid (Ubretid®) oder Physiostigmin (Anticholium®).

Depolarisierende Muskelrelaxanzien

Eine Muskelerschlaffung kann auch mit Hilfe von Substanzen erreicht werden, die die Nikotinrezeptoren dauererregen, d. h. nach einer initialen, kurz andauernden Muskelkontraktion folgt die Erschlaffung der Muskulatur.

Momentan wird aus dieser Gruppe nur Suxamethoniumchlorid (Pantolax®) verwendet. Der Vorteil dieser Gruppe liegt in der sehr kurzen Wirkdauer.

Cholinesterasehemmstoffe können hier nicht als Gegenmittel eingesetzt werden, da die Nikotinrezeptoren bereits maximal aktiviert sind. Aufgrund der kurzen Wirkdauer ist aber in den meisten Fällen eine solche Gabe von sich aus schon überflüssig.

Blockade der elektromechanischen Kopplung

Das eigentliche Agens, welches letztendlich zur Muskelkontraktion führt, sind die aus dem Longitudenalsystem, nach Bindung von ACh an den Nikotinrezeptor der motorischen Endplatte, freigesetzten Kalziumionen.

Erst diese Kalziumionen setzen das Ineinandergleiten der Aktinosin- und Myosinfilamente der Muskelfasern in Aktion. Dieser Prozess der Verknüpfung von elektrischen Impulsen, Freisetzung von ACh-Molekülen und die Aktivierung der Muskelfasern wird als elektromechanische Kopplung bezeichnet (◘ Abb. 4.6).

Mit Dantrolen (Dantamacrin®) ist es möglich, diese elektromechanische Kopplung durch Hemmung der Kalziumfreisetzung zu blockieren.

Blockade der Freisetzung von ACh

An der motorischen Endplatte ankommende Nervenimpulse (Aktionspotentiale) führen zur Freisetzung von ACh aus den nervalen Vesikeln. Mit Hilfe des Giftes des Bakteriums Clostridium botulinii, dem Botulinumtoxin, ist es möglich, diese ACh-Freisetzung zu unterbinden und eine Muskelkontraktion zu verhindern.

Allerdings ist die therapeutische Breite diese Giftes sehr gering, sodass Botulinumtoxin nur unter spezieller Kontrolle eingesetzt werden darf. Ein Anwendungsbeispiel ist die Blepharospasmusbehandlung. Blepharospasmus zeichnet sich durch Krämpfe der Augenlidmuskulatur aus, der Patient leidet an der Unfähigkeit, die Lider zu öffnen. Ein Fertigpräparat mit Botulinumtoxin ist Botox®. Allerdings werden Botulinumtoxine mittlerweile auch bei kosmetischen Veränderungen eingesetzt.

4.11.3 Zentral angreifende Muskelrelaxanzien

Benzodiazepine und verwandte Substanzen haben die Eigenschaft, den Tonus der Skelettmuskulatur zu verringern. Der zugrunde liegende Wirkmechanismus ist bisher noch nicht eindeutig geklärt. Im zentralen Nervensystem werden die hemmenden GABA*-Rezeptoren (GABA = Gamma-amino-buttersäure) aktiviert.

Dadurch kommt es zentral bedingt zu einer Abnahme der Muskelspannung. GABA-Aktivatoren wie z. B. Benzodiazepine sind uns eigentlich als Tranquilizer und Schlafmittel bekannt. Aus diesem Grund sind Patienten, die mit solchen Substanzen behandelt werden, auch darüber zu informieren, dass eine verstärkte Müdigkeit und ein verlangsamtes Reaktionsvermögen eintreten können.

Fertigarzneimittel aus dieser Gruppe sind u. a. Tetrazepam (Musaril®), Baclofen (Lebic®, Lioresal®) oder Tizanidin (Sirdalud®).

Fragen und Aufgaben zu Kap. 4

?

1. Welche Funktionen hat das Nervensystem?
2. Wie ist das Nervensystem aufgegliedert?
3. In welche 2 großen Gruppen unterteilt man die Analgetika? Nennen Sie Beispiele zu jeder Gruppe!
4. Wie unterteilen sich die peripher wirksamen Analgetika? Nennen Sie eine wichtige Nebenwirkung und ein Fertigarzneimittel zu jeder Gruppe!
5. Erklären Sie den Unterschied zwischen Inhalations- und Injektionsnarkotika und nennen Sie je ein Beispiel!
6. Was versteht man unter Neuroleptanalgesie?
7. Wozu dienen Oberflächenanästhetika?
8. Wie heißt die Schlafphase, die von Schlafmitteln möglichst nicht gestört werden soll?
9. Welche Gruppen von Arzneistoffen werden als Schlafmittel verwendet? Nennen Sie je ein Präparatebeispiel!
10. Warum werden Barbiturate heute nicht mehr als Schlafmittel eingesetzt?
11. Nennen Sie die Gruppen, in die die Psychopharmaka eingeteilt werden, ihr bevorzugtes Einsatzgebiet und je ein Präparatebeispiel!
12. Welche (Neben-)Wirkung ist bei allen Psychopharmaka zu beachten?

13. Welche Indikation haben die Präparate Vomex® und Paspertin®? Zu welchen Stoffgruppen gehören Sie?
14. In welche 2 Systeme unterteilt man das vegetative Nervensystem? Nennen Sie die Auswirkungen dieser Gegenspieler auf Herzschlag, Blutdruck, Bronchien, Magen-Darm-Tätigkeit und Blase!
15. Was sind Sympathomimetika? Welche Arten gibt es? Nennen Sie je ein Beispiel mit Indikation!
16. Was sind Sympatholytika? Welche Arten gibt es? Nennen Sie je ein Beispiel mit Indikation!
17. Was sind Parasympathomimetika? Nennen Sie ein Beispiel mit Indikation!
18. Was sind Parasympatholytika? Nennen Sie ein Beispiel mit Indikation!
19. Nennen Sie 3 Mittel gegen Epilepsie!
20. Nennen Sie 3 Mittel gegen die Parkinsonkrankheit!

Auf den Blutkreislauf wirkende Stoffe

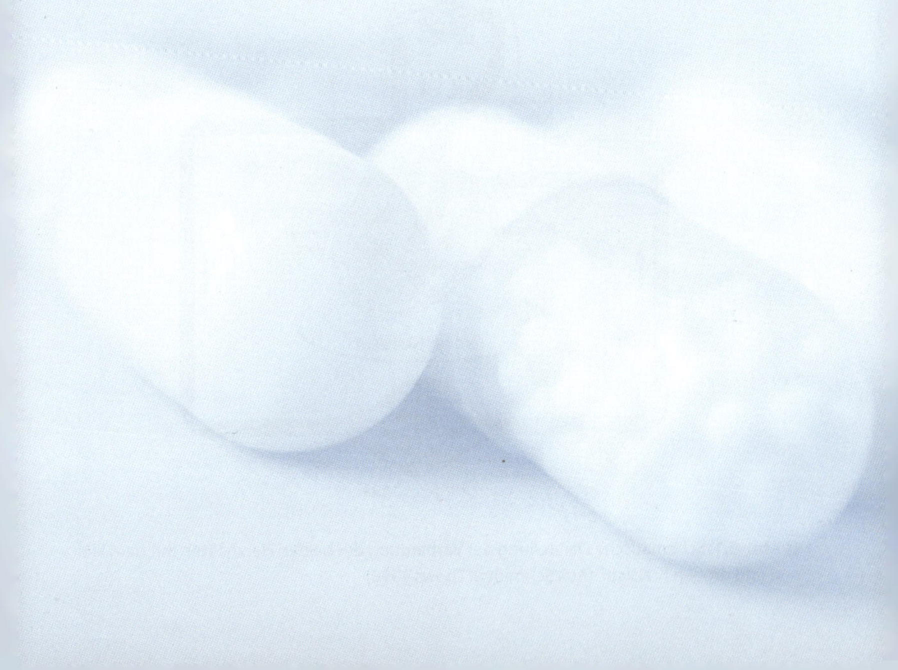

5.1 Der Blutkreislauf

Der Blutkreislauf ist ein in sich geschlossenes Transportsystem (Abb. 5.1). Der Motor, der das Blut durch den Körper treibt, ist das Herz. Es ist ein Hohlmuskel mit 4 Hohlräumen, die durch rhythmische, d. h. aufeinander abgestimmte, Kontraktion das Blut in den Arterien vom Herz weg pumpen und in den Venen zum Herz hin saugen.

Der große Kreislauf bezeichnet den Organismus aus Gefäßsystem und Herz. Der kleine Kreislauf ist der Herz-Lungen-Kreislauf. In der Peripherie gibt das Blut Sauerstoff und Nährsalze an die Organe ab und nimmt Kohlendioxid und Stoffwechselschlacken auf.

In der Lunge wird dann Kohlendioxid mit der Atemluft ausgeatmet und Sauerstoff ins Blut aufgenommen. Das Blut dient somit einmal als Transportmittel für Nährstoffe und Sauerstoff, zum anderen hält es auch die normale Körpertemperatur von 36–37 °C aufrecht.

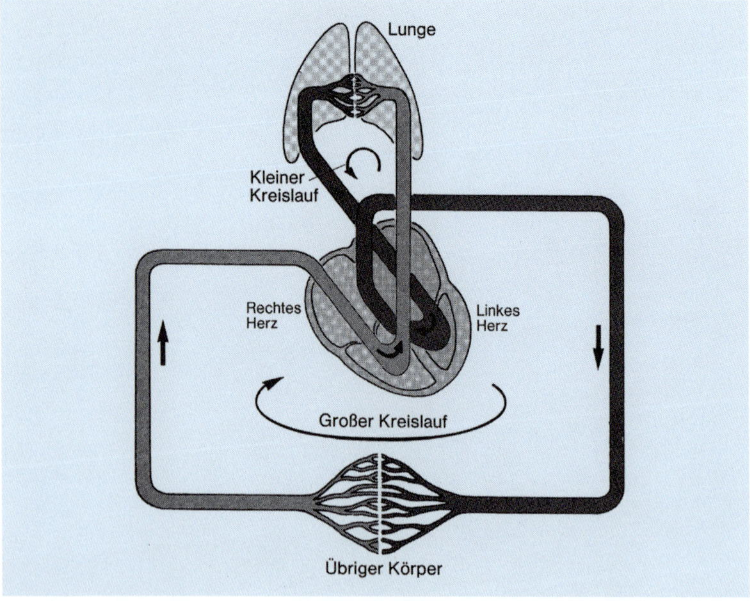

Abb. 5.1. Schematische Darstellung der Verbindung der beiden Herzhälften mit dem kleinen und großen Kreislauf. (Aus Schmidt u. Thews 1990)

5.2 Das Blut und seine Bestandteile

Die Gesamtblutmenge eines erwachsenen Menschen beträgt ungefähr 6 l. Einen Überblick über die Bestandteile des Blutes gibt ◘ Abb. 5.2.

Rote Blutkörperchen (Erythrozyten). Diese machen den größten Teil der zellulären Blutbestandteile aus. Sie enthalten den roten Blutfarbstoff (Hämoglobin) und transportieren Sauerstoff.

Ein wichtiger Wert im Blutlabor ist die **Blutkörperchensenkungsgeschwindigkeit,** auch kurz Blutsenkung (BKS) genannt. Sie ist ein Maß für die Geschwindigkeit, mit der die Erythrozyten in einem Röhrchen sedimentieren, d. h. sich am Boden des Gefäßes absetzen. Liegt eine Entzündung vor, so ist die Senkungsgeschwindigkeit stark erhöht.

Unter **Anämie** versteht man das Auftreten von »Blutarmut«. Blutarmut kann ausgelöst werden durch Blutverlust (z. B. nach Unfall) oder durch Mangel an funktionsfähigen roten Blutkörperchen (z. B. wegen mangelnder Vitamin B_{12}-Zufuhr oder zu wenig Eisen im Blut).

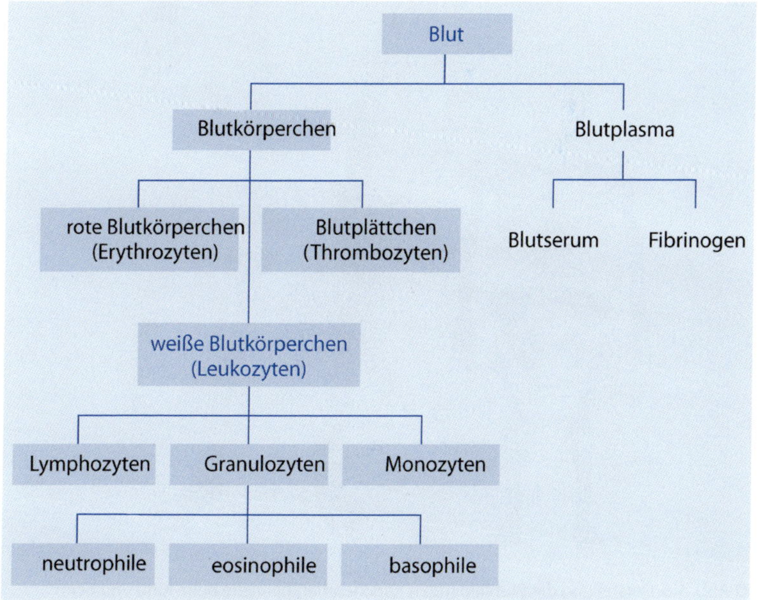

◘ **Abb. 5.2.** Bestandteile des Blutes. (Aus Schiebler u. Schmidt 1991)

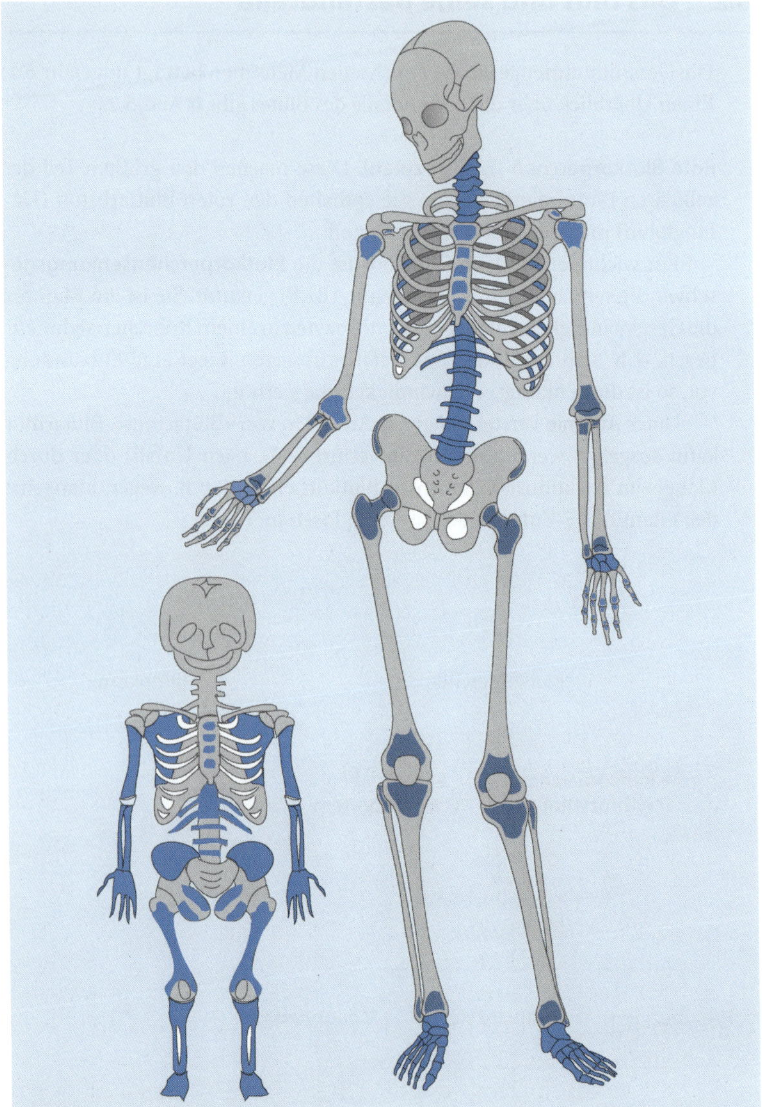

Abb. 5.3. Darstellung der Blut bildenden Knochenmarkbereiche beim Kind und beim Erwachsenen. Beim Kind wird in den langen Röhrenknochen noch Blut gebildet, beim Erwachsenen befindet sich in diesen das Fettmark. Blutbildung findet beim Erwachsenen nur noch in den würfelförmigen und den platten Knochen statt.

Die Erythrozyten werden unter Einfluss des aus der Niere stammenden Hormons Erythropoetin in den Stammzellen des roten Knochenmarks gebildet (▣ Abb. 5.3). Nun gibt es Erkrankungen die einen Abfall der roten Blutkörperchen zur Folge haben. Hierzu zählen z. B. Therapie von Tumorerkrankungen (Chemo- oder Strahlentherapie) oder chronische Nierenschäden. Mit der gezielten Gabe von gentechnischem oder künstlichem Erythropoetin ist es möglich, die Erythrozytenproduktion zu erhöhen.

Medikamente sind hierzu die vom chinesischen Goldhamster gewonnenen gentechnischen Erythropoetine Epoetin alfa (Erypo) oder Epoetin beta (NeoRecormon). Das »künstliche Erythropoetin« (Darbepoetin alfa) Aranesp® hat den Vorteil, dass das Dosierungsintervall auf bis zu 7 Tage ausgedehnt werden kann.

Weiße Blutkörperchen (Leukozyten). Sie dienen im Blut als eine Art Gesundheitspolizei, die eingedrungene Bakterien, Pilze oder Viren unschädlich machen kann. Allgemein gilt also, dass die weißen Blutkörperchen einen Großteil des Immunsystems ausmachen.

Besonders während der Chemotherapie werden die Leukozyten stark dezimiert. Dies bedeutet für den Krebspatienten zum einen, dass er einem erhöhten Infektionsrisiko ausgesetzt ist. Sollten die Leukozyten ganz dramatisch absinken, muss man sogar einen Therapieabbruch kalkulieren. Dennoch gibt es auch hier durch den Einsatz von gentechnisch gewonnenen Medikamenten Abhilfe. Diese erhöhen die Produktion der Leukozyten, sodass sich der geschwächte Körper schneller wieder erholen kann.

Filgrastim (Neupogen®), Pegfilgrastim (Neulasta®) oder Lenograstim (Granocyte®) sind die Medikamente, die die körpereigene Produktion von Leukozyten anregen.

Blutplättchen (Thrombozyten). Diese kleinsten aller festen Blutbestandteile dienen dem schnellen Verschluss von Schäden (Löchern) der Blutgefäße. Sie sind somit eine Art »Klempner« im Blutsystem.

Auch die Thrombozyten können krankheitsbedingt drastisch verringert werden. Beispiele sind die Heparin-induzierte Thrombozytopenie, Krebstherapie oder auch spezielle Formen der Verbrauchskoagulopathie. Bereits heute ist auch ein gentechnischer Wachstumsfaktor für Thrombozyten in Entwicklung. In USA wird das Medikament unter dem Namen Neumega® (Oprelvekin) schon verwendet.

Plasma. Ist die von allen Blutzellen befreite Blutflüssigkeit.

Serum. Nennt man Plasma, dem die Gerinnungsfaktoren entzogen wurden.

5.3 Stoffe, die das Blutgerinnungssystem beeinflussen

Das Gerinnungssystem besteht aus einer ganzen Reihe ineinander greifender Prozesse, an deren Ende die Bildung des Fibrinnetzes steht (◘ Abb. 5.4). Durch Einlagerungen von Blutzellen bildet sich daraus der endgültige Verschluss.

Wurde aufgrund einer Überaktivität der Blutplättchen ein zu großer Blutpfropf gebildet, kommt es leicht zu Gefäßverschlüssen bzw. zu Durchblutungsstörungen. Um dies zu verhindern, kann man Stoffe einsetzen, die entweder die Blutgerinnung vermindern (Antikoagulanzien) oder die einen bereits bestehenden Blutpfropf wieder auflösen können (Fibrinolytika).

Antikoagulanzien

Die Antikoagulanzien werden eingesetzt, um zu verhindern, dass sich im venösen Teil des Blutkreislaufs zu große Thromben (Pfröpfe) bilden können. Die Gefahr der Thromben besteht darin, dass sie u. U. mit dem Blut weggespült werden und dann die Blutzufuhr zur Lunge (Lungenembolie*) oder in den Herzkranzgefäßen (Herzinfarkt) verstopfen können. Um ein Maß für die Gerinnbarkeit des Blutes zu haben, wurde die **Quick-Zeit** eingeführt.

Der Quick-Wert ist die Zeit, die das Blut benötigt, um einen Blutkuchen zu bilden.

Heparin. Das ist ein eigentlich körpereigenes Makromolekül (Riesenmolekül), das v. a. in Lunge und Darm vorkommt. Es hemmt die Blutgerinnungsfaktoren, sodass es nicht zur Thrombenbildung kommen kann. Die Wirkung tritt sofort und ohne Verzögerung ein, sodass Heparin auch in der Akutphase des Herzinfarktes zur Verminderung thromboembolischer* Komplikationen gegeben werden kann.

Heparin verbindet sich mit dem körpereigenen α_2-Globulin Antithrombin III (AT III, auch als Fertigarzneimittel z. B. als Kybernin® oder Atenativ® erhältlich) und hemmt in Kombination mit AT III folgende Blutgerinnungsfaktoren: IXa, Xa, XIa und XIIa. Dadurch wird die Thrombinbildung stark reduziert (◘ Abb. 5.4).

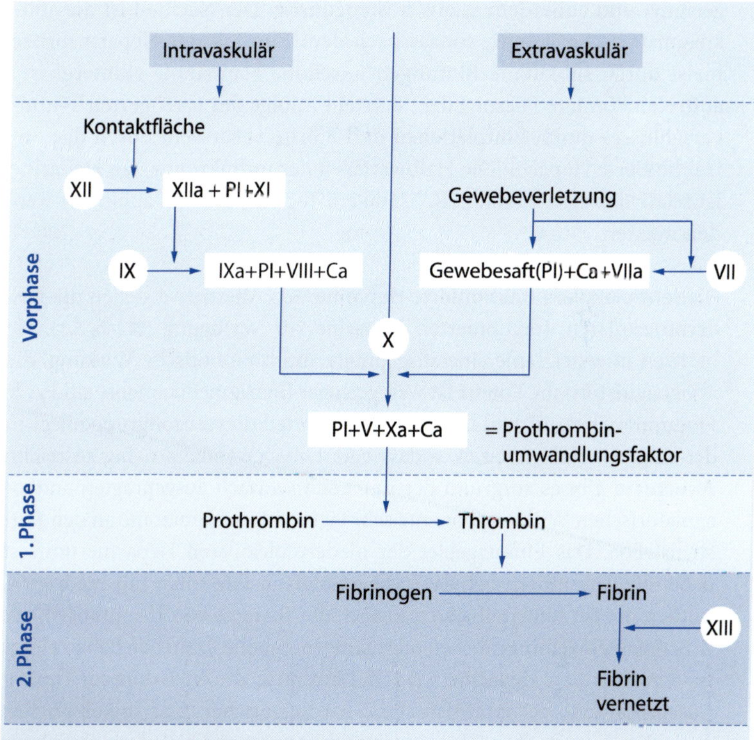

Abb. 5.4. Schema der Blutgerinnung. Im Zentrum der Gerinnung steht der auf 2 Arten (intra- und extravaskulär) aktivierbare Faktor X, der in seiner aktivierten Form zusammen mit Phospholipid (Pl), dem Faktor V und Kalzium (Ca) als Prothrombinumwandlungsfaktor bezeichnet wird. In Phase 1 wandelt er Prothrombin in Thrombin um, das dann in Phase 2 Fibrinogen in Fibrin umwandelt.

Für die Therapie bzw. für die Thromboseprophylaxe bei immobilen Patienten, die z. B. aufgrund einer Ruhigstellung der Beine einen Gipsverband tragen müssen, stehen verschiedene Arten von Heparin zur Verfügung.

Unfraktioniertes Heparin. Präparatebeispiele sind Heparin ratiopharm® oder Heparin rotexmedia®. Diese Heparine besitzen sowohl eine ausgeprägte antithrombotische als auch eine starke antikoagulatorische Wirkung. Sie sind auch für Hochrisikopatienten (z. B. in der Hüftchirurgie) geeignet und außerdem relativ kostengünstig. Der Nachteil ist die antikoagulatorische Potenz, sodass nach dem Einstich der Heparinspritze meist durch subkutane Blutungen unschöne Hämatome (Blutergüsse) auftreten können. Dieser Effekt entsteht infolge des verzögerten Wundverschlusses durch Blutplättchen und Fibrin, verursacht durch das unfraktionierte Heparin. Die Halbwertszeit der unfraktionierten Heparine ist relativ kurz, so dass i. d. R. 3-mal am Tag ca. 5000 I.E. appliziert werden müssen.

Niedermolekulare fraktionierte Heparine. Als Alternative stehen die niedermolekularen, fraktionierten Heparine zur Verfügung (◘ Tab. 5.1). Sie besitzen in erster Linie eine ausgeprägte antithrombotische Wirkung, die antikoagulatorische Potenz ist weit geringer (Fertigmedikamente sind z. B. Fragmin®, Clivarin® und Clexane®). Ein Vorteil dieser Stoffgruppe liegt in der längeren Halbwertszeit, sodass eine 1-malige Gabe pro Tag ausreicht. Außerdem gibt es aufgrund der nur noch schwach ausgeprägten antikoagulatorischen Wirkkomponente sehr viel weniger Hämatome an den Einstichstellen. Das Einsatzgebiet der niedermolekularen Heparine umfasst dabei die Thromoseprophylaxe vor operativen Eingriffen mit niedrigem, mittlerem oder hohem Risiko und auch die Therapie von Thrombosen, wie z. B. tiefe Beinventhrombosen oder Lungenembolie. Daneben haben einige niedermolekulare Heparine, wie z. B. Enoxaprin, die Zulassung zur Thromboseprophylaxe bei internistischen, kardiologischen und onkologischen Patienten. Entsprechend dem Einsatzgebiet müssen die niedermolekularen Heparine besonders dosiert werden.

◘ **Tab. 5.1.** Niedermolekulare Heparine

Dalteparin	Fragmin®
Enoxaparin	Clexane®
Nadroparin	Fraxiparin®
Certoparin	Mono Embolex®
Reviparin	Clivarin®
Tinzaparin	Innohep®

Pentasaccharide

Eine Weiterentwicklung ist die Einführung ultrakurzer Heparinmoleküle in die Prophylaxe und Therapie der Gerinnungsstörungen. Untersuchungen haben gezeigt, dass aus dem Riesenmolekül Heparin (Ursprung Schweinedarm) Untereinheiten von 5 »Zuckermolekülen« reichen, um ein hervorragende gerinnungshemmende Wirkung zu erzielen. Ein solches Pentasaccharid ist z. Z. in der Entwicklung und wird in Kürze unter dem Namen Fondaparinux (Arixtra®) erhältlich sein. Der Vorteil dieser neuen Substanzklasse liegt darin, dass es sich zum einen um einen selektiven Faktor Xa-Inhibitor handelt, der im Gegensatz zu den bisher in der Therapie eingesetzten Heparinen nicht dauerhaft an Antithrombin III gebunden sein muss, sodass ein Molekül Pentasaccharid mehrmals zur Wirkung kommen kann. Zum anderen ist das gerinnungshemmende Potential deutlich intensiver als im Vergleich zu den Standard- oder niedermolekularen Heparinen (vgl. Studien an über 7500 Patienten; diese zeigten auch eine signifikante Risikominderung für tiefe Beinvenenthrombosen bei großen orthopädischen Operationen im Vergleich zu niedermolekularen Heparinen). Die Nebenwirkungen scheinen dabei sogar weniger zu werden. Ein weiterer großer Vorteil liegt im Herstellungsprozess. Mussten bisher Schweinedärme extrahiert werden (v. a. Importe aus China), um den Rohstoff Heparin zu erhalten, so kann das Pentasaccharid, da es im Prinzip ja nur aus 5 Zuckereinheiten aufgebaut ist, im Labor vollsynthetisch hergestellt werden. Es wird hiermit eine weitere Unabhängigkeit von den natürlichen Quellen erreicht.

Antidot* Protamin. Die Dosierung von Heparin erfolgt zwar nach festgelegten Regeln, dennoch kommen immer wieder Überdosierungen vor. Als Antidot* steht Protamin, ein mehrfach positiv geladenes Ion, zur Verfügung. Heparin dagegen ist aufgrund seines molekularen Aufbaus (hoher Gehalt an Schwefelsäuren) ein mehrfach negativ geladenes Ion. Beide elektrisch geladenen Moleküle bilden zusammen eine salzartige, schwer lösliche Verbindung, sodass die Wirkung von Heparin aufgehoben wird.

Die Dosierungsfaustregel für Protamin gibt an, dass 1 mg Protamin 100 I.E. Heparin inaktivieren kann. Allerdings darf die Protamingabe nicht zu früh gestoppt werden, da der Protamin-Heparin-Komplex zerfallen kann und das Heparin erneut zur Wirkung kommt. Eine langsame i. v.-Applikation ist auch wegen des durch Protamin z. T. ausgelösten Blutdruckabfalls angezeigt. Fertigarzneimittel sind z. B. Protamin 1000 Valeant® oder

Protamin 5000 Valeant®. Dabei hat 1 ml Lösung die Fähigkeit, 1000 I.E. bzw. 5000 I.E. Heparin zu inaktivieren.

Nebenwirkungen. Als Nebenwirkung der Heparintherapie müssen Haarausfall und Blutungen der Haut (v. a. an der Einstichstelle) in Kauf genommen werden. Bei Verdacht auf Blutungsneigung, z. B. bei Magengeschwür, dürfen die Heparine wegen der Gefahr eines zu großen Blutverlustes nicht gegeben werden. Daneben reagieren einige Patienten auf Heparin mit einer sehr schweren Allergie, die auch Heparin induzierte Thrombozytopenie (HIT II) bezeichnet wird. Entwickelt ein Patient eine »HIT II«, muss sofort das Heparin abgesetzt werden. Die Weiterführung der antithrombotischen Therapie muss dann mit Heparinoiden oder Hirudinen erfolgen.

Heparinoide

Heparinoide sind Moleküle, die ähnlich aufgebaut sind wie Heparin, aber eine Heparin induzierte Thrombozytopenie auslösen. Sie dürfen deshalb auch HIT-Patienten weitergegeben werden. Das momentan verfügbare Medikament ist Danaparoid (Orgaran®). Es wird wie Heparin subkutan oder intravenös verabreicht und hemmt aufgrund ähnlicher Prinzipen die Blutgerinnung wie beim Heparin.

Hirudine

Blutegel gehören schon seit ewigen Zeiten mit zum Arzneischatz der Medizin. Lange Zeit aber waren diese Tiere von der Schulmedizin vergessen. Erst Probleme, die bei der Therapie mit den Heparinen im Laufe der Zeit auftraten, wie z. B. die Heparin-induzierte Thromozytopenie Typ II, haben zu einem Umdenken geführt. Für Patienten, die auf Heparin allergisch reagieren, aber dennoch die Thrombin-hemmende Wirkung der Heparine benötigen, sind die Blutegelinhaltsstoffe (Hirudine) oftmals die einzige Therapiealternative. Der Vorteil des extrahierten Hirudins liegt darin, dass Hirudin aus 65 Aminosäuren aufgebaut ist und direkt ohne Vermittlung von Antithrombin III Thrombin hemmt (vgl. Heparin ist ein Polysaccharid).

Die Gewinnung von Hirudin aus Blutegeln ist jedoch sehr mühsam und wiederum abhängig von den natürlichen Gegebenheiten. Deshalb stehen uns heute zwei gentechnisch gewonnene Hirudine zur Verfügung.

- Lepirudin (Refludan®) ist für die Infusionstherapie geeignet.
- Desirudin (Revasc®) ist für die subcutane Therapieform bei der prophylaktischen Gabe zugelassen.

Ein abgewandeltes Hirudin mit 20 Aminosäuren anstelle der ursprünglichen 65 ist Bivalirudin (Angiox®). Bivalirudin hemmt direkt Thrombin, so dass der gerinnungshemmende Effekt sehr schnell eintritt. Thrombin aber kann selbst Bivalirudin im Laufe der Zeit inaktivieren, so dass organunabhängig die Wirkung wieder aufgehoben wird. Zugelassen ist Bivalirudin bei Patienten mit perkutaner Koronargefäßkatheterisation.

Künstliche, direkte Thrombininhibitoren

Abgesehen von den Extrakten der Blutegel ist man weiterhin auf der Suche nach Substanzen, die direkt Thrombin hemmen und die im Labor künstlich herzustellen sind.

Argatroban (Argatra®) ist ein L-Arginin-Derivat, welches wie die Hirudine direkt Thrombin hemmt und chemisch hergestellt werden kann. Argatoban hemmt die Bildung von Fibrin, die Aktivierung zahlreicher Gerinnungsfaktoren und scheint auch Einfluss auf die Thrombozytenaggregation zu haben.

Der Einsatz von Argatroban ist bei Patienten angezeigt, die einer parenteralen antithrombotischen Therapie bedürfen, aber an einer HIT II leiden.

Cumarine. Diese Stoffe haben die gleiche Wirkung wie Heparin, nur ist der Wirkungseintritt verzögert. Es sind Gegenspieler zum Vitamin K, welches zur Bildung der Gerinnungsfaktoren nötig ist, d. h. sie verdrängen das Vitamin K, so dass keine bzw. weniger Gerinnungsfaktoren synthetisiert werden können.

Cumarine finden ihren Einsatz in der Langzeittherapie. Während der Schwangerschaft und Stillzeit dürfen diese Stoffe nicht gegeben werden, da sie die Plazentaschranke überwinden und auch in die Muttermilch übergehen können. Beim Säugling bzw. Embryo kann es dann zu inneren Blutungen oder Blutverlusten schon bei kleinen Verletzungen kommen.

Ein gutes Gegenmittel bei der Überdosierung von Cumarinen ist Vitamin K: es kann die Cumarine bei Überschuss wieder verdrängen.

Während der Cumarintherapie muss die Quick-Zeit regelmäßig überprüft werden und darf einen bestimmten Wert nicht überschreiten.

Cumarine enthaltende Fertigarzneimittel sind z. B. Coumadin® (Warfarin) und Marcumar® (Phenprocoumon).

Fibrinolytika

Normalerweise werden Thromben (Fibringerinnsel), nachdem sie das »Loch« im Gefäßsystem abgedeckt haben und es durch Gewebe »geflickt« worden ist, durch körpereigene Stoffe wieder aufgelöst. Dies ermöglicht somit wieder einen normalen Blutfluss durch die Blutgefäße. Ist nun dieses System geschwächt, defekt oder handelt es sich um bereits sehr stark gealterte Thromben, die sehr schwer aufzulösen sind, so können dem Körper Arzneistoffe gegeben werden, die diese Gerinnsel auflösen, die sog. Fibrinolytika. Heparin und Cumarin haben auf bereits bestehende Thromben keinen Einfluss mehr, sie können nur verhindern, dass das Fibringerinnsel sich weiter vergrößert. Einsatz finden die Fibrinolytika bei Lungen- und Venenthrombosen sowie beim Herzinfarkt (Tab. 5.2).

Nicht angewendet werden dürfen diese Arzneimittel wegen der Gefahr von verstärkten Blutungen in der Schwangerschaft und bei Bluthochdruck. Gewonnen werden die Fibrinolytika aus Bakterien (Streptokokken). Daneben werden sie aus dem Gefäßgewebe isoliert (Gewebeplasminogenaktivator).

Eine besondere Anwendung erfahren die Fibrinolytika bei der Reinigung von Wunden, der Verflüssigung von Blutkoagula (Blutgerinnseln) und Eiter, bei Verbrennungen und eitrigen Prozessen in der Gynäkologie und Urologie. Die Kombination von Streptokinase und Streptodornase (z. B. in Varidase®) ermöglicht eine schnellere physiologische* Wundheilung, da durch die fibrinolytischen Prozesse die Wunden enzymatisch gereinigt und von Nekrosen (abgestorbenem Gewebe) befreit werden. Die Streptokinase überführt bereits gebildetes Fibrin in lösliche Spaltprodukte. Die Streptodornase baut Zelltrümmer und Gewebsreste zu ebenfalls lösli-

Tab. 5.2. Fibrinolytika

Urokinase	Corase®
Streptokinase	Streptase®
Alteplase	Actilyse®
Tenecteplase	Metalyse®
Reteplase	Rapilysin®

chen Fragmenten ab. Somit wird die Granulation (Gewebsneubildung) und Epithelisierung* gefördert und das Heilungsergebnis verbessert.

Ein besonderes Fibrinolytikum ist Drotecogin alfa (Xigris®), welches ausschließlich in der Intensivmedizin bei Patienten mit Gerinnungsstörungen und Multiorganversagen verwendet wird.

Hämostyptika

Bisher wurden Stoffe angesprochen, die ein überaktives Gerinnungssystem dämpfen sollen. Jedoch gibt es auch Patienten, bei denen das Gerinnungssystem nicht effektiv genug arbeitet (»Bluter«), sodass die betroffenen Personen immer wieder an Blutungen leiden bzw. schon bei kleinen Verletzungen große Blutverluste haben. Eine verzögerte Blutgerinnung (vgl. Quick-Wert) bzw. Blutstillung (Hämostase) kann bedingt sein durch:

- Mangel an Gerinnungsfaktoren (Koagulopathien),
- Veränderung der Thrombozytenfunktion oder -zahl,
- Veränderungen im Gefäßsystem.

Der Mangel an Gerinnungsfaktoren kann auch durch einen Mangel an Vitamin K bedingt sein, sodass oft schon die Gabe von Vitamin-K-Präparaten, wie z. B. Konakion®, Besserung verschafft.

Liegen bestimmte Gerinnungsfaktoren in verminderter Zahl vor, z. B. Faktor VIII (Hämophilie A) oder Faktor IX (Hämophilie B), so können diese in Form einer Infusion gezielt gegeben werden (Tab. 5.3).

Eine weitere Möglichkeit, »künstlich« eine direkte Blutstillung zu vollziehen, ist die Gabe von Fibrinklebern. Fibrinkleber sind besonders wertvoll

Tab. 5.3. Blutgerinnungsfaktoren

Faktor I	Haemocomplettan®
Faktor VII	Novo Seven®
Faktor VIII	Hämate®
Faktor IX	Faktor IX SDN®
Faktor XIII	Fibrogamin®
Mischung von Faktoren	PPSB, Beriplex®

bei der Stillung von Blutungen parenchymatischer Organe wie z. B. Milz und Leber. Aber auch bei Lungen-(Gasdichtigkeit) und Nierenblutungen ist die »äußere« Gabe von Fibrinogen und katalytischen (reaktionsauslösenden) Mengen Thrombin sehr hilfreich.

Das zugesetzte Thrombin katalysiert (beschleunigt) dabei die Bildung von Fibrin aus Fibrinogen. Zugleich wird der Proteaseinhibitor (-hemmer) Aprotinin gegeben. Aprotinin hindert das fibrinolytisch (fibrinlösend) wirkende Plasmin an der vorzeitigen Auflösung des gebildeten Fibrinpolymers, welches die Blutgerinnung eigentlich ausmacht. Diese künstliche Blutgerinnung kann ähnlich einem Zweikomponentenkleber erst unmittelbar beim Auftragen auf die Verletzung gemischt werden oder als Fertigklebekollagenschwamm direkt mit dem resorbierbaren Kollagenschwamm auf die Wunde gedrückt werden. Nach ca. 5 min ist die Blutung dauerhaft gestillt. Andere Fibrinkleber enthalten die Komponenten Fibrinogen, Thrombin, Aprotinin und z. T. Faktor XIII (fibrinstabilisierender Faktor) sowie Kalzium in getrennten Ampullen, sodass individuell dosiert werden kann. Auch bei diesen Medikamenten (z. B. Beriplast® HS, Beriplast® Combi-Set, Tissucol®, Quixyl®) besteht die Möglichkeit, die Komponenten auf ein resorbierbares Kollagenvlies zu geben und damit die Blutstillung zu bewirken.

Allerdings gibt es auch weniger akute Blutungen, die auf einem dramatischen Abfall der Gerinnungsfaktoren im Blut beruhen (vgl. Quick-Wert). Ursachen dafür können sein: chronischer Vitamin-K-Mangel, Leberparenchymschäden (Hepatitis, Leberzirrhose oder Lebertrauma), Ösophagusvarizenblutungen (Blutungen aus erweiterten Venen um die Speiseröhre) oder Überdosierung von Cumarinen (z. B. Marcumar®). Hier ist die beste Hilfe, die verminderten Blutgerinnungsfaktoren durch eine medikamentöse Gabe zu erhöhen. Die Medikamente Beriplex® HS oder Octaplex®-PPSB-Konzentrat enthalten eine Mischung verschiedener Gerinnungsfaktoren. Sie sind so zusammengesetzt, dass 1 I.E. je kg Körpergewicht den Quick-Wert um 1 % ansteigen lässt.

Antifibrinolytika

Arzneistoffe wie z. B. Streptokinase oder Alteplase sind in der Lage, bereits bestehende Gerinnsel wieder aufzulösen. Gesteuert wird dieser Prozess über das körpereigene fibrinolytische System (vgl. Plasminogen und Plasmin). In vielen pathologischen Zuständen wie z. B. Schock, Sepis oder Tumorerkrankungenwird das körpereigene Fibrinolysesystem extrem gesteigert. Mit bestimmten Antifibrinolytika ist es nun möglich, überschießende Blutungen zu vermeiden bzw. zu stoppen.

- Aprotinin (Trasylol®) ist eine Protein, welches bei i. v. Gabe die Fibrinolyse schnell zu stoppen vermag.
- Mit den beiden synthetisch gewonnenen Antifibrinolytika Tranexamsäure (Cylclokapron®) und p-Aminobenzoesäure (Gumbix®) sind ähnliche Erfolge z. T. auch bei der oralen Gabe möglich.

5.4 Plasmaersatzmittel

(Siehe auch ▸ Abschn. 24.1)

Nach Unfällen, wie z. B. Verbrennungen oder Schnitt- und Stichverletzungen, kommt es oft zu großen Verlusten von Blut oder Plasma. Starke Durchfälle (vgl. Cholera) oder häufiges Erbrechen führen zu übermäßiger Wasserabgabe. Aber auch durch Weitstellung der Kapillaren, v. a. der Beinvenen beim Schockzustand, tritt ein Volumenmangel in unserem Gefäßsystem ein.

Während man im Schock einfach durch Hochlegen der Beine wieder Blut in den Rumpf- und Kopfbereich bringen und somit den Schock bekämpfen kann, ist bei den anderen Arten des Volumenverlustes die Therapie aufwendiger.

Verluste bis ca. 10% des Volumens, d. h. ca. 500 ml kann der Kreislauf gerade noch verkraften (vgl. Blutspende). Bei größeren Verlusten muss Flüssigkeit von außen ersetzt werden. Bluttransfusionen im engeren Sinne sind nur nötig, wenn mehr als ein Drittel des Gesamtblutvolumens verloren wurde. In den anderen Fällen genügt die Zugabe von blutzellfreien Flüssigkeiten, den Plasmaersatzmitteln.

Physiologische Kochsalzlösung wäre am einfachsten zu geben, doch wird diese Flüssigkeit nicht lange im Blutsystem zurückgehalten, so dass ihr Einsatz zur Volumenauffüllung nicht sinnvoll erscheint. Geeignete Flüssigkeiten müssen große Moleküle in gelöster Form enthalten, die das Gefäßsystem aufgrund ihrer Größe nicht verlassen und gleichzeitig längere Zeit Wasser in den Blutgefäßen halten können. Natürlich müssen solche Flüssigkeiten dann i. v. appliziert werden.

Eingesetzt werden Hydroxyethylstärkelösungen (eine chemisch etwas umgewandelte Stärke, z. B. Voluven®) und Gelatinelösungen (z. B. Haemaccel®).

HAES-Lösungen gibt es in verschieden Molekülvariationen, die jeweils verschiedene Fließeigenschaften und Plasmaeigenschaften aufweisen (vgl. Voluven®, Expafusin®, HAES 6% steril)

Für die Rettungsdienste ganz neu ist eine besondere Mischung aus 6%iger HES-lösung mit ca. 7,2% Kochsalzgehalt. Diese Mischung wird als Hyperhes® bezeichnet. Die Kombination aus der Erhöhung des onkotischen Druckes (6%HES) und dem äußerst stark osmotisch wirksamen 7,2% Kochsalz, führt dazu, dass bei einer Druckinfusion von 250 ml Hyperhes® ein Plasmavolumen von ca. 1 l erfolgt. Dies bedeutet, dass sich die Gefäße mit Flüssigkeit aus dem nichtplasmatischen Raum wieder in ganz kurzer Zeit auffüllen können.

Neben diesen eigentlich körperfremden Stoffen werden auch körpereigene Substanzen eingesetzt. Hierzu gehören Humanalbuminlösungen und Plasmaproteinlösungen, die neben Albumin auch noch Globuline enthalten.

Problematisch ist bei all diesen Lösungen eine evtl. auftretende Allergie gegen die Makromoleküle. Im Gegensatz zu Blutzubreitungen muss bei den Makromolekulen der Stärke nicht mit Infektionsgefahren oder Blutgruppenunverträglichkeiten gerechnet werden. Außerdem steht der Rohstoff Stärke nahezu unbegrenzt zur Verfügung.

Fragen und Aufgaben zu Kap. 5

?

1. Was versteht man unter »großem« bzw. »kleinem« Kreislauf?
2. Aus welchen Bestandteilen besteht das Blut?
   Welche Funktion erfüllen sie jeweils?
3. Welche Stoffe werden zur Hemmung der Blutgerinnung eingesetzt?
   Nennen Sie Präparatebeispiele!
4. Was ist der Quick-Wert?
   Bei welcher Arzneistoffgruppe muss er regelmäßig überprüft werden?
5. Bei welchen Indikationen werden Plasmaersatzmittel gegeben?
   Welche Arten von Plasmaersatzmitteln (jeweils mit Beispiel) kennen Sie?

Auf Herz und Gefäßsystem wirkende Stoffe

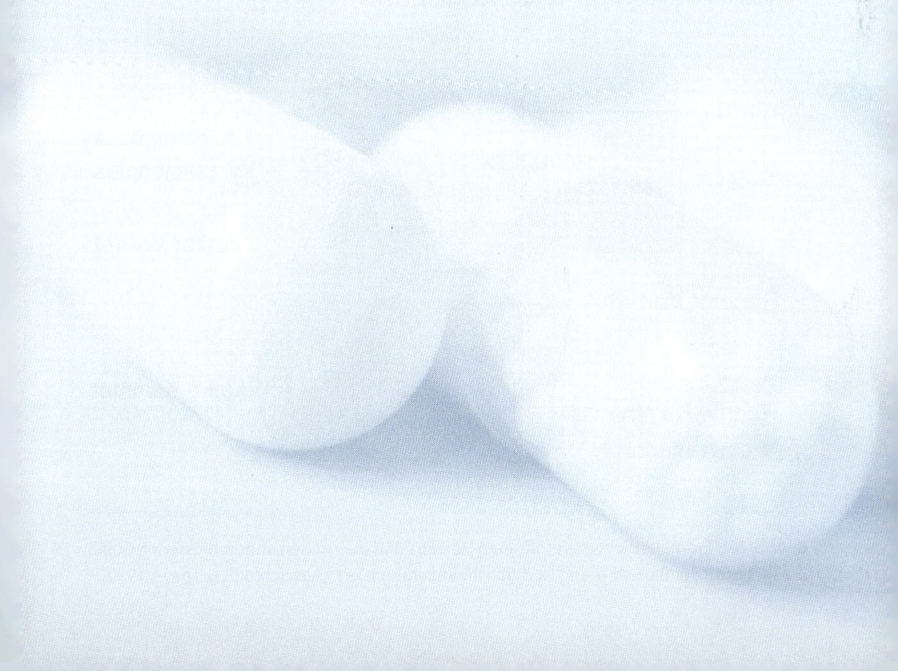

6.1 Aufbau des Herzens und des Gefäßsystems

Die alten Germanen sahen bei ihren rituellen Menschenopferdarbietungen, dass ein aus dem Körper gerissenes Herz auf der Altarplatte noch kontrahiert. Das Herz pumpt das Blut in das Kreislaufsystem und saugt es auch wieder zurück, und zwar so lange, bis keine Nährstoffe und kein Sauerstoff mehr für Kontraktionen zur Verfügung stehen.

Das Herz ist ein Hohlmuskel mit 2 Kammern und 2 Vorhöfen; es zieht sich eigenständig zusammen (kontrahiert; ▫ Abb. 6.1).

Blutgefäße, die vom Herzen weg führen, heißen Arterien. Sie führen im großen Kreislauf sauerstoffreiches, im kleinen (Lungen-) Kreislauf verbrauchtes (sauerstoffarmes) Blut. Venen werden die Gefäße genannt, die zum Herzen hinführen (großer Kreislauf – sauerstoffarm, kleiner Kreislauf – sauerstoffreich; (s. auch ► Abschn. 5.1).

Wenn man sich vor Augen hält, dass das Herz 70-mal in der Minute schlägt und dies Tag und Nacht, so kommen auf ein durchschnittliches Menschenleben von 80 Jahren 3.000.000.000 (3 Mrd) Schläge. Da ist es durchaus einmal möglich, dass die Kraft des Herzens abnimmt oder Störungen im Gefäßsystem (▫ Abb. 6.2) auftreten.

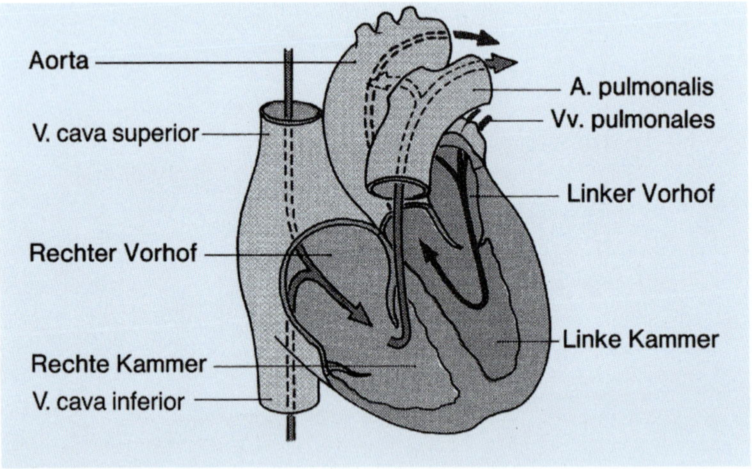

▫ **Abb. 6.1.** Frontalansicht des eröffneten Herzens und der großen angeschlossenen Gefäße. Die Richtung der Blutströmung ist durch Pfeile symbolisiert. (Aus Schmidt u. Thews 1990)

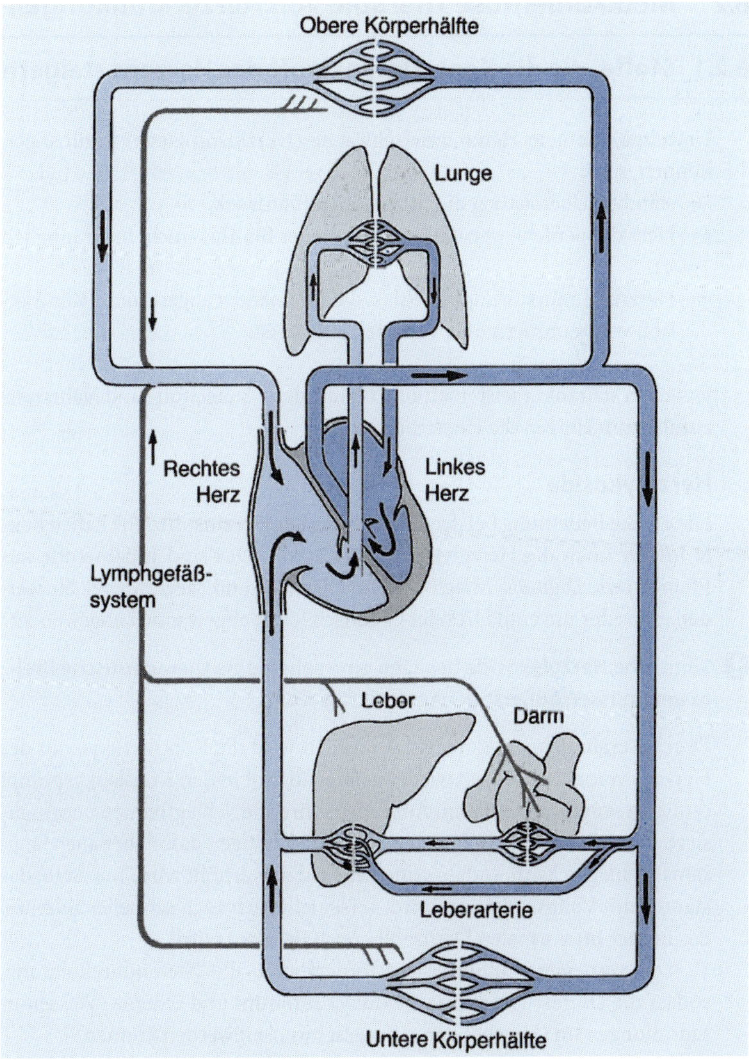

Abb. 6.2. Schematische Darstellung des Herz- und Gefäßsystems. Die Gefäßabschnitte mit O_2-gesättigtem »arteriellen« Blut sind stark rot, die mit partiell O_2-gesättigtem »venösen« Blut dagegen schwach rot dargestellt. Körper- und Lungenkreislauf bilden einen in sich geschlossenen Kreislauf. Das Lymphgefäßsystem (dunkelgrau) stellt ein zusätzliches Transportsystem im Organismus dar. (Aus Schmidt u. Thews 1990)

6.2 Medikamentöse Therapie von Herzerkrankungen

6.2.1 Stoffe, die die Kontraktionskraft des Herzens steigern

Ursachen, die eine Herzmuskelschwäche (Herzinsuffizienz) begünstigen können, sind:

- ständige Überlastung durch zu hohen Blutdruck,
- Herzklappenfehler, so dass ein geordneter Blutfluss nicht mehr möglich ist,
- Herzrhythmusstörungen, so dass die aufeinander abgestimmte Kontraktion von Kammern und Vorhöfen gestört ist.

Daneben schränkt meist noch eine verminderte Sauerstoff- und Nährstoffzufuhr zum Herzen die Herzarbeit ein.

Herzglykoside

Die größte Bedeutung bei der Behandlung der Herzinsuffizienz haben heute immer noch die Herzglykoside (◘ Tab. 6.1). Das sind Inhaltsstoffe aus Pflanzen wie Digitalis, Maiglöckchen, Oleander und Meerzwiebel. Sie werden entweder unverändert oder chemisch leicht abgewandelt angewendet.

! Sämtliche Herzglykoside besitzen eine sehr kleine therapeutische Breite und müssen äußerst genau dosiert werden.

Durch Verabreichung von Herzglykosiden wird die Kontraktionskraft des Herzens verbessert, sodass wieder genügend Blut in den Kreislauf gepumpt und abgesaugt werden kann. Außerdem wird die Schlagfrequenz normalisiert. Dies alles hat zur Folge, dass das Herz kräftiger, dafür aber auch langsamer schlagen kann, sodass seine Lebensdauer erhöht wird. Ein Auto, das ständig mit Vollgas gefahren wird, verschleißt sich auch schneller als eines, das immer im normalen Drehzahlbereich gehalten wird.

Der verbesserte Blutkreislauf fördert auch die Nierendurchblutung, sodass die Diurese (Harnausscheidung) zunimmt und Ödeme (Wasseransammlungen im Gewebe) damit ausgeschwemmt werden können.

! Aufgrund der Verlangsamung der Herzfrequenz dürfen die Herzglykoside nicht bei Patienten mit Bradykardie, d. h. mit einer Pulsschlagfrequenz von <55/min angewendet werden.

Tab. 6.1. Herzglykoside

Digitoxin	Digimerck®
Digoxin	Lanicor®
Metyldigoxin	Lanitop®
Beta-Acetyldigoxin	Novodigal®
Proscillaridin	Talusin®

Durch erhöhte Diurese, v. a. zu Beginn der Therapie, wird vermehrt Kalium ausgeschieden. Werden dazu noch anthrachinonhaltige Abführmittel (z. B. Sennesblätter) eingenommen, so kommt es zu starken Kaliumverlusten. Kalium ist aber für die rhythmische Kontraktion des Herzmuskels sehr wichtig, sodass durch einen Mangel an diesem Mineral leicht Arrhythmien und Herzinsuffizienz auftreten können. Patienten sollten auf die Wechselwirkung von Herzglykosiden und Abführmitteln, die Anthrachinone enthalten, hingewiesen werden. In der Klinik sollten solche Laxanzien (Abführmittel) dann nicht eingesetzt werden.

Katecholamine

In gewissen Notfällen können auch die Katecholamine, d. h. die Überträgerstoffe des sympathischen Nervensystems wie z. B. Dopamin oder das Derivat Dobutamin v. a. bei Intensivpatienten für kurze Zeit gute Dienste leisten. Die Therapie wird dann in Form von Dauerinfusionen durchgeführt.

Beispiele sind Dopamin, Dobutamin oder Dopexamin (Dopacard®).

Phosphodiesterase-Inhibitoren

Ebenfalls für Notfälle sind die Hemmstoffe des Enzyms Phosphodiesterase reserviert. Die Phosphodiesterase erzeugt für den Herzmuskel eine spezielle Form der Energie (cAMP), sodass der Herzmuskel wieder kräftiger (positiv inotrop) und rhythmischer schlagen kann.

Folgende Vertreter dieser Wirkstoffgruppe stehen in der Notfalltherapie zur Verfügung:
- Enoximon (Perfan®)
- Milrinon (Corotrop®)

- Sildenafil (Revatio®)
  Ein besonderer Phosphodiesterase-Inhibitor ist Sildenafil. Sildenafil wird bei Männern unter der Bezeichnung Viagra® bei erektiler Dysfunktion und bei Patienten mit pulmonaler Hypertonie als Revatio® eingesetzt.

6.2.2 Stoffe, die den Herzrhythmus beeinflussen

Das Herz schlägt, wie schon erwähnt, rhythmisch ungefähr 70-mal in der Minute. Kommt es nun durch Störungen der Erregungsbildung oder der Erregungsleitung im Herzen zu einer unregelmäßigen Schlagfrequenz, so spricht man von **Arrhythmie.**

Liegt die Frequenz (gleich ob regelmäßig oder nicht) unter 50 Schlägen in der Minute, so nennt man das **Bradykardie,** liegt sie über 100/min, so handelt es sich um eine **Tachykardie.**

Arzneistoffe, die den Herzrhythmus normalisieren, werden **Antiarrhythmika** genannt.

Medikamente zur Therapie der Bradykardie

- β-Sympathomimetika: Sie aktivieren das sympathische Nervensystem am Herzen mit der Folge, dass die Herzfrequenz und die Kontraktionskraft steigen (z. B. Alupent®).
- Parasympatholytika: Diese Stoffe verringern die hemmenden Einflüsse des parasympathischen Nervensystems am Herzen, sodass die Herzfrequenz und die Kontraktionskraft wieder ansteigen (z. B. Atropin).

Medikamente zur Therapie von Tachykardie und Arrhythmie (unregelmäßige Schlagfolge)

- Chinidinartige Stoffe: z. B. Chinidin-Duriles®, Novocamid®
- Lidocainartige Stoffe: z. B. Mexitil®
- Andere Stoffe, z. B. in Tambocor®, Rytmonorm®.

Diese 3 Gruppen von Arzneimitteln hemmen den Natriumeinstrom in die Zelle und somit durch Verlangsamung der Erregungsleitung die Herzfrequenz. Sie werden auch als Antiarrhythmika der Klasse I bezeichnet.

- β-Blocker, die in diesem Zusammenhang auch Klasse-II-Antiarrhythmika genannt werden (▶ Abschn. 4.7.2 und 6.2.3).

- Amiodaron. Dieses Klasse-III-Antiarrhythmikum hemmt durch Beeinflussung der Kaliumpermeabilität im Herzmuskel die Schlagfrequenz. Fertigarzneimittel dieser Gruppe sind z. B. Cordarex® und Cordarone®.
- Kalziumantagonisten, in diesem Zusammenhang auch als Klasse-IV-Antiarrhythmika bezeichnet, vermindern durch Beeinflussung des Kalziumeinstroms die Schlagfrequenz vgl. Verapamil (Isoptin®)oder Diltiazem (Dilzem®; ► Abschn. 6.2.3).

Eine Neuentwicklung für spezielle Notfälle bei Patienten mit Tachykardie ist das Adenosin (Adrekar®). Adenosin ist eigentlich eine körpereigene Substanz, die bei vielen biochemischen Prozessen im Körper beteiligt ist (vgl. ATP = Adenosin-tri-phosphat). Adenosin interagiert mit einem Enzym namens Adenylatcyclase, sodass im Herzen Kaliumkanäle geöffnet und Kalziumkanäle geschlossen werden. Die Folge davon ist, dass die Überleitungsgeschwindigkeit vermindert wird und die Tachykardie abnimmt (negativ dromotroper Effekt).

Ein kürzlich entdeckter Mechanismus zur Steuerung des Sinusknotens und damit der Herzfrequenz ist die Hemmung des sogenannten IF-Stroms. Der IF-Strom bewirkt die spontane diastolische Depolarisation im Sinuskonten und hat somit eine Art Schrittmacherfunktion im Herzen.

Der einzige erhältliche Wirkstoff ist zur Zeit Ivabradin (Procoralan®).

6.2.3 Koronartherapeutika

Die Koronararterien versorgen den Herzmuskel mit Blut, d. h. mit Sauerstoff und Nährstoffen. Sind diese kleinen Gefäße z. B. durch sklerotische* Veränderungen eingeengt, so wird der Herzmuskel ungenügend versorgt und es kommt zum Herzinfarkt bzw. zu einer Angina pectoris*. Etwa ein Drittel der Todesfälle in der westlichen Welt sind durch den Herzinfarkt bedingt. Dies zeigt deutlich, welche Bedeutung den Koronartherapeutika in Zukunft zukommen wird.

Maßnahmen, die eine Koronarsklerose erst gar nicht aufkommen lassen, sind:

- nicht Rauchen,
- normales Gewicht,
- wenig Alkohol,
- Bewegung und frische Luft.

Angina pectoris* (enge Brust) bezeichnet das Herzstechen, welches aufgrund mangelnder Sauerstoffversorgung des Herzmuskels zustande kommt. Die u. U. sehr starken Schmerzen können aber auch in die Brust, linke Schulter und linken Oberarm ausstrahlen.

Beim Herzinfarkt sind große Teile des Herzmuskels unterversorgt und es kommt zum Absterben von Teilen des Muskelgewebes.

Koronartherapeutika sollen folgende Eigenschaften besitzen:
- Rasche Kupierung (Abbruch) des Angina-pectoris-Anfalles
- Verhinderung eines Angina-pectoris-Anfalles
- Verhinderung bzw. Verminderung des Herzinfarktrisikos.

Die Therapie der Mangelversorgung des Herzens mit Sauerstoff kann auf folgende Weise erreicht werden:
- Verminderung des Sauerstoffverbrauchs, z. B. durch Senkung der Herzfrequenz
- Erhöhung des Sauerstoffangebots durch Arzneimittel, welche die Koronararterien erweitern
- Verhinderung von Krämpfen (Spasmen) der Koronargefäße, so dass eine ständige Blutversorgung gewährleistet ist.

Die zu diesen Zwecken eingesetzten Arzneistoffklassen sind in der nachfolgenden Übersicht beschrieben.

Nebenwirkungen. Allgemein ist zu den Nebenwirkungen dieser 3 Stoffgruppen zu sagen, dass vor allem zu Beginn der Behandlung aufgrund der gefäßerweiternden Wirkung Kopfschmerz, Schwindel und Wärmegefühl auftreten können. Der Kopfschmerz nach Nitrateinnahme beispielsweise kann über Stunden andauern. Auch unerwünschte bzw. zu starke Blutdrucksenkungen sind möglich.

Nitrate

Die Nitrate werden schon seit langer Zeit zur Verhinderung und Therapie des Angina-pectoris-Anfalles eingesetzt. Sie erweitern durch direkten Angriff an die Gefäßmuskulatur das Lumen* der Gefäße, sodass es zu einer Blutdrucksenkung und damit zu einer Entlastung des Herzens kommt. Dies bedeutet, dass der Herzmuskel weniger Sauerstoff benötigt.

Zur schnellen Beseitigung des Angina-pectoris-Anfalles werden Zerbeißkapseln (z. B. Gylceroltrinitrat, Nitrolingual® Kapseln), Sprays (z. B. Isosorbiddinitrat, Isoket® Spray) oder Lösungen (z. B. Nitrendipin, Baytensin akut®) eingesetzt. Zur Verhinderung (Prophylaxe) des Anfalles werden die Nitrate als Pflaster (z. B. Deponit® Pflaster) oder als Salbe (z. B. Isoket® Salbe) angewendet. Zur Langzeittherapie finden auch Kapseln, wie z. B. Elantan®, Ismo® oder Mono Mack® Anwendung. Bei den Nitratpflastern (z. B. Deponit®) ist es wichtig, das Pflaster am besten nachts zu entfernen, um ein therapiefreies Intervall von ca. 8 Stunden zu erhalten. Dies beugt der Entwicklung einer Nitrattoleranz vor.

β-Sympatholytika (β-Blocker)

Sie dämpfen das Herz in Bezug auf die Schlagfrequenz und die Kontraktionskraft. Dies führt wieder dazu, dass der Herzmuskel weniger Sauerstoff benötigt.

Fertigarzneimittel sind z. B. Tenormin®, Concor® oder Belc zok®.

Kalziumantagonisten

Die Kalziumantagonisten hemmen je nach Dosis den Kalziumeinstrom in das Zellinnere des Herzmuskels bzw. in die arteriellen Blutgefäße. Da Kalziumionen für die Kontraktion wichtig sind, wird zum einen die Kontraktionskraft des Herzens vermindert und zum anderen werden die Arterien erweitert, sodass der Blutdruck sinkt. Beides führt dazu, dass sich der Sauerstoffbedarf des Herzmuskels verringert. Die Kalziumantagonisten werden auch gegen Bluthochdruck und Herzrhythmusstörungen eingesetzt.

Fertigarzneimittel sind u. a. Adalat® (Nifedipin), Isoptin® (Verapamil), Dilzem® (Diltiazem) oder Sensit® (Fendilin).

»Lifestyle-Medikamente«

In letzter Zeit ist ein neues Lifestyle-Medikament namens Viagra weltweit zu einem der begehrtesten Arzneimittel geworden. Viagra® (Sildenafil) ist ein zur Erweiterung der Blutgefäße entwickeltes Präparat. Das Hauptindikationsgebiet sind aber arterielle Durchblutungsstörungen des Schwellkörpers beim Penis des Mannes (erektile Dysfunktion). Sildenafil erweitert die Arterien, die Blutzufuhr wird vermehrt. Die Venen werden dabei nicht verändert, sodass insgesamt gesehen eine Zunahme an Flüssigkeit erfolgt und der Schwellkörper seiner Funktion gerecht werden kann. Wichtig ist dabei zu erkennen, dass Viagra® kein Aphrodisiakum ist, d. h. dass die Libido nicht gesteigert wird.

Viagra® wird eine Stunde vor der geplanten sexuellen Aktion eingenommen und bedarf der zusätzlichen sexuellen Stimulation. Die Tabletten gibt es in den Stärken 25 mg, 50 mg, 75 mg und 100 mg. Die tägliche Maximaldosis liegt bei 100 mg Sildenafil. Eine sehr schwerwiegende, z. T. tödliche Komplikation kann aus der Kombination von Viagra und organischen Nitraten wie z. B. Isosorbidmononitrat, Isosorbiddinitrat, Molsidomin, Glyceroltrinitrat u. a. entstehen. Die Wirkung von Viagra« ist, dass Sildenafil den Abbau des bei sexueller Stimulation frei werdenden blutdrucksenkenden Moleküls NO hemmt. Somit wirkt NO länger, d. h. durch die NO-bedingte Gefäßweitstellung kann mehr Blut in den Schwellkörper einströmen. Die oben genannten organischen Nitrate setzen ihrerseits aus den Arzneistoffen NO frei, sodass die Gefäße im ganzen Kreislaufsystem erweitert werden und dadurch der Blutdruck sinkt. In der Kombination aber muss mit einer übermäßigen Blutdrucksenkung, die zu massiven Herz-Kreislauf-Problemen führen kann, gerechnet werden. Für Patienten, die an erektiler Dysfunktion leiden (z. B. Diabetiker, ältere Männer oder bestimmte Unfallopfer) stellt Viagra® eine Möglichkeit dar, die sexuelle Betätigung des Mannes zu verbessern. Als reine Potenzpille ist sie aufgrund der Nebenwirkungen zu gefährlich, als Aphrodisiakum wegen des geschilderten Wirkprinzips ungeeignet.

Neben Sildenafil gibt es zur Therapie der erektilen Dysfunktion noch Vardenafil (Levitra®) und Tadalafil (Cialis). Die Unterschiede liegen im Einnahmezeitpunk vor dem Geschlechtsverkehr und in der Wirkdauer. Tadalafil hat dabei eine Wirkdauer von bis zu 24 Stunden. Bei Sildenafil und Vardenafil liegt diese bei bis zu 4 Stunden.

6.3 Blutdruck und Blutdruckmessung

Der Blutdruck wird in der Einheit mmHg angegeben und besteht immer aus 2 Zahlen: dem oberen (systolischen) und dem unteren (diastolischen) Wert.

Mit **Systole** bezeichnet man den höchsten Blutdruck, der bei der Kontraktion (Zusammenziehen) der linken Herzkammer in z. B. der A*. brachialis des Oberarms mit einem Blutdruckmessgerät festgestellt werden kann.

Die **Diastole** ist der niedrigste Blutdruck, der beim Entspannen des Herzens nach dem Ende der Kontraktion gemessen werden kann.

In der Krankenpflege werden heute meist vollautomatisch arbeitende Blutdruckmessgeräte eingesetzt. Diese sind in der Regel so einfach zu bedienen, dass sogar die Patienten damit zu Hause den Blutdruck überwachen können. Wichtig ist dabei, dass auf den richtigen Sitz der Druckmanschette geachtet wird. Außerdem sollten sich die Patienten vor einer Messungmindestens 5 min ausruhen können, damit sich der Kreislauf beruhigt und immer unter gleichen Bedingungen gemessen wird. Ist aufgrund einer Fehlmessung eine zweite Messung notwendig, so ist es zweckmäßig, mindestens 2 min vor einer weiteren Messung zu warten. Die Patienten, die selbst zu Hause den Blutdruck überwachen sollen oder wollen, müssen zuvor vom Pflegepersonal in die richtige Handhabung der Geräte eingewiesen werden, um falsche Messergebnisse zu vermeiden.

Wesentlich gefährlicher als die Hypotonie (niedriger Blutdruck) ist der Bluthochdruck (Hypertonie). Von Hypotonie spricht man, wenn der Blutdruck während der Systole unter 100 mmHg absinkt. Hypertonie bezeichnet einen Blutdruck über 165/95 mmHg, wobei die 95 mmHg auf den diastolischen Wert bezogen sind:

- **Normaler Blutdruck:**
  Systole <145 mmHg, Diastole <90 mmHg
- **Grenzwertblutdruck:**
  Systole 145–165 mmHg, Diastole 90–95 mmHg
- **Bluthochdruck:**
  Systole >165 mmHg, Diastole >95 mmHg.

6.4 Auf den Blutdruck wirkende Stoffe

6.4.1 Behandlung des hohen Blutdrucks

Da die Blutdruckregulation sehr komplex ist, können viele Störungen zu einem erhöhten Blutdruck führen. Neben der Arzneimittelgabe ist die Einhaltung folgender Punkte wichtig:

- Normalgewicht anstreben
- Rauchen einschränken
- Kochsalzzufuhr reduzieren
- sportliche Betätigung.

Die »Deutsche Liga zur Bekämpfung des hohen Blutdruckes e. V. »empfiehlt zur Behandlung der Hypertonie ein schrittweises Vorgehen

(▶ Übersicht S. 131). Zuerst sollte versucht werden, ohne Arzneimittel den Bluthochdruck zu regulieren, d. h. ein normales Körpergewicht, der Verzicht auf Nikotin (Zigarette) und auf übermäßig viel Salz können schon einen Erfolg zeigen. Daneben sollen die Patienten zum mäßigen Sport angehalten werden. Auch Entspannungstechniken wie autogenes Training können sehr nützlich sein. Führt dies nicht zum gewünschten Ziel, wird versucht, mit einem einzelnen Medikament den Bluthochdruck zu reduzieren. Dabei bekommen jüngere Hypertoniker (an Bluthochdruck leidende Patienten) meist β-Rezeptorenblocker, ältere dagegen meist Diuretika (harntreibende Mittel). Die nächste Stufe in diesem Schema ist dann eine Dosiserhöhung (Mehreinnahme) des eingesetzten Medikaments. Ist auch dies nicht von Erfolg gekrönt, so wird ein zweites, danach evtl. ein drittes Arzneimittel zusätzlich gegeben. Wichtig ist aber, dass für jeden einzelnen Patienten die für ihn spezifische Therapie und die für ihn geeigneten Medikamente ausgewählt werden. Eine für alle Hypertoniker anzuwendende Behandlungsmethode gibt es nicht. Hier muss der Arzt individuell behandeln.

Therapieschema zur Behandlung des hohen Blutdruckes

- nichtmedikamentöse Therapie
- medikamentöse Therapie:
  1. Stufe: 1 Medikament
  2. Stufe: Dosiserhöhung des ersten Arzneimittels
  3. Stufe: Hinzufügen eines zweiten Medikaments
  4. Stufe: Hinzufügen eines dritten Arzneimittels

Die folgende Übersicht zeigt die Stoffgruppen, die zur Hypertoniebehandlung eingesetzt werden.

Stoffe, die die Gefäßmuskulatur entspannen

Diese Arzneistoffe erweitern v. a. die kleineren Arterien, sodass der periphere Widerstand reduziert wird. Teilweise werden auch die Venen erweitert, sodass der venöse Rückstrom zum Herzen vermindert ist und auch dadurch der Blutdruck abnimmt.

▼

Fertigarzneimittel sind z. B. Nepresol® (Dihydralazin), Depressan® (Dihydralazin) oder Lonolox® (Minoxidil).

- **α-Sympatholytika:** Diese Stoffe hemmen die Kontraktion der Arterien, so dass die Lumenvergrößerung zu einer Blutdrucksenkung führt.

Fertigarzneimittel sind z. B. Minipress® (Prazosin) und Heitrin® (Terazosin).

- **Antisympathotonika:** Sie unterdrücken die sympathischen Impulse, so dass der Sympathikustonus gesenkt wird. Dies hat zur Folge, dass auch der Blutdruck sinkt.

Zentral angreifend: z. B. Catapresan® (Clonidin)
und Presinol® (Methyldopa);
Zentral und peripher angreifend: Reserpin (z. B. in Briserin®).

- **β-Blocker:** Diese Gruppe von Arzneimitteln, welche die Herzfrequenz und die Kontraktionskraft des Herzmuskels senken, führt zu einem verminderten Blutausstoß, was mit einem verringerten Blutdruck Hand in Hand geht.

Präparatebeispiele: Beloc® (Metoprolol) , Dociton® (Propanolol), Visken® (Pindolol).

- **Diuretika:** Die Diuretika verursachen eine vermehrte Urinproduktion, d. h. es wird mehr Wasser ausgeschieden, was ein reduziertes Blutvolumen zur Folge hat. Dies wiederum bedeutet einen niedrigeren Blutdruck.

Fertigarzneimittel sind z. B. Lasix® (Furosemid), Arelix® (Piretanid), Torem® (Torasemid).

- **Kalziumantagonisten:** Wie bereits bei der Therapie der koronaren Herzkrankheit angesprochen (Abschn. 6.2.3), vermindern die Kalziumantagonisten die Kontraktion der Arterien, was den Blutdruck wieder senken lässt.

Fertigarzneimittel sind z. B. Adalat®, Dilzem® und Isoptin®.

- **ACE-Hemmer:** Die Hemmstoffe des Angiotensin-Converting-Enzyms sind die jüngste hier erwähnte Stoffgruppe. Sie wurden aus dem Gift von brasilianischen Schlangen entwickelt. Diese Stoffe verhindern die Bildung von körpereigenen Eiweißstoffen (Proteinen*) [= Angiotensin II], die sehr stark zur Verengung der Blutgefäße führen. Wird nun die Bildung dieser körpereigenen Produkte verhindert, so bedeutet dies, dass

▼

sich die Blutgefäße weniger kontrahieren, also der Blutdruck gesenkt wird.

Fertigarzneimittel sind u. a. Delix® (Ramipril), Lopirin® (Captopril), Xanef® (Enalapril), Acerbon® (Lisinopril), Accupro® (Quinapril), Fosinorm® (Fosinopril) und Udrik® (Trandolapril).

- **AT-1 Antagonisten:** Eine Weiterentwicklung der ACE-Hemmstoffe stellen die AT-1 Antagonisten dar. ACE-Hemmstoffe verhindern die Bildung der blutdrucksteigernden Substanz Angiotensin II. Angiotensin II bindet nun an spezielle Angiotensin II Rezeptoren. Die Folge davon ist eine massive Blutdrucksteigerung. Die AT-1 Antagonisten dagegen blockieren direkt die Bindungsstelle von Angiotensin II, die AT-1-Rezeptoren. Der Vorteil gegenüber ACE-Hemmstoffen liegt in der direkten Wirkung und den dadurch bedingten geringeren Nebenwirkungen (z. B. der typische durch ACE-Hemmstoffe ausgelöste trockene Husten). Präparatebeispiele für die neuen Substanzen sind z. B. Teveten® (Eprosartan), Blopress® (Candesartan), Diovan® (Valsartan) oder Lorzaar® (Lorsartan)

! Patienten, die Antihypertonika bekommen, müssen darauf aufmerksam gemacht werden, dass es durch eine evtl. auftretende zu starke Blutdruckabsenkung zu Ohnmacht und Schwindel kommen kann.

Dies gilt in besonderem Maße bei der ersten Einnahme der ACE-Hemmer und ist v. a. für Autofahrer und Personen, die Maschinen bedienen müssen, bedeutsam.

6.4.2 Behandlung des niedrigen Blutdrucks

Im Allgemeinen gilt der Spruch: »Mit einem niedrigen Blutdruck kann man 100 Jahre alt werden«.

Meist sind die betroffenen Personen leicht ermüdbar und wenig aktiv. Besonders junge Mädchen sind davon betroffen. Gefährlich wird der niedrige Blutdruck erst, wenn die Blutversorgung wichtiger Organe nicht mehr voll gewährleistet ist. Eine Mangelversorgung des Gehirns äußert sich v. a. in Schwindel und Sehstörungen.

Neben der medikamentösen Therapie bringt sportliche Betätigung gute Verbesserungen für die Patienten.

Medikamentös kann man mit Sympathomimetika die Kontraktilität des Herzens erhöhen (z. B. Suprarenin®) oder direkt die Blutgefäße verengen (z. B. Effortil®, Novadral® oder Gutron® (Midodrin) (▶ Abschn. 4.7.2). Die Erhöhung des Venentonus kann v. a. mit Mutterkornalkaloiden bewirkt werden. Ein Fertigarzneimittel hierfür ist z. B. Dihydergot® (Mutterkornalkaloide).

6.4.3 Behandlung von Venenerkrankungen

Besenreiser und Krampfadern (Varizen) sind Folgen einer Bindegewebsschwäche. Als weitere Ursache kommen Ödeme und ein venöser Blutrückstau, der durch eine Rechtsherzinsuffizienz bedingt ist, in Betracht. Neben der Arzneimitteltherapie sind v. a. Schwimmen und Radfahren zur Straffung des Bindegewebes und zur Steigerung der Herzkraft geeignet.

Werden die Venen aufgrund von Blutrückstau oder Bindegewebsschwäche erweitert, so können die Venenklappen nicht mehr richtig schließen. Dadurch können sich Ödeme, Entzündungen und Geschwüre bilden. Gefährlich wird es, wenn in den Venen ein Blutgerinnsel entsteht und fortgespült wird. Dies kann zum Verschluss der Lungengefäße führen, und damit den Tod durch Lungenembolie zur Folge haben.

Medikamente

Rosskastanienextrakte. Mit Hilfe von Rosskastanienextrakten versucht man, die Venen besser abzudichten, sodass weniger Ödeme entstehen können (vgl. z. B. Essaven® Gel, Venostasin® Kapseln). Eine ähnliche Wirkung weisen Kortisonpräparate auf, die wegen ihrer Nebenwirkungen aber weniger gern eingesetzt werden.

Mutterkornalkaloide. Aus dem Mutterkorn, Secale cornutum, welches v. a. im Mittelalter sehr häufig Roggenähren befallen hat (Pilzbefall), können venentonisierende Stoffe, die Mutterkornalkaloide, extrahiert werden. Dabei wird der venöse Rückstrom zum Herzen beschleunigt und die Thrombosegefahr verringert. Ein Problem stellt aber die arterielle Durchblutungsstörung der Extremitäten bei allzu großzügiger Dosierung dar (St. Andreasfeuer = Ergotismus). Das St. Andreasfeuer war im

Mittelalter eine gefürchtete Erscheinung bei Menschen, die Roggenbrot gegessen haben, das mit Secale cornutum befallen war. Die Verengung der kleinen arteriellen Gefäße in den Finger- und Zehenspitzen wurde stark eingeschränkt, sodass die Menschen das Gefühl hatten, die Extremitäten würden brennen.

Dihydergotamin (z. B. DETMS® oder Agit depot®), das aus dem Mutterkorn gewonnen wird, erhöht den Tonus der Venen, sodass das Blut schneller abfließen kann. Daneben wird z. B. Dexium® zur weiteren Abdichtung der Venen verwendet.

Weinlaubextrakte. Aus den roten Weinblättern werden Extrakte gewonnen, die bei innerlicher Einnahme oder auch äußerlicher Auftragung auf die Beine eine venenabdichtende und venentonisierende Wirkung zeigen. Ein Beispiel ist Antistax®.

Buchweizenextrakte. Auch dem Buchweizen bzw. seinen Inhaltsstoffen, den Fagorutinen, werden positive Einflüsse auf die Venen zugeschrieben. Am besten scheint hier ein täglich getrunkener Teeaufguss zu wirken. Wichtig ist dabei die Regelmäßigkeit der Einnahme und die Erkenntnis, dass Buchweizen auch keine Wunder bewirken kann. Buchweizentee gibt es in der Apotheke.

Zu Beginn der Venentherapie kann auch eine Gabe von Diuretika angebracht sein. Dies ist v. a. dann von Vorteil, wenn sich bereits Beinödeme gebildet haben. Die Diuretika müssen schonend eingesetzt werden (keine Schleifendiuretika wie Furosemid oder Torasemid) und sind nicht zur Dauertherapie geeignet (Flüssigkeitsverlust und Erhöhung der Blutviskosität und damit Steigerung der Thrombosegefahr).

Kompressionstherapie

Neben der medikamentösen Therapie steht dem Pflegepersonal die Anwendung von Kompressionsverbänden oder Kompressionsstrumpfhosen bzw. -strümpfen zur Verfügung. Unser Herz muss in Bezug auf den Blutstrom Riesenkräfte aufbringen. In der Systole pumpt die linke Herzkammer das sauerstoffreiche Blut entgegen dem peripheren Widerstand über die Aorta in den Kreislauf hinaus. Das rechte Herz muss dann das venöse, sauerstoffarme und mit Schlacken angereicherte Blut z. B. aus den Beinvenen (Sammlung in der V. saphena magna) entgegen der Schwerkraft aufwärts bis zum Herzen saugen. In den Venen, die sehr dehnbar sind, kann sich bis zu 85 %

der gesamten Körperblutmenge befinden [z. B. erweitern sich die Venen im Schock so weit, dass enorme Blutmengen darin aufgenommen werden und kein ausreichender Blutstrom mehr möglich ist (»venous pooling«)]. Die Herztätigkeit wird normalerweise von der »Fußsohlenpumpe«, der Muskel-Venen-Pumpe und den Venenklappen unterstützt. Erst das harmonische Zusammenspiel aller Mechanismen ermöglicht den ausgewogenen venösen Rückstrom zum Herzen.

Die Fußsohlenpumpe bewirkt bei jedem Schritt, d. h. bei jedem Aufsetzen des Fußes auf den Boden, durch den dabei entstehenden Druck auf die Fußsohlen, einen kleinen Aufwärtstransport des Blutes.

Die Muskel-Venen-Pumpe wird durch die Tätigkeit der Wadenmuskulatur aktiviert. Beim Gehen verkürzt und verdickt sich der Wadenmuskel einerseits und entspannt sich dann im rhythmischen Wechsel wieder. Verkürzt sich der Muskel, drückt dieser auf die Venen, d. h. er drückt sie eigentlich aus und transportiert das Blut damit weiter herzwärts. Entspannt sich der Muskel, so fließt wieder Blut nach, d. h. der Venenabschnitt füllt sich erneut. Bei der nächsten Kontraktion wird dieses Blut wieder in Herzrichtung »gedrückt«.

Das Problem bei diesem Mechanismus ist, dass das Blut während der Muskelentspannung wieder fußwärts fließen würde. Um dies zu vermeiden, besitzen die Venen Klappen, die das Blut wie Schleusen nur in eine Richtung fließen lassen. Die Venenklappen helfen, dass das Blut von den oberflächlichen Venen zu den tiefer liegenden und vom Fuß herzwärts transportiert werden kann. Bei gesunden Menschen ist dies kein Problem. Allerdings führen vor allem Elastizitätsverluste der Venen, hormonelle Veränderungen (Schwangerschaft, Einnahme der Antibabypille) oder Blutgerinnungsstörungen zu Abflussstörungen. Die Venenklappen schließen nicht mehr, sodass das Blut auch wieder fußwärts fließen kann. Die Folgen sind Stauungen v. a. im Knöchelbereich, Bildung von oberflächlichen Varizen (sichtbar als blaue Krampfäderchen) und Entzündungen. Die oberflächlichen Krampfadern kann man operativ entfernen. Sind durch die Abflussstörungen auch die tiefer liegenden Venen betroffen, so führt das sauerstoffarme und schlackenreiche Blut zu hartnäckigen Entzündungen bis hin zum Unterschenkelgeschwür (Ulcus cruris), das nur äußerst schlecht abheilt. Gebildete Thromben können herzwärts gespült werden und dadurch Gefäßverschlüsse (Embolien) herbeiführen.

Die tiefen Venenthrombosen können medikamentös kaum behandelt werden. Ebensowenig sind hormonelle Veränderungen und Stoffwechselprobleme in kurzer Zeit zu therapieren. Für alle diese Fälle bietet sich die Kompressionsbehandlung des betroffenen Beines an. Ein von außen angelegter Kompressionsverband oder eine individuell angepasste Kompressionsstrumpfhose üben einen genau festgelegten Druck auf das Bein aus, sodass sich das Blut in den Venen nicht mehr stauen kann.

Der Kompressionsverband steht einmal als kräftige Kurzzugbinde (z. B. Idealhaft®) zur Verfügung. Es wird ein starker Druck v. a. auf die tiefer liegenden Venen ausgeübt. Sie setzen der Muskelverdickung beim Laufen einen entsprechenden Gegendruck entgegen und führen somit zu einer rhythmischen Druckverteilung. Kurzzugbinden sind exakt anzulegen und können bis zum Abheilen eingesetzt werden.

Die Langzugbinden (z. B. Lastodur®) besitzen höchste Dehnbarkeit, passen sich sehr gut der anatomischen Form des Beines an und üben einenmäßigen Dauerdruck v. a. auf die oberflächlichen Venen aus. Wegen des Dauerdrucks und um eine Abschnürung der Oberflächenvenen zu vermeiden, dürfen die Langzugbinden nicht über Nacht getragen werden. Langzugbinden sind besonders zur Nachbehandlung angezeigt.

Wichtig ist es, den Verband morgens gleich nach dem Aufstehen anzulegen, damit das Bein erst gar nicht anschwellen kann. Dabei wird der kräftigste Druck im Fesselbereich angewandt und herzwärts immer lockerer gewickelt, sodass das Blut vom Knöchel Richtung Herz fließen kann.

Ein(e) Kompressionsstrumpf/-hose hat den Vorteil, dass er/sie individuell angepasst wird (Abmessen in der Apotheke oder im Fachgeschäft) und dann nur noch täglich angezogen werden muss. Dabei ist es sehr wichtig, dass das Bein im entstauten Zustand früh morgens exakt abgemessen wird, da die Strumpfhose oder die Strümpfe anhand der gemessenen Daten angefertigt werden. Auch hier ist im Fesselbereich der größte Druck zu finden, der dann herzwärts entsprechend nachlässt (z. B. Varilind® oder Compressana®).

Fragen und Aufgaben zu Kap. 6

?

1. Welche Arzneimittel werden vorwiegend zur Steigerung der Kontraktionskraft gegeben?
   Was ist zu ihrer therapeutischen Breite zu sagen und was ist die Konsequenz daraus (bzgl. Dosierung)?
2. In welche Gruppen unterteilt man die Mittel gegen Tachykardie?
   Nennen Sie je mindestens 1, zur 1. Gruppe 2 Präparate!

3. Was sollen Koronartherapeutika bewirken?
   Welche Arzneistoffgruppen werden hauptsächlich angewendet (mit je 2 Beispielen)?
4. Wie und wo wird Nitrolingual®Spray appliziert?
   Was ist seine Indikation?
5. Nennen Sie mindestens 5 Arzneistoffgruppen, die der Behandlung der Hypertonie dienen!
   Nennen Sie Präparatebeispiele dazu!
6. Was kann der Patient selbst tun, um die Therapie des hohen Blutdrucks und der Angina pectoris zu unterstützen?
7. Nennen Sie mindestens 2 Präparate zur Behandlung der Hypotonie!
8. Welche Möglichkeiten zur Behandlung von Venenerkrankungen gibt es?

7

Auf Atemwege und Lunge (Respirationstrakt) wirkende Stoffe

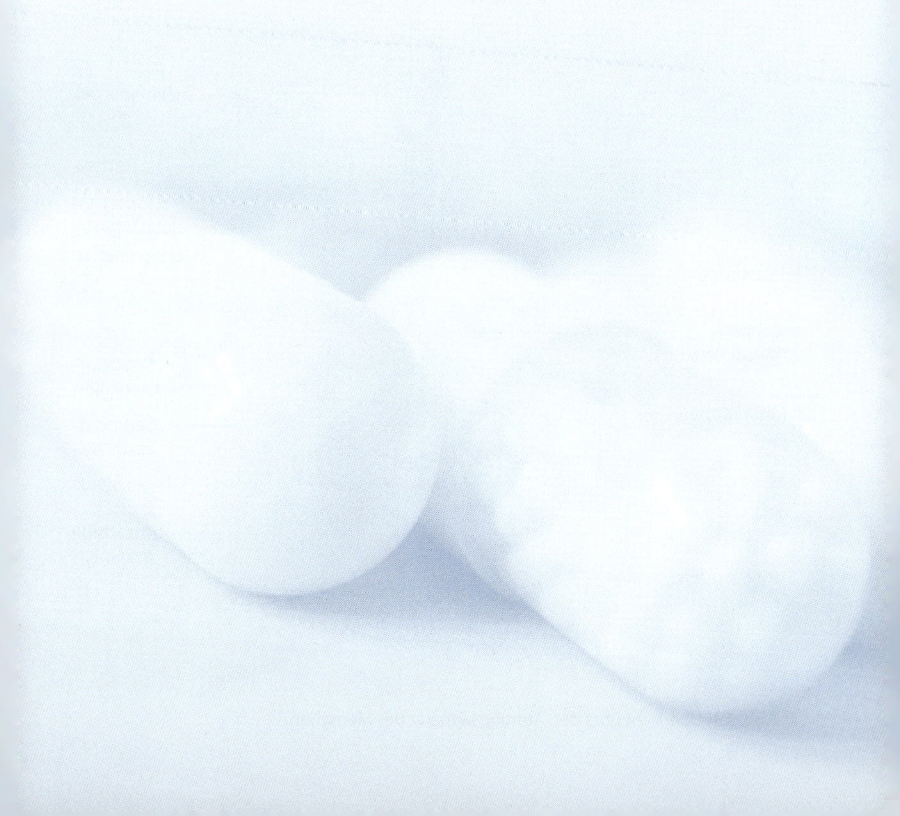

7.1 Die Atemwege

Erkrankungen der Atemwege wie Asthma bronchiale und COPD werden in den Industrieländern immer häufiger.

Zum Respirationstrakt gehören Nase, Luftröhre (Trachea) und Lunge (◻ Abb. 7.1).

Asthma bronchiale, Husten und übermäßige Schleimsekretion beeinflussen den Respirationstrakt negativ. Über die Nase (evtl. den Mund) und die Luftröhre wird Sauerstoff in die Lunge transportiert. In den kleinen Lungenbläschen (Alveolen) wird der Sauerstoff von den Kapillaren aufgenommen, im Austausch wird Kohlendioxid abgegeben und ausgeatmet.

Die Nase befeuchtet und erwärmt die eingeatmete Luft. Die feinen Haare in der Nase filtrieren zudem noch Staubteilchen ab, so dass eine saubere und warme Luft die Lungenflügel erreichen kann.

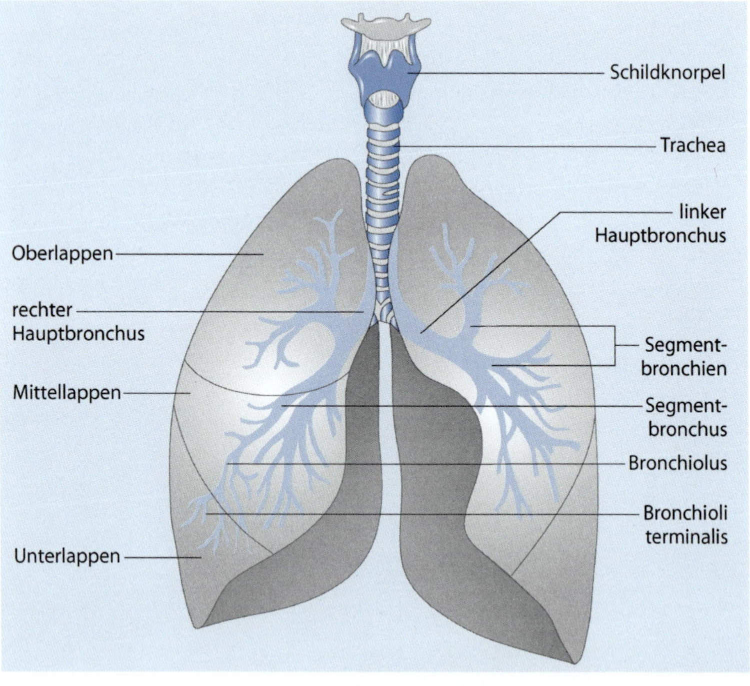

◻ **Abb. 7.1.** Übersicht über den Atmungsapparat des Menschen.

7.2 Medikamentöse Therapie von Atemwegserkrankungen

7.2.1 Hustenmittel

Stoffe, die den Hustenreiz dämpfen (Antitussiva)

Der normale Hustenreiz dient zum Abhusten von Schleim und ist wichtig, wenn man z. B. Speisen oder Flüssigkeiten beim »Verschlucken« in die Luftröhre gebracht hat.

Der Hustenreflex ist also ein Schutzmechanismus, der die Lunge vor Schaden bewahren soll. Dadurch wird auch verständlich, dass die Unterdrückung dieses Reflexes nur in wenigen Ausnahmefällen sinnvoll ist. Der trockene Reizhusten stellt eine solche Indikation* dar. Faktoren, die einen Hustenreiz auslösen können, stimulieren die Hustenrezeptoren in den Atemwegen, die dann über Nervenbahnen die Impulse zum Hustenzentrum in der Medulla oblongata leiten. Hier, d. h. im Gehirn, wird der Hustenvorgang ausgelöst.

Substanzen, die den Hustenreiz stillen und sich von Morphin ableiten, hemmen die Hustenauslösung im Gehirn. Hierzu gehört Kodein (z. B. Codicaps®), bei welchem die analgetische und suchterzeugende Wirkung im Vergleich zu Morphin vermindert und die antitussive Wirkung erhöht ist. Auch andere Stoffe, wie Pentoxyverin (z. B. Sedotussin®), Clobutinol (z. B. Silomat®) und Noscapin (z. B. Capval®) hemmen den Hustenreiz, wobei die hemmende Wirkung weniger auf das Hustenzentrum im Gehirn, sondern mehr auf die peripheren Hustenrezeptoren ausgedehnt ist (◘ Tab. 7.1).

◘ **Tab. 7.1.** Antitussiva

Codein	Codicaps®
Pentoxyverin	Sedotussin®
Noscapin	Capval®
Clobutinol	Silomat®
Dihydrocodein	Paracodin®

Gegen den verschleimten Husten dürfen Antitussiva nicht eingesetzt werden, da sie das wichtige Abhusten des Schleimes verhindern. In diesem Fall müssen Expektoranzien* verwendet werden.

Auswurffördernde Mittel (Expektoranzien)

Expektoranzien fördern den Schleimauswurf, so dass die Lunge von zähem Sekret befreit wird und wieder ausreichend Sauerstoff in die Lungenbläschen gelangt. Man unterscheidet:
- Sekretolytika und
- Mukolytika.

Sekretolytika. Diese Stoffe verflüssigen den Schleim durch direkten Angriff auf die schleimproduzierenden Zellen oder steigern die Sekretion reflektorisch über die Magennerven. Hierzu zählen u. a. Primelwurzel, Ammoniumchlorid, Eukalyptusöl, Pfefferminzöl, Thymianöl und Guajacol.

Vorsicht ist jedoch bei der Verabreichung ätherischer Öle (Kampfer, Menthol) an Säuglinge und Kleinkinder geboten. Diese

Stoffe führen oft zu einer Schwellung des Kehlkopfes (Glottisödem), was zur Folge hat, dass das Kind keine Luft mehr bekommt und ersticken muss.

Mukolytika. Diese setzen die Zähflüssigkeit des bestehenden Schleimes herab (z. B. indem sie das Sekret chemisch verändern) und ermöglichen somit sein Abhusten. Hierzu gehören Ambroxol (z. B. Mucosolvan®), Bromhexin (z. B. Bisolvon®), Acetylcystein (z. B. Fluimucil®), Carbostesin (z. B. Mucopront®) und Guaifenesin (z. B. Wick Formel 44® Hustenlöser).

7.2.2 Asthma bronchiale und seine Behandlung

Unter Asthma bronchiale versteht man eine anfallsweise auftretende Verengung der Atemwege, sodass der Patient in extreme Atemnot gerät, oft verbunden mit Todesangst.

Neben der Verengung der Atemwege liegt häufig ein schlecht transportierbarer, zäher Schleim vor. Daneben treten oft Ödeme in der Bronchialwand auf. Ursache der Verkrampfung der Bronchialmuskulatur sind häufig Allergien.

Blütenpollen und Hausstaub sowie Tierhaare sind am häufigsten die auslösenden Momente. Blütenpollen kann man v. a. auf hoher See und im Hochgebirge aus dem Weg gehen. Doch die wenigsten Patienten haben Geld und Zeit für solche Reisen, die zudem auch noch über die ganze Blütenperiode der entsprechenden Pflanzen ausgedehnt werden müssen.

Eine Möglichkeit, die Allergie zu bekämpfen, besteht darin, schon im Winter den Körper langsam an die Pollen zu gewöhnen. Diese Methode wird als **Hypo- oder Desensibilisierung** bezeichnet.

Die eigentliche medikamentöse Therapie kann an folgenden Stellen einsetzen:

- Hemmung der Stoffe, die durch Allergene* im Organismus freigesetzt werden und die Atemwegsverengung auslösen,
- Gabe von Stoffen, die die Bronchialmuskulatur erschlaffen,
- Verbesserung des Schleimauswurfs,
- Gabe von entzündungshemmenden Stoffen.

Stoffe, die die Freisetzung körpereigener, atemwegsverengender Substanzen hemmen

Diese Medikamente können zur Verhütung des Asthmas, nicht aber im akuten Anfall gegeben werden. Ihre Wirkung tritt erst nach mehrtägiger Einnahme auf, so dass sie für den Akutfall nicht zu verwenden sind (Tab. 7.2).

β_2-Sympathomimetika

Medikamente, die die Bronchialmuskulatur erschlaffen lassen, sind die β_2-Rezeptoragonisten (β_2-Sympathomimetika, ▶ Abschn. 4.7.2). Diese Stoffe erregen über die Aktivierung der β_2-Rezeptoren im Respirationstrakt das sympathische Nervensystem, was u. a. zur Folge hat, dass sich die Bronchialmuskulatur entspannt (Präparatebeispiele: Sultanol®, Zeisin®, Bricanyl®). Als Aerosol in Form eines Sprays, als Turbohaler oder als Diskus bzw. Ae-

Tab. 7.2. Mastzellenstabilisatoren

Cromoglycinsäure	Intal®
Ketotifen	Zaditen®
Nedocromil	Tilade®

Tab. 7.3. β_2-Sympathomimetika

Sultanol	Broncho Spray®
Terbutalin	Bricanyl®
Reproterol	Bronchospasmin®
Bambuterol	Bambec®
Salmeterol	Servent®
Formoterol	Foradil®

rolize appliziert, können diese Arzneimittel auch im akuten Anfall gegeben werden.

Weniger zur Therapie des akuten Anfalls als zur Langzeitbehandlung werden neuere spezifisch wirkende β_2-Sympothimimetika eingesetzt. Diese Substanzen wirken bis zu 24 Stunden. Hierzu zählen Bambuterol (Bambec®), Salmeterol (Serevent®) oder Formoterol (Oxis®, Foradil®; Tab. 7.3).

Xanthin-Derivate

Auch die Xanthinderivate weisen eine ähnliche Wirkung auf. Der bekannteste Xanthinabkömmling ist das Koffein, welches v. a. im Kaffee enthalten ist. Es hat allerdings praktisch keine Wirkung auf die Bronchialmuskulatur. Die chemisch sehr ähnliche Substanz Theophyllin dagegen wird zur Verhütung des Asthmaanfalls in Form von Tabletten oder Ampullen eingesetzt (z. B. Euphyllin® oder Afonilum®).

Theophyllin scheint zwei Wirkweisen zu haben. Es interferiert in körpereigene Stoffwechselprozesse, sodass der Gehalt an cAMP in den Zellen erhöht wird. Hohe cAMP-Spiegel werden mit eine Bronchodilatation in Verbindung gebracht. Darüber hinaus wird dem Theophyllin noch eine direkte entzündungshemmende Eigenschaft zugesagt.

Expektoranzien

Expektoranzien verflüssigen den Schleim und erleichtern das Abhusten. Speziell die ätherischen Öle werden aber nicht von allen Asthmatikern vertragen, sodass bei manchen Patienten durch die reizenden Eigenschaften dieser Stoffe ein Anfall ausgelöst werden kann.

Tab. 7.4. Parasympatholytika

Ipratropium	Atrovent®
Oxitropium	Ventilat®
Tiotropium	Spiriva®

Parasympatholytika

Die Lungenmuskulatur wird durch das vegetative Nervensystem beeinflusst. Es sind einmal die β_2-Rezeptoren, die bei Aktivierung z. B. durch Adrenalin zur Erweiterung der Lungenbläschen führen. Das parasympatische Nervensystem dagegen macht das Gegenteil. Der Einsatz von Hemmstoffen des parasympathischen Nervensystems, den Muskarinrezeptorblockern oder Parasympatholytika ist es nun möglich einen ähnlichen Effekt zu erzielen wie bei der Gabe von β_2-Rezeptoragonisten.

Hemmstoffe der Muskarinrezeptoren sind z. B. Atropin, welches aber wegen der Unzahl an Nebenwirkungen nicht mehr so häufig eingesetzt wird. Neuere Substanzen sind z. B. Oxitropiumbromid (Ventilat®) oder Iprapropiumbromid (Atrovent®). Eine neue Substanz mit einer 24 Stunden Wirkdauer ist Tiotropiumbromid (Spiriva®; Tab. 7.4).

Glukokortikoide

Die Gabe von Glukokortikoiden wie Cortison hat den Vorteil, dass evtl. in der Lunge ablaufende Entzündungen gestoppt werden, so dass auch die Verkrampfung der Bronchialmuskulatur vermindert wird. Zudem hemmen sie die Schleimsekretion und erleichtern das Abhusten des Schleims. In der Langzeittherapie werden die Kortikoide als Spray angewendet (z. B. Pulmicort®, Sanasthmyl® oder Inhacort® Spray). Bei der Inhalation des Aerosols ist wichtig, dass der Auslöseknopf des Sprays nicht entgegen der Atemluft betätigt wird. Am besten ist es, wenn man im Moment des Einatmens den Knopf drückt, langsam und tief einatmet und etwa 10 Sekunden die Luft anhält. Danach wird langsam ausgeatmet. Die Nebenwirkungen der Kortikoide (z. B. Schwächung des Immunsystems, Ödembildung) werden durch die vorwiegend lokale Wirkung des Sprays verringert. Eine häufig gesehene Nebenwirkung der Kortisonsprays, ist der Befall der Mund- und Rachenschleimhaut mit Pilzen (z. B. Candida albicans). Verursacht wird dies

Tab. 7.5. Kortikoide

Beclomethason	Junik®
Mometason	Asmanex®
Budesonid	Pulmicort®
Ciclesonid	Alvesco®
Fluticason	Flutidel®

durch lokale Kortisonablagerungen im Mund-Rachenraum. Eine einfache Hilfe ist die Mundspülung mit Wasser nach der Kortisoninhalation.

Die Forschung entdeckte in den letzen Jahren moderne inhalative Kortikoide mit verlängerter Wirkdauer und verbessertem Nebenwirkungsprofil.

Hierzu zählen Fluticason (Flutide®) oder Budesonid (Pulmicort®). Eine ganz neue Entwicklung mit 24 Stunden Wirkdauer und Aktivierung erst in der Lunge ist Ciclesonid (Alvesco®; Tab. 7.5).

Kombinationspräparate

Die Vielzahl der Asthmatherapeutika, die der Patient täglich einnehmen muss, können sowohl die Compliance vermindern, d. h. dazu führen, dass der Patient die Therapie ablehnt. Zum anderen ist der Patient auch oftmals überfordert die richtigen Medikamente zur richtigen Zeit zu nehmen. Er muss inhalative Kortikoide, Parasympatholytika und β_2-Sympathikomimentika einnehmen. Daneben hat er noch kurzwirksame Sympathomimetika als Anfallstherapeutika ständig mit sich zu führen. Eine kleine Hilfe sind die Kombinationspräparate, die dafür sorgen, dass mit einer Applikation gleich mehrere Arzneistoffe aufgenommen werden. Natürlich müssen die einzelnen Pharmaka von der Wirkung her sich ergänzen und von der Wirkdauer her sich entsprechen. Folgender Überblick zeigt einige der häufig eingesetzten Kombinationspräparate.

- Fluticason und Salmeterol (Viani®)
- Budesonid und Formoterol (Symbicort®)
- Ipatropium und Fenoterol (Berodual®)
- Reproterol und Cromoglycinsäure (Aarane®).

Hemmstoffe der Leukotriene

Die Leukotriene sind Nebenprodukte aus dem Arachidonsäure-Stoffwechsel. Diese körpereigenen Stoffe stellen mit die stärksten Bronchokonstrikoren dar. Bedeutsam sind diese Leukotriene beim Allergie-Asthma und beim Analgetika-Asthma (vgl. Nebenwirkungsspektrum von Acetylsalicylsäure). Die Entwicklung von Leukotrien-Rezeptorantagonisten stellt einen weiteren Therapiefortschritt bei Asthma bronchiale dar.

Ein Fertigarzneimittel ist Montelukast (Singulair®).

Antikörper gegen Ig E Antiköper

Die Allergene, die zur Asthmaerkrankung führen, zeigen immer die gleiche Reaktionsfolge im Körper.

Allergene, seien dies nun Gräserpollen oder Hausstaub, führen zu einem Anstieg der IG E Antikörper, die wiederum zur Freisetzung von Stoffen aus den Mastzellen führen, die z. B. allergisches Bronchialasthma auslösen. Ein solcher aus den Mastzellen freigesetzter Mediator ist z. B. Histamin.

Omalizumab (Xolair®) ist ein künstlicher Antikörper, der an die Ig E Antikörper bindet und somit verhindert, dass Ig E die Allergiekaskade auslösen kann. Allerdings ist Omalizumab nicht zur Monotherapie zugelassen. Es darf nur in Kombination mit der »normalen« Asthamtherapie verwendet werden.

7.2.3 Chronisch obstruktive Lungenerkrankung (COPD)

Die chronisch obstruktive Lungenerkrankung (COPD) ist in den modernen Industrieländern immer mehr im Vormarsch. Man schätzt, dass allein in Deutschland bis zu 5 Millionen Menschen an COPD erkrankt sind. In den USA ist COPD die vierthäufigste Todesursache. Man kann davon ausgehen, dass jeder 2. Raucher irgendwann an COPD leiden wird.

Die Ursachen für die Krankheit liegen zum einen im Rauchen. Aber auch Umweltvermutzung, Feinstaub, berufliche Belastung, Infektionen der Atemwege und Vererbung spielen für die Verbreitung der COPD eine wichtige Rolle.

Die COPD äußerst sich in Atembeschwerden, chronischem Husten mit und ohne Auswurf sowie Verengung der Atemwege, die auch mit Bronchodilatoren und Kortisonpräparaten nicht vollständig aufgehoben werden kann. Im Gegensatz zum Asthma bronchiale liegt beim COPD eigentlich keine allergische Komponente vor. Die funktionelle Beeinträchtigung der Atemwege ist dabei dauerhaft vorhanden.

Die Therapie der COPD lehnt sich an die Möglichkeiten der Asthmatherapie an. An erster Stelle stehen dabei die Parasympatholytika Ipratropium, Oxitropium und v. a. das langwirksame Tiotropium (Spiriva®). An zweiter Stelle folgen die langwirksamen β_2-Sympathomimetika Formerterol und Salmeterol. Als Zusatzmedikamente stehen Theophylllin in retardierter und nicht retardierter Form zur Verfügung (Euphylong® und Solosin®).

Unterstützend werden auch die inhalative Kortikoide verordnet.

Die wichtigsten Prophylaxemaßnahmen sind die Vermeidung von Rauchen und Staubbelastung sowie die Prävention von Atemwegsinfektionen, z. B. mit Hilfe von Influenzaimpfungen.

Fragen und Aufgaben zu Kap. 7

?

1. Welche Medikamente gibt man bei trockenem, unproduktivem Husten und welche bei verschleimtem Husten?
2. Nennen Sie 2 Antitussiva!
3. Wo wirken Antitussiva, und was ist daher eine häufige Nebenwirkung?
4. Was ist der Unterschied zwischen Sekretolytika und Mukolytika?
5. Nennen Sie zu jeder Gruppe einige Präparate!
6. Warum dürfen mentholhaltige Mittel bei Säuglingen nicht angewendet werden?
7. Welche Möglichkeiten zur Therapie des Asthma bronchiale gibt es?
8. Werden die Kortikoidsprays beim Asthma eher als Langzeit- oder als Akutmittel verabreicht?
9. Auf Atemwege und Lunge (Respirationstrakt) wirkende Stoffe.

Auf Niere und Harnwege wirkende Stoffe

8.1 Allgemeines

Die paarig angelegten Nieren erfüllen im Körper vielfältige Aufgaben. Hierzu gehört die Ausscheidung von harnpflichtigen Stoffwechselprodukten wie z. B. Harnstoff, Elektrolyte (Salze), metabolisierte, wasserlösliche Arzneistoffe und viele wasserlösliche Stoffwechsel-Abbauprodukte.

Vermittelt durch die Regulation der Wasserausscheidung wird auch der körpereigene Wasserhaushalt mit Hilfe der Nieren reguliert. Je weniger getrunken wird, desto geringer ist die ausgeschiedene Urinmenge.

Die Nieren stellen auch ein Rückhaltebecken für lebenswichtige, wasserlösliche Nährstoffe dar. Glukose wird von den Nieren zurückgehalten und wieder dem Stoffwechsel zugeführt. Erst bei Blutzuckerkonzentrationen über 180 mg/dl »bricht« die Nierenschwelle und Glukose ist auch im Urin zu finden. Diabetes mellitus heißt übersetzt »süßer Harn«).

Die Nieren nehmen aber auch an der Hormonproduktion teil. Renin, ein in der Niere gebildetes »Hormon«, ist über das Renin-Aldosteron-Angiotensin-System sehr stark an der Blutdruckregulation beteiligt.

Erythropoetin, ein Hormon, welches das rote Knochenmark zur Bildung von Erythrozyten anregt, wird ebenfalls in der Niere gebildet.

Auch am Kalzium- und Phosphatstoffwechsel sind die Nieren maßgeblich beteiligt. Das aufgenommene Vitamin D wird in der Leber zu 25-Hydroxy-colecalciferol umgewandelt und in der Niere erst zum vollständigen Vitamin D-Hormon (1,25 Dihydroxy-colecalciferol) transformiert.

In diesem Kapitel soll aber vornehmlich die Niere als Elektrolyt- und Wasserausscheidungsorgan betrachtet werden.

8.2 Stoffe, die die Harnbildung fördern (Diuretika)

Diuretika sind Arzneimittel, die zu vermehrter Harnausscheidung führen. Dies ist v. a. bei Bluthochdruck und Ödemen sehr nützlich. Jedoch darf man nicht vergessen, dass durch die erhöhte Harnproduktion auch wichtige Salze (Kalium) und Wasser verloren gehen. Weniger Flüssigkeit im Gefäßsystem kann zur Eindickung des Blutes führen. Somit sind Durchblutungsstörungen nie ganz auszuschließen. Der Kaliumverlust wirkt sich negativ auf die Kontraktionskraft des Darm- und Herzmuskels aus.

Neben den »künstlichen« Arzneimitteln führen Pflanzen wie z. B. Spargel, Hopfen, Wacholderbeeren und Brennnessel zu vermehrter Harnausscheidung. Der Einsatz von Diuretika zu gewichtreduzierenden Zwecken ist grundsätzlich abzulehnen, denn es wird nur vermehrt Wasser ausgeschieden. Dies führt zwar kurzfristig zu Gewichtsverlusten, das Körperfett wird aber dabei nicht weniger.

Diabetiker und Patienten, die an Gicht leiden, sollten darauf aufmerksam gemacht werden, dass sich ihre Erkrankung u. U. während der Therapie mit Diuretika verschlechtern kann. Bei entsprechenden Anzeichen sollten sie umgehend ihren Arzt informieren.

Pflanzliche Diuretika

Pflanzliche Diuretika führen zu einer milden Diurese. Die Wirkweise von Hopfen, Spargel, Brennnessel, Goldrute, Birkenblätter, Fieberklee oder Alkohol und Kaffee ist weitgehend unbekannt. Aus der Naturheilkunde wissen wir aber von deren Wirkungen. Gute Dienste leisten diese Phytopharmaka bei den so genannten Blutreinigungskuren. Die milde Diurese befreit den Körper von «Schlackenstoffen" und man kann damit die »Frühjahrskuren« positiv unterstützen. In den meisten Fällen werden die pflanzlichen Diuretika in Form von Tees eingenommen.

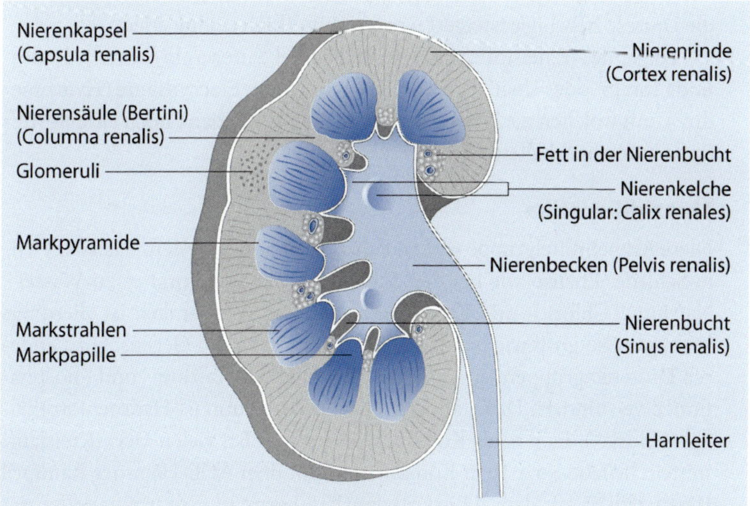

Abb. 8.1. Frontaler Längsschnitt durch eine Niere.

Osmotische Diuretika

Mannit und Sorbit sind eigentlich Zuckerersatzstoffe, die oral nicht gut resorbiert werden, sodass sie intravenös appliziert werden. Sie können das Gefäßsystem nicht verlassen und werden über die Niere (Abb. 8.1) ausgespült. Beide Zuckerstoffe sind jedoch osmotisch aktiv, sodass sie große Wassermengen an sich binden. Werden sie nun über die Nieren ausgeschieden, so wird das osmotisch gebundene Wasser ebenfalls ausgeschieden. Auf diese Weise wird eine forcierte Diurese erreicht und ein drohendes Nierenversagen u. U. vermieden. Die Elektrolyt-(Mineralsalz-) Ausscheidung wird dabei nur gering beeinflusst. Zu forcierter (künstlich verstärkter) Diurese nach Vergiftungen werden diese Stoffe oft eingesetzt.

Einsatz finden die osmotischen Diuretika, v. a. Mannit (Osmosteril®) auch bei der so genannten »Nierenwässerung« in Verbindung mit der Infusion großer Mengen isotonischer Kochsalzlösungen während der Chemotherapie mit dem nephrotoxischen Cisplatin (▶ Kap. 12).

Schleifendiuretika

Schleifendiuretika wirken v. a. an der Henle-Schleife in der Niere und bewirken eine vermehrte Wasser-, Chlorid-, Natrium- und Kaliumausscheidung. Die Wirkung dieser Stoffgruppe ist sehr effektiv, sodass je nach Dosis die Diurese beliebig gesteigert werden kann (high ceiling effect).

Folgende Arzneistoffe sind z. Z. im Handel. Furosemid (Lasix®), Torasemid (Torem® oder Unat®), Piretanid (Arelix®) oder Etacrynsäure (Hydromedin®), mit welchen auch bei schwerer Niereninsuffizienz noch eine Restdiurese aufrecht erhalten werden kann.

Thiaziddiuretika

Diese Arzneimittelgruppe wirkt auf das Harnbildungssystem nach der Henle-Schleife. Ebenso wie bei den Schleifendiuretika kommt es zu Wasser-, Natrium-, Chlorid- und Kaliumverlusten. Die Wirksamkeit ist allerdings nicht ganz so groß wie bei den Schleifendiuretika. Im Gegensatz zu anderen Diuretikagruppen wird die Ausscheidung von Kalzium- und Phosphationen vermindert. Das Standard Thiaziddiuretikum ist Hydrochlorothiazid (Esidrix®). Es v. a. als Kombinationspartner bei vielen Herz-Kreislaufmitteln beliebt. So z. B. in Kombination mit dem ACE-Hemmer Ramipril (Delix plus®), mit dem AT1-Antogonsiten Lorsatan (Lozar plus) oder mit dem *ß*-Blocker Bisoprolol (Concor plus®).

Weitere Arzneistoffe sind Xiampid (Aquaphor®), Indapamid (Natrilix®) oder Chlortalidon (Hygroton®).

Kaliumsparende Diuretika

Diese Diuretikagruppe hat ihren Angriffspunkt am letzten Teil des Harnbildungssystems in der Niere. Ihre Wirkung ist vergleichsweise gering, jedoch vermindern sie die Kaliumverluste, sodass sie oft mit den anderen Diuretika kombiniert werden.

Eine große Anzahl von kaliumsparenden Diuretika leitet sich von Spirolactonmolekülen, den so genannten Aldosteronantagonisten ab. Arzneistoffe hierfür sind Aldactone® oder auch Osyrol®. Die Wirkung dieser Pharmaka setzt relativ langsam ein und beruht auf Hemmung einer Aldosteronabhängigen Natrium-Kalium-Pumpe. Die Folge davon ist, dass vermehrt Natrium und weniger Kalium ausgeschieden wird. Der Nachteil dieser Arzneistoffgruppe liegt in einer relativen Hyperkaliämie. Bedingt durch den Aldosteronantagonismus und die Ähnlichkeit zu den Sexualhormonen muss mit Gynäkomastie und Potenzstörungen bei Männern (antiandrogene Wirkung) und mit Amenorrhö, Hirsutismus und Stimmveränderungen bei Frauen gerechnet werden.

Ein neu entwickelter Wirkstoff auf diesem Gebiet ist Eplerenon (Inspra®). Eplerenon ist ein Aldosteron-Antagonist, der durch die kompetitive Hemmung von Aldosteron zu erhöhter Wasserausscheidung führt, damit die Vorlast des Herzens senkt und in Kombination mit β Blockern und anderen Wirkstoffen zur Behandlung der Herzinsuffizienz nach Herzinfarkt eingesetzt wird. Das neue Molekül bindet relativ selektiv an die Mineral-Kortikoid-Rezeptoren. Dadurch sind die Nebenwirkungen wie Hirsutismus (verstärkte Behaarung) oder Gynäkomastie und Impotenz bei Männern relativ schwach ausgeprägt, da diese meistens durch zusätzliche Bindung der Aldosteron-Antagonisten Spironolacton und Kaliumcanrenoat an die Androgen- und Östrogenrezeptoren bedingt sind.

Im Vergleich zu Eplerenon binden Spironolacton und Kaliumcanrenoat 500 mal stärker an die Androgen- und Östrogenrezeptoren, so dass dieses Substanz auch mehr Nebenwirkungen auf diesem Gebiet zeigen.

Die zweite Wirkgruppe der kaliumsparenden Diuretika blockiert direkt Natriumkanäle im distalen Tubulus und in den Sammelrohren. Diese Pharmaka haben keine Antialdosteron-Wirkung mehr und werden unter der Bezeichnung Cycloamidin-Derivate zusammengefasst. Wirkstoffe sind z. B. Triamteren (enthalten in z. B. Dytide H®, Diucomb®, Turfa®, Noetri® oder Diutensat®) oder Amilorid (enthalten z. B. in Amiloretik®, Diaphal®, Diursan® oder Moduretik®). Charakteristisch für die Gruppe der Cycloamidine ist, dass sie nur in Kombination mit weiteren Diuretika eingesetzt werden.

8.3 Stoffe, die die Harnbildung verringern (Antidiuretika)

Pathologisch gesehen werden in den meisten Fällen Medikamente benötigt, die die Harnausscheidung fördern. Es gibt aber einige sehr seltene Erkrankungen, die es erforderlich machen, die Harnmenge zu reduzieren. Hierzu ist Diabetes insipidus centralis zu nennen.

Im zentralen Nervensystem, im Hypophysenhinterlappen, werden zwei Hormone ausgesendet. Eines davon ist das Adiuretin (Vasopressin) oder auch antidiuretisches Hormon (ADH) genannt. Das Adiuretin hat die Aufgabe, den Harn zu konzentrieren und Wasser zurückzuhalten. Es erhöht in den distalen Tubuli und v. a. in den Sammelrohren die Durchlässigkeit für Wasser und verstärkt somit die Wasserrückresorption. Die Folge ist eine geringere, dafür aber konzentriertere Harnmenge.

Liegt nun eine verminderte Bildung oder Ausschüttung von ADH vor, so ist verständlich, dass die ausgeschiedene Urinmenge erheblich ansteigt. In Extremfällen werden bis zu 40 l Wasser täglich über die Nieren eliminiert. Massive Kreislaufprobleme und Gerinnungsstörungen (Bluteindickung) sind die Folge. Diese Erkrankung wird als Diabetes insipidus centralis bezeichnet. Liegt die Ursache nur in der verminderten Bildung von Adiuretin, so kann das ADH in abgewandelter Form als Medikament gegeben werden. Hierbei handelt es sich um ein Peptidhormon. Es wird in oraler Form als Tablette oder auch als Nasensprays angeboten. Ein Medikament ist z. B. Desmopressin (Minirin® Tablette oder Nasenspray).

Minirin® kann aber nur bei der Therapie des Diabetes insipidus centralis erfolgreich sein. Hier wird ein Hormon substituiert, welches im zentralen Nervensystem zu wenig gebildet wird.

Diabetes insipidus renalis bedeutet, dass zwar genügend ADH gebildet wird, aber die Rezeptoren in den Sammelrohren nicht mehr darauf ansprechen.

8.4 Therapie des gutartigen Prostataleidens

Es ist eine Krankheit der älteren Männer, dass im Laufe der Jahrzehnte das Wasserlassen immer mehr Schwierigkeiten macht. Meistens handelt es sich um eine gutartige Vergrößerung der Prostatadrüse. Die Prostatadrüse benötigen Männer zur Bildung von Prostaglandinen und zur Erzeugung von befruchtungsfähigen Spermien. Bei der Diagnose ist es sehr wichtig, die gutartige Prostatahyperplasie (= benigne Prostatahyperplasie, BPH) vom Prostatatumor, einer Krebserkrankung zu unterscheiden.

Die BPH ist ein Leiden, das bis zu 100 % aller Männer über 75 Jahre haben. Die Symptome sind häufiger Harndrang, verzögerte Miktion, Restharnbildung und z. T. Harninkontinenz.

Die Ursache für die Größenzunahme der Prostata scheinen durch Dihydrotestosteron, einem Derivat des männlichen Sexualhormons und durch Estradiol, einem weiblichen Sexualhormon bedingt zu sein.

Als Behandlungsmöglichkeiten stehen neben der operativen Therapie auch verschiedene Medikamente zur Verfügung.

Pflanzliche Arzneimittel

Brennnessel-Extrakte (Bazoton®), Sägepalmextrakte (Talso uno®), Kürbissamen (Prosta fink®) oder Roggenpollenextrakte (Cernilton®) sollen die Beschwerden lindern. Die Wirkweise beruht auf einer verbesserten Diurese und einer Verkleinerung der Prostata. Jedoch gibt es bisher keine detaillierten wissenschaftlichen Untersuchungen darüber. Jedenfalls können diese Phytopharmaka nahezu nebenwirkungsfrei eingesetzt werden und sind auch in den Apotheken ohne Rezept erhältlich.

α_1-Rezeptorblocker

Die α_1-Rezeptoren finden sich nicht nur Blutgefäßsystem (▶ vgl. Kap. 6), sondern es gibt auch eine Untergruppe, die α_{1a}-Rezeptoren, die sich an der glatten Muskulatur der Harnröhre befinden. Eine Blockade der α_1-Rezeptoren führt zu Erschlaffung der Harnröhre und damit zu einem erleichterten Wasserlassen.

α_1-Blocker mit Wirkung auf die Harnröhre sind Alfuzosin (Urion S®, Uroxatral S®), Tamsulosin (Alna®, Omnic 0,4®), Doxazosin (Diblocin uro®) und Terazosin (Flotrin uro®). Diese Präparate zeigen kaum eine Blutdrucksenkung und scheinen auch für die Langzeittherapie geeignet zu sein.

Testosteron-Blocker

Testosteron wird in der Prostata mit Hilfe des Enzym 5-alpha Reduktase in Dihydrotestosteron umgewandelt. Dihydrotestosteron ist aber für die Größenzunahme der Prostata verantwortlich. Finasterid (Proscar®) ist ein Hemmstoff der 5-alpha-Reduktase. Mit Hilfe von Finasterid wird nun die Konzentration von Dihydrotestosteron vermindert und somit die Größenzunahme der Prostata gestoppt und z. T. sogar wieder rückgängig gemacht. Eine Finasterid-typische Nebenwirkung ist eine verstärkt auftretende Körperbehaarung, sodass eine 1 mg Tablette von Finasterid unter dem Handelsnamen Procepia® als Haarwuchsmittel im Verkehr ist.

Der zweite verfügbare 5-alpha-Reduktase-Hemmstoff ist Dutasterid (Avodart®).

8.5 Therapie von Mitkionsproblemen

Inkontinenz, d. h. unkontrolliertes Wasserlassen, ist nicht nur ein Problem der älteren Generation. Stressinkontinenz, Reizblase und Inkontinenz bei körperlicher Belastung können auch jüngere Menschen betreffen.

Das Problem liegt in der unkontrollierten Abgabe von Urin, wobei die Gesamtmenge an Urin bezogen auf das 24 Stundenvolumen nicht erhöht ist.

Für die betroffenen Patienten ist es wichtig, wieder normal am Alltagsgeschehen teilnehmen zu können. Hilfe wird erreicht, indem man den überaktiven Schließmuskel der Blase etwas ruhig stellt. Dafür können Hemmstoffe des parasympathischen Nervensystems, d. h. Muskarinrezeptorantagonisten gegeben werden (◘ Tab. 8.1). Diese erzeugen durch die anticholinerge Wirkung, eine Ruhigstellung des Blasenschließmuskels. Als Nebenwirkungen treten v. a. Mundtrockenheit, Verstopfung, Tachykardie, etc. auf, die sich durch die anticholinergische Wirkung erklären.

◘ Tab. 8.1. Muskarinrezeptor-Antagonisten

Tolterodin	Detrusitol®
Darifenacin	Emselex®
Trospium	Spasmex®

Eine Sonderstellung nimmt der Wirkstoff Oxybutinin ein. Oxybutinin wirkt zum einen als Antagonist zum Muskarinrezeptor, d. h. er hat anticholinerge Wirkungen. Zum anderen besitzt Oxybutinin direkte spasmolytische Eigenschaften. Oxybutinin wird als Tablette (vgl. Dridase®) oder aber auch als Wirkstoffhaltiges Pflaster (vgl. Kentera®) eingesetzt.

Ein ganz neue Therapiealternative zeigt der Wirkstoff Duloxetin (Yentreve®). Duloxetin ist ein Serotonin-Noradrenalin-Wiederaufnahmehemmstoff. Diese Wirkstoffgruppe gehört eigentlich zu den Antidepressiva. Tierversuche haben aber gezeigt, dass gesteuert über das Rückenmark mit Duloxetin der Schließmuskel der Blase kräftiger wird und auch bei körperlicher Belastung weniger unkontrollierbarer Harnabgang stattfindet. Dies trifft v. a. bei Frauen zu. Deshalb ist Duloxetin (Yentreve®) zur Behandlung der Belastungsinkontinenz bei Frauen zugelassen.

Fragen und Aufgaben zu Kap. 8

?

1. Was sind Diuretika?
2. Welche Arten von Diuretika unterscheidet man? Nennen Sie zu jeder Gruppe ein Beispiel!
3. Was versteht man unter »forcierter Diurese«? Welche Diuretikagruppe ist dafür besonders geeignet? Zu welchen Zwecken wird die forcierte Diurese meist eingesetzt?
4. Was ist bei der Gabe von Diuretika bei Patienten mit Herzmuskelschwäche zu beachten?
5. Wann ist es medizinisch nötig, die Harnbildung zu verringern? Nennen Sie ein Präparat, das nasal appliziert wird!
6. Auf welches 3 Arten können Sie versuchen, die gutartige Prostatahyperplasie positiv für den Patienten zu beeinflussen.

Infusionstherapie

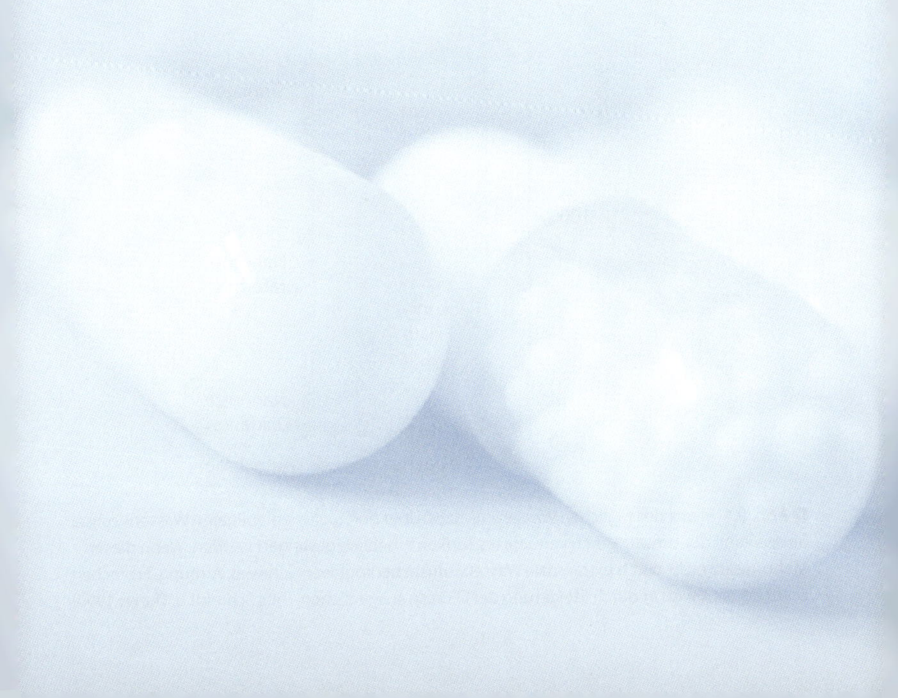

9.1 Physiologische* Verhältnisse des Wasser- und Elektrolythaushaltes

Die Aufrechterhaltung des Wasser-, Elektrolyt-(Salz-) und Säure-Basen-Gleichgewichts ist für unseren Organismus lebensnotwendig. Den größten Teil des Körpergewichts nimmt Wasser ein, das in und zwischen den Zellen sowie in den Blutgefäßen als Plasmawasser gespeichert ist. 75 %

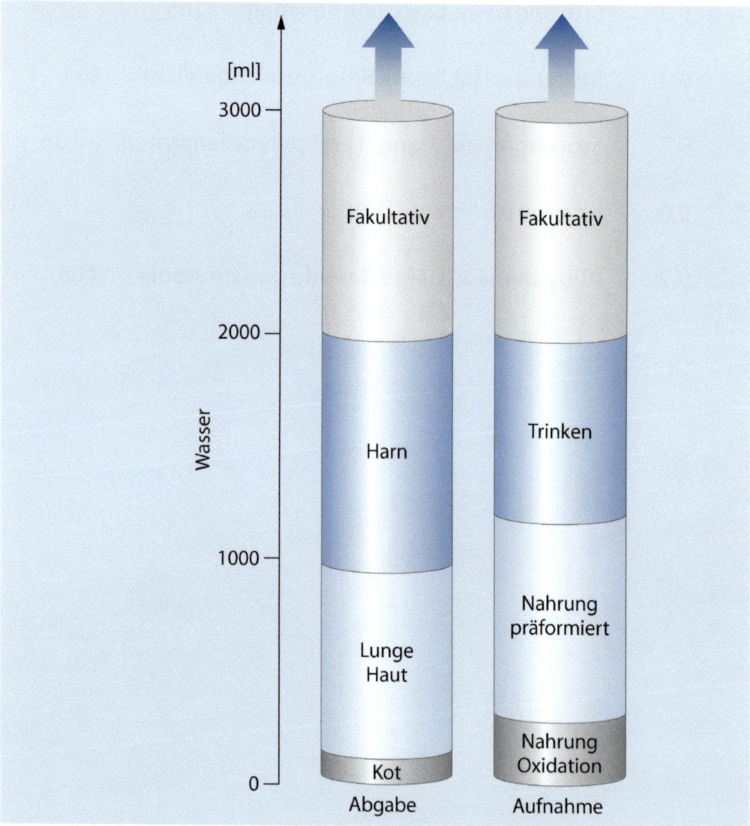

Abb. 9.1. Bilanz des täglichen Wasserumsatzes. Über den täglichen obligaten Wasserwechsel hinaus kann der Umsatz durch vermehrtes Trinken erheblich gesteigert werden. Wenn dieser Mehrumsatz nicht durch extrarenale Wasserverluste bedingt war (Schweiß, Atmung, Erbrechen, Diarrhöe etc.), wird er durch Steigerung der Diurese ausgeglichen. (Aus Schmidt u. Thews 1990)

des Gewichtes eines Neugeborenen sind Wasser. Beim Erwachsenen macht das Wasser immer noch ca. 60 % des Körpergewichts aus.

Dabei bestehen zwischen Mann und Frau größere Unterschiede, denn Frauen haben mehr Körperfett, Männer dagegen mehr Muskelmasse. Das Fettgewebe enthält aber viel weniger Wasser, sodass der Anteil des Wassers am Körpergewicht bei Frauen geringer ist als bei Männern.

Der tägliche Mindestbedarf an Wasser beträgt für den erwachsenen Menschen ca. 1,5 l und für Säuglinge mindestens 0,3 l. Wasser wird vom Körper vorwiegend über die Nieren ausgeschieden. Außerdem verdunstet durch bzw. über die Haut Flüssigkeit (Perspiratio insensibilis). Zum kleinen Teil ist auch in den Fäzes (Stuhl) und in der ausgeatmeten Luft noch Wasser enthalten (◘ Abb. 9.1).

◘ **Tab. 9.1.** Wichtige Elektrolyte und empfohlene Zufuhr für Erwachsene in g/Tag. (Aus Schmidt u. Thews 1990)

Na^+	K^+	Ca^{++}	Mg^{++}	Cl^-	P
2–3	3–4	0,8	0,30–0,35	3–5	0,8

◘ **Tab. 9.2.** Spurenelemente mit bekannter physiologischer Funktion. Mangelerscheinungen, Depotmenge und empfohlene Zufuhr für Erwachsene. (Aus Schmidt u. Thews 1990)

Spuren-element	Mangelerscheinungen	Depotmenge	Empfohlene Zufuhr/Tag
Eisen	Eisenmangelanämie	4–5 g, davon 800 mg mobilisierbar	Menstruierende Frauen 18 mg, sonst 12 mg Fe^{++}
Fluor		unbekannt	Zur Kariesprophylaxe 1 mg, ab 5 mg toxisch (Osteosklerose)
Jod	Struma; Hypothyreose	10 mg	180–200 µg
Kupfer	Eisenresorptionsstörungen, Anämie, Pigmentstörungen	100–150 mg	2–4 mg

In Mitteleuropa beträgt der durchschnittliche Wasserumsatz eines erwachsenen Menschen ca. 2,4 l. Diese Menge setzt sich aus der eingenommenen Flüssigkeit (Getränke wie Wasser, Bier, Tee, Suppen etc.) und dem in der festen Nahrung enthaltenem Wasser zusammen. Daneben erzeugt der Körper mit Hilfe von Stoffwechselreaktionen selbst noch Wasser (Oxidationswasser).

Außer der Wassermenge selbst sind noch die gelösten Elektrolyte (Salze) und das richtige Verhältnis von Säuren und Basen (v. a. im Plasmawasser) für die volle Funktionsfähigkeit unseres Körpers wichtig (▣ Tab. 9.1 und 9.2).

9.2 Störungen im Wasserhaushalt

Störungen des Wasserhaushalts betreffen einmal größere Wasserverluste, aber auch zu große Wasseransammlungen (vgl. Ödeme) im Körper.

Folgende Probleme können zu größeren Wasserverlusten führen:

- Diarrhö (Durchfall),
- Großflächige Verbrennungen
- Erbrechen
- Blutverluste
- Fieber
- Starkes Schwitzen.

Folgende Probleme können zu einem Wasserüberschuss führen:

- Ödeme (Schwellungen aufgrund von Wasseransammlungen im Gewebe)
- Infusion zu großer Volumina (Mengen)
- Aldosteronüberschuss (ein Mineralkortikoid)
- Zu viel antidiuretisches Hormon.

Die Behandlung des Wasserüberschusses erfolgt i. d. R. mit Diuretika (► Abschn. 8.1), die zu vermehrter Wasserausscheidung über die Nieren führen, und kausaler (die Ursache beseitigender) Behandlung der die Wasseransammlung auslösenden Störungen (z. B. Verkleinerung der Infusionsmengen).

Wassermangel durch starkes Schwitzen und Fieber kann einfach durch Trinken entsprechender Flüssigkeitsmengen behoben werden. Meist handelt es sich aber um einen Mangel an Wasser und Elektrolyten (Schweiß enthält Wasser und gelöste Salze).

9.3 Störungen im Elektrolythaushalt

Die Verteilung der Salze ist in der extrazellulären Flüssigkeit (Raum außerhalb der Zellen) anders als in den Zellen. Während in den Zellen v. a. Kaliumionen und Proteinanionen (negativ geladene Ionen) zu finden sind, herrschen außerhalb der Zellen Natrium- und Chloridionen vor. Diese spezifischen Unterschiede sind für die verschiedenen Körperfunktionen z. B. für das Aktionspotential (elektrische Reizleitung) wichtig.

Störungen können zum einen einzelne Ionen betreffen, z. B. Kaliummangel. Zur Behebung dieser Störung ist es nötig, gezielt das entsprechende Salz bzw. Ion zu geben. Liegt ein allgemeiner Elektrolytmangel vor, so gibt es spezielle Salzlösungen, die, entsprechend dem jeweiligen Bedarf, infundiert werden können.

9.4 Störungen im Säure-Basen-Gleichgewicht

Der pH-Wert (Bezeichnung der Säurestärke einer Flüssigkeit) des Blutes liegt bei 7,4. Schon geringe Abweichungen werfen große Probleme z. B. für viele Enzyme* auf. Ein Absinken des pH-Wertes unter 7,35 wird als Azidose (saures Blut), ein Übersteigen der 7,45-Marke als Alkalose (alkalisches Blut) bezeichnet.

Azidose, die z. B. durch eine verminderte Ausatmung von Kohlensäure (respiratorische Azidose) oder aufgrund veränderter Stoffwechselleistungen (metabolische Azidose; vgl. Diabetes mellitus) entstanden ist, kann durch Infusion von Bikarbonatlösungen behoben werden. Vereinzelt finden auch Laktat- und Acetatinfusionslösungen Verwendung.

Eine Alkalose lässt sich meist mit Kaliumchloridgaben mildern, denn sehr oft wird die Alkalose erst durch einen Kaliummangel ausgelöst. Daneben werden z. T. noch leicht saure Arginin- oder Ammoniumhydrochloridinfusionslösungen eingesetzt.

9.5 Störungen bei Mangel an Spurenelementen

Spurenelemente sind z. B. Kupfer, Jod und Brom. Sie sind nur in sehr kleiner Menge im Körper vorhanden und wirksam (■ Tab. 9.2). Ihr Fehlen (in der Nahrung) jedoch führt zu Mangelerscheinungen. Medikamente, die ein breites Spektrum an Spurenelementen enthalten sind z. B. Cernevit®, Tracitrans®, Inzolen® oder Tracutil®. Diese Ampullen können den Infusionslösungen zugesetzt werden, damit die Patienten auch bei langfristiger Infusionstherapie keinen Mangel an Spurenelementen erleiden.

9.6 Vitaminzusätze

Patienten, die langfristig eine Infusionstherapie benötigen und auch mit Hilfe von Infusionen ernährt werden, benötigen neben der Infusionstherapie auch die täglich notwendigen Vitamine. Es müssen sowohl die wasserlöslichen als auch die fettlöslichen Vitamine ergänzt (supplementiert) werden. Dies ist besonders für Patienten wichtig, die nur noch parenteral ernährt werden. Folgende Mediakmente können dabei als Vitaminzusätze den Infusions- oder Ernährungslösungen zugegeben werden: Vitalipid®, Soluvit®, Cernevit®, Frekavit® oder Mulitbionta®.

9.7 Allgemeine Aspekte der Infusionstherapie

Das Ziel der Infusionstherapie muss es sein, das Gleichgewicht von Wasser-, Elektrolyt- und Säure-Basen-Haushalt wiederherzustellen (Homöostase). Dabei ist zwischen einem Erhaltungsbedarf (bei dem nur die durch normale Ausscheidung verlorenen Stoffe wieder ergänzt werden müssen) und einem Korrekturbedarf zu unterscheiden. Der Korrekturbedarf muss pathologische Verluste, wie sie z. B. durch häufiges Erbrechen entstehen, wieder ersetzen.

Folgende Arten von Infusionslösungen stehen dem Arzt zur Verfügung:

- **Grundlösungen:** Hierbei handelt es sich um Kohlenhydratlösungen (Zuckerlösungen), die keine Salze enthalten.
- **Elektrolytkonzentrate:** Diese Lösungen enthalten die Salze in konzentrierter Form. Sie werden den Grundlösungen zugemischt.

- **Vollelektrolytlösungen:** Die Salze dieser Zubereitungen haben die gleiche Konzentration wie im Blutplasma.
- **Halbelektrolytlösungen:** Sie enthalten die Salze nur in der halben Konzentration wie sie normalerweise im Blutplasma zu finden sind. Durch Zusatz von Kohlenhydraten können sie den Plasmaverhältnissen angeglichen werden. Solche Lösungen dienen v. a. dem Ersatz von Wasserverlusten.

Fragen und Aufgaben zu Kap. 9

?

1. Wie groß ist der tägliche Trinkwasserbedarf eines Erwachsenen, wie der eines Säuglings?
2. Durch welche Ursachen kann es zu übermäßigen Wasserverlusten kommen?
3. Welche Arten von Infusionslösungen gibt es?
4. Was versteht man unter »Elektrolythaushalt«?
5. Wie bezeichnet man die Übersäuerung des Blutes?
   Was wird zu ihrer Beseitigung infundiert?
6. Wie bezeichnet man die Alkalisierung des Blutes?
   Was wird zu ihrer Beseitigung infundiert?

Auf Magen und Darm wirkende Stoffe

10.1 Aufbau des Verdauungsapparats

Der Magen-Darm-Kanal ist für die Aufnahme von Nahrung und Medikamenten von besonderer Bedeutung.

Die oral aufgenommene Nahrung gelangt mit dem Speichel in den Magen-Darm-Kanal. Jedoch sind die Nahrungsbestandteile damit noch nicht in den Körper aufgenommen. Der Mund-Magen-Darm-Kanal zählt noch zur äußeren Oberfläche des Körpers (◘ Abb. 10.1).

Unsere Nahrung, sowohl feste als auch flüssige, besteht aus Wasser, Salzen, Vitaminen, Fetten, Eiweißen und Kohlenhydraten (Zucker).

Die Aufspaltung der Nahrung in kleine, vom Darm resorbierbare Bruchstücke erfolgt mit Hilfe von Enzymen, die im Speichel, Magen-, Darm- und Pankreassaft vorliegen. Somit wird deutlich, dass die Verdauung bereits im Mund beginnt. Der alte Spruch: »Gut gekaut ist halb verdaut« hat heute nach wie vor Gültigkeit.

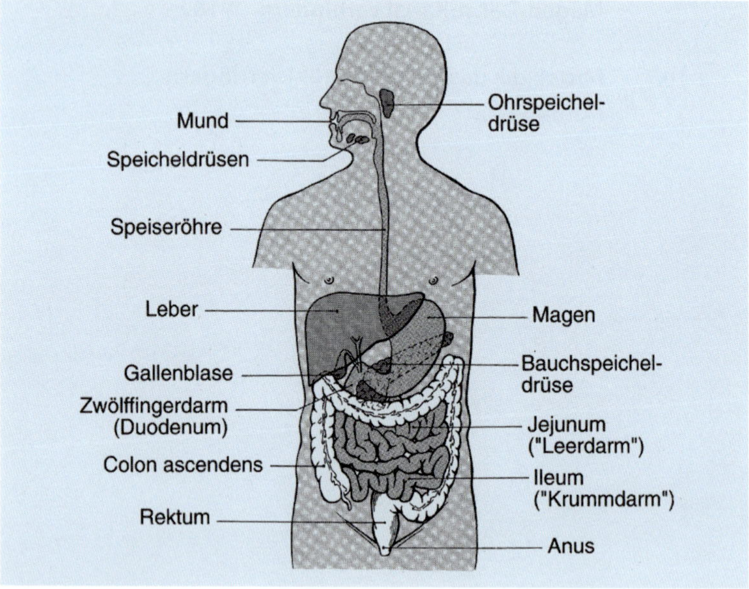

◘ **Abb. 10.1.** Übersicht über die an Verdauung und Resorption beteiligten Organe. (Aus Schmidt u. Thews 1990)

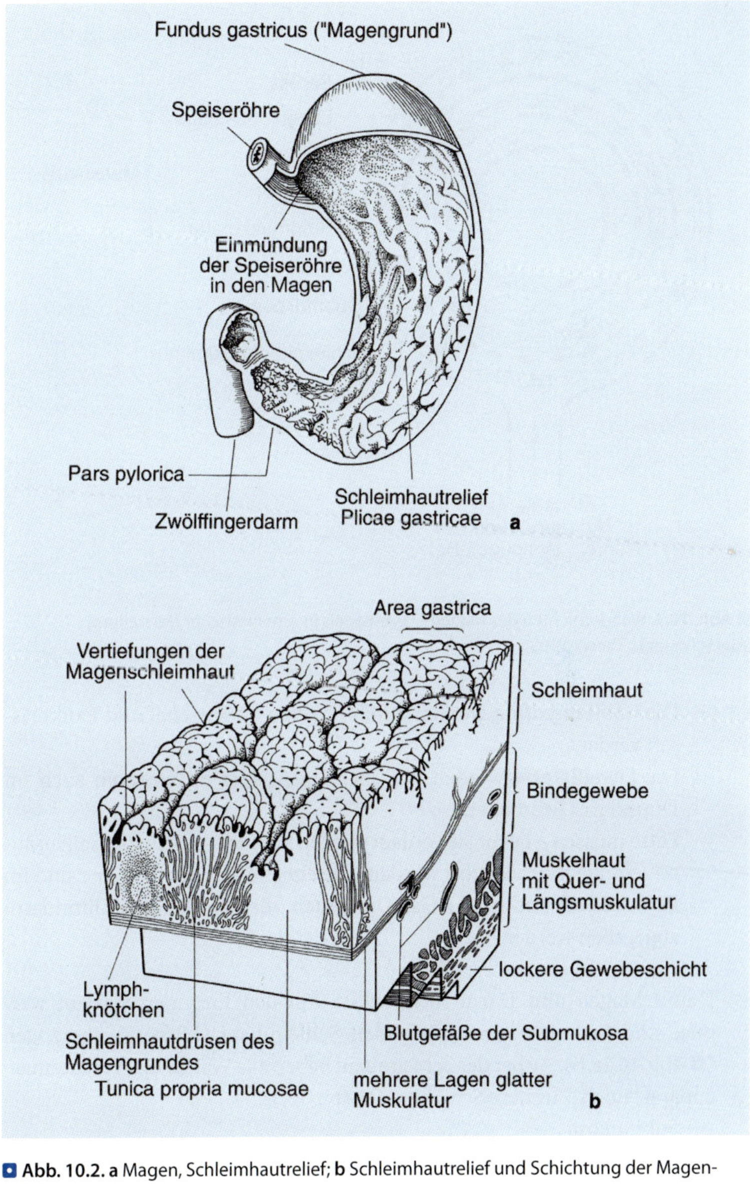

Abb. 10.2. a Magen, Schleimhautrelief; **b** Schleimhautrelief und Schichtung der Magenwand. (Aus Schiebler und Schmidt 1991)

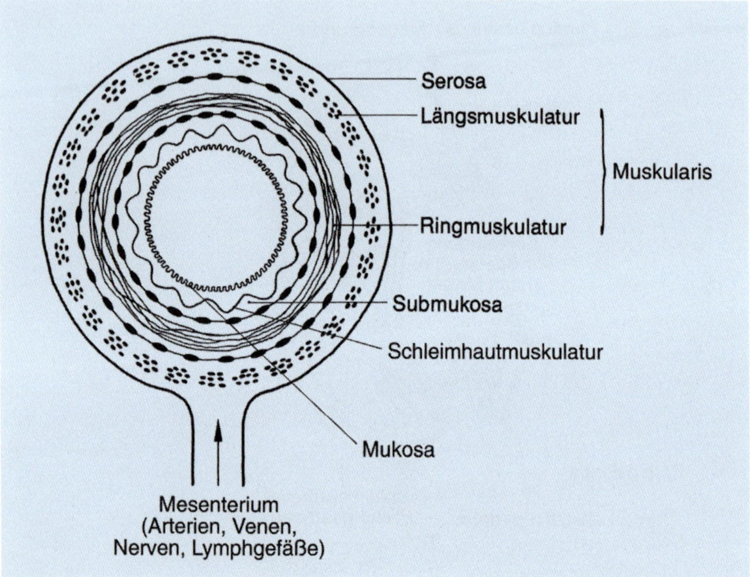

Abb. 10.3. Wandschichten des Magen-Darm-Kanals in schematischer Darstellung. (Aus Schmidt u. Thews 1990)

- Die **Kohlenhydrate** werden durch Enzyme im Speichel und Pankreassaft verdaut.
- Die **Eiweißstoffe** werden v. a. im Magen, aber im weiteren auch im Dünndarm bearbeitet.
- **Fette** müssen – bevor sie verdaut werden können – durch die Gallensäuren emulgiert und gelöst werden. Die entsprechenden Enzyme sind im Pankreassaft und in der Galle enthalten, die beide in den Dünndarm abgegeben werden.

Damit Magen und Darm nicht selbst von den Enzymen verdaut werden, sind sie mit einer schützenden Schleimhaut (Mukosa) überzogen (Abb. 10.2a, b). Außer der Schleimhaut haben alle Wände des Verdauungsapparats noch 3 weitere Schichten (Abb. 10.3):

- Submukosa
- Muskularis (zweischichtige Muskelhaut)
- Serosa.

10.2 Medikamente bei Säure- und Enzymmangel

Fehlen die Verdauungsenzyme oder die Magensäure, so können die Nahrungsbestandteile nicht in resorbierbare Einheiten abgebaut werden. Dies hätte zur Folge, dass die Nahrung für den Körper verloren geht und eine Mangelversorgung eintritt.

Ursachen für die verminderte Produktion von Säure und Verdauungssäften können eine gestörte Funktion des exokrinen* Pankreas (z. B. bei Bauchspeicheldrüsenentzündung), Entfernung großer Teile von Magen und Darm oder zu schnelle Darmentleerung (Durchfall, evtl. nervös bedingt) sein. Die Folgen sind Völlegefühl, Blähungen, Durchfälle und Übelkeit.

Die orale Gabe von Säure ist wenig effektiv, da der notwendige pH-Wert von 1-4 dadurch nicht erreicht wird. Aggressive Säurelocker wie z. B. Alkohol oder Koffein bewirken eher eine Magenschleimhautreizung als eine vernünftige pH-Wertgestaltung im Magen.

Eine sehr wirkungsvolle Möglichkeit, Gasansammlungen und Blähungen im Magen-Darm-Bereich zu vermeiden, ist die Gabe von Entschäumern wie z. B. Dimeticon. Die vorhandenen Gase bilden einen zähen Schaum, wobei der Schleimüberzug die Aufnahme der Gase ins Blut verhindert. Dimeticon (z. B. in Espumisan®, Sab simplex® oder Lefax®) senkt die Oberflächenspannung des Schaums, sodass dieser in sich zusammenfällt (vgl. Bierschaum schwindet sofort, wenn man mit fettigem Mund vom Glas trinkt). Der zerfallende Schaum setzt die gebundenen Gase frei, die entweder über die Darmschleimhaut resorbiert oder durch die Peristaltik zum Rektum hin eliminiert werden.

Die Verbesserung der Aufspaltung und damit der Resorption der Nahrung kann durch die Gabe von Verdauungsenzymen wesentlich gefördert werden.

Die Verabreichung von Pankreatin, z. B. in Form von magensaftresistent verkapselten Minitabletten (z. B. Pangrol®, Kreon®, Panzytrat®, Lipazym® oder Meteozym®), fördert sowohl die Eiweiß- als auch die Fett- und Kohlenhydratverdauung. Pankreatin aus Schweinepankreas enthält Lipase, Amylase und Trypsin, also die wichtigsten Verdauungsenzyme. Am besten erfolgt die Einnahme gleich während der Mahlzeit.

10.3 Medikamente gegen Säureüberschuss

Die Magensäure ist zwar für die Verdauung unumgänglich, sie kann aber auch die Magen- oder Darmwand angreifen, wenn bestimmte Schutzmechanismen nicht mehr funktionieren. Sodbrennen hat wahrscheinlich schon jeder einmal gehabt. Meist tritt eine schnelle Besserung ein, wenn man ein Glas Wasser trinkt. Wasser verdünnt die Salzsäure, die bei nicht richtig verschlossenem Mageneingang (Kardia) vom Magen in die Speiseröhre (Ösophagus) gelangt.

Bei Magen- oder Darmwandläsionen (Schäden in der Schleimhaut) kann leider nicht so schnell Abhilfe geschaffen werden. Der Grund für diese Geschwüre liegt einmal in einem Verlust der Magen- und Darmschleimhaut, sodass die Magensäure nicht mehr abgepuffert werden kann und ungehinderten Zutritt zu den darunter liegenden Gewebeschichten hat. Zum anderen kann eine erhöhte Salzsäureproduktion im Magen vorliegen, sodass die eigentlich intakte Schleimhaut einfach überfordert ist.

Säurefänger (Antazida)

Arzneistoffe, die die Magensäure neutralisieren (abpuffern) können, heißen Antazida. Zu ihnen zählen:

- **Natron:** Dieser sehr preisgünstige Stoff wurde früher häufig eingesetzt. Jedoch entsteht mit der Salzsäure im Magen Kohlendioxidgas, welches auf die Magen-Darm-Wand drückt. Ein bestehendes Geschwür kann evtl. unter diesem Druck durchbrechen. Deshalb sollte man heute auf Natron verzichten.
- **Magnesium-Aluminium-Hydroxid:** bewirkt eine schwache, aber sehr schonende Abpufferung der Magensäure.
- **Magnesium-Aluminium-Silikate:** entsprechen etwa den Magnesium-Aluminium-Hydroxiden.

Die Einnahme der Antazida sollte 1 und 3 h nach der Mahlzeit und abends vor dem Schlafengehen erfolgen.

Wichtig ist, dass die Patienten auf die abführende Wirkung von Magnesium und auf die obstipierende* Eigenschaft von Aluminium hingewiesen werden.

Die gleichzeitige Einnahme von Tetrazyklinantibiotika und Antazida muss wegen der Inaktivierung dieser Antibiotika unterbleiben (▶ Abschn. 11.3.3).

Fertigpräparate sind beispielsweise Aludrox®, Andursil®, Gaviscon®, Riopan® oder Maaloxan®.

Stoffe, die die Säureproduktion im Magen vermindern

Besser als die Antazida, die ja nur die überschüssige Säure abfangen, wirken Stoffe, die es erst gar nicht zu einem erhöhten Säurespiegel in Magen- und Darmbereich kommen lassen. Jedoch muss man sich vor Augen halten, dass eine bestimmte Säuremenge für die Verdauung nötig ist. Außerdem sind ja unsere Nahrungsmittel nicht steril, sodass wir ständig Bakterien in den Magen einbringen. Die Salzsäure wirkt hier als gutes Desinfektionsmittel, welches die Bakterien schnell abtötet.

Stoffe zur Dämpfung der Säureproduktion

- **H_2-Blocker:** Die H_2-Blocker hemmen sehr effektiv die Salzsäureproduktion durch Blockierung der H_2-Rezeptoren an den Belegzellen der Magenschleimhaut, sodass weniger Säure freigesetzt wird (► Abschn. 15.5). H_2-Blocker werden v. a. abends gegeben. Fertigpräparate sind z. B. Tagamet® (Cimetidin), Zantic® (Ranitidin) oder Pepdul® (Fomotidin).
- **Parasympatholytika:** Durch Blockade der Muskarinrezeptoren im parasympathischen Nervensystem wird ebenfalls die Säureabgabe gehemmt. Fertigpräparat z. B. Gastrozepin® (Pirenzepin).

Die Nebenwirkungen dieser Substanzen sind v. a. Unterdrückung der Schweißsekretion und trockene Nase sowie trockener Mund, da nicht nur die Salzsäuredrüsen, sondern auch andere Drüsen im Körper gehemmt werden. Besonders zu Beginn der Behandlung kann auch die Akkomodation* des Auges gestört sein (Straßenverkehr!).

- **Protonenpumpenhemmer:** Diese Stoffe hemmen den Pumpenmechanismus, der die Salzsäure von den Belegzellen in den Magen hineinpumpt. Da so die Säureproduktion auch zu stark gesenkt werden kann, sind diese Medikamente nicht unbedingt zur Dauertherapie geeignet. Fertigpräparate sind hier z. B. Antra® (Omeprazol), Nexium® (Esomeprazol), Pantozol® (Pantoprazol), Pariet® (Rabeprazol) und Agopton® (Lansoprazol).

Stoffe, die die Magenschleimhaut schützen

Neben der Blockade der Säurefreisetzung kann man auch versuchen, die Magen-Darm-Schleimhaut zu stabilisieren, sodass sie nicht so leicht von Säure angegriffen werden kann.

Stoffe, die die Magen-Darm-Schleimhaut stabilisieren

- **Sucralfat:** Dieser Wirkstoff ist eine Verbindung von Aluminium und Saccharosesulfat. Sie bildet auf der Magen-Darm-Oberfläche mit Proteinen eine Schutzschicht. Als Nebenwirkungen treten z. B. Verstopfung und eine Inaktivierung von Tetrazyklinen ein, sodass dieses Antibiotikum nicht gleichzeitig mit Sucralfat gegeben werden darf. Ein Fertigarzneimittel ist z. B. Ulcogant®.
- **Prostaglandin E:** Die Prostaglandine vom Typ E erhöhen die Magen-Darm-Schleimproduktion. Wegen der Wirkung auf den Uterus* dürfen diese Präparate nicht während der Schwangerschaft eingesetzt werden. Präparatebeispiel: Cytotec®.
- **Bismutverbindungen:** Sie lassen Magengeschwüre durch Säurepufferung sehr schnell abheilen, sodass sie als Therapeutika oft eingesetzt werden. Zum anderen wirken sie bakterizid gegenüber dem Bakterium Campylobacter, welches vermutlich bei der Entstehung von Magen-Darm-Geschwüren beteiligt ist. Die Nebenwirkungen sind relativ gering. Zum Teil kommt es zu Schwarzfärbung des Stuhls. Um eine Anreicherung von Bismut im Körper auszuschließen, dürfen diese Arzneimittel nur begrenzte Zeit gegeben werden. In der Schwangerschaft und Stillzeit dürfen diese Stoffe nicht eingesetzt werden. Tetrazykline werden durch die Bismutverbindungen inaktiviert. Ein Fertigarzneimittel sind z. B. Angass® oder Ventricon N Syxyl®.

Eradikation von Helicobacter pylori

Das gram negative Bakterium Helicobacer pylori lebt in der Schleimhaut des Magen-Darm-Kanals. Es hat sich so spezialisiert, dass es sogar durch die Magensäure nicht zerstört wird.

Helicobacter pylori ist für 75% der Magengeschüre und im Prinzip für alle Zwölfingerdarmgeschwüre verantwortlich. Das Bakterium nistet sich in die Magen- und Darmschleimhaut ein und zersört diese. Außerdem wird mehr Magensäure produziert. Diese Faktoren führen dann zu Magen- und Darmulkus (z. B. Typ-B Gastritis). Deshalb ist es bei der Ulkustherapie sehr wichtig, zuerst nach Helicobacter pylori zu fanden. Ist das Bakterium vorhanden, muss es zuerst vernichtet werden (Eradikation), um die Ulkusproblematik dauerhaft behandlen und heilen zu können. Der Übertragungsweg, d. h. die Frage, wie das Bakterium in die Schleimhaut kommt, ist aber bis heute nicht geklärt. Auch das Problem einer Wiederansteckung nach erfolgreicher Eradikation ist nicht abschließend gelöst. Diagnostiziert werden kann Helicobacter entweder direkt durch Probeentnahme aus dem Magen-Darmkanal oder einfach mit Hilfe eines speziellen Atemtests.

Die Therapie, d. h. die Eradikation des Bakteriums, ist nur mit Hilfe einer Dreierkomination von Medikamenten möglich. Hierbei werden 2 Antibiotika und ein Protonenpumpenblocker eine Woche lang gegeben. Zwie Therapieformen haben sich durchgesetzt:

1. Französische Tripeltherapie: Pantoprazol, Clarithromycin und Amoxicillin
2. Italienische Tripeltherapie: Pantoprazol, Clarithromycin und Metronidazol.

Die Erfolgsquote liegt bei über90 %. Ein Fertigmedikament für die französiche Variante ist Zacpac®.

10.4 Behandlung der Verstopfung (Obstipation)

Abführmittel (Laxanzien) führen zu einer beschleunigten Stuhlentleerung. Durch ballaststoffarme Ernährung, gestörte Darmperistaltik oder durch Einnahme von bestimmten Medikamenten (z. B. Antazida) kann es zu verzögerter Darmentleerung und Verstopfung (Obstipation) kommen. Auch bei Hämorrhoiden ist ein weicher, wässriger Stuhl von Vorteil. Körperliche Bewegung und ballaststoffreiche Ernährung können dem Darm wieder zu seiner normalen Leistung verhelfen. Nicht vergessen werden darf, dass es während der Therapie der Obstipation mit Abführmitteln zu Elektrolyt- und Wasserverlusten kommt.

Eingesetzte Laxanzien

- **Quellstoffe:** Sie saugen sich im Darm mit Wasser voll, sodass der Darm gedehnt wird. Dies löst den Stuhlentleerungs- (Defäkations)reiz aus und es kann ein weicher Stuhl abgesetzt werden. Die Einnahme muss

▼

mit viel Wasser erfolgen. Metamucil®, Laxiplant® und Normacol® sind Beispiele für Fertigarzneimittel.

- **Osmotisch wirkende Laxanzien:** Diese Stoffe binden molekular Wasser an sich, erhöhen das Darmvolumen und lösen somit den Defäkationsreiz aus. Auch hier wird ein relativ flüssiger Stuhl abgesetzt. Es ist wiederum wichtig, dass genügend Flüssigkeit getrunken wird. Bitter- und Glaubersalz werden als solche osmotisch wirkende Laxanzien eingesetzt.
- **Gleitmittel:** Diese sollen dazu führen, dass der Stuhl leichter den Darm passieren kann. Als Monotherapeutikum sind die Gleitmittel in der Regel nicht ausreichend. Paraffinum subliquidum ist ein Mineralöl, welches als Gleitmittel wirken kann. Jedoch nimmt es fettlösliche Stoffe wie z. B. die fettlöslichen Vitamine auf, sodass auch diese vermehrt ausgeschieden werden. Fertigpräparate mit Gleitmitteln sind z. B. Agaroletten® und Florisan®, welche aber noch weitere Laxanzien enthalten.
- **Anthrachinonhaltige Laxanzien:** Diese pflanzlichen Stoffe hemmen die Salz- und Wasseraufnahme vom Darm in den Körper. Zum anderen werden dem Organismus sogar noch Elektrolyte und Wasser aktiv entzogen. Aufgrund des Gewöhnungseffekts des Darms an diese Stoffe und wegen der großen Salzverluste sollten sie nur kurzfristig angewendet werden. Die Anthrachinone sind z. B. in Faulbaumrinde, in Sennesblättern und in Aloe enthalten. Die Wirkung tritt allerdings erst 8–10 h nach der Einnahme auf. Zum Teil werden sie über die Niere und den Harn ausgeschieden, der dann u. U. rot gefärbt sein kann. Besonders Aloe sollte nicht während der Schwangerschaft angewendet werden. Alle Anthrachinone gehen in die Muttermilch über. Handelspräparate sind z. B. Alasenn®, Kräuterlax® und Depuran®. Neue wissenschaftliche Erkenntnisse haben gezeigt, dass der übermäßige Einsatz von Anthrachinonen mit ein entscheidender Faktor bei der Auslösung und Entstehung von Dickdarmkrebs sein kann. Aus diesem Grund sollten diese Abführmittel nicht mehr über längere Zeit hinweg verwendet werden.
- **Synthetische Laxanzien:** Hierzu gehören u. a. Dulcolax®, Laxoberal® und Stadalax®. Die Wirkung entspricht der der anthrachinonhaltigen Laxanzien, jedoch tritt sie bereits 4–6 h nach Einnahme ein. Werden diese Medikamente rektal gegeben, so erfolgt die Defäkation bereits nach 30 min.

- **Rizinusöl:** Das aus dem Samen des Rizinusbaums (Wunderbaum) gewonnene Öl wirkt als gutes Abführmittel. Im Bedarfsfall kann das Rizinusöl auch während der Schwangerschaft gegeben werden. Qualitativ wirkt dieses Öl wie die anthrachinonhaltigen Abführmittel. Allerdings tritt die Wirkung sehr schnell ein.)

10.5 Behandlung von Durchfallerkrankungen (Diarrhöen)

Als Diarrhö werden wässrige, häufig abzusetzende Stühle bezeichnet. Allerdings gilt es zu beachten, dass u. U. 3 Stuhlgänge pro Tag noch normal sein können.

! Grundsätzlich gilt: Das Wichtigste ist der Ersatz der Flüssigkeit und der Salze, die durch die wässrigen Stühle verloren gegangen sind. Die Patienten müssen also viel trinken!

Stoffgruppen gegen Diarrhö

- **Elektrolytpräparate:** Sie enthalten lebenswichtige Salze wie z. B. Kochsalz, Magnesium- und Kaliumchlorid, meist ist außerdem noch Glukose als Energieträger enthalten. Natriumionen und Glukose werden parallel resorbiert und bewirken zugleich eine gesteigerte, osmotisch bedingte Aufnahme von Wasser in das Gewebe. So werden die mit dem Durchfall und/oder Erbrechen verlorenen Salze ersetzt. Besonders bedeutsam ist das für Säuglinge und Kleinkinder. Auch bei großer Hitze, wenn noch Salzverluste durch starkes Schwitzen hinzukommen, sind sie sehr hilfreich. Fertigpräparate sind u. a.: Elotrans®, Milupa® GES und Oralpädon®.
- **Mikroorganismen:** Unsere Darmbakterien, v. a. die Escherichiacoli-Keime, sorgen für eine gesunde Verdauung. Die Zusammensetzung der Darmflora und die Zahl der Keime kann durch verschiedene Einflüsse verändert sein. Lang andauernder Durchfall oder Überdosierung bzw. lange Gabe von Antibiotika schädigen unsere nützlichen Darmbakterien. Die Gabe von Hefepilzen (z. B. Perenterol® oder Santax®) verhilft ihnen zu einer schnellen Regeneration. Für den gleichen

Zweck können auch bestimmte andere Keime oder deren Stoffwechselprodukte gegeben werden (z. B. in Mutaflor®, Omniflora® oder Hylak®). Auch das Essen von Joghurt gehört im Grunde zu dieser Therapieform.

- **Adsorbenzien:** Diese Stoffe haben die Fähigkeit, große Mengen Flüssigkeit zu binden. Durch die Wasserbindung wird dem Darminhalt Flüssigkeit entzogen, der Stuhl also eingedickt. Substanzen mit diesen Eigenschaften sind u. a. medizinische Kohle (z. B. in Kohle-Compretten®), Quellstoffe wie Apfelpektin (z. B. in Diarrhoesan® oder Kaoprompt H®) oder Tonerden wie Smektit (z. B. in Colina® oder Skilpin®). Vorsicht ist bei der zeitgleichen Einnahme von anderen Medikamenten (z. B. Antibiotika, Herzglykoside, Antibabypille) geboten, da auch diese adsorbiert und damit unwirksam gemacht werden.
- **Adstringenzien (Gerbstoffe):** Hierbei handelt es sich um Stoffe, die mit Eiweißen reagieren, sie ausfällen und in richtiger Dosierung leicht angerben. Als Folge ist die Sekretion von Flüssigkeit vermindert und die Aufnahme von Giftstoffen erschwert (die gegerbten Zellschichten dichten die Darmschleimhaut gegen das Darmlumen ab). Als Adstringens dient in erster Linie das Tannin (z. B. in Tannalbin® und Albutannin®). Auch schwarzer Tee, der lange (10 min) gezogen hat, enthält eine größere Menge dieser Substanzen. Ähnlich wirken Bismutsalze (z. B. in Karaya-Bismuth®). Eine Kombination von Gerbstoffen und Desinfizienzien findet sich z. B. in Tannacomp®.
- **Opiumtinktur und Loperamid:** Wie in Abschn. 4.2.2 besprochen greifen diese Mittel an den Opiatrezeptoren an und hemmen so die Darmperistaltik. Während die Opiumtinktur aufgrund der vielfältigen Nebenwirkungen nur noch selten verwendet wird, ist die Gabe von Loperamid sehr verbreitet. Es weist so gut wie keine zentralen Wirkungen auf, sodass es mittlerweile sogar rezeptfrei zu kaufen ist (in kleinen Packungsgrößen). Dennoch sollte dieses Mittel nicht bedenkenlos eingesetzt werden, da bei infektiös bedingten Durchfällen durch Ruhigstellung des Darmes die Erreger länger im Körper verweilen und sich vermehren. Auch die von ihnen produzierten Giftstoffe verbleiben dann im Organismus. Fertigarzneimittel mit Loperamid sind u. a.: Imodium®, D-Stop®.
- **Antibiotika:** Nur infektiös bedingte Durchfälle sollten damit therapiert werden. Je nach Erregerart wird vom Arzt das passende Antibiotikum ausgewählt.

Wann ist welche Therapie sinnvoll?

Die erste Maßnahme sollte immer eine Diät sein. Schwere oder fette Speisen sind selbstverständlich verboten. Größere Kinder und Erwachsene können auf Joghurt (unterstützt die Darmflora) und Zwieback oder auf die berühmte Salzstangen- und Cola- »Kur« zurückgreifen. Allerdings sollte das Cola nicht eiskalt und eher abgestanden sein, was auch wieder nicht jedermanns Sache ist. Grundsätzlich muss viel Flüssigkeit getrunken werden. In besonderem Maße ist das für Säuglinge und Kleinkinder von Bedeutung, da diese sehr leicht dehydratisieren. Hier sind die Elektrolytpräparate von großem Wert, denn sie führen nicht nur Flüssigkeit, sondern auch die fehlenden Salze zu, sodass sich der Wasserhaushalt im Gewebe wieder stabilisiert. Als Diät empfehlen sich Hafer- oder Reisschleime. Zur Unterstützung können Darmkeime gegeben werden, speziell wenn der Durchfall durch eine Antibiotikabehandlung ausgelöst wurde. Andere Medikamente sollten Säuglinge und Kleinstkinder nur nach Rücksprache mit dem Arzt erhalten.

Für Schulkinder und Erwachsene kann auch die Einnahme von Adsorbenzien oder Gerbstoffen angezeigt sein. Das gilt insbesondere bei der Behandlung der Reisediarrhö (Montezuma's Rache), die meist nach dem Genuss ungewohnter oder sogar verdorbener Speisen oder Getränke (kontaminierte* Eiswürfel) auftritt. Ein Elektrolytpräparat ersetzt die durch Schwitzen zusätzlich reduzierten Salze. Unkomplizierte Diarrhöen können kurzfristig auch mit Loperamid behandelt werden.

Durchfälle nach schweren Infektionen (z. B. Salmonellen, Cholera, Ruhr, Shigellen- oder Yersinieninfektionen) sind nicht in Eigenregie therapierbar. Sie sollten umgehend durch einen Arzt behandelt werden. Dieser wird je nach Erreger z. B. Cotrimoxazol, Gyrasehemmer oder Makrolide einsetzen. Da es bei diesen Erkrankungen oft zu extremen Wasserverlusten kommt, ist hier der Ersatz von Salzen und Wasser über Elektrolytpräparate unerlässlich.

Harmlos, wenn auch lästig, sind nervöse Durchfälle (z. B. vor Prüfungen). Sie sind Folge einer gestörten Parasympathikus-Sympathikus-Wechselwirkung und enden von selbst, wenn der Patient wieder zur Ruhe kommt. Dies könnte man bei Bedarf durch Gabe eines beruhigenden Pflanzenpräparates (Baldrian, Hopfen) unterstützen. In schweren Fällen ist es auch möglich, zur Ruhigstellung des Darmes auf Loperamid zurückzugreifen.

10.6 Mittel, die die Aufnahme von Fetten aus dem Magen-Darm-Kanal verhindern

Adipositas, d. h. Fettleibigkeit oder auch Übergewicht genannt, stellt ein ernsthaftes gesundheitliches und volkswirtschaftliches Problem in Europa und den USA dar. Jeder zweite Europäer ist übergewichtig. Die Folge davon sind vermehrte Herz-Kreislauf-Erkrankungen wie Arteriosklerose und Hypertonie. Zusätzlich steigt das Risiko für Diabetes mellitus Typ II und andere Stoffwechselentgleisungen.

Woran liegt es aber, dass so viele Menschen Probleme mit dem gesunden Gewicht haben? Natürlich ist unsere körperliche Betätigung im Zeitalter der Roboter und Computertechnologie stark zurückgegangen. Allein das kann es aber nicht sein. Der Hauptgrund für Übergewicht liegt in der Zufuhr von zu vielen Kalorien. Und dabei spielt das Nahrungsfett eine dominante Rolle. Fett besitzt eine 3fach höhere Energiedichte als z. B. die Kohlenhydrate. Fetthaltige Nahrungsmittel lassen das Sättigungsgefühl erst sehr spät spürbar werden, und unser Körper kann Energie im großen Umgang nur in Form von Fett speichern. Jeder weiß sicherlich aus eigener Erfahrung, dass die »Diäten« meist nur einen sehr kurzfristigen Erfolg haben. Mit Hilfe von Hungerdiäten ist es zwar möglich, ein paar Pfunde zu verlieren, aber sobald die eiserne Disziplin nachlässt, ist der zuvor erzielte Erfolg auch schon wieder weg. Die sog. Anorektika, das sind Medikamente auf der Basis von Amphetaminderivaten oder Ephedrinabkömmlinge, die das Hungergefühl vermindern sollen, sind aufgrund massiver Nebenwirkungen kaum eine sinnvolle Alternative bzw. sind deshalb schon vom Markt genommen worden (vgl. Fenfluramin [Ponderax®] oder Dexfenfluramin [Isomeride®]). Sie dürfen nur kontrolliert über einen kurzen Zeitraum eingesetzt werden und haben massive Nebenwirkungen im Bereich des Herz-Kreislauf-Systems. Seit kurzem steht ein neues Medikament zur Gewichtsreduzierung zur Verfügung, welches ein neuartiges Wirkprinzip verfolgt. Orlistat (Xenical®) bewirkt, dass das verspeiste Nahrungsfett nur noch zum Teil resorbiert werden kann. Etwa 30 % der verspeisten Fettmenge werden wieder mit dem Stuhlgang ausgeschieden. Orlistat blockiert die fettverdauenden Enzyme, die Lipasen, wenn es zu jeder Hauptmahlzeit eingenommen wird (Dosis 3-mal täglich 120 mg zu den Mahlzeiten). Orlistat (Xenical®) wird nicht resorbiert, sodass keine schwerwiegenden Nebenwirkungen zu erwarten sind und das Medikament auch über einen längeren Zeitraum eingenommen werden darf. Allerdings soll und muss der Patient trotzdem eine leicht fettreduzierte Kost zu sich nehmen, da es sonst zu unkontrolliertem Abgang von fett- bzw. ölartigen Stühlen kommen kann. Profitieren sollen von Orlistat vor allem Patienten mit einem deutlichen Übergewicht ab einem Body-Maß-Index (BMI) von >30 kg/m2.

Der BMI ist das Körpergewicht in kg geteilt durch das Quadrat der Körpergröße. Bereits eine hierbei erzielte Gewichtsreduzierung von 5-10% kann das Risiko für Herz-Kreislauf-Erkrankungen sowie für Stoffwechselentgleisungen deutlich reduzieren. Der Einsatz von Orlistat darf aber nicht Selbstzweck sein, sondern muss eine Kombination aus Medikament und sinnvoller Ernährung darstellen.

10.7 Mittel, die das Hungergefühl verringern (Anorektika)

Adipositas ist ein großes Problem in den westlichen Industrieländern. Es gibt Lebensmittel in Hülle und Fülle. Die Menschen können sich alle Speisen leisten. Wir essen wie vor 100 Jahren, arbeiten aber kaum noch körperlich, so dass die Energieaufnahme nicht mehr mit dem Energiebedarf übereinstimmt. Wir essen aus Genuss, aus Langeweile und so weiter. Deshalb ist es nicht verwunderlich, dass die Forschung seit Jahren nach Pharmaka sucht, die das Hungergefühl mindern, sodass das Verlangen nach Essen abnimmt und wir weniger Kalorien aufnehmen. Die bisher entwickelten Anoretika wirken meisten wie indirekte Sympathomimetika (vgl. Recatol® [Phenylpropanolamin]). Die Nebenwirkungen bei zu langer Anwendung sind Tachykardie, Nervosität, Unruhe und Schlafstörungen.

Eine Neuentwicklung scheint der Noradrenalin- und Serotonin-Wiederaufnahme-Hemmstoff Sibutramin (Reductil®) zu sein. Hier kommt zu der sympathomimetischen Wirkkomponente eine antidepressive Stimmungsaufhellung hinzu. Die Zukunft muss zeigen, ob damit das Ernährungsproblem in Griff zu bekommen ist.

Eine Neuentwicklung auf dem Gebiet der Gewichtsreduzierung, d. h. auch der Vermeidung der negativen Folgen des Übergewichtis, wie z. B. Diabetes Typ II und Herz-Kreislauf-Erkrankungen, ist der Wirkstoff Rimonabant. Rimonabant ist der erste Hemmstoff des endogenen Cannabinoid-1-Rezeptors. Das endogene Canabinoidsystem ist ein physiologisches System, das in den Fettzellen vorkommt und v. a. den Energiestoffwechsel und das Körpergewicht steuert. Eine Hemmung dieses Systems mit Rimonabant

(Acomplia®) soll helfen, das Übergewicht bei Patienten zu reduzieren, die es mit Hilfe von Diäten nicht schaffen abzunehmen. Dabei soll dieses Wirkprinzip nicht als Lifestyle-Pille missbraucht werden. Es ist nur indiziert für Patienten mit extremem Übergewicht und bereits eingetretenen Begleiterkrankungen wie Bluthochdruck oder Diabetes Typ II. Neu an dieser Therapievariante ist auch, dass nicht der Body-Maß-Index als Messgröße für das Übergewicht dient, sondern der Bauchumfang. Dieser sollte bei Männern weniger als 102 cm und bei Frauen weniger als 88 cm sein.

Fragen und Aufgaben zu Kap. 10

1. In welchem Körperteil/Organ werden Kohlenhydrate (Eiweiße, Fette) hauptsächlich verdaut?
   Mit Hilfe welcher Verdauungssäfte?
2. Wie behandelt man eine Verdauungsschwäche (Säure- und Enzymmangel)?
3. Welche Behandlungsmöglichkeiten bestehen bei einer Überproduktion von Magensäure?
4. Nennen Sie 3 säurebindende Fertigarzneimittel!
   Warum muss zwischen der Einnahme dieser Mittel und der von Tetrazyklinantibiotika ein Zeitabstand von mindestens 2–3 h eingehalten werden?
5. Welche Stoffgruppen verringern die Säureproduktion im Magen?
   Nennen Sie je 1, zur 1. Gruppe 3 Beispiele!
6. Nennen Sie 2 Fertigarzneimittel, die als Schutzstoffe für die Magenschleimhaut eingesetzt werden!
7. Nennen Sie mindestens 4 Arzneistoffgruppen, die als Laxanzien Verwendung finden und je 1 Präparatebeispiel dazu!
   Was ist von der Langzeitgabe von anthrachinonhaltigen Mitteln zu halten?
8. Wann werden Mikroorganismen gegen Diarrhö eingesetzt?
9. Wann werden Antibiotika gegen Diarrhö eingesetzt?
   Wann wird Loperamid eingesetzt?
10. Nennen Sie 2 Fertigarzneimittel!
11. Für welche Altersgruppe ist der Elektrolytersatz besonders wichtig?
    Nennen Sie 2 Präparatenamen!

Gegen Bakterien und Pilze wirkende Stoffe

11.1 Allgemeines

Eine der größten Leistungen auf dem Gebiet der Medizin war die Entdeckung bzw. die Entwicklung von Stoffen, mit denen man Infektionskrankheiten bekämpfen konnte. Cholera (s. heute Lateinamerika), Pest und Pocken forderten mehr Opfer als die damaligen Kriege.

Um die Entwicklung der Antibiotika bzw. Chemotherapeutika besser verstehen zu können, müssen wir einen Blick in die Vergangenheit tun.

Ignaz **Semmelweis** führte im Jahre 1847 in der gynäkologischen Abteilung des Wiener Krankenhauses die Hände- und Instrumentendesinfektion mit Chlorkalk ein und verminderte somit die Sterblichkeit der Wöchnerinnen stark. Semmelweis sah in den Jahren vorher, dass bei Geburten, bei denen Nonnen als Geburtshelfer anwesend waren, die Sterblichkeit der Mütter an Kindbettfieber viel geringer war als bei Geburten, die von Ärzten begleitet wurden. Meist kamen diese Ärzte gerade von Leichenobduktionen und Semmelweis vermutete, dass sie noch »Leichengift« an den nicht desinfizierten Händen hatten und deshalb die Mütter an Kindbettfieber starben. Durch Desinfektion mit Chlorkalk konnte er diese Infektionsgefahr weitgehend beseitigen.

Louis **Pasteur** veröffentlichte 1863 seine Studien über Gärungs- und Fäulnisprozesse. Er führte auch die Pasteurisierung von Milch ein, eine Methode, bei der die Milch ca. 30 min lang auf 60–70 °C erhitzt wird. Somit wurden die Gärungsprozesse durch Abtötung der Mikroorganismen verhindert.

Von Robert **Koch** konnte zum ersten Mal in der Geschichte ein spezifisches Bakterium für eine Krankheit als Ursache ausfindig gemacht werden (Semmelweis kannte noch keine Bakterien, er sprach nur von Leichengift). Es war das Bakterium Bacillus anthracis, der Erreger des Milzbrandes, eine v. a. bei Landwirten häufig anzutreffende Berufskrankheit.

Emil **von Behring** führte 1863 das Diphtherieserum ein. Er war der Begründer der Impfprophylaxen.

Paul **Ehrlich** war es möglich, mit bestimmten Farbstoffen Bakterien selektiv anzufärben.

Von Alexander **Fleming** wurde im Jahre 1928 das Penicillin in dem Pilz Penicillium notatum entdeckt, welches in den 40er Jahren in Amerika als Antibiotikum auf den Markt kam. Mit Hilfe des Penicillins war es nun möglich, großen Teilen der Bevölkerung, die sich Infektionskrankheiten zugezogen hatten, rasch und effektiv zu helfen. Im 2. Weltkrieg war dies besonders für die amerikanischen Soldaten von Vorteil.

Bevor wir nun tiefer in das Gebiet der Chemotherapeutika einsteigen, sollen einige Begriffe definiert werden:

Definitionen einzelner Begriffe

- Desinfektion bedeutet, einen Gegenstand oder z. B. die Hände in einen Zustand zu bringen, der nicht mehr infektiös ist, d. h. alle pathogenen* Keime müssen zerstört werden.
- Sterilisation bedeutet, dass sämtliche Keime auf einem Gegenstand, d. h. auch die apathogenen* getötet werden müssen.
- Antibiotika sind Stoffe, die von Mikroorganismen gewonnen wurden und andere Mikroorganismen abtöten können (► z. B. Penicillin; es tötet Bakterien und wird aus einem Pilz gewonnen).
- Chemotherapeutika sind im engeren Sinn synthetisch gewonnene Antibiotika. Will man den Begriff weiter fassen, so gehören auch die Stoffe zur Krebsbehandlung dazu.

11.2 Desinfektionsmittel

Mit Desinfektionsmittel werden v. a. Flächen (Tische, Bänke, Geräte) und die Hände gereinigt. Ein gutes Desinfektionsmittel soll schnell wirken und möglichst viele Keime abtöten. Für den Menschen soll es vergleichsweise ungiftig sein.

! Wichtig ist, immer genau die vorgeschriebenen Konzentrationen zu verwenden, da sowohl zu konzentrierte als auch zu verdünnte Lösungen nicht die gewünschte Wirkung zeigen bzw. bei zu starken Lösungen unerwünschte Effekte auftreten können.

Für Händedesinfektionsmittel ist es wünschenswert, dass sie einen akzeptablen Geruch aufweisen und die Hände pflegen (z. B. mit rückfettenden Substanzen). Auf die Desinfektion des Trinkwassers und der Schwimmbäder (meist mit Chlor oder Ozon) soll hier nicht eingegangen werden.

Alkohol

Reiner Alkohol ist zur Desinfektion weniger geeignet als mit Wasser verdünnter Alkohol. Der Grund liegt darin, dass die Bakterien zuerst mit einer

Wasserhülle umgeben werden müssen. Erst dann kann der Alkohol (Ethanol 70 %, Isopropanol 70 %) dem Bakterium Zellwasser entziehen, sodass der Keim nicht mehr lebensfähig ist. Die Keime werden durch Eiweißfällung im Zellinneren getötet.

Wasserstoffperoxid

Das Peroxid wird in Konzentrationen bis zu 3 % zum Desinfizieren verwendet. Zum Gurgeln wird diese Lösung nochmals verdünnt (1 Esslöffel auf 1 Glas Wasser). Ab 3 % können damit auch die Haare gebleicht werden, meist wird zu diesem Zweck aber eine 6 %ige Lösung eingesetzt. Die Mikroorganismen werden oxidativ durch die Bildung elementaren Sauerstoffs zerstört.

Kaliumpermanganat

In Verdünnungen von 0,3 % wirkt es als gutes Desinfektionsmittel, wobei es gerne als Gurgelmittel, Fußbad oder für Umschläge bei Wunden verwendet wird. Es ist aber wichtig, dass die Konzentration 0,3 % nicht übersteigt, da es sonst zu Verätzungen kommen kann. Eine 0,3 %ige Lösung ist leicht rosa gefärbt. Die antiseptische Wirkung tritt aufgrund oxidativer Prozesse ein.

Jod

Jeder kennt wahrscheinlich aus seiner Kindheit noch die Schmerzen, die durch auf eine Wunde gegebenes Jod ausgelöst werden. Dennoch ist Jod, z. B. als Jodtinktur, ein gutes Desinfektionsmittel. Es wirkt sehr schnell, tötet Bakterien, Pilze und Viren sowie Sporen ab und ist zudem vom Preis her recht günstig.

Für Lösungen, die zum Betupfen der Schleimhäute gedacht sind, werden Jod-Wasser-Glyzerin-Gemische, zur Desinfektion der Haut Jod-Alkohol-Tinkturen eingesetzt. Zu beachten ist, dass Jod Bestandteil der Schilddrüsenhormone ist und dass es bei der großflächigen Anwendung bei Kindern wegen der dünnen Haut leicht zur Resorption von Jod kommt, wodurch Schilddrüsenfunktionsstörungen auftreten können. Deshalb darf Jod auch nicht bei Hyperthyreose (Schilddrüsenüberfunktion) eingesetzt werden. Heutzutage werden meist Lösungen mit organisch gebundenem Jod angewendet. Wird das Jod an große Moleküle gebunden, wie z. B. in Betaisodona® Tinktur, so wird gerade so viel Jod freigesetzt, wie zur Desinfektion nötig ist. Diese Konzentration an freiem Jod kann aber kaum noch Schmerzen hervorrufen, sodass jetzt eine schmerzfreie Desinfektion möglich ist.

Quecksilbersalze

Quecksilbersalze sollten wegen ihrer Giftigkeit nur noch beschränkt eingesetzt werden. Bei Kleinkindern sollte aufgrund der noch dünnen Epidermis (Oberhaut) und der damit verbundenen Resorption von Quecksilber in den Körper auf den Einsatz dieser Desinfektionsmittel ganz verzichtet werden. Ein Fertigarzneimittel hierfür war früher Mercuchrom®.

Silberverbindungen

Kurz nach der Geburt wurde früher eine 1%ige Silbernitratlösung (z. B. Mova Nitrat Pipette®) zur Verhütung der Blennorrhö (eitrige Bindehautentzündung) von Neugeborenen (Credé-Prophylaxe) verwendet, auf die man heute allerdings verzichtet. Außerdem werden Eiweiß-Silber-Lösungen in Augentropfen zur Behandlung von Bindehautentzündungen bei Erwachsenen eingesetzt.

Invertseifen

Die Invertseifen tragen im Gegensatz zu den Seifen eine positive Ladung. Sie können sich sowohl in Wasser als auch in Fett lösen und werden gerne als Flächen- und Händedesinfektionsmittel eingesetzt. Sie lagern sich in die Membranen der Keime ein und zerstören sie dadurch. Da aber keine Sporen abgetötet, werden reichen die Invertseifen für die chirurgische Händedesinfektion allein nicht aus.

Neben der Händedesinfektion werden sie als Gurgelmittel und für Wund- und Vaginalspülungen eingesetzt. Mit Vaginalzäpfchen, die Invertseifen enthalten (z. B. Fluomycin® N), können Frauen das Risiko einer HIV-Infektion signifikant senken.

Fertigarzneimittel sind z. B. Dobendan® Halstabletten. Fertigdesinfektionsmittel für Hände und Haushalt sind beispielsweise Zephirol®, Laudamonium® und Sterillium®. Die Konzentration der Invertseifen liegt in der Regel zwischen 0,05 % und 0,2 %.

Ampholytseifen

Ampholytseifen sind ebenfalls in Wasser und auch in Fett löslich und greifen die Zellmembran der Keime an. Der Vorteil gegenüber den Invertseifen ist, dass sie durch Blut, Eiter und Eiweiß nicht inaktiviert werden können. Außerdem sind die Ampholytseifen ungebundene Moleküle. Ein Mittel dieser Gruppe ist z. B. Tego®.

Chlorhexidin

Chlorhexidin, z. B. in Chlorhexamed®, besitzt bakterizide (bakterienabtötende) Eigenschaften und haftet gut auf der Haut, sodass es neben der Instrumentendesinfektion zur Verhütung von Infektionen beim Katheterisieren, bei Mund- und Racheninfektionen und als Händedesinfektionsmittel Verwendung findet.

Octenidin

Octenidin (z. B. Octenisept®) ist ein neues Desinfektionsmittel, das v. a. zur Schleimhautdesinfektion eingesetzt wird. Mittlerweile gibt es auch octenidinhaltige Salben (Einsatz in der Nasenschleimhaut zur Vernichtung von Staphylokokken) und auch gefärbte Octendin-Lösungen, so diese auch bei der präoperativen Desinfektion der Haut (z. B. bei Sectio [Kaiserschnitt]) verwendet werden können. Octenidin stellt ein alternatives Desinfektionsmittel dar, bei Patienten die aufgrund von Schilddrüsenprobleme keine Jodlösungen erhalten dürfen.

Polihexanid

Polihexanid (Lavasept®, Lavanid®) gehört chemisch zu den Guanidinverbindungen. Es besitzt bakterizide Wirkungen. Bei Wundspülungen reicht eine Einwirkzeit von 1-2 Minuten. Es ist gut gewebeverträglich und regt die Wundheilung an. Hervorzuheben ist, dass Polihexanid auch gegen Methicillin resistente Staphylokokken wirksam ist.

11.3 Antibiotika

Die Antibiotika sollen in geringen Dosen Mikroorganismen im Körper abtöten, ohne selbst den Körper zu schädigen. Sie können Keime auf 4 unterschiedliche Arten schädigen.

Zellwandsynthese	– β-Lactamantibiotika (z. B. Penicilline, Cephalosporine) – Glykopeptide – Fosfomycin – Bacitracin Diese Stoffe hemmen die Neubildung der Bakterienzellwände, sodass diese zerplatzen müssen

▼

Durchlässigkeit der Zellhülle	– Polypeptidantibiotika (z. B. Polymyxin) – Polyenantibiotika (z. B. Nystatin, Amphotericin) Diese Stoffe durchbrechen die Zellmembran, sodass der Zellinhalt ausfließt und der Erreger abstirbt.
Proteinsynthese	– Tetrazykline – Chloramphenicol – Makrolide (z. B. Erhthromycin) – Aminoglykoside (z. B. Streptomycin) – Lincomycine Diese Antibiotika stören die Eiweißbildung in den Mikroorganismen, sodass der Zellstoffwechsel nicht mehr richtig funktioniert und auch hier der Keim abstirbt.
Nukleinsäuresynthese	– Sulfonamide – Gyrasehemmer – Rifampicin – Flucytosin Diese Gruppe von Antibiotika stört die Bildung des genetischen Materials, d. h. es wird falsches Erbgut gebildet, sodass die Erreger weniger gut lebensfähig sind.

! Bei der Gabe von Antibiotika darf die Resistenzentwicklung der Erreger nicht vergessen werden. Gibt man z. B. zu oft Antibiotika, so werden die Mikroorganismen unempfindlich gegen die Arzneimittel. Das Gleiche gilt, wenn man die Antibiotika zu niedrig dosiert oder die Therapie zu früh abbricht, sodass nicht alle Keime getötet werden und evtl. resistente Erreger zurückbleiben.

An diese Stelle gehört auch der Begriff Hospitalismus. Unter Hospitalismus versteht man in diesem Zusammenhang eine im Krankenhaus erworbene Infektion mit Keimen, die schon weitgehend resistent sind. Da in Kliniken zwangsläufig häufig Antibiotika und Desinfektionsmittel eingesetzt werden müssen, kommt es oft zur Bildung einer resistenten Keimflora. Wird nun ein durch eine andere Krankheit schon geschwächter Patient eingeliefert, kann er leicht von solchen resistenten Erregern infiziert werden.

Zu den Wirkungsarten der Antibiotika ist zu sagen, dass es sowohl bakteriostatische als auch bakterizide Antibiotika gibt.

Bakterizide Arzneimittel (z. B. Penicilline und Aminoglykoside) töten den Erreger vollständig ab.

Die bakteriostatischen Antibiotika schwächen die Mikroorganismen nur, sodass das körpereigene Immunsystem (z. B. Antikörper) für das vollständige Beseitigen des Erregers notwendig ist.

11.3.1 Antibiotika, die die Zellwandsynthese hemmen

Penicilline

Normalerweise sind Penicilline (z. B. in Isocillin®, Megacillin®) v. a. gegen gram-positive* Erreger wirksam. Aufgrund von Molekülveränderungen können aber auch Penicilline synthetisiert werden, die gegen gram-negative* Keime einsetzbar sind. Solche Penicilline bezeichnet man als **Breitbandpenicilline.** Dazu gehören z. B. Amoxicillin (u. a. in Amoxihexal®), Ampicillin (u. a. in Ampicillin Berlin Chemie®) und das Acylaminopenicillin Piperacillin (z. B. in Pipril®).

Piperacillin ist parenteral zu verabreichen und wird zu ca. 70% wieder über die Nieren ausgeschieden, sodass die Dosis der Nierenfunktion angepasst werden muss. Im Gegensatz zu den Standardpenicillinen konnte durch die Molekülvariation das Wirkspektrum wesentlich in den Bereich der gram-negativen Bakterien erweitert werden. Problemkeime, wie z. B. der in Kliniken gefürchtete Pseudomonas aeruginosa, werden durch die besondere Molekülstruktur ebenfalls erfasst.

Ein Problem, das sehr häufig während der Gabe von Penicillinen auftritt, ist die Resistenzentwicklung. Häufig bilden Bakterien erst nach der Gabe von β-Lactamantibiotika penicillinzerstörende Enzyme (**β-Lactamasen**), die die Penicilline unwirksam machen. Die Acylaminopenicilline (z. B. Piperacillin) haben allerdings eine geringere Neigung zur Resistenzinduktion (Resistenzerzeugung). Diese Breitbandpenicilline sind aber nicht wirklich stabil gegen die β-Lactamasen. Dennoch müssen wir nicht vor den penicillinzerstörenden β-Lactamasen kapitulieren. Es gibt für lebensbedrohliche Fälle, z. B. bei Intensivpatienten (wenn keine Zeit mehr zum Anfertigen eines Antibiogramms* bleibt), ein paar hochwirksame β-lactamasestabile Penicilline. Die Kombination des Breitbandantibiotikums Piperacillin mit dem β-Lactamasehemmstoff Tazobactam (z. B. in Tazobac®) erlaubt den Einsatz auch gegen stark β-lactamasebildende Keime wie z. B. Staphylococcus, Pseudomonas oder Proteus-Arten.

Weitere Kombinationspenicilline sind z. B. Unacid® (Ampicillin/Sulbactam) und Augmentan® (Amoxicillin/Clavulansäure; ◘ Tab. 11.1).

Tab. 11.1. Penicilline und Kombinationen

Benzylpenicillin	Isocillin®
Ampicillin	Binotal®
Amoxicillin	Amoxypen®
Piperacillin	Piperacillin Hikma®
Piperacillin/Tazobactam	Tazobac®
Amoxicillin/Clavulansäure	Augmentan®
Flucloxacillin	Staphylex®
Oxacillin	Stapenor®

! Der Nachteil der Penicilline besteht darin, dass ca. 1 % der Bevölkerung gegenüber Penicillin allergisch reagiert. Bei diesem Personenkreis muss auf andere Antibiotika ausgewichen werden.

Cephalosporine

Die Cephalosporine sind eng mit den Penicillinen verwandt. Sie können ebenfalls durch die β-Lactamasen inaktiviert werden.

Die Cephalosporine werden in oral und parenteral* anwendbare Antibiotika eingeteilt. Sie werden u. a. gegen gram-negative Erreger und bei Patienten mit Penicillinallergie eingesetzt. Ebenso wie die Penicilline weisen sie eine große therapeutische Breite auf, wobei das Auftreten von Allergien wesentlich seltener ist als bei Penicillinen. Aufgrund von möglichen Nierenschäden sollten die Cephalosporine nicht bei Patienten mit Niereninsuffizienz gegeben werden.

Fertigarzneimittel sind u. a. Claforan®, Zinacef®, Cefobis® und Rocephin® (parenteral applizierbare Cephalosporine). Rocephin® hat zudem den Vorteil, dass die Halbwertszeit* recht hoch ist, sodass eine 1-malige Gabe pro Tag ausreicht (Tab. 11.2).

Tab. 11.2. Cephalosporine

Cafazolin	Cefazolin Hikma®
Cefuroxim	Elobact®
Cefotiam	Spizef®
Cefotaxim	Claforan®
Cefriaxon	Rocephin®
Ceftazidim	Fortum®
Cefepim	Maxipime®
Cefadroxil	Grüncef®
Cefixim	Ceforal®
Cefpodoxim	Orelox

Carbapeneme

Die Carbapeneme stellen einen Fortschritt in der Therapie mit Betalactam-Antibiotika dar.Von der Struktur her sind sie Betalactam-Antibiotika aber weder Penicilline noch Cephalosporine. Das Wirkspektrum dieser Antibiotka umfasst fast alle Bakterien, so dass wir es hier mit echten Breitbandantibiotika zu tun haben. Sie sind indiziert bei Mischinfektionen, d. h. bei schweren Infektionen mit mehreren Bakterien und und bei schweren Allgemeininfektionen v. a. bei Patienten mit Abwehrschwäche. Alle verfügbaren Carbapeneme msüsen als Injektion oder als Infusion gegeben werden. Es gibt keine orale Form, d. h. man kann diese Wirkstoffe nicht als Tabletten einnehmen (Tab. 11.3). Um unnötige Resistenzentwicklungen zu vermeiden, müssen die Carbapeneme nur wirklich schwer kranken Patienten v. a. auf der Intensivstation vorbehalten sein.

Tab. 11.3. Carbapeneme

Imepenem/Cilastin	Zienam®
Meropenem	Meronem®
Ertapenem	Invanz®

11.3.2 Antibiotika, die die Permeabilität der Zytoplasmamembran verändern

Polypeptidantibiotika

Hierunter fallen die Stoffe Polymyxin B, Colistin, Bacitracin und Tyrothricin. Allgemein sind sie mehr oder weniger toxisch, wobei v. a. die Nerven- und Nierentoxizität bedeutsam sind.

Polymyxin B und Colistin. Diese Stoffe sind nur gegen gram-negative* Erreger wirksam. Aufgrund ihrer schlechten Verträglichkeit sollten sie nicht mehr parenteral gegeben werden. Als orale Therapeutika, z. B. in Halstabletten oder zur Darmdesinfektion vor Operationen, leisten sie aber gute Dienste (z. B. Diarönt® mono).

Bacitracin. Dieser Stoff besitzt gute Wirksamkeit gegen grampositive* und gram-negative* Erreger, wobei nicht nur die Zellmembran, sondern auch die Zellwand geschädigt wird. Bacitracin wird v. a. bei Infektionen der Haut und Schleimhaut eingesetzt (z. B. Nebacetin® Salbe).

Tyrothricin. Dieser Stoff wirkt dagegen eher gegen gram-positive Erreger, wobei besonders die Zellmembran geschädigt wird. Wegen seiner hämolytischen Eigenschaften darf Tyrothricin nur lokal bei oberflächlichen Wunden eingesetzt werden (z. B. Dorithricin® Halstabletten oder Tyrosur® Puder).

Polyenantibiotika

Nystatin (z. B. Nystatin Lederle®). Dies ist ein ungesättigtes Riesenmolekül, welches sich in die Zellmembran der Pilze einlagert und dort wichtige Austausch- und Transportprozesse behindert, sodass die Zelle letztlich irreversibel* geschädigt wird. Dieser Stoff wird zur Bekämpfung von Mundsoor (Candida albicans), Windeldermatitis, Wundsein (Intertrigo), Nagelrandentzündungen und Pilzinfektionen zwischen Zehen und Fingern (Interdigitalmykosen) eingesetzt.

Nystatin kann vom Körper fast nicht resorbiert werden, sodass es der lokalen Therapie (▶ s. o.) vorbehalten ist. Aufgrund seiner Toxizität (Blut, Niere) darf es nicht parenteral gegeben werden. Häufig wird es zur Behandlung von Pilzinfektionen bei Säuglingen (Windel- oder Mundsoor) eingesetzt, da dieser Stoff bei oraler bzw. lokaler Therapie sehr gut und ohne Nebenwirkungen vertragen wird.

Amphotericin B (z. B. Ampho-Moronal®). Dieser Stoff hat ein ähnliches Wirkspektrum wie Nystatin, jedoch ist seine Toxizität geringer, sodass es auch parenteral gegeben werden kann. Dennoch darf auch bei dieser Substanz die Nephro- und Neurotoxizität nicht vergessen werden.

11.3.3 Antibiotika, die die Proteinbiosynthese hemmen

Diese Stoffe stören z. B. die Enzymsynthese im Bakterium, sodass dessen Stoffwechselabläufe gestört werden und der Erreger leichter vom menschlichen Immunsystem vernichtet werden kann.

Tetrazykline

Zu den Tetrazyklinen zählen Fertigarzneimittel, wie z. B. Hostacyclin®, Sigadoxin®, Terramycin®, Vibramycin® und Klinomycin®.

Die Tetrazykline haben ein sehr breites Wirkspektrum, d. h. sie sind gegen gram-positive und -negative Erreger wirksam. Sie können oral oder auch parenteral verabreicht werden. Normalerweise sind die Tetrazykline wenig toxisch, jedoch kann es durch Einlagerung in den Zahnschmelz zur Gelbfärbung und aufgrund von Anreicherung in den Knochen zu Wachstumsstörungen kommen. Deshalb dürfen Tetrazykline während der Schwangerschaft und bei Kindern unter 8 Jahren nicht gegeben werden. Bei Überdosierung oder zu langer Anwendung muss mit Leber- und Nierenschädigungen gerechnet werden.

Mit UV-Licht treten vereinzelt Hautreizungen (Photodermatosen) auf, sodass während der Therapie mit Tetrazyklinen Sommersonne und Sonnenstudios gemieden werden sollten.

Wie einleitend in diesem Buch (▶ Abschn. 1.5.2) bereits ausgeführt wurde, dürfen Tetrazykline wegen Resorptionsproblemen nicht mit Milch oder metallsalzhaltigen Arzneimitteln eingenommen werden (vgl. Kalzium-Tetrazyklin-Komplex).

Eine Neuentwicklung sind die sogenannten Glycylcycline, die eine ähnliche Wirkung besitzen wie die Tetracycline. Der Vorteil der Glycylcycline liegt in ihrem sehr breiten Wirkspektrum. So werden z. B. auch die Problemkeine wie Methicillin-resistente Staphylokokken oder Vancomycin-resistente Enterokokken erfasst.

Das einzige Fertigmedikament aus dieser Gruppe ist Tygacil® (Tigecyclin).

Chloramphenicol

Chloramphenicol besitzt ein ebenso breites Wirkspektrum wie die Tetrazykline, nur ist sein Einsatz wegen der Gefahr von Knochenmarkschädigungen sehr begrenzt.

Vor allem bei Typhus und Meningitis (Hirnhautentzündung) wird Chloramphenicol angewendet, wobei die Liquorgängigkeit dieses Antibiotikums von Vorteil ist. Die Therapiedauer sollte aber 2 Wochen nicht überschreiten. Vorsicht ist bei Früh- und Neugeborenen geboten, denn bei ihnen kann nach Überdosierung das Grey-Syndrom auftreten.

Das Grey-Syndrom äußert sich durch Erbrechen, blasse Haut und Kreislaufkollaps. Der Grund dieser Nebenwirkung liegt in der noch geringen Leistung von Leber und Niere bei Neugeborenen, sodass Chloramphenicol nicht schnell genug ausgeschieden werden kann und durch die folgende Kumulation* die minimale toxische Konzentration (MTC) überschritten wird. Nicht eingesetzt werden darf Chloramphenicol bei Patienten mit Knochenmarkschäden oder Leber- bzw. Nierenerkrankungen. Fertigarzneimittel mit Chloramphenicol sind z. B. Leukomycin® und Paraxin®.

Makrolide (◘ Tab. 11.4)

Erythromycin. Das wichtigste Makrolidantibiotikum ist das Erythromycin. Es wirkt v. a. gegen gram-positive Keime und ist eine gute Alternative für Patienten mit Penicillinallergie. Um die Resorption zu verbessern, wird Erythromycin in Form seiner Ester eingesetzt. Neuere Substanzen sind Azithromycin (Zithromax®), Clarithromycin (Klacid®) oder Roxithromycin (Rulid®).

Die Nebenwirkungen dieser Substanz sind relativ gering, sodass es v. a. gegen Atemwegserkrankungen bei Kleinkindern angewendet wird. Zum Teil tritt eine reversible* Gehörschädigung auf. Fertigmedikamente sind z. B. Erythrocin® oder Paediathrocin® Saft.

Eine Weiterentwicklung der Makrolide stellt das Medikament Ketek® (Telithromycin) dar. Ketek® hat einen etwas anderen Wirkmechanismus als die Standardmakrolide, sodass die Gefahr der Resistenzentwicklung geringer ist.

Lincomycine. Die Lincomycine entsprechen in ihrem Wirkspektrum dem Erythromycin. Lincomycin (z. B. Albiotic®) und Clindamycin (z. B. Sobelin®) diffundieren besonders gut in die Knochen, sodass sie gern bei

Tab. 11.4. Makrolide

Erythromycin	Erythrocin®
Roxithrmycin	Rulid®
Clarithromycin	Klacid®
Azithromycin	Zithromax®
Telithromycin	Ketek®

Osteomyelitis (Knochenmarkentzündung) eingesetzt werden. Die Nebenwirkungen sind relativ gering, und beschränken sich i. allg. auf Blähungen (Flatulenz) und Durchfall (Diarrhö). Neugeborenen und Patienten mit Nierenschäden sollten die Lincomycine aufgrund von mangelnder Ausscheidung nicht gegeben werden.

Aminoglykosidantibiotika

1943 wurden diese Antibiotika aus dem Bakterium Streptomyces griseus von Waksman et al. isoliert.

Die Aminoglykoside besitzen ein sehr breites Wirkspektrum, sollten jedoch als Reserveantibiotika besonders schweren Infektionskrankheiten vorbehalten bleiben.

Wegen geringer Resorption sind sie bei oraler Gabe nur lokal wirksam. In Zellen können diese Stoffe nicht diffundieren und die Liquorgängigkeit ist auch sehr gering. Problematisch ist weiterhin die schnelle Resistenzentwicklung gegen diese Antibiotikaklasse.

Streptomycin. Dies ist ein Aminoglykosidantibiotikum, findet sein Einsatzgebiet v. a. in der Tuberkulosetherapie.

! Beachten muss man beim Einsatz von Streptomycin die irreversible Schädigung des 8. Hirnnervs, was zu Taubheit führen kann. Da diese Substanz schnell Hautreizungen auslöst, sollte das Pflegepersonal direkten Kontakt mit diesem Stoff vermeiden. Nicht angewendet werden darf Streptomycin in der Schwangerschaft, bei Säuglingen und Kleinkindern (erhöhte Empfindlichkeit des 8. Hirnnervs) sowie bei Leber- und Nierenschäden.

Neomycingruppe. Dies sind ebenfalls Aminoglykosidantibiotika: sie werden zur Behandlung von Haut-, Schleimhaut-, Ohren- und Augeninfektionen eingesetzt. Diese Substanzen dürfen jedoch wegen ihrer Oto (Ohr)- und Nierentoxizität nicht parenteral gegeben werden.

Kanamycingruppe. Sie gehört auch zur Gruppe der Aminoglykosidantibiotika und wird nur bei bestimmten Infektionen angewendet.

Kanamycin wird zur lokalen Behandlung von Augeninfektionen verwendet, Gentamycin (z. B. Refobacin®) setzt man gegen gram-negative Keime v. a. bei Harnwegsinfektionen ein. Gegen Infektionen von Knochen- und Weichteilen wird Gentamycin in speziellen Darreichungsformen, z. B. als Septopal® Kugeln, angeboten.

11.3.4 Antibiotika, die die Nukleinsäuresynthese stören

Diese Antibiotika beeinflussen die Bildung des Erbguts negativ, sodass das Bakterium in seiner Pathogenität geschwächt und vom Immunsystem des Menschen leichter unschädlich gemacht wird.

Sulfonamide

Sulfonamide sind synthetisch hergestellte Antibiotika, die 1935 erstmals von Domagk in die Therapie eingeführt wurden.

Diese Stoffe verdrängen die Paraaminobenzoesäure, welche zur Synthese der Folsäure wichtig ist (Beispiel Monopräparat: Longum®). Die Wirkung der Sulfonamide, die die Bildung von Dihydrofolsäure (einer Vorstufe der eigentlich wirksamen Tetrahydrofolsäure) verhindern, kann durch Kombination mit Trimethoprim noch wesentlich gesteigert werden. Grund: Trimethoprim hemmt seinerseits die Bildung von Tetrahydrofolsäure aus der Dihydrofolsäure. Somit wird auf 2 verschiedenen Ebenen die Bildung der für den Bakterienstoffwechsel nötigen Tetrahydrofolsäure gestört. Als fixe Kombination werden Sulfamethoxazol und Trimethoprim gemischt **(= Cotrimoxazol).** Sulfamethoxazol hat dabei ähnliche pharmakokinetische Eigenschaften wie Trimethoprim (vgl. Halbwertszeit und Ausscheidung), sodass die Kombination von 800 mg Sulfamethoxazol und 160 mg Trimethoprim als ideal angesehen wird.

Fertigarzneimittel sind z. B. Cotrim forte Hexal®, Cotrim forte ratiopharm®, Kepinol® forte und Eusaprim® forte.

Für Tiere und Menschen sind die Sulfonamide in Bezug auf die o. g. Wirkungen ungefährlich, da wir die Folsäure mit der Nahrung aufnehmen und nicht selbst aufbauen müssen. Trimethoprim verhindert zwar theoretisch auch bei Mensch und Tier die Bildung von Tetrahydrofolsäure, allerdings ist diese Hemmwirkung bei Bakterien 10000-mal stärker (die Affinität* von Trimethoprim zu der bakteriellen Dihydrofolsäurereduktase ist ca. 10000-mal größer als zu dem entsprechenden menschlichen Enzym). Das Einsatzgebiet der Sulfonamide sind v. a. die Harnwegsinfektionen.

! Um Nierenschäden während der Sulfonamidtherapie zu vermeiden, soll viel Flüssigkeit (täglich 2–4 l) getrunken werden, damit die Sulfonamide nicht in der Niere auskristallisieren können. Nicht angewendet werden sollen diese Antibiotika bei Leber- und Nierenschäden, bei Herzinsuffizienz, am Ende der Schwangerschaft und bei Neugeborenen, da es bei ihnen zu verzögerter Ausscheidung kommt.

Nitrofuranderivate

Auch bei dieser Gruppe handelt es sich um künstlich hergestellte Antibiotika.

Nitrofurazon (z. B. Furacin®). Es wird lokal bei Wundinfektionen nach Verbrennungen eingesetzt.

Nitrofurantoin (z. B. Uro-long®, Uro-Tablinen®). Dieser Stoff findet als Harnwegsdesinfiziens Anwendung. Es kann oral gegeben werden und wird schnell resorbiert. Als Nebenwirkungen treten Nervenleiden (Neuropathien) und Allergien auf. Wegen der Gefahr einer hämolytischen* Anämie dürfen diese Substanzen nicht bei Neugeborenen bis zum 3. Lebensmonat gegeben werden.

Gyrasehemmer (▫ Tab. 11.5)

Die Gyrasehemmer sind relativ neu eingeführte, künstlich hergestellte Antibiotika. Die Gyrase ist ein Enzym, welches das Bakterienerbgut aufspiralisiert, nachdem sich das Bakterium geteilt hat.

Wird dieses Enzym gehemmt, so stirbt der Erreger ab. Da der Mensch keine Gyrase hat, wird er auch durch diese Antibiotika nicht direkt geschädigt.

Tab. 11.5. Gyrasehemmstoffe

Ciprofloxacin	Ciprobay®
Levofloxacin	Tavanic®
Ofloxacin	Tarivid®
Moxifloxacin	Avalox®

Aufgrund von möglichen Knorpelschäden dürfen Gyrasehemmer nicht an Kinder, Jugendliche oder Schwangere abgegeben werden.

Als Fertigarzneimittel sind z. B. Tarivid® und Ciprobay® zu nennen. Neuere Gyrasehemmstoffe wie z. B. Levoflaxacin (Tavanic®) oder Moxiflocacin (Avalox®) erlauben aufgrund entsprechender Halbwertszeiten auch die einmalige Gabe pro Tag.

Rifampicin

Rifampicin ist ein Antibiotikum, welches aus dem Bakterium Streptomyces mediterranei gewonnen wird. Es besitzt ein besonders breites Wirkspektrum und ist, wie Streptomycin auch, gegen die schwer zu behandelnde Tuberkulose einsetzbar. Aufgrund schneller Resistenzentwicklung sollte es der Tbc-Therapie vorbehalten bleiben.

Da eine evtl. auftretende embryoschädigende Wirkung nicht völlig ausgeschlossen werden kann, darf Rifampicin nicht während der Schwangerschaft eingesetzt werden.

Fertigarzneimittel sind z. B. Eremfat®, Rifa® oder Rifoldin®.

Flucytosin

Flucytosin wirkt wie Nystatin und Amphotericin v. a. gegen Pilzinfektionen. Diese Substanz wird als falscher Baustoff in das Erbgut des Pilzes eingebaut, sodass die Lebensfähigkeit des Erregers eingeschränkt ist. Flucytosin ist auch gut liquorgängig. Aufgrund möglicher teratogener Schädigung (Schädigung des Embryos) darf es in der Schwangerschaft nicht gegeben werden.

Fertigarzneimittel ist z. B. Ancotil®.

Ganz aktuelle Entwicklungen stellen die so genannten Oxazolidinone und die Streptogramine dar.

Aus der Problematik heraus, dass sich immer mehr resistente Keime bilden, musste diese Neuentwicklungen eingeführt werden. Ein besonderes Problem stellen multiresistente gram positive Keime dar (MRSA, multiresistente (methicillinresistente) Staphylokokken).

Oxazolidinone

Oxazolidinone wie z. B. Linezolid (Zyvoxid®) wirken spezifisch auf die gram positiven Problemkeime. Sie hemmen die Proteinsynthese in den Ribosomen der Bakterien an einer ganz bestimmten Stelle, sodass auch Kreuzresistenzen mit anderen Antibiotika bisher nicht bekannt sind. Aufgrund der speziellen Wirkweise von Linezolid, sollte dieses Antibiotikum aber als Reserveantibiotikum betrachtet werden und nur im Notfall eingesetzt werden, um Resistenzentwicklungen zu vermeiden.

Streptogramine

Streptogramine wie z. B. Synercid® (Quinupristin und Dalfopristin) sind ebenfalls Spezialantibiotika gegen gram positive Problemkeime. Sie sollten immer nur dann eingesetzt werden, wenn die Standardantibiotika nicht mehr wirksam sind. Der Wirkmechanismus der Streptogramine liegt ebenfalls in einer speziellen Hemmung der Bakterienproteinsynthese. Streptogramine sind aufgrund der fehlenden Wasserlöslichkeit nicht zur oralen Applikation geeignet, d. h. sie können nur parenteral verabreicht werden.

11

11.4 Antimykotika

Neben den schweren Infektionen mit Bakterien stellen Pilzinfektionen der inneren Organe eine Herausforderung für moderne Antimykotika dar. Diese Pilzmittel werden gegen lebensbedrohende Organmykosen, ausgelöst durch Candida, Cryptokokken oder Aspergillen, eingesetzt (◘ Tab. 11.6). Oft treten diese Mykosen auch während eine Antibiotikatherapie auf.

Amphothericin

Amphothericin gehört zu den Polyen-Verbindungen, die die Pilzzellmembran durchlässig machen. Die Folge ist, dass intrazelluläre Bestandteile aus der Zelle heraus gelangen können und somit die Zelle nicht mehr lebensfä-

Tab. 11.6. Antimykotika

Ketoconazol	Nizoral®
Itraconazol	Sempera®
Fluconazol	Diflucan®
Voriconazol	Vfend®
Posaconazol	Noxafil®
Caspofungin	Cancidas®
Amphothericin B	Ambisome®

hig ist. Nicht gegeben werden darf Amphothericin bei schweren Leber- und Nierenschäden.

Caspofungin

Caspofungin hemmt die Synthese wichtiger Bestandteile der Pilzzellwand, so dass diese nicht mehr richtig aufgebaut werden kann. In der Folge zerplatzen die Pilzzellen und die Pilze sterben ab.

Azol-Antimykotika

Die systemisch wirksamen Azol-Antimyktoika, wie z. B. Itraconazol, Fluconazol, Voriconazol oder Posaconazol, hemmen die Ergosterolsynthese. Ergosterol ist ein wichtiger Bestandteil der Pilzzellmenbran. Fehlt dieser Baustein, verliert die Menbran ihre Funktion und wichtige Bestandteile des Zellinneren verlassen die Zelle, so dass der Pilz abstirbt.

Fragen und Aufgaben zu Kap. 11

?

1. Was ist der Unterschied zwischen Desinfektion und Sterilisation?
2. Zu welchen Zwecken und in welcher Konzentration wird Wasserstoffperoxidlösung angewendet?
3. Nennen Sie noch 2 weitere Mittel, die zur Hautdesinfektion geeignet sind!
4. Nennen Sie 1 Fertigarzneimittel mit »organischem« Jod!
5. Wofür verwendet man Chlorhexidin?

6. Auf welche 4 Arten können Antibiotika grundsätzlich wirken? Zu welcher Gruppe/Wirkart gehören: Penicilline, Nystatin, Gyrasehemmer, Tetrazykline, Cephalosporine, Makrolid- und Aminoglykosidantibiotika?
7. Was versteht man unter »Resistenz« und wie lässt sie sich so gut als möglich vermeiden?
8. Wie nennt man die Gruppe der Penicilline und Cephalosporine zusammen? Welchen »Abwehrmechanismus« haben Erreger gegen diese entwickelt?
9. Wogegen wird Nystatin hauptsächlich angewendet?
10. Nennen Sie zu jeder in Frage 6 erwähnten Stoffgruppe Präparatebeispiele!

Medikamentöse Behandlung bösartiger Tumoren (Chemotherapie)

12.1 Allgemeines zu Krebserkrankungen

Krebs ist neben den Herz-Kreislauf-Erkrankungen eine der häufigsten Todesursachen. Die allgemein gestiegene Lebenserwartung (Frauen werden z. B. im Durchschnitt 77 Jahre alt) trägt zu dieser Entwicklung bei, da maligne Tumoren v. a. eine Erkrankung sind, die erst im höheren Alter gehäuft auftritt. Man nimmt an, dass die Zellen irgendwann außer Kontrolle geraten, d. h. entarten, und sich ungehemmt zu teilen beginnen. Trotz der nicht zu übersehenden Erfolge der Medizin, z. B. bei der Bekämpfung von Infektions- und Stoffwechselerkrankungen (z. B. Diabetes mellitus), sind die Erfolge in der Krebstherapie eher bescheiden.

Die Pathogenität von Tumoren lässt sich in folgende 3 Stadien einteilen:
- Infiltrierendes Wachstum, d. h. die entarteten Zellen dringen in andere Gewebe und in Gefäße ein
- Destruierendes Wachstum, was bedeutet, dass das ursprüngliche Gewebe zerstört wird
- Metastasierendes Wachstum; in diesem Stadium werden an anderen Orten im Körper Tochtergeschwulste gebildet. Zu diesem Zeitpunkt sind die Heilungschancen als sehr gering zu beurteilen.

Als Ursachen der Entartung der körpereigenen Zellen können sowohl endogene* als auch exogene* Aspekte aufgeführt werden.

Endogene Faktoren. Zu den endogenen Faktoren gehört neben der erblichen Veranlagung ein gestörtes Immunsystem. Die Abhängigkeit einiger Tumorarten von Hormonen ist unbestritten. Hierzu zählen die Östrogene (weibliche Sexualhormone) beim Mammakarzinom (Tumor der Brustdrüsen) und das Testosteron (männliches Sexualhormon) im Falle des Prostatakarzinoms.

Exogene Faktoren. Zu den exogenen Faktoren gehören ionisierende Strahlung, chemische Karzinogene* (z. B. Teerprodukte) und krebsauslösende Viren, die sog. onkogenen* Viren.

Einteilung der Krebserkrankungen

Folgende Krebsarten werden unterschieden:
- Geschwulste des Nervensystems

- Mesenchymale* Tumoren (bösartige Form: Sarkome)
- Epitheliale* Tumoren (bösartige Form: Karzinome).

Eine einmal entstandene Krebsgeschwulst kann entweder in ihrem Wachstum gehemmt oder zerstört werden. Eine Umwandlung in normale Zellen ist gegenwärtig noch nicht möglich.

Als therapeutische Maßnahmen stehen heute zur Verfügung:

- Operative Entfernung der Geschwulst im Frühstadium der Erkrankung
- Strahlentherapie, bei der die Krebszellen zerstört werden sollen
- Mit entsprechenden Arzneimitteln, die die entarteten Zellen schädigen oder zerstören.

Außerdem kann man versuchen, die körpereigenen Abwehrkräfte zu verbessern (z. B. durch Interferone, Mistel- oder Thymuspräparate). Es ist nachgewiesen, dass eine begleitende psychologische Betreuung die Lebenserwartung der Patienten verlängert.

12.2 Arzneistoffe, die das Zellwachstum unterdrücken (Zytostatika)

12.2.1 Allgemeines zu Zytostatika

Die Chemotherapie wird zur Unterstützung der operativen Maßnahmen oder als alleinige Therapie durchgeführt, sofern wegen der zu stark fortgeschrittenen Entartung der Zellen eine Operation nicht mehr möglich ist.

Zytostatika, die in das Wachstum der Krebszellen eingreifen

- Mitosehemmstoffe, die die Zellteilung hemmen. Hierzu gehören z. B. Vinblastin (Velbe®), Vincristin (Vincristin Lilly®), Vindesin (Eldesine®) und die Taxane (Taxotere®, Taxol®)
- Alkylierende Zytostatika, die mit dem Erbgut der Zelle reagieren, wie Cyclophosphamid (z. B. Endoxan®), Cisplatin (z. B. Platinex®) oder Busulfan (z. B. Myleran®).

▼

- Antimetaboliten, die die natürlichen Stoffwechselbausteine verdrängen. Hierunter fallen Stoffe wie Methotrexat (z. B. Methotrexat Lederle®, Mercaptopurin (z. B. Puri-Nethol®), Cytarabin (z. B. Alexan®) oder Fluorouracil (z. B. Fluroblastin®) sowie Gemcitabin (Gemzar®)
- Zytostatisch wirksame Hormone: Fosfestrol (z. B. Honvan®), Burserelin (z. B. Suprefact®), Gonadorelin (z. B. Decapeptyl®), Tamoxifen (z. B. Nolvadex®, Aminogluthetimid (z. B. Orimeten®) und Cyproteron (z. B. Androcur®).
- Zytostatisch wirksame Antibiotika: Doxorubicin (z. B. Adriblastin®), Daunorubicin (z. B. Daunoblastin®), Bleomycin (z. B. Bleomycinum Mack®) oder Mitomycin (z. B. Mitomycin Medac®). Zu den antibiotisch wirksamen Zytostatika ist auch das synthetisch hergestellte Mitoxantron (Onkotrone®, Novantron®) zu nennen.
- Körpereigene Abwehrstoffe, z. B. die Interferone.

Das **Problem der Chemotherapie** liegt darin, dass diese Stoffe nicht nur selektiv die Krebszellen, sondern auch andere (gesunde) Zellen mit hoher Teilungsrate zerstören. Hierunter fallen v. a. die Knochenmarkzellen (→ gestörte Blutbildung), die Haarzellen (→ Haarausfall bis zur Glatzenbildung), die Zellen der Darmschleimhaut (→ Durchfälle) und die Keimdrüsen (→ Missbildungen bei den Nachkommen).

Zu den bereits genannten Nebenwirkungen kommt noch ein erhöhtes Infektionsrisiko hinzu, da ja alle sich schnell teilenden Zellen angegriffen werden. Somit ist auch die Bildung der Lymphozyten im Knochenmark gehemmt und infolge dessen die Infektionsabwehr eingeschränkt.

Die Haarzellen können durch Auflegen einer Eisperücke vor der Therapie geschützt werden. Durch die Kälteeinwirkung wird die Kopfhaut weniger stark durchblutet, sodass auch weniger Arzneistoff in die Haarzellen transportiert wird. Außerdem wird auch ihre Teilungsrate erniedrigt, sodass weniger Zellen geschädigt werden und der Haarausfall abnimmt.

Schutz des Pflegepersonals bei der Anwendung von Zytostatika

Folgende Schutzmaßnahmen müssen vom Pflegepersonal eingehalten werden, da Zytostatika auch gesunde Zellen des Menschen angreifen und zerstören können. Diese Vorsichtsmaßnahmen sind für den Schutz der Gesundheit des Pflegepersonals unerlässlich:

Praxistipp

- Handschuhe müssen bei der Zubereitung und während der Applikation der Zytostatika getragen werden.
- Die Zubereitung sollte nur mit Einwegartikeln durchgeführt werden, um eine Kontamination* anderer Gegenstände und der Umwelt zu verhindern.
- Medikamentenreste und benutzte Gegenstände sind von Fachleuten zu entsorgen (Krankenhausapotheke).
- Aufgrund der schnellen Schädigung von Zellen mit hoher Teilungsrate (Embryo) dürfen schwangere Frauen nicht mit der Zubereitung von Zytostatika betraut werden.

12.2.2 Einige wichtige Zytostatika

Mitosehemmstoffe

- **Colchicin,** ein Alkaloid aus der Herbstzeitlosen (Colchicum autumnale), verhindert die Ausbildung der Teilungsspindel, sodass sich die Zellen nicht mehr zweiteilen können; die entarteten Zellen werden gehemmt. Colchicin zeigt aber eine sehr geringe therapeutische Breite, sodass es nur noch beschränkten Einsatz findet.
- Ähnlich wirkt **Podophyllin,** ein Inhaltsstoff der Pflanze Podophyllum peltatum.
- Die **Vinca**-rosa-**Alkaloide** Vinblastin (z. B. in Velbe®) und Vincristin hemmen die Zellteilung durch Bindung an Tubulin (Eiweiß, welches für die Zellteilung nötig ist).

Entwicklungen aus der Eibe sind die Taxane. Hierzu gehören Paclitaxel (Taxol®) und Docetaxel (Taxotere®). Beide Substanzen hemmen zum einen die Ausbildung von Kernspindeln und zum anderen hemmen sie den Abbau der Tubili im Spindelapparat. Die Folge davon ist eine unterbrochene Zellteilung. Das Tumorwachstum wird gestoppt.

Alkylierende Zytostatika (Tab.12.1)

Diese Stoffe alkylieren, d. h. sie verändern das Erbgut der Zellen, sodass die normale Weitergabe von genetischem Material an die Tochterzelle gestört ist.

Tab. 12.1. Alkylierende Zytostatika

Cyclophosphamid	Endoxan®
Trofosfamid	Ixoten®
Ifosfamid	Holoxan®
Melphalan	Alkeran®
Chlorambucil	Leukeran®
Cisplatin	Cisplatin Hexal®
Carboplatin	Carboplat®
Oxaliplatin	Eloxatin®

Lost, der Gelbkreuzkampfstoff aus dem 1. Weltkrieg, diente als Ausgangstoff für die Synthese neuerer Zytostatika. Problematisch ist aber die große Knochenmarktoxizität. **Cyclophosphamid** (z. B. in Endoxan®) ist ein solches abgewandeltes Präparat, welches eine geringere Toxizität aufweist.

Antimetaboliten (Tab.12.2)

Antimetaboliten verdrängen die natürlichen Stoffwechselbausteine oder Enzyme von ihren Wirkorten, sodass Teilung und Wachstum der Zellen gestört werden. Sie beeinflussen sämtliche sich schnell teilenden Zellen, d. h. auch die nichtentarteten Zellen wie z. B. die Haarzellen.

- **Methotrexat** verdrängt die Folsäure, die für die Synthese von Bausteinen des genetischen Materials wichtig ist.
- **Mercaptopurin** (z. B. Puri-Nethol®) besitzt eine dem Adenin ähnliche Struktur, sodass anstatt Adenin nun Mercaptopurin in das genetische Material eingebaut wird und es zu Störungen des Zellstoffwechsels und -wachstums kommt.
- **Fluorouracil** ist dem körpereigenen Uracil bzw. dem Thymin ähnlich und wird folglich ebenfalls als falscher Baustein in das Erbgut eingeschleust. Es kommt somit auch hier zu Störungen im Zellstoffwechsel.
- **Cytarabin** (z. B. Alexan®), welches dem Cytidin ähnlich ist, wirkt nach dem gleichen Prinzip.

Tab. 12.2. Antimetaboliten

Methotrexat	Lantarel®
Mercaptopurin	Puri-Nethol®
Fluorouracil	Fluorouracil-Gry®
Capecitabin	Xeloda®
Cytarabin	Alexan®
Gemcitabin	Gemzar®
Fludarabin	Fludara®

Eine orale Form des Fluorouracil ist Capecitabin (Xeloda®). Für ambulant therapierte Patienten gibt die oral verfügbare Form von Fluorouracil die Möglichkeit, Krankenhausaufenthalte zu vermeiden und somit die Lebensqualität zu verbessern.

Neuere Entwicklungen auf dem Gebiet der Antimetaboliten sind Gemcitabin (Gemzar®) und Fludarabin (Fludara®).

Zytostatisch wirksame Antibiotika

Einige Antibiotika, die wegen ihrer toxischen* Nebenwirkungen nicht zur Behandlung von Infektionen eingesetzt werden, finden als Zytostatika Anwendung.

1940 wurden die Actinomycine aus Bakterien (Actinomycetes) von Waksman isoliert. Hierzu gehört z. B. das **Dactinomycin,** das sich in die DNA-Doppelstränge des Erbguts einlagert und dadurch die Zellen schädigt bzw. ihre Teilung verhindert.

Weitere Stoffe aus diesen Bakterien sind die Anthrazykline (z. B. **Daunorubicin,** u. a. in Daunoblastin®) und **Bleomycin,** welche ähnliche Wirkungen zeigen wie die Actinomycine. Bleomycin führt daneben noch zu DNA-Strangbrüchen.

Das synthetisch hergestellte Mitoxantron (Onkotrone®) lagert sich ebenfalls zwischen die DNA-Stränge ein und stört dadurch die Zellteilung. Es erzeugt aber keine DNA-Strangbrüche wie z. B. Bleomycin.

Tab. 12.3. Hypothalamushormone

Goserelin	Zoladex®
Buserelin	Suprefact®
Leuprolein	Enantone®
Octreotid	Sandostatin®

Hormone und Hormonantagonisten (Einteilung)

Diese Stoffe wirken mit Erfolg bei solchen Tumoren, die in ihrem Wachstum von der Anwesenheit bestimmter Hormone beeinflusst werden. So ist z. B. das Prostatakarzinom von Testosteron (männliches Sexualhormon) abhängig.

Man kann bei der Behandlung von hormonabhängigen Tumoren 2 Therapieformen unterscheiden:

- **ablative Therapie:** d. h. Entfernung der Keimdrüsen oder medikamentöse Ausschaltung der Hormonproduktion;
- **additive Therapie:** d. h. Gabe von Hormonantagonisten.

Hypothalamushormone. Gonadoliberinanaloga bewirken kurzzeitig einen Anstieg der Hormonproduktion, jedoch kommt es sehr bald aufgrund der Überproduktion zu einer Abnahme der Rezeptoren in der Hypophyse, sodass die Hormonproduktion wieder absinkt und eine reversible* chemische Kastration vorliegt.

Hierzu gehört Buserelin (Suprefact®), welches zur ablativen Prostatakarzinomtherapie führt. Burserelin ist ein Peptidhormon und wird nasal appliziert (Tab.12.3).

Östrogene. Weibliche Sexualhormone werden zur additiven Prostatakarzinomtherapie eingesetzt. Als Nebenwirkungen treten Herzprobleme, Ödeme, Feminisierung des männlichen Körpers sowie Thromboembolien* auf. Neben der Therapie des Prostatakarzinoms können Östrogene nach der Menopause* bei Mammakarzinom eingesetzt werden.

Antiöstrogene. Diese werden in der additiven Behandlung des Mammakarzinoms meist vor der Menopause* eingesetzt. Beispiele hierfür sind Tamoxifen (z. B. in Tamofen®) und Aminogluthetimid (z. B. Orimeten®).

Tamoxifen besetzt die Östrogenrezeptoren, ohne aber die für Östrogene typischen Wirkungen auszulösen. Aminogluthetimid hemmt die Synthese (den Aufbau) der Östrogene, sodass der Plasmaspiegel dieser Hormone absinkt.

Neuere Wirkstoffe auf dem Gebiet der Aromatasehemmstoffe sind Anastrozol (Arimidex®), Letrozol (Femara®), Exemestan (Aromasin®) und Formestan (Lentaron®).

Gestagene. Diese Hormone hemmen das Wachstum des Endometriumkarzinoms (Gebärmutterkrebs); Präparatebeispiel: Clinovir®.

Antiandrogene. Die Antagonisten der männlichen Sexualhormone können ebenfalls wie Burserelin und die Östrogene zur Behandlung des Prostatakarzinoms eingesetzt werden. Als Beispiel könnte der Arzneistoff Cyproteron (z. B. in Androcur®) aufgeführt werden. Die häufigsten Nebenwirkungen sind Gynäkomastie (Brustbildung bei Männern) und Leberschädigungen sowie eine verminderte Spermienproduktion.

Weiterentwicklungen sind Flutamid (Fugerel®) und Bicalutamid (Casodex®).

Nebennierenhormone. Die Glukokortikoide weisen eine antiproliferative (zellteilungshemmende) Wirkung auf und können somit auch zur Behandlung von entarteten Zellen eingesetzt werden. In der Praxis hat sich die Kombination von Glukokortikoiden mit anderen Zytostatika gut bewährt.

Topisomerase-Hemmstoffe

Das Erbgut liegt im Zellkern in aufspiralisierter Form (Doppelhelix) vor. Während der Zellteilung muss diese Doppelhelix aber geöffnet und nach der Teilung wieder aufgrollt werden. In diese Abläufe greift das Enzym Topisomerase ein.

Hemmstoffe der Topisomerase stören den Prozess der geregelten Zellteilung und führen oft zu DNA-Stangbrüchen, sodass die Tumorzelle abstirbt.

Arzneistoffe mit diesem Wirkprinzip sind Etoposid (Vepesid®), Topotecan (Hycamtin®) und Irinotecan (Campto®).

Neuere Therapieformen

Die Gentechnik eröffnet auch in der Therapie der Tumore ganz neue Aspekte.

Ein Versuch, das Tumorwachstum auf schonende Weise zu hemmen, ist die Gabe von speziellen Antikörpern, die bestimmte Wachstumsfaktoren im Tumorgeschehen blockieren.

Trastuzumab (Herceptin®). Trastuzumab blockiert in der Mammakarzinomzelle die Ausprägung von Wachstumsfaktoren. Ohne diese Wachstumsfaktoren ist aber das Fortschreiten des Tumors nicht mehr möglich. In wie weit die Überlegungen eine Alternative zur Chemotherapie darstellen oder eine Ergänzung hierfür sein werden, muss die Zukunft zeigen.

Rituximab (Mabthera®). Rituximab ist ein Antiköper, der ein spezielles Oberflächenantigen der Tumorzellen des Lymphoms blockiert. Diese Antigen-Antikörper-Reaktion soll wiederum das Fortschreiten der Tumorerkrankung hemmen. Rituximab wird sowohl ohne als auch mit zusätzlichem Chemotherapeutikum eingesetzt.

Cetuximab (Erbitux®). Cetuximab ist ein Antikörper gegen den epidermalen Wachtstumsfaktor-Rezeptor (EGFR), der besonders in Krebszellen ausgeprägt ist. Ohne den EGFR ist die Tumorzelle wesentlich schlechter lebensfähig, und somit kann sie mit Hilfe von Zytostatika leichter vernichtet, der Tumor damit leicht bekämpft werden. Getestet ist Cetuximab bei metasierendem Kolonkarzinom und bei Plattenepithelkarzinom im Kopf- und Halsbereich.Cetuximab wird in der Regel mit dem Chemotherapeutikum Irinotecan (Campto®) kombiniert.

Erlotinib (Tarveva®). Erlotinib ist ein Hemmstoff des menschlichen, epidermalen Wachstumsfaktors HER1. Erlotinib kann durch Blockade des EGFR das Wachstum des Tumors zum Stillstand bringen. Erlotinib wird bei Lungenkarzinomen eingesetzt, bei denen eine vorausgehende Chemotherapie schon versagt hat.

Bevacizumab (Avastin®). Bevacizumab ist ein Antikörper gegen den Gefäßwachstumsfaktor-Rezeptor. Dies bedeutet, dass Bevacizumab am Endothel der Blutgefäße bindet und den Gefäßwachstumsfaktor (VGFR) blockiert, so dass die Blutgefäße ihre Funktion nicht mehr erfüllen können. Besonders ausgeprägt ist der VGFR bei Krebszellen. Somit verhindert Bevacizumab die Blutversorgung der Tumorzellen, so dass diese nicht mehr wachsen können. Zugelassen ist Bevacizumab bei metastasierendem Kolon- und Rektumkarzinom.

12.2.3 Sicherer Umgang mit Zytostatika in Apotheke und Klinik

Besonderer Schutz muss für herstellendes Apothekenpersonal, für verabreichende Ärzte und Pflegepersonal sowie für die Patienten selbst gewährleistet sein.

Todesursache Nr. 2 sind in den westlichen Industrieländern die tumorbedingten Todesfälle. Tumorerkrankungen betreffen nicht nur die älteren Mitbürger jenseits des Rentenalters. In zunehmendem Maße muss bei immer jünger werdenden Patienten die Diagnose »Krebs« gestellt werden. Die Hierarchie Chirurgie-Strahlentherapie-Chemotherapie ist zwar immer noch gültig, jedoch versprechen neuere, spezifischer wirkende Zytostatika den Patienten eine längere Remissionszeit und eine Verbesserung der Lebensqualität.

Die Therapie mit zytostatisch wirksamen Medikamenten stellt aber sowohl an die ärztliche Betreuung als auch an die pharmazeutische Zubereitung in der Apotheke hohe Anforderungen. Die geringe therapeutische Breite macht eine exakte Dosierung bezogen auf das tatsächliche Körpergewicht und v. a. auf die errechnete Körperoberfläche in m^2 nötig.

Nebenwirkungen auf das Blut bildende System bzw. auf das Immunsystem erfordern eine strenge Kontrolle spezieller Blutzellen wie z. B. Leukozyten und Thrombozyten (vgl. Nadir, angepasste Zytostatikadosierung). Die kumulative Dosis darf bei einigen Medikamenten nicht außer Acht gelassen werden (vgl. Bleomycin, Anthracycline), um schwere Nebenwirkungen vermeiden zu können. Die antiemetische Begleittherapie gehört ebenso zur Zytostatikabehandlung wie auch die Diagnose und Überwachung von Leber- und Nierenfunktion mit entsprechender Dosisanpassung.

Darüber hinaus stellen Chemotherapeutika bei nicht sachgerechtem Umgang ein gesundheitliches Risiko für das Apotheken- und Pflegepersonal dar. Der mit der zentralen Zytostatikazubereitung betraute Apotheker muss durch entsprechende Schulung, Aufklärungsarbeit und Dienstanweisungen den sachgerechten Umgang mit Zytostatika gewährleisten.

Und nicht zuletzt stellen Zytostatikazubereitungen ein Problem bzgl. der Abfallbeseitigung dar.

Nur bei Beachtung all dieser Aspekte kann der Einsatz und der Gebrauch von Zytostatika für Patienten, Personal und Umwelt gefahrlos erfolgen.

Die korrekte Informationsübertragung. Die Grundlage einer sachgerechten und für den Patienten optimalen Zytostatikatherapie ist die Übermittlung der Information seitens des behandelnden Arztes in die Apotheke. Hierbei können viele Fehler hinsichtlich Zytostatikum, Dosis oder Zeitpunkt der Applikation erfolgen. Auch Verwechslungen von Patienten mit gleichem Familiennamen sind prinzipiell möglich.

Eine verantwortungsbewusste zentrale Zytostatikazubereitung verlangt deshalb nach genormten Informationsübertragungswegen.

Prinzipiell sind viele Varianten möglich. Die Zytostatikazubereitung stellt zum einen eine ärztliche Verordnung und zum anderen eine Rezepturherstellung in der Apotheke dar. § 7 der Apothekenbetriebsordnung regelt den Umgang mit Rezepturen, sodass von gesetzlicher Seite her bestimmte Auflagen gegeben sind.

Des Weiteren sind das Therapieschema und die Indikation für diese Behandlung anzugeben.

Angaben zur Person des Patienten

Die Grundlage der qualitätsorientierten Patientendokumentation stellt die genaue Angabe der Station und des Zimmers des betreffenden Patienten dar. Darüber hinaus ist die Angabe des vollständigen Namens des Patienten mit Vor- und Zunamen sowie der Geburtstag nötig, um Verwechslungen von zwei namensgleichen Patienten auszuschließen.

Auch Rückfragen seitens der Apotheke oder der Station sind somit exakter und schneller zu beantworten.

Die geringe therapeutische Breite der Chemotherapeutika erfordert die genaue Dosierung nach den m^2 der Körperoberfläche.

Hierfür sind exakte Angaben bzgl. der Körpergröße und des Körpergewichtes notwendig.

Die Verwendung entsprechender Normogramme ist zum einen relativ ungenau und birgt zum anderen die Gefahr von Ablesefehlern in sich. Die Ermittlung der Körperoberfläche für Erwachsene entsprechend der Formel von Dubois gibt hier eine größere Sicherheit.

Formel für Erwachsene:

71,84 EXP 4 +/– mal cm a^x 0,725 mal kg a^x 0,425 = m^2

Die Körperoberfläche von Kindern kann nach der Boydeschen Formel ermittelt werden.

Formel für Kinder:
3,207 EXP 4 +/– mal g a^x (0,7285–g log 0,0188) mal cm ax 0,3 = m^2

Somit ist eine genaue Bestimmung der jeweiligen Dosierung der einzelnen Zytostatika möglich.

Die teilweise immer noch relativ hohe Hämatotoxizität von Zytostatika (vgl. z. B. Doxorubicin, Etoposid oder Methotrexat) erfordert zudem die Überwachung einfacher Parameter im peripheren Blut. Die Angabe der Konzentrationen von Thrombozyten und Leukozyten gibt einen ersten Hinweis auf die Verträglichkeit des Medikamentes und erlaubt Rückschlüsse bzw. Berechnungen für weitere Dosierungen. Nur durch Angabe beider Parameter ist die Herstellung patientenbezogener Zytostatika möglich.

Grenzwerte, die für eine Dosisüberprüfung ausschlaggebend sind, werden in ◘ Tab. 12.4 aufgelistet. Diese Schrankenwerte stellen einen groben Überblick dar, die Basis für grundsätzliche Überlegungen und Diskussionen sind. Die letzte Entscheidung über die endgültige Wahl der Dosis bleibt selbstverständlich im Verantwortungsbereich des behandelnden Arztes. Der mit der Herstellung beauftragte Apotheker hat aber die Aufgabe, etwaige Bedenken dem Arzt mitzuteilen (vgl. § 17 ApBetrO).

Auch die Beurteilung des Allgemeinzustandes des betreffenden Patienten muss in der Dosisfindung berücksichtigt werden. Hierzu eignen sich die Charakterisierungen nach Karnofsky oder entsprechend der WHO-Einteilung (Zubrod, ECOG, AJCC; ◘ Tab. 12.5).

§ 7 der Apothekenbetriebsordnung lässt dem Apotheker bei der Herstellung von Rezepturen hinsichtlich nicht wirksamer Hilfsstoffe freie Hand. Grundsätzlich eignen sich Glukose 5 % und isotonische Kochsalzlösungen

◘ **Tab. 12.4.** Dosisanpassung der zytostatischen Therapie an Blutbildwerte bei Zyklusbeginn

Leukozyten/ll	Thrombozyten (ml)	Dosis [%]
>4000	>100 000	100
3000–4000	70 000–100 000	75
3000–2000	50 000– 70 000	50
<2000	<50 000	0

Tab. 12.5. Allgemeinzustand nach Karnofsky und entsprechende WHO-Einteilung

Karnofsky-Index		WHO-Grad
100 %	Normale Aktivität, kein Anzeichen für Tumorleiden	0
90 %	Minimale Krankheitssymptome, normale Leistungsfähigkeit	
80 %	Geringe Krankheitssymptome, eingeschränkte körperliche Aktivität	1
70 %	Normale Arbeit nicht mehr möglich	
60 %	Arbeitsunfähig, aber nur z. T. Unterstützung nötig	2
50 %	Dauernde Unterstützung und Hilfe nötig	
40 %	Meist bettlägerig, spezielle Pflege nötig	3
30 %	Ständig bettlägerig, Spezialpflege nötig	
20 %	Schwerkrank, Hospitalisierung nötig	4
10 %	Sterbenskrank	

für die Zubereitung der meisten Infusionslösungen. Für die Apotheke ist es aber wichtig zu wissen, ob es sich dabei um Patienten mit Stoffwechselproblemen, z. B. um Diabetiker, handelt. Sollte dies so sein, kann in den meisten Fällen auf die stoffwechselneutrale isotonische Kochsalzlösung zurückgegriffen werden.

Die erforderliche Kontrolle der Rezeptur hinsichtlich erkennbarer Irrtümer (§ 7 und § 17 ApBetrO) macht es nötig, dass der behandelnde Arzt die Indikation für die Zytostatika und das durchzuführende Behandlungsschema auf dem Antragsformular einträgt.

Erst die Summe all dieser Angaben ermöglicht es, den Anforderungen des § 7 der Apothekenbetriebsordnung gerecht zu werden und eine für den Patienten optimale Zytostatikarezeptur anzufertigen.

Zeitliche Reihenfolge und Wiederholung der Zyklen sowie ärztliche Signatur

Nachdem sämtliche Fragen hinsichtlich Dosierung, Darreichungsform und Applikationsvolumen geklärt sind, muss der Arzt die gewünschte Reihenfolge der Zytostatikagaben angeben. Hierbei sind die Uhrzeiten an den Applikationstagen während eines Zyklus und die Wiederholung des Zyklus wichtig.

Für jeden Applikationstag eines Zyklus werden die Rezepturen neu in der Apotheke hergestellt. Dabei muss aber zumindest eine fernmündliche Bestätigung des Arztes in der Apotheke eingehen, dass der Patient auch am betreffenden Tag die Chemotherapie tatsächlich bekommt. Somit kann ausgeschlossen werden, dass eine Rezeptur unnötigerweise hergestellt wird, weil sich z. B. die gesundheitliche Situation des Patienten vor der Therapie noch verschlechtert hat und diese nun kurzfristig abgesetzt werden muss.

Die Wiederholung eines kompletten Zyklus erfordert einen neuen Zytostaseantrag.

Erst die Unterschrift des behandelnden Arztes und die Angabe des Ausstellungsdatums erlauben dem Apotheker die Herstellung der Rezeptur entsprechend § 7 der Apothekenbetriebsordnung und geben dem Patienten die Sicherheit einer optimalen Versorgung.

Die Wiederholung des Namens des Arztes in Druckbuchstaben ermöglicht auch bei Paraphen die Zuordnung der Unterschrift (vgl. § 2 VO über verschreibungspflichtige Arzneimittel).

Sämtliche Zytostaseanträge werden in der Apotheke archiviert und mit neuen Anträgen desselben Patienten verglichen. Die Apotheke hat dadurch eine Kontrollmöglichkeit über den genauen Therapieablauf und kann helfen, Missverständnisse zu vermeiden.

Die Erfahrung hat gezeigt, dass allein die Angaben über Körpergröße und -gewicht mit zahlreichen Fehlern behaftet sind. Oftmals beziehen sich diese Daten allein auf die Angaben des Patienten und werden auf den Stationen nicht mehr nachgeprüft. Nur der Vergleich mit bereits existierenden Anträgen des Patienten kann helfen, Abweichungen aufzudecken. Bei auffälligen Unterschieden v. a. hinsichtlich der Körpergröße hat die Apotheke durch Nachfragen die Möglichkeit die genauen Parameter bestimmen zu lassen, um somit Fehldosierungen aufgrund falsch ermittelter Körperoberfläche zu vermeiden.

Auch die Überprüfung der zyklusgerechten Wiederholung der Chemotherapie ist nur durch Vergleich mit den bestehenden und schon tatsächlich erfolgten Zyklen möglich.

Für viele Zytostatika bestehen **kumulative Höchstdosen** (vgl. Bleomycin; Anthracycline). Der Vergleich bereits applizierter Dosen mit der kumulativen Höchstdosis ist somit leicht möglich.

Der Antrag gibt dem Apotheker auch einen Überblick über die applizierten Zytostatika, sodass er Empfehlungen hinsichtlich der Begleittherapie geben kann. Hierzu zählt die **antiemetische Therapie** mit Glukokortikoiden und Antiemetika (z. B. Metoclopramid, Ondansetron, Topisetron, Granisetron) bei hochemetogenen Stoffen wie z. B. Cisplatin oder Carboplatin. Auch eine neutropenieverhindernde Gabe von granulozyten- und makrophagenstimulierenden Faktoren ist z. B. bei Substanzen wie Vinblastin, Epirubicin, Cyclophosphamid oder Doxorubicin angezeigt. Der Hinweis auf eine entsprechende forcierte Diurese bei der Anwendung von Cisplatin, um dessen nephrotoxische Wirkung zu minimieren, gehört mit zu den Informationsaufgaben des Apothekers bei der zentralen Zytostatikaherstellung.

Die Erfüllung dieser Informationspflichten und die Vermeidung von Missverständnissen macht es erforderlich, dass für die zentrale Zytostatikaherstellung nur ordnungsgemäß ausgefüllte schriftliche Anträge bearbeitet werden dürfen. Die alleinige fernmündliche oder EDV-mäßige Übertragung der Daten wird nicht akzeptiert.

Die Herstellenden

Die zentrale Zytostatikaherstellung erfordert von den Mitarbeitern ein hohes Maß an Wissen und Motivation. An erster Stelle steht dabei die Fähigkeit, die Gefahren, die von den Zytostatika für die eigene Gesundheit ausgehen, richtig einzuschätzen. Nur so werden Schutzvorschriften eingehalten und Unfälle vermieden.

Die ständige Fort- und Weiterbildung, auch innerbetrieblich, ist dabei unerlässlich, um dem momentanen Qualitätsstandard gerecht zu werden und ihn zu verbessern.

Die Mitarbeiter sind über neue Chemotherapeutika bzw. über neue Erkenntnisse von Wirkung und Nebenwirkung fortlaufend zu informieren.

Neben dem **Eigenschutz** erfordert die parenterale Applikation der Chemotherapeutika eine sichere **aseptische Herstellungsmethodik.** Die Überprüfung des einzelnen Endproduktes ist bei Rezepturen zum einen in der Regel nicht möglich und zum anderen laut § 7 Apothekenbetriebsordnung nicht nötig. Deshalb ist es unerlässlich, dass sich alle an der Herstellung beteiligten Personen strikt an die in den Betriebsanweisungen festgelegten Hygiene- und Handling-Vorschriften halten.

Ständige Diskussionen über Verbesserungsmöglichkeiten seitens PTAs und Apotheker helfen, dass die Betriebsanweisungen laufend verbessert werden können.

Die Qualität des Endproduktes hängt im Wesentlichen von der Qualität der Mitarbeiter ab.

Die Schutzausrüstung

Der Schutz der Herstellenden vor dem Zytostatikum und der Schutz des Produktes vor dem Mitarbeiter stellen große Anforderungen an die zentrale Zytostatikaherstellung.

Eine aseptische Zubereitung ist nur möglich, wenn entsprechende Schutzvorkehrungen getroffen und von den Mitarbeitern auch angewendet werden.

Alle mit der Zytostatikaherstellung betrauten Mitarbeiter sind von der Unerlässlichkeit der folgenden Sicherheitsmaßnahmen zu überzeugen. Eine entsprechende Betriebsanweisung, die allen zugänglich ist, hält die Forderungen auch nochmals in schriftlicher Form fest.

Der Vorbereitungsraum enthält Wasch- und Desinfektionsstationen sowie Umkleidemöglichkeiten. Eine ständig geschlossen zu haltende Schleuse grenzt diesen vom eigentlichen Raum der aseptischen Herstellung ab.

Wichtig ist, dass alle Schmuckgegenstände, Ringe und Uhren etc. abgelegt werden. Nur so kann die anschließende Reinigung mit flüssiger Seife und Händedesinfektion korrekt erfolgen. Auch ein Einreißen der Gummihandschuhe ist ohne Schmuckgegenstände weniger leicht möglich.

Nach der Händereinigung und -desinfektion wird ein steriler, knielanger OP-Kittel aus Baumwollgewebe angezogen. Der Kittel ist vorne komplett geschlossen und an der Rückenseite mit Knöpfen versehen. Lange Ärmel und enge Bündchen verhindern die Kontaminationsgefahr. Die Vorteile des Baumwollkittels liegen im günstigen Beschaffungspreis und der einfachen Reinigung und Sterilisierbarkeit.

Das größte Augenmerk aber liegt auf der Bereitstellung anwendungsgerechter, steriler Einmalhandschuhe.

Sterile Latexhandschuhe sind nicht bepudert und weisen eine Hydrogelpolymer-Innenbeschichtung auf. Hier konnte ein Kompromiss aus Wandstärke, die für das Rückhaltevermögen essentiell ist, und dem Tastgefühl bzw. der Griffigkeit der herstellenden Person gefunden werden. Die Handschuhe besitzen zudem lange Stulpen, sodass diese weit über die Bündchen des Baumwollkittels gezogen werden können. Hiermit ist auf einfache Weise ein akzeptabler Flüssigkeitsschutz möglich. Grundsätzlich werden ca. alle 30 Minuten die Handschuhe gewechselt. Kommt es aber zu einer sichtbaren Kontamination, werden die Handschuhe sofort ersetzt.

Aus Sicherheitsgründen erfolgt keine Desinfektion unsteril gewordener Handschuhe.

Einen Schwerpunkt möglicher Verkeimung im aseptischen Zubereitungsraum stellt das Schuhwerk dar. Um dies zu vermeiden und um ein Verschleppen eventueller Zytostatikapartikel vom Herstellungsraum in andere Bereiche der Apotheke zu verhindern, müssen die persönlichen Schuhe abgelegt werden.

Bereits im Vorraum werden desinfizierte OP-Plastikgaloschen den Mitarbeitern in der jeweiligen Schuhgröße zur Verfügung gestellt.

Es ist selbstverständlich, dass Mitarbeiter, die bereits die spezielle Herstellungskleidung angelegt haben, den Vorbereitungsraum nur noch in Richtung Herstellungsraum verlassen dürfen. Die Herstellungskleidung darf nicht außerhalb des Zytostatikatraktes getragen werden.

Die Verwendung eines Laminar Air Flows der Klasse II macht das Tragen von OP-Hauben und die Verwendung von partikelfiltrierenden OP-Masken nicht zwingend erforderlich. Die Arbeit hinter einer transparenten Schutzscheibe hat bisher auch die Verwendung von Schutzbrillen erübrigt.

Allerdings sind bei der wöchentlich einmal stattfindenden Totalreinigung des Laminar Air Flows (Abbau und Reinigung aller beweglichen Teile mit einem speziellen Flächendesinfektionsmittel) und des Zubereitungsraumes auch OP-Masken und OP-Hauben zu tragen.

Dokumentation und Etikettierung

Die Dokumentation. Eine exakte und dauerhafte Dokumentation ist nicht nur durch die §§ 7-11 der Apothekenbetriebsordnung vorgeschrieben, sondern stellt einen wesentlichen Teil des Qualitätsmanagements der Krankenhausapotheke dar.

Ein wichtiger Punkt der Dokumentation sind die persönlichen Daten des Patienten, für den die Chemotherapie hergestellt wird. Es können somit Körpergröße und -gewicht bei nachfolgenden Zyklen verglichen werden. Bei größeren Abweichungen kann der behandelnde Arzt entsprechend aufmerksam gemacht werden. Auch die Veränderung von Blutparametern wie z. B. Leukozyten und Thrombozyten können in der Apotheke verfolgt werden, sodass eventuelle Dosisreduktionen empfohlen und diskutiert werden können.

Eine sinnvolle Zytostatikatherapie erfordert auch das Einhalten der entsprechenden Zyklusintervalle. Die Apotheke hat durch die Dokumentation eine leichte Kontrollmöglichkeit über die Zeiten der Therapiewiederholung.

Zusätzlich zu diesen Angaben sind die Mengen der einzelnen Zytostatikastammzubereitungen und deren Chargenbezeichnungen aufzuführen.

Art und Menge des verwendeten Lösungsmittels und die fertige Applikationsform sowie das endgültige Gesamtvolumen der Rezeptur sind ebenfalls Bestandteil der Dokumentation.

Abweichungen von dem in der Betriebsanweisung und den Rezepturbüchern festgelegtem Herstellungsmodus sind ebenfalls festzuhalten.

Diese Sammlung von Fakten und Daten ermöglichen es der Apotheke in einfacher Form ihrer Kontrollfunktion gerecht zu werden. Außerdem ist hiermit sichergestellt, dass ein Patient »seine Zytostase« immer in vergleichbarer Qualität und Applikationsform erhält.

Der Transport. An die Herstellung und Dokumentation schließt sich der Transport in die onkologische Station zu dem behandelnden Arzt an.

Die individuell hergestellten Rezepturen stellen beim Transport ein Gefahrenmoment für das Personal und das Gebäude an sich dar.

Die Zytostatikalösungen werden zunächst in eine flüssigkeitsdichte Folie eingebracht, die mit einem Klebeverschluss dicht verschlossen wird. Die Abpackung wird in eine leicht zu transportierende, wiederum flüssigkeitsdichte Aluminiumkiste, die verschließbar ist, gegeben.

Die Größe der Kiste beträgt ca. 50 cm mal 50 cm mal 40 cm. Das Leergewicht ist aufgrund der Aluminiumkonstruktion nur wenige 100 g schwer, sodass sie von jedermann(frau) bequem und sicher getragen werden kann.

Der Transportbehälter ist zudem auffällig als Zytostasegebinde gekennzeichnet, sodass es auch für Unbeteiligte leicht zu erkennen ist, dass es sich hierbei um besondere Produkte mit einer entsprechenden Gefährdung handelt.

Die Behälter werden nur vom unterwiesenen Personal aus der Apotheke direkt zu den jeweiligen Stationen gebracht. Somit können Fehllieferungen nahezu ausgeschlossen werden. Sollte sich während des Transports ein Unfall ereignen, so sind die Mitarbeiter entsprechend geschult, um größere Schäden zu vermeiden.

Die als Umverpackungen verwendete Folie dient zugleich als Aufnahmefolie für die Zytostatikaabfälle der einzelnen Station. Ein Aufdruck »Vorsicht Zytostatikaabfall« zeigt allen Beteiligten, dass beim Umgang größtmögliche Vorsicht angebracht ist. Der Klebeverschluss macht ein Öffnen und Wiederverschließen der Folie leicht möglich. Die Abfälle werden in der Transportkiste gesammelt und nach Beendigung der Therapie vom Stationspersonal direkt in die Apotheke gebracht.

Somit kann sowohl dem Schutz von Patient und Personal als auch dem der Umwelt ohne große Aufwendungen Rechnung getragen werden.

In der Apotheke werden die Zytostatikaabfälle und die zu verwerfenden Restmengen der Herstellung in besonderen Abfallsäcken gesammelt und getrennt entsorgt.

Fragen und Aufgaben zu Kap. 12

?

1. Welche 3 Stadien der Tumorentstehung sind zu unterscheiden?
2. Nennen Sie mindestens 4 Arzneistoffgruppen, die als Zytostatika Verwendung finden (bitte möglichst mehrere Präparatebeispiele dazu)!
3. Welche Schutzmaßnahmen sollte das Pflegepersonal bei der Anwendung beachten?
4. Warum werden Hormone bzw. Hormonantagonisten in der Krebstherapie verwendet?
   Bei welchen Krebsarten werden sie daher eingesetzt?
5. Medikamentöse Behandlung bösartiger Tumoren (Chemotherapie).

Stoffe, die die körpereigene Abwehr beeinflussen

13.1 Das Immunsystem

Das körpereigene Immunsystem soll unseren Organismus vor Angriffen fremder Substanzen schützen. Hierzu zählen Bakterien, Viren und Pilze, aber auch chemische und natürliche Stoffe wie Asbest, Formaldehyd oder Blütenpollen. Können die Stoffe in unseren Körper eindringen (z. B. in die Blutbahn), so haben wir spezielle Abwehrzellen, die diese Substanzen oder Erreger als »fremd« erkennen.

Unser Körper verfügt über zahlreiche Möglichkeiten, sich vor Krankheitserregern zu schützen.

Das **unspezifische** Abwehrsystem zerstört körperfremde Substanzen, ohne vorher mit dem fremden Stoff in Kontakt getreten zu sein (unspezifische Resistenz).

Möglichkeiten der unspezifischen Abwehr sind z. B.:

- das Komplementsystem, ein Plasmafaktorensystem, das fremde Zellen auflösen kann;
- Lysozym, ein spezieller Eiweißstoff, der Bakterienzellwände auflöst;
- Phagozyten, die Fresszellen des Körpers, die fremde Zellen in sich aufnehmen.

Neben diesen ungezielten, allgemeinen Abwehrmechanismen verfügt der Organismus über ein gezieltes, **spezifisches** Abwehrsystem. Hier werden selektiv nur ganz bestimmte fremde Strukturen zerstört. Allerdings muss der Körper vor dem Befall schon einmal Kontakt mit den Eindringlingen gehabt haben. Gegen den fremden Stoff, in diesem Zusammenhang **Antigen** genannt, kann der Organismus ganz gezielt Gegenstoffe, die sog. Antikörper, produzieren. Das läuft folgendermaßen ab: aus Stammzellen des Knochenmarks werden immunologisch unfertige Zellen ins Blut abgegeben. Diese wandern z. T. wieder in bestimmte andere Bezirke des Knochenmarks (Bursaäquivalent) und reifen zu den B-Lymphozyten heran. Als B-Lymphozyten gelangen sie über den Blutweg in Lymphknoten und Milz. Kommt es zu einem Kontakt zwischen einem Antigen und B-Lymphozyten, so wandeln sich diese zu Plasmazellen um. Die Plasmazellen produzieren nun Antikörper exakt gegen jene zuvor kontaktierten Antigene (◘ Abb. 13.1).

Beim Erstkontakt von Antigen und B-Lymphozyten werden von den B-Lymphozyten antikörperproduzierende Plasmazellen und B-Gedächtniszellen gebildet. Dieser gesamte Erkennungs- und Bildungsprozess dauert

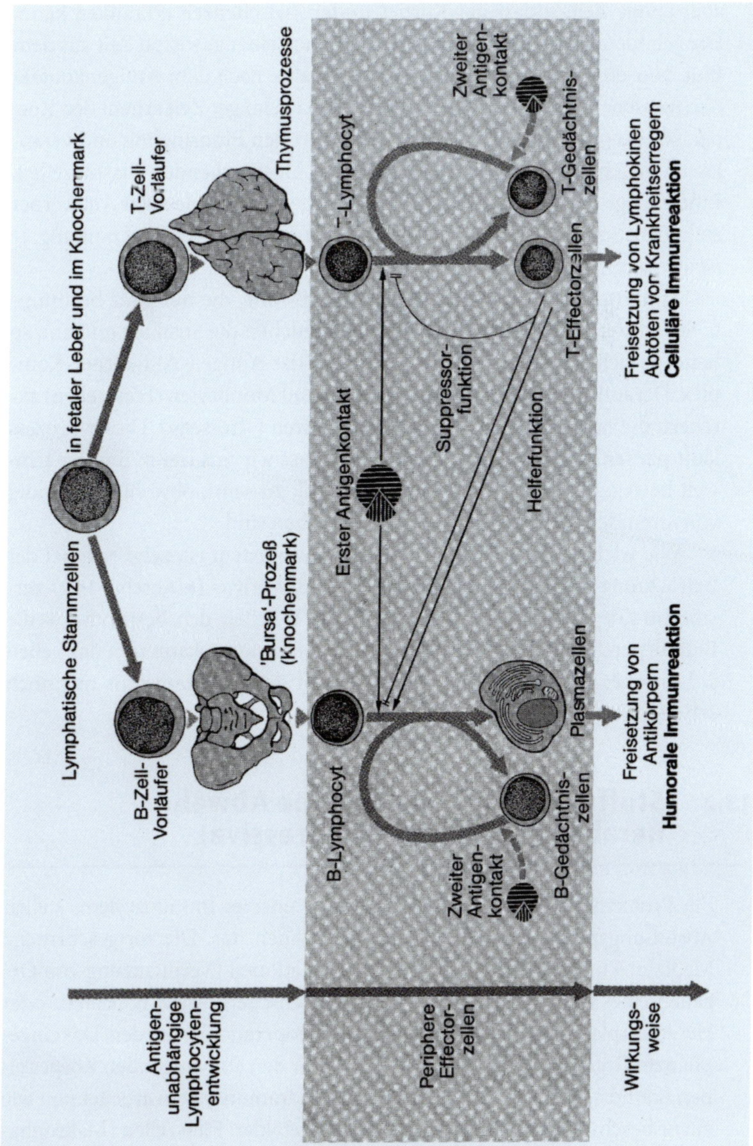

Abb. 13.1. Das Immunsystem. (Aus Schmidt u. Thews 1990)

aber einige Zeit, sodass der Körper in der Zwischenzeit erkranken kann. Die gebildeten Antikörper verschwinden nach einer gewissen Zeit aus dem Blut. Nur die Gedächtniszellen sind noch Jahre nach dem Antigenkontakt nachweisbar. Infiziert ein gleicher Erreger nach langer Zeit erneut den Körper, so erkennen die Gedächtniszellen sofort den Eindringling und veranlassen augenblicklich die Produktion von entsprechenden Plasmazellen. Eine einzige Plasmazelle ist dann in der Lage, je Sekunde 2000 Antikörper zu bilden. Somit schützt sich der Körper vor einer erneuten Erkrankung, er ist also »immun« gegen den Erreger.

Antikörper sind im Blut lösliche Eiweißstoffe, die nur ganz bestimmte Strukturen erkennen können. Hat ein Teilchen die Struktur erkannt, so heftet es sich an diesen Stoff. Es bildet sich der Antigen-Antikörper-Komplex. Daraufhin werden die Makrophagen und Monozyten (Fresszellen) aktiviert, die nun den ganzen Komplex zerstören (»fressen«). Dieser Prozess läuft pausenlos in unserem Körper ab, sodass wir uns frei in unserer Umwelt bewegen können (ohne dauernd krank zu sein), obwohl wir ständig von »fremden« Stoffen und Erregern umgeben sind.

Wie wichtig ein funktionierendes Immunsystem ist, zeigt sich bei der Betrachtung aidskranker Patienten. Das Aids-Virus (▶ Abschn. 14.2) zerstört im Körper das Immunsystem (v. a. die T-Zellen, d. h. bestimmte weiße Blutkörperchen). Eine ganz normale Grippeinfektion kann nun das Leben aidskranker Menschen vernichten, da sich deren Organismus nur noch sehr beschränkt gegen Krankheitserreger wehren kann.

13.2 Stoffe, die die körpereigene Abwehr herabsetzen (Immunsuppressiva)

Ein Problem im Hinblick auf die Aktivität unseres Immunsystems stellen Abstoßungsreaktionen nach Transplantationen dar. Die fortgeschrittene Medizintechnik lässt bestimmte Transplantationen (Verpflanzung von Organen eines Menschen in einen anderen Menschen) wie z. B. Nieren- oder Herztransplantationen fast schon zu Routineoperationen werden. Das eingepflanzte Organ (z. B. die Niere) stellt aber für den empfangenden Körper einen Fremdstoff dar, der bekämpft wird. Das Immunsystem arbeitet nun wie zuvor beschrieben. Es werden Antikörper gebildet, Fresszellen (Makrophagen und Monozyten) aktiviert und das gerade neu verpflanzte Organ würde sehr schnell zerstört, d. h. abgestoßen werden. Um solche Abstoßungsreaktionen zu vermeiden, werden Immunsuppressiva, d. h. Medikamente, die für kurze Zeit das Immunsystem künstlich schwächen, eingesetzt.

Solche Abstoßungsreaktionen treten aber nicht nur bei der Transplantation fremder Organe auf. Es gibt auch Erkrankungen, die darauf beruhen, dass der Körper eigene Organe plötzlich als »fremd« betrachtet und zerstören will. Diese Erscheinung wird als Autoimmunerkrankung bezeichnet. Hierzu zählen Diabetesmellitus Typ-I, an dem schon kleine Kinder erkranken können, wobei der Körper die *eigenen* insulinbildenden Zellen der Bauchspeicheldrüse (Pankreas) als fremd ansieht und vernichtet. Des Weiteren zählen auch schwere Formen von Gelenkrheuma (Polyarthritis) und Myasthenia gravis, eine Form der Muskelschwäche, dazu. Dies zeigt, dass auch im Falle von Autoimmunerkrankungen die Gabe von Immunsuppressiva sinnvoll sein kann.

Stoffgruppen und ihre Verwendung

! Immunsuppressiva sind Arzneimittel, die die körpereigene Abwehr unterdrücken. Indikationen für eine solche Therapie sind Autoimmunerkrankungen oder Organtransplantationen. Zu den unerwünschten Wirkungen gehören Fieber, Übelkeit und natürlich eine erhöhte Anfälligkeit für Infektionskrankheiten. Deshalb dürfen diese Medikamente nicht in der Schwangerschaft oder während schwerer Infektionen gegeben werden.

Die wichtigsten Immunsuppressiva sind z. Z.:
- Glukokortikoide (▶ Abschn. 16.3.2)
- Zytostatika (▶ Abschn. 12.2)
- Ciclosporin
- Tacrolimus
- Sirolimus
- Antilymphozytenserum.

Glukokortikoide. Glukokortikoide verringern die Tätigkeit des lymphatischen Gewebes, d. h. sie begrenzen die Immunantwort, die aufgrund antigener Reize entsteht.

Zytostatika. Zytostatika wirken generell immunsuppressiv, da sie sämtliche Gewebe mit hoher Zellteilungsrate beeinflussen, also auch die Lymphozyten. Speziell Methotrexat und Azathioprin (z. B. Imurek®) sind hier zu nennen.

Ciclosporin (u. a. in Sandimmun®). Dies ist ein Polypeptid, das aus einem Pilz gewonnen wird. Der Wirkstoff unterdrückt die humorale (in den Körperflüssigkeiten ablaufende) und die zelluläre (zellgebundene) Immunreaktion durch Hemmung der Freisetzung von Interleukinen (bestimmte Signalstoffe des Immunsystems). Dagegen wird die Phagozytoseaktivität (z. B. von den Makrophagen) nicht gehemmt, was bedeutet, dass die bakterielle Abwehr des Körpers nur wenig beeinflusst wird. Zudem ist es wenig knochenmarktoxisch, sodass es auch bei Knochenmarktransplantationen eingesetzt werden kann.

Tacrolimus (Prograf®). Dieser Stoff greift ebenfalls in die humorale und zellvermittelte Immunantwort blockierend ein. Es werden darüber hinaus auch B-Lymphozyten blockiert (Wirkung teilweise direkt, teilweise über T-Zellen vermittelt).

Sirolimus (Rapamune®). Dieser Stoff wird ebenso wie Tacrolimus aus Streptomycetes-Arten gewonnen. Die Wirkweise entspricht dem des Tacrolimus, wobei ebenfalls B- und T-Zellen blockiert werden.

Antilymphozytenglobuline. Antilymphozytenglobuline werden von Tieren gewonnen, die mit menschlichen Lymphozyten immunisiert wurden. Hier handelt es sich also um Antikörper gegen eigene B- und T-Lymphozyten, sodass die Immunabwehr gedämpft werden kann.

Bei folgenden Erkrankungen werden die Immunsuppressiva mit Erfolg eingesetzt:
- Lupus erythematodes (Schmetterlingsflechte),
- schwere Formen der Polyarthritis (Rheuma),
- Myasthenia gravis (Muskelschwäche),
- Diabetes-mellitus-Typ-I (Anfangsstadium),
- Transplantationen.

13.3 Impfungen

Der deutsche Arzt Robert Koch hat als einer der ersten den Zusammenhang zwischen Erstinfektion und nachfolgender Immunität erkannt.

Im letzten Jahrhundert waren besonders Infektionen mit Pockenviren eine gefürchtete Viruserkrankung mit einer Todesrate von ca. 40%. Der britische Arzt Dr. Edward *Jenner* hatte bemerkt, dass Landwirte, die Kühe hatten, kaum ernsthaft an Pocken erkrankten. Was war der Grund? Die Kühe hatten sich z. T. mit Kuhpockenviren, die für den Menschen weitgehend harmlos sind, infiziert. In der Folge steckten sich meist auch die Landwirte mit den Kuhpocken an, was allerdings keine schweren Krankheitssymptome auslöste. Der Körper erkannte die Kuhpocken als Antigen und produzierte spezifische Antikörper und Gedächtniszellen. Wurden die Landwirte später mit den eigentlichen Pockenviren infiziert, so konnten die Gedächtniszellen nicht zwischen Kuhpocken und echten Pocken unterscheiden und bildeten massenhaft Antikörper gegen Pockenviren. Die Landwirte waren also immun. Bereits Ende des 18., Anfang des 19. Jahrhunderts konnte Dr. Jenner Menschen mit Kuhpockenextrakten gegen die gefürchtet Pockenseuche impfen.

Hier fand die eigentliche Impfung gegen Krankheitserreger auf natürliche Weise zum ersten Mal statt. Alle Impfstoffe sind aus der Erkenntnis dieses Phänomens gewonnen worden.

13.3.1 Impfarten

Man unterscheidet 2 Arten der Immunisierung, die aktive und die passive.

Aktive Immunisierung. Dies ist die Impfung im eigentlichen Sinne. Das Grundprinzip ist, dass man den Erreger bzw. seine Stoffwechselprodukte (z. B. Giftstoffe) in abgeschwächter Form in unseren Körper einbringt. Diese veränderte Form muss so gestaltet sein, dass der Körper die Antigenstruktur noch erkennt, der Erreger oder das Gift selbst aber keine Erkrankung hervorrufen können. Oft löst dies aber eine Impfreaktion wie z. B. leichtes Fieber oder Hautirritationen aus.

Diese so genannte aktive Impfung bedarf in der Regel mehrerer Impfungen in bestimmten Abständen (Grundimmunisierung) bis der vollständige Impfschutz aufgebaut ist. Es handelt sich also bei der aktiven Impfung um keine Sofortwirkung, aber die gebildeten Gedächtniszellen verleihen dem Körper jahrelangen Schutz vor einer Infektion mit dem echten Erreger. Nach längeren Zeiten sind dann meist Auffrischimpfungen nötig.

Passive Immunisierung. Benötigt man dagegen sofort einen Impfschutz vor bestimmten Infektionen, so wählt man die passive Impfung. Hier werden keine abgeschwächten Erreger als Antigene gegeben, sondern schon die fertigen, sofort einsatzbereiten spezifischen Antikörper (Immunglobuline). Der eigene Organismus muss also nicht erst lange Antikörper produzieren, sondern bekommt sie direkt gespritzt. Das Problem der passiven Impfung liegt in der kurzen Schutzdauer, die diese Art der Impfung bietet. Da keine Gedächtniszellen gebildet werden, geht der Impfschutz bereits ab ca. 6 Wochen verloren (wenn die Antikörper dem normalen Eiweißstoffwechsel zum Opfer gefallen sind).

13.3.2 Impfstoffarten

Man unterteilt die Impfstoffe in:
- Lebendimpfstoffe,
- Totimpfstoffe
- Toxoidimpfstoffe
- (Immunglobuline).

Die ersten 3 Sorten dienen zur aktiven, die Immunglobuline zur passiven Immunisierung.

Lebendimpfstoffe. Sie enthalten lebende, vermehrungsfähige Erreger, die aber in ihrer Pathogenität* abgeschwächt wurden (z. B. Masern-Mumps-Röteln-Impfung). Sie vermitteln den dauerhaftesten Impfschutz.

Totimpfstoffe. Hier sind nur abgetötete bzw. inaktivierte Erreger enthalten, Beispiel Grippeimpfung.

Toxoidimpfstoffe. In diesen Mitteln sind überhaupt keine Erreger erhalten. Manche Krankheiten sind nur durch die von den Erregern produzierten und in das Blut abgegebenen Giftstoffe (Toxine) gefährlich. Daher enthalten die Impfstoffe nur abgeschwächtes Toxin. Der Körper bildet Antikörper gegen die Giftstoffe und ist so im Falle einer Infektion (die also »trotz« Impfung durchaus stattfinden kann) geschützt. Hierzu gehören Diphtherie- und Tetanusimpfstoff. Auch dieser Impfschutz hält lange an.

Immunglobuline. ► s. oben und Hinweise zur Gabe von Immunglobulinen.

13.3.3 Lagerung von Impfstoffen

Praktisch alle Impfstoffe müssen im Kühlschrank zwischen 2 und 8 °C gelagert werden. Ist nichts weiter vorgeschrieben, dann dürfen sie auch für einige Stunden (z. B. Transport) bei Zimmertemperatur aufbewahrt werden. Manche Impfstoffe sind allerdings sehr empfindlich, sodass für sie eine lückenlose Kühlkette gesichert sein muss (Transport in Kühlboxen). Die Umverpackungen dieser Präparate tragen den Vermerk »Kühlkette«.

13.3.4 Einige Impfungen

Im Folgenden werden einige wichtige Impfungen mit ihren Besonderheiten besprochen. ◘ Tab. 13.1 gibt einen zusammenfassenden Überblick über die im Kindesalter empfohlenen Impfungen.

Masern – Mumps – Röteln

Hierbei handelt es sich um eine aktive Immunisierung gegen Masern, Mumps und Röteln. Verwendet wird ein Lebendimpfstoff (z. B. MMR-Vax®), d. h. das Medikament muss in lückenloser Kühlkette bei 2–8 °C bis kurz vor der Injektion gelagert werden.

Kleinkinder, aber auch Jugendliche und Erwachsene erhalten eine Dosis von 0,5 ml intramuskulär oder subkutan injiziert.

Kinder können ab einem Alter von 15 Monaten geimpft werden. Bei Kleinkindern wird die Impfung im 6. Lebensjahr wiederholt. Der volle Impfschutz ist bereits nach 4 Wochen erreicht.

Folgende Zeitabstände zu anderen Impfungen müssen eingehalten werden:

- 4 Wochen vor Impfungen mit weiteren Lebendimpfstoffen wie z. B. BCG (Tuberkulose), Gelbfieber, Windpocken (Varizellen)
- 6 Monate Abstand müssen nach Bluttransfusionen und 3 Monate nach Gabe von Immunglobulinen (z. B. Beriglobin®) eingehalten werden. Sollte dies nicht möglich sein, empfiehlt sich eine Wiederholung der Impfung
- kein Sicherheitsabstand ist erforderlich bei der Gabe von inaktivierten Erregern oder Toxoidimpfstoffen wie z. B. DT®, DPT® oder Begrivac®. Auch zu dem Lebendimpfstoff Typhoral® ist keine Wartezeit nötig.

Tab. 13.1. Impfkalender für Säuglinge, Kinder und Jugendliche; Stand Oktober 1995. (Aus Robert-Koch-Institut, STIKO 1995)

Empfohlenes Impfalter[a]	Impfung	Anmerkungen
ab Beginn 3. Monat	1. Diphtherie-Pertussis-Tetanus-Haemophilus influenzae Typ b (DPTHib)[b]	
Und	1. Hepatitis-B-Impfung (HB)	
Und	1. trivalente Poliomyelitisschluckimpfung (OPV)[c]	
	oder	
	1. Diphtherie-Pertussis-Tetanus (DPT)	
und	1. Haemophilus influenzae Typ b (Hib)	
und	1. Hepatitis-B-Impfung (HB)	
und	1. trivalente Poliomyelitisschluckimpfung (OPV)	
ab Beginn 4. Monat	2. Diphtherie-Pertussis-Tetanus-Haemophilus influenzae Typ b (DPTHib)	
	oder	
	2. Diphtherie-Pertussis-Tetanus (DPT)	
ab Beginn 5. Monat	3. Diphtherie-Pertussis-Tetanus-Haemophilus influenzae Typ b (DPTHib)	
und	2. Hepatitis-B-Impfung (HB)	
und	2. trivalente Poliomyelitisschluckimpfung (OPV)	
	oder	
	3. Diphtherie-Pertussis-Tetanus (DPT)	
und	2. Haemophilus influenzae Typ b (Hib)	
und	2. Hepatitis-B-Impfung (HB)	

▼

Tab. 13.1. Fortsetzung

Empfohlenes Impfalter[a]	Impfung	Anmerkungen
und	2. trivalente Poliomyelitisschluckimpfung (OPV)	
ab Beginn 13. Monat	4. Diphtherie-Pertussis-Tetanus-Haemophilus influenzae Typ b (DPTHib)	
und	3. Hepatitis-B-Impfung (HB)	
und	3. trivalente Poliomyelitisschluckimpfung (OPV)	
	oder	
	4. Diphtherie-Pertussis-Tetanus (DPT)	Abschluss der Grundimmunisierung
und	3. Haemophilus influenzae Typ b (Hib)	
und	3. Hepatitis-B-Impfung (HB)	
und	3. trivalente Poliomyelitisschluckimpfung (OPV)	
ab Beginn 15. Monat	1. Masern-Mumps-Röteln (MMR)	
ab Beginn 6. Jahr	Tetanus-Diphtherie (Td-Impfstoff: mit reduziertem Diphtherietoxoid-Gehalt)	1. Auffrischimpfung
	2. Masern-Mumps-Röteln (MMR)	
ab Beginn 10. Jahr	trivalente Poliomyelitisschluckimpfung (OPV)	
11.–15. Jahr	Tetanus-Diphtherie (Td)	2. Auffrischimpfung
	Hepatitis-B-Impfung	Auffrischimpfung
	Röteln (alle Mädchen, auch wenn bereits gegen Röteln geimpft)	

▼

Tab. 13.1. Fortsetzung

Empfohlenes Impfalter[a]	Impfung	Anmerkungen
ab Beginn 13. Jahr	Hepatitis-B-Impfung für ungeimpfte Jugendliche (Grundimmunisierung)	Impfstoff für Erwachsene Impfschema laut Hersteller

[a] Abweichungen von den vorgeschlagenen Terminen sind möglich und u.U. notwendig. Ziel muss es sein, unter Beachtung der Mindestabstände zwischen den Impfungen (Beipackzettel beachten) möglichst frühzeitig einen vollständigen Impfschutz zu erreichen.
[b] Die Abkürzung »P« steht sowohl für Ganzkeim- als auch für azellulären Pertussis-Impfstoff.
[c] Da Personen mit Immundefekten durch Infektionen – auch mit abgeschwächten Impfviren besonders gefährdet sind, müssen sie statt der Poliomyelitisschluckimpfung eine Impfung mit inaktiviertem Polioimpfstoff erhalten. Das gilt auch für Säuglinge, Kinder und Jugendliche, die in einer Wohngemeinschaft mit Personen leben, die einen Immundefekt haben

Vorsicht. MMR-Vax® darf nicht während der Schwangerschaft gegeben werden. Außerdem muss eine Schwangerschaft bis 3 Monate nach der Impfung mit Sicherheit ausgeschlossen werden.

Diphtherie – Pertussis – Tetanus und Diphtherie-Tetanus

Es handelt sich dabei um eine aktive Impfung mit Diphtherie-, (Pertussis-) und Tetanusadsorbatimpfstoff (z. B. DPT- und DT-Impfstoff Behring®). Die Lagerung erfolgt bei 2–8 °C, eine Kühlkette ist nicht vorgeschrieben.

Säuglinge ab dem vollendeten 2. Lebensmonat bis hin zum 5. Lebensjahr sind für diese Kombinationsimpfung geeignet. Da es sich hierbei nicht um einen Lebendimpfstoff handelt, sind mehrere Impfungen (4) bis zum Erreichen des vollen Impfschutzes nötig:

1. Dosis: zu Beginn (ab 2. Lebensmonat)
2. Dosis: vier Wochen nach der 1. Gabe
3. Dosis: vier Wochen nach der 2. Gabe
4. Dosis: 1 Jahr nach der 3. Gabe.

Auffrischimpfungen sind gegen Tetanus und Diphtherie ab dem 6. Lebensjahr z. B. mit dem Td-Impfstoff Behring® durchzuführen. Danach folgt eine nochmalige Td-Gabe zwischen dem 11. und 15. Lebensjahr. Auch im Erwachsenenalter sollte die Td-Impfung alle 10 Jahre wiederholt werden.

! DT- und Td-Impfstoff dürfen nicht verwechselt werden. Der Unterschied liegt in der Menge an Diphtherieimpfstoff. DT enthält eine wesentlich höhere Konzentration als Td, da ältere Kinder und Erwachsene sehr empfindlich darauf reagieren.

Zeitabstände zu anderen Impfungen sind nicht einzuhalten.

! Vorsicht. Der Adsorbatimpfstoff darf keinesfalls eingefroren werden.

Poliomyelitis (Kinderlähmung)

Seit Einführung der Polioschluckimpfung ist es gelungen, diese Krankheit in Deutschland weitgehend zu verdrängen. Leider wird die Impfmoral bei Polio immer schlechter. Durch Reisen in Länder mit hoher Durchseuchung, wie z. B. die Mittelmeerländer, die früheren Ostblockstaaten und »3. Welt«-Länder, sind v. a. nicht ausreichend geimpfte Personen gefährdet. Impfungen gegen die Poliomyelitis sind unerlässlich, da im Falle einer Erkrankung keine spezielle Therapie zur Verfügung steht. Außerdem besteht ständig die Gefahr, dass der Erreger aus Endemiegebieten* nach Deutschland eingeschleppt wird.

Die Standardimmunisierung erfolgt mit dem Lebendimpfstoff (z. B. Oral-Virelon®). Dieser kann einfach geschluckt werden. Die Lagerung erfolgt bei 2–8 °C, der Transport in lückenloser Kühlkette.

Kinder können bereits ab dem 3. Lebensmonat geimpft werden. Für einen sicheren Impfschutz sind drei Impfgaben nötig:

1. Dosis: zu Beginn
2. Dosis: 6 Wochen nach der 1. Gabe
3. Dosis: bei Kleinkindern im 2. Lebensjahr, bei Jugendlichen und Erwachsenen 6 Wochen nach der 2. Gabe.

! Wichtig ist, dass der Impfschutz alle 10 Jahre mit einer Auffrischungsdosis gesichert wird.

Zeitabstände zu anderen Impfungen:

- zu Impfstoffen, die aus inaktivierten Erregern bestehen oder zu Toxoidimpfstoffen (DT, DPT, Hib, Begrivac®) ist keine Wartezeit einzuhalten;

- nach einer Impfung mit Typhuslebendimpfstoff (z. B. Typhoral L®) müssen vor der Gabe von Oral-Virelon® mindestens 3 Tage Wartezeit eingehalten werden. Bei Impfungen in umgekehrter Reihenfolge ist eine Pause von mindestens 2 Wochen notwendig;
- bei gleichzeitiger Gabe von MMR-Vax® ist keine Wartezeit einzuhalten, ansonsten jedoch mindestens 4 Wochen;
- ebenfalls 4 Wochen Pause müssen zwischen der Gabe von BCG, Gelbfieber und Varizellenlebendimpfstoffen gegeben sein.

Röteln

Schutz vor einer Rötelninfektion für das ungeborene Kind im Mutterleib bietet nur die konsequente Impfung aller Kleinkinder, Mädchen und gefährdeten Frauen. Ohne entsprechenden Rötelnantikörpertiter* besteht im Falle einer Infektion während der Schwangerschaft für das Ungeborene die Gefahr von Herzschädigungen, Embryo- und Fetopathien(-leiden) mit Glaukom*- und Katarakt*-Bildung, geistigen Behinderungen sowie Lippen-, Kiefer- und Gaumenspalten.

Die Übertragung der Rötelnviren erfolgt über die Atemwege durch Tröpfcheninfektionen. Sie sind weltweit vorzufinden. Selbst in Deutschland beträgt die Impfrate nur ca. 60%, so dass bei Ungeimpften ständig die Gefahr einer Infektion droht.

13

Die Impfkommission des Bundesamtes für Arzneimittel und Medizinprodukte empfiehlt folgendes Impfschema

- Masern-Mumps-Röteln-Impfung im Kleinkindesalter (z. B. MMR-Vax®)
- Wiederholung der Dreifachimpfung ab dem 6. Lebensjahr
- Impfung aller Mädchen zwischen 11 und 15 Jahren
- Impfung aller nicht immunen Frauen im gebärfähigen Alter.

Der Schutz aller Mädchen ab dem 11. Lebensjahr und aller Frauen im gebärfähigen Alter erfolgt nur mit Rötelnimpfstoff (z. B. Rubellovac®). Es handelt sich hierbei um einen Lebendimpfstoff, der intramuskulär oder subkutan verabreicht wird. Aufgrund der Eigenschaft »Lebendimpfstoff« sind keine späteren Auffrischungsgaben nötig.

Die Lagerung erfolgt bei 2–8°C, Transport in lückenloser Kühlkette.

Zeitabstände zu anderen Impfungen:

- 4 Wochen zu der Dreifachimpfung Masern-Mumps-Röteln

- Ebenfalls 4 Wochen Pause zu BCG, Gelbfieber und Varizellenimpfungen
- Zu inaktiven Impfstoffen und Toxoidimpfstoffen sind keine Wartezeiten nötig.

Haemophilus influenza Typ b (Hib)

Der Säugling ist nur für eine kurze Zeit nach der Geburt durch mütterliche Antikörper immun gegenüber einer Hib-Infektion. Der Erreger Haemophilus influenza b ist ein weltweit vorkommendes gram-negatives Bakterium. Das Hauptreservoir stellt der Mensch dar, wobei es durchaus möglich ist, dass bis zu 5% der Infektionen im Nasen-Rachen-Raum ohne Krankheitssymptome bleiben. Dringt Hib in die Blutbahn ein, treten bedrohliche Erkrankungen ein, die zu den am meisten gefürchteten bakteriellen Infektionen im Kindesalter zählen. Epiglottitis (Entzündung des Kehlkopfdeckels) und Meningitis (Hirnhautentzündung) sind die schlimmen Folgen. Vor der Einführung eines Hib-Impfstoffs sind in Deutschland jährlich 2000–4000 Kinder erkrankt.

Die Impfung (z. B. mit PedvaxHib®) kann im Säuglingsalter ab 2 Monaten erfolgen. Kinder im Alter von 2–14 Monaten erhalten folgendes Impfschema:

- 1. Dosis: zu Beginn
- 2. Dosis: 4 Wochen nach der 1. Gabe
- 3. Dosis: Auffrischung im Alter von 12–15 Monaten.

Liegt das Erstimpfalter über 15 Monate, so wird nur 1-mal eine Dosis verabreicht. Der Impfstoff wird intramuskulär appliziert.

Abstände zu anderen Impfungen sind nicht einzuhalten.

Der Impfstoff muss unbedingt der lückenlosen Kühlkette von 2–8 °C unterliegen.

Tuberkulose

Es schien fast, als ob die Tuberkuloseerkrankungen stark zurückgedrängt worden seien. Doch seit 1992 meldet die WHO eine vermehrte Zunahme von Erkrankungsfällen in den westlichen Industrieländern. 1988 starben in Deutschland (West) 860 Menschen an der Tuberkulose. Dies waren 3-mal mehr als an Aids verschieden waren. Tuberkulosefälle unterliegen zwar der Meldepflicht, jedoch scheint die Dunkelziffer wesentlich höher zu sein. Weltweit rechnet man sogar mit ca. 3 Mio. Toten jährlich.

Seit 1946 ist in Deutschland die aktive Schutzimpfung mit BCG (Bacillus Calmette-Guerain) möglich. Es gibt allerdings Diskussionen darüber, welche Bevölkerungsschichten geimpft werden sollen. Langsam setzt sich die Meinung durch, generell alle Neugeborenen und nicht nur exponierte (besonders gefährdete) tuberkulin-negative Personen zu impfen.

Die Schutzimpfung kann bei Neugeborenen und Säuglingen bis zur 6. Lebenswoche durchgeführt werden. Bei Kindern ab der 6. Lebenswoche und bei Erwachsenen ist sie nur möglich, wenn noch keine Tuberkuloseinfektion vorliegt, d. h. der Tuberkulinintrakutan-Test negativ verläuft [z. B. Stempeltest Tubergen® 100 I. E. als primäre Screeningmethode, danach die exakte Abklärung mit einem Intrakutantest (z. B. Tuberkulin PPD RT 23 nach Mendel-Mantaux)].

Die Impfung z. B. mit BCG-Vaccine Behring® erfolgt als Einmalgabe streng intrakutan.

Zu Lebendimpfstoffen ist ein Abstand von 4 Wochen einzuhalten, zu Gelbfieber mindestens 14 Tage.

Der Impfstoff muss nicht in lückenloser Kühlkette transportiert werden. Allerdings ist eine Lagerung zwischen 2 und 8 °C vorgeschrieben.

Typhus

In den entwickelten Ländern Europas spielt die Typhusinfektion eigentlich keine große Rolle mehr. Das Problem stellen aber die immer häufigeren Reisen in tropische und subtropische Länder dar. Hier muss v. a. an Infektionen durch kontaminierte* Speisen oder Getränke gedacht werden. Weltweit werden jährlich mehr als 30 Mio. Menschen mit dem Typhuserreger (Salmonella typhi bzw. paratyphi) infiziert. Die Salmonellen gelangen über die Eintrittspforten, z. B. Tonsillen, lymphatischer Rachenring oder die Dünndarmschleimhaut, in den Körper. Die ersten Anzeichen einer Infektion sind steigendes Fieber bis über 40 °C, Bradykardie*, Leber- und Milzschwellung und breiige Durchfälle. Daneben können Gallengänge und -blase befallen sein. Komplikationen sind v. a. toxisches Kreislaufversagen, Darmblutungen, Darmperforationen, Pneumonie (Lungenentzündung), Myokarditis (Herzmuskelentzündung), Sepsis (Blutvergiftung) und Osteomyelitis (Knochenmarkentzündung).

Eine sichere Prophylaxe bildet nur die aktive Schutzimpfung. Es steht uns ein Lebendimpfstoff (z. B. Typhoral®) zur Verfügung. Bereits Kinder ab dem 4. Lebensmonat können geimpft werden, es gibt folgendes Impfschema:

Jeweils am Tag 1, 3 und 5 eine Kapsel mit Wasser 1 h vor dem Essen einnehmen. Der Impfschutz beträgt ca. 1 Jahr und muss danach wieder komplett aufgebaut werden.

Ein Abstand zu anderen Impfungen ist in der Regel nicht einzuhalten. Allerdings darf der Typhusimpfstoff erst 14 Tage nach einer Poliomyelitisschluckimpfung gegeben werden. Umgekehrt, d. h. nach einer Typhusimpfung, ist die Polioimpfung schon nach 3 Tagen möglich.

Da es sich um einen Lebendimpfstoff handelt, ist eine lückenlose Kühlkette zwischen 2 und 8 °C unbedingt erforderlich.

Hepatitis

Hepatitis B. In den tropischen und subtropischen Ländern Afrikas, Asiens, Mittel- und Südamerikas und in Osteuropa sind ca. 30% der Bevölkerung chronische Hepatitis-B-Träger. Die infektiöse Virushepatitis B stellt heute die weltweit häufigste Infektionskrankheit dar.

Allein in Deutschland sind 10 000–20 000 Neuerkrankungen jährlich festzustellen. Dabei kommt es in 25% der Fälle zu bleibenden Leberschäden wie z. B. Leberzirrhose und Lebertumor. Bis zu 5% der Erkrankten überleben die Infektion nicht.

Die Hepatitis-B-Infektion erfolgt hauptsächlich über den Blutweg (z. T. auch über Samenflüssigkeit und Speichel), sodass v. a. im Gesundheitswesen tätige Menschen sowie Drogenabhängige und Personen mit häufigem Intimpartnerwechsel gefährdet sind. Zudem sollten Reisende in Endemiegebiete* um die Infektionsgefahr wissen und danach handeln (vgl. Intimpartner, Unfälle).

Als Impfstoff steht eine gentechnologisch gewonnene Vaccine zur Verfügung (z. B. Gen H-B-Vax®).

Der Impfschutz wird bei Einhaltung folgenden Impfschemas ermöglicht:

- 1. Dosis: zu Beginn
- 2. Dosis: 4 Wochen nach der 1. Gabe
- 3. Dosis: 6 Monate nach der 1. Gabe.

Dabei sind die Impfungen intramuskulär oder (bei Blutungsgefahr) subkutan durchzuführen. Für Dialysepatienten oder Kinder unter 10 Jahren stehen Gen H-B-Vax®D und Gen H-B-Vax® K zur Verfügung.

Zu anderen Impfungen sind keine Zeitabstände einzuhalten.

Es ist darauf zu achten, dass eine lückenlose Kühlkette zwischen 2 und 8 °C eingehalten wird.

Hepatitis A. Ein anderes gefürchtetes Virus aus dieser Familie ist das Hepatitis-A-Virus. Hepatitis A wird oral durch kontaminierte* Speisen wie z. B. Salate, Muscheln, Obst und Wasser übertragen. Allein das Zähneputzen mit verseuchtem Wasser oder das Verwenden von Eiswürfeln, die aus solchem hergestellt wurden, reicht für eine Infektion aus. Das Hepatitis-A-Virus (Reisegelbsuchtvirus) kommt weltweit vor, bevorzugt aber in den wärmeren Ländern. In einigen »3. Welt«-Ländern liegt eine Durchseuchungsrate von bis zu 90% vor. Auch in Deutschland rechnet man mit ca. 10000 Neuinfektionen pro Jahr.

Passive Impfung. Schutz bietet einmal die passive Impfung (z. B. mit Beriglobin®), d. h. die Gabe von Immunglobulinen. Der Vorteil liegt im schnellen Erreichen des Impfschutzes, der bereits 1–2 Tage nach der i.m.-Injektion des Immunglobulins vorliegt. Allerdings dauert der Schutz nur 3–4 Monate an, da es sich um eine passive Impfung handelt (▶ Abschn. 13.3.1).

Die Dosierung beträgt für Personen bis 20 kg Körpergewicht 2 ml Beriglobin®, für Personen über 20 kg 5 ml. Es ist auf eine streng intramuskuläre Injektion zu achten.

Nach der Gabe von Immunglobulinen ist ein 3-monatiger Abstand zu parenteralen Lebendimpfstoffen (z. B. Masern-Mumps-Röteln) einzuhalten.

Eine lückenlose Kühlkette ist nicht nötig, allerdings muss die Lagerung bei 2–8 °C erfolgen.

Hinweis zur Gabe von Immunglobulinen

Immunglobuline werden aus dem Blut von ausgesuchten Spendern gewonnen, wobei das »Deutsche Arzneibuch« eine eigene Monographie (Beschreibung) über Immunglobuline von Menschen enthält. Ein Schwerpunkt der pharmazeutischen Tätigkeit bei der Herstellung von Immunglobulinen ist die **Garantie** der **Virussicherheit.** Es ist besonders wichtig, nur Blut von Spendern zu verwenden, die bekannt und gesund sind, sodass erst gar keine Viren (Hepatitis oder Aids) hineinkommen.

Heute können die intramuskulär zu applizierenden Immunglobuline als virussicher gelten. Die meisten Immunglobuline werden bei der Herstellung einer Hitzebehandlung von 10 h in wässriger Lösung bei 60 °C unterzogen, sodass höchstmögliche Sicherheit gewährleistet wird. Die intramuskulär zu verabreichenden Immunglobuline dienen in der Regel der Prophylaxe bzw. der Therapie von Infektionskrankheiten.

Es gibt darüber hinaus aber noch die intravenös zu applizierenden Immunglobuline, die bei der Therapie von Infektionskrankheiten, Autoimmunerkrankungen und bei Immunschwächen in der Onkologie (Krebsbehandlung) in hohen Dosen eingesetzt werden (z. B. Alphaglobin® oder Gammonativ®). Die Bundesärztekammer hat im Juni 1995 eine Leitlinie zur Inaktivierung von Viren bei intravenös zu applizierenden Immunglobulinen erlassen. Danach muss mindestens 1 effektiver Schritt zur Inaktivierung von Viren (z. B. Zusatz von Detergenzien, Hitzebehandlung oder Sulfonierung) in den Herstellungsprozess eingebaut sein.

Aktive Impfung. Seit kurzem gibt es auch die Möglichkeit zur aktiven Immunisierung z. B. mit dem Impfstoff Havrix®.

Hierbei ist folgendes Impfschema einzuhalten:

- 1. Dosis: zu Beginn
- 2. Dosis: 4 Wochen nach der 1. Gabe
- 3. Dosis: 6 Monate nach der 1. Gabe.

Die Impfung hat intramuskulär zu erfolgen und es ist auf die Einhaltung einer lückenlosen Kühlkette zwischen 2 und 8 °C zu achten.

Frühsommermeningoenzephalitis (FSME)

Das FSME-Virus, welches durch den Biss der Zecke (Ixodes ricinus, gemeiner Holzbock) übertragen wird, kann beim Menschen schwere Hirn- und Rückenmarksinfektionen hervorrufen. Dieses Krankheitsbild hat dem Virus seinen Namen gegeben. Das Verbreitungsgebiet des FSME-Virus umfasst mittlerweile nahezu alle Wiesen- und Waldregionen Süd- und Südosteuropas.

Nach der Infektion kommt es ca. nach 1 Woche zu grippeähnlichen Symptomen wie z. B. Fieber, Glieder- und Kopfschmerzen. Im 2. Stadium tritt eine Entzündung des zentralen Nervensystems mit einer Todesrate von 1–2% der Infizierten auf.

Aktive Impfung. Die Impfung gegen das FSME-Virus ist dringend allen Forst- und Landwirten, Jägern und Menschen, die sich viel in der freien Natur bewegen, anzuraten, da bis heute keine spezifische Therapiemöglichkeit der FSME-Erkrankung existiert. Als Impfstoffe stehen z. B. Encepur® und Encepur®K für Kinder zur Verfügung.

Folgendes Impfschema wird angeraten:
- 1. Dosis: zu Beginn
- 2. Dosis: 1–3 Monate nach der 1. Gabe
- 3. Dosis: 9–12 Monate nach der 1. Gabe.
- Auffrischungen sind alle 3 Jahre nötig.

Für eine Schnellimmunisierung ist folgendes Schema möglich:
- 1. Dosis: zu Beginn
- 2. Dosis: 7 Tage nach der 1. Gabe
- 3. Dosis: 21 Tage nach der 1. Gabe.
- Allerdings hält der Impfschutz bei der Schnellimmunisierung nur ca. 1 Jahr an.

Bei beiden Impfschemata ist zu anderen Impfungen kein Sicherheitsabstand einzuhalten.

Die Lagerung der Impfstoffe erfolgt bei 2–8 °C.

Passive Impfung. Die Therapiemöglichkeiten der FSME-Infektion sind sehr dürftig. Deshalb ist es wichtig, dass von Zecken gebissene, nicht geimpfte Personen so schnell wie möglich FSME-Immunglobuline, also Antikörper, erhalten. Diese passive Immunisierung (z. B. mit Encegam® oder FSME-Bulin®) muss aber innerhalb von spätestens 4 Tagen nach dem Biss der Zecke erfolgen. Es wird dabei empfohlen, 0,2 ml Immunglobulin je kg Körpergewicht intramuskulär zu injizieren.

Zu anderen Lebendimpfstoffen, z. B. Masern-Mumps-Röteln, ist ein Abstand von ca. 3 Monaten einzuhalten. Poliomyelitis- und Typhusimpfungen benötigen dagegen keinen Sicherheitsabstand.

Die Immunglobuline sind bei einer Temperatur von 2–8 °C zu lagern.

Leider sind sowohl bei der aktiven als auch bei der passiven FSME-Impfung in letzter Zeit so schwere Nebenwirkungen aufgetreten, sodass zeitweise kein Impfstoff mehr zur Verfügung stand. Als Prophylaxe kann man nur Repellentien auf die Haut auftragen, entsprechende Feuchtwiesen meiden und abends den Körper auf Zeckenbefall hin untersuchen.

Tetanus

Die Gefahr von Tetanus, dem Wundstarrkrampf, wird meist unterschätzt. Jedoch kommen die Erreger, die Clostridien tetani, überall im Erdreich vor und vor allem stark angereichert im Pferdemist. So kann jede Verletzung, und sei es die kleinste Schürfwunde, zu einer Wundstarrkrampfinfektion führen. Im Deutschfranzösischen Krieg 1870/71 starben tausende Soldaten an Wundstarrkrampf. Noch 1914 verzeichnete das deutsche Heer 2000 Tetanusfälle allein an der Westfront. Auch heute stellt der Wundstarrkrampf für uns noch eine Bedrohung dar. Keiner weiß, wann er sich verletzen wird, so dass ein permanentes Infektionsrisiko vorliegt. Säuglinge und Kinder werden zwar glücklicherweise mit Kombinationsimpfstoffen wie z. B. DPT- oder später dann mit Td-Impfstoffen geschützt, jedoch werden die Auffrischungen im Erwachsenenalter sehr häufig vernachlässigt.

Aktive Impfung. Ist noch kein Verletzungsfall eingetreten und liegt der Zeitpunkt der letzten Impfung schon sehr lange zurück, so steht z. B. mit Tetanol® ein Impfstoff zur Prophylaxe bereit.

Folgendes Impfschema wird dabei empfohlen:

- 1. Dosis: zu Beginn
- 2. Dosis: 4–8 Wochen nach der 1. Gabe
- 3. Dosis: 1 Jahr nach der 1. Gabe
- Auffrischungen sollen mindestens alle 10 Jahre erfolgen.

Zeitabstände zu anderen Impfungen sind nicht einzuhalten. Der Impfstoff muss im Kühlschrank bei 2–8 °C gelagert werden.

Passive Impfung/Simultanprophylaxe. Ist es bei einer nicht ausreichend geimpften Person zu einer Verletzung gekommen, so wird folgendes Impfschema zur Simultanprophylaxe angeraten:

- 1 Ampulle Tetanusimpfstoff (z. B. Tetanol®) und 250 I. E. Tetanustoxinantikörper (z. B. Tetagam®) werden intramuskulär an verschiedenen Körperteilen (z. B. auf beiden Gesäßseiten) verabreicht.
- Eine zweite Impfung mit Tetanol® erfolgt dann etwa 3 Wochen später.

Hierbei wird ein nahtloser Schutz erzielt, da das Immunglobulin die Tetanustoxine sofort neutralisiert und ca. 30 Tage lang wirkt. In dieser Zeit wird aber schon die Immunisierung durch den aktiven Tetanusimpfstoff aufgebaut, sodass ein durchgehender Schutz erreicht wird.

Tetagam® muss wie Tetanol® im Kühlschrank bei 2–8 °C gelagert werden.

Die Gabe von Immunglobulinen (z. B. in Tetagam®) bedingt einen Abstand von 3 Monaten zu Masern-, Mumps-, Röteln-, Varizellen- und Gelbfieberimpfungen.

Mit einer Impfung gegen 6 Krankheiten geschützt. Die Entwicklung hin zu Mehrfachimpfstoffen schreitet immer mehr voran. Der Vorteil von solchen Kombi-Impfstoffen liegt zum einen darin, dass einzelne Impfungen weniger leicht vergessen werden. Zum anderen müssen die Kinder nur noch einmal gestochen werden.

Die neueste Entwicklung ist ein 6fach Impfstoff. Diphtherie, Pertussis, Tetanus, Poliomyelitis, Hib und Hepatitis B werden mit einer Spritze (Infanrix hexa®) »bekämpft«. Diese Impfung wird ab dem 3. Lebensmonat 3-mal im Abstand von vier Wochen gegeben und 1-mal im 2. Lebensjahr aufgefrischt.

Rabies (Tollwut)

Die Tollwut ist eine akute Infektionserkrankung des zentralen Nervensystems, die praktisch immer tödlich endet und für die es keine medikamentöse Therapiemöglichkeit gibt. Die Übertragung der Rabiesviren auf den Menschen erfolgt in der Regel durch den Biss eines infizierten Tieres. Das Virus wandert von der Bissstelle die Nervenbahnen entlang zum Gehirn, wo es zu einer Gehirnentzündung (Enzephalitis) kommt. Solange die Rabiesviren das zentrale Nervensystem noch nicht erreicht haben, besteht noch Hoffnung für den Patienten. Sind die Erreger im Gehirn angelangt, endet die Infektion für den Menschen tödlich. Deshalb sind Bisse im Hals- und Kopfbereich besonders kritisch.

Gefährdete Personen, z. B. Jäger, Tierärzte, Waldarbeiter usw., sollten sich in jedem Fall impfen lassen. Auch für Menschen, die in einem tollwutgefährdeten Gebiet wohnen und Haustiere haben, ist die Impfung anzuraten.

Aktive Impfung. Sie kann z. B. mit Rabivac® erfolgen.

Folgende Impfschemata werden empfohlen:

- 1. Dosis: zu Beginn
- 2. Dosis: 4 Wochen nach der 1. Gabe
- 3. Dosis: 4 Wochen nach der 2. Gabe
- 4. Dosis: 1 Jahr nach der 1. Gabe.

Es steht aber auch ein Schnellimmunisierungsschema zur Verfügung:

Schnellimmunisierung:

- 1. Dosis: zu Beginn
- 2. Dosis: 4 Wochen nach der 1. Gabe
- 3. Dosis: 2 Wochen nach der 2. Gabe
- 4. Dosis: 1 Jahr nach der 1. Gabe.

Auffrischungen sind alle 2–5 Jahre vorzunehmen. Rabivac® wird intramuskulär verabreicht und ist im Kühlschrank bei 2–8 °C zu lagern.

Abstände zu anderen Impfungen sind nicht einzuhalten. Für die Impfung besteht keine Altersbeschränkung.

Passive Impfung/Simultanprophylaxe. Sind Menschen in Kontakt mit einem tollwütigen Tier gekommen, so ist die Simultanprophylaxe mit einem Tollwutimpfstoff und mit Tollwutimmunglobulinen durchzuführen. Hierbei stehen z. B. Rabivac® und Berirab® zur Verfügung.

Für die Simultanprophylaxe gilt folgendes Impfschema:

- Rabivac®: An den Tagen 0, 3, 7, 14, 30 und 90 wird jeweils eine Ampulle Rabivac® intramuskulär gegeben.
- Berirab®: Zeitgleich mit der 1. Gabe Rabivac® werden 20 I. E. /kg Körpergewicht Berirab® verabreicht.

Das Wirkprinzip dieser Simultanimpfung entspricht dem bei Tetanus. Berirab® neutralisiert ab sofort evtl. vorhandene Tollwutviren, solange bis der Impfschutz durch Rabivac® aufgebaut ist.

Die Gabe von Berirab® bedingt einen Abstand von 3 Monaten zu Masern-, Mumps-, Röteln-, Varizellen- und Gelbfieberimpfungen. Zu Polio-, Typhus-, Tetanus- und Diphtherieimpfungen ist keine Wartezeit nötig.

Das Immunglobulinpräparat Berirab® ist im Kühlschrank bei 2–8 °C zu lagern.

Windpocken (Varizellen)

Windpockenviren infizieren v. a. Kinder, jedoch auch ungeschützte Erwachsene. In der Regel ist diese »Kinderkrankheit« nicht sehr gefährlich. Problematisch ist aber die Infektion in den ersten Schwangerschaftsmonaten [Embryopathie mit Hautveränderungen, Minderwuchs und hypoplastischen (unterentwickelten) Extremitäten] und für Neugeborene.

Das auslösende Virus, das Varizella-Zoster-Virus, ist weltweit zu finden und infiziert v. a. Kinder im Alter von 2–6 Jahren, wobei die Ansteckungsrate sehr hoch ist. Die Windpocken zeigen sich bei Kindern als bläschenhafte Veränderungen auf Haut und Schleimhaut. Zoster (Gürtelrose) kann als Späterkrankung nach einer Windpockeninfektion angesehen werden (▶ Abschn. 14.2).

Aktive Impfung. Für besonders gefährdete Personen, z. B. Schwangere, Patienten mit Immunschwächen oder medizinisches Personal in Fachkliniken, steht ein Lebendimpfstoff (z. B. Varix® oder Varivax®) zur aktiven Immunisierung zur Verfügung.

Der Lebendimpfstoff muss bei 2–8 °C in lückenloser Kühlkette gelagert und transportiert werden.

Zu anderen Lebendimpfstoffen (vgl. z. B. Masern-, Mumps-, und Rötelnimpfstoff) ist entweder ein Abstand von 1 Monat einzuhalten oder alle Impfungen sind gleichzeitig durchzuführen.

Passive Impfung. Ein Sofortschutz ist für folgende Personengruppen sinnvoll:
- Schwangere, die noch keine Windpocken hatten
- Neugeborene, deren Mütter während der Geburt an Windpocken erkrankten
- immunsupprimierte Patienten, wenn Familienmitglieder an Windpocken erkrankten.

Für diese Fälle stehen Varicella-Zoster-Immunglobuline (z. B. Varicellon®) zur Verfügung.

Varicellon® muss in einer Dosierung von 0,2 ml/kg Körpergewicht intramuskulär verabreicht werden. Bei Zoster ist entsprechend dem klinischen Verlauf der Erkrankung eine wiederholte Gabe zu verabreichen.

Die Gabe von Immunglobulinen bedingt einen Abstand zu parenteral anzuwendenden Virusimpfstoffen (z. B. Masern, Mumps und Röteln) von 3 Monaten. Ein Abstand zu den oral einzunehmenden Lebendimpfstoffen (z. B. Polio und Typhus) ist nicht nötig.

Varicellon® ist im Kühlschrank bei 2–8 °C zu lagern.

Rhesusfaktorerkrankung

Die Blutgruppenbestimmung wird in der Regel entsprechend dem ABo-System erfolgen. Zusätzlich darf der Rhesusfaktor nicht außer Acht gelassen werden. Das Rhesussystem bedingt im menschlichen Körper keine natürlichen Antikörper. Besitzen die Erythrozyten auf ihrer Oberfläche die genetisch festgelegten D-Epitope (eine bestimmte Oberflächenstruktur), so ist das Blut Rhesusfaktor-positiv (Rh), fehlen solche D-Epitope, so ist das Blut Rhesusfaktor-negativ (rh).

Probleme treten meist erst während der 2. Schwangerschaft auf, wenn die Mutter rh-negativ, das erste Kind aber Rh-positiv ist. Während der Geburt ist es durchaus möglich, dass kindliches Blut in den mütterlichen Blutkreislauf gelangt. Das kindliche Blut enthält aber, da es Rh-positiv ist, Erythrozyten mit D-Epitopen. Diese D-Strukturen sind für das mütterliche Immunsystem fremde »Antigene«, sodass gegen sie Antikörper gebildet werden. Die Mutter nimmt davon keinen Schaden, da die wenigen kindlichen Erythrozyten für sie unbedeutend sind. Allerdings enthält das mütterliche Blut nun D-Antikörpergedächtniszellen. Ist in der 2. Schwangerschaft das Kind wieder Rh-positiv, werden im mütterlichen Blut Antikörper gegen die D-Strukturen auf den kindlichen Erythrozyten gebildet. Diese Antikörper können die Blut-Plazenta-Schranke überwinden und im Kind zur Zerstörung der roten Blutkörperchen führen. Das entstehende Krankheitsbild wird als Morbus haemolyticus neonatorum oder Erythroblastosis fetalis bezeichnet. Sind im mütterlichen Immunsystem erst einmal D-Antikörper gebildet worden, ist jede weitere Schwangerschaft ein Risiko für das Kind.

Eine Immunisierung der Mutter gegen D-Epitope kann medikamentös verhindert werden. Schon in der 28.–30. Schwangerschaftswoche bzw. unmittelbar nach der Geburt des 1. Kindes muss eine Anti-D-Prophylaxe betrieben werden. Die Gabe von Anti-D-Immunglobulinen (z. B. Rhesogam®) neutralisiert sofort alle D-Eryhthrozyten, die vom kindlichen Blutkreislauf in den mütterlichen übertreten. Als Folge bildet das mütterliche Immunsystem keine D-Antikörper und auch das 2. Kind kann ohne die Gefahr einer Erythroblastosis fetalis ausgetragen werden.

Rhesogam® muss streng intramuskulär appliziert werden. Dabei werden folgende Dosierungen empfohlen:

- Präpartal (vor der Geburt) beginnende Prophylaxe:
  - 1500 I. E. in der 28.–30. Schwangerschaftswoche und nochmals 1500 I. E. in den ersten 3 Tagen nach der Geburt.
- Postpartale (nachgeburtliche) Prophylaxe:
  - 1500–2500 I. E. möglichst schon 2 h nach der Geburt.

Nach der Gabe von Rhesogam® ist eine Wartezeit von 3 Monaten zu Impfungen mit parenteralen Viruslebendimpfstoffen (z. B. Maser-, Mumps- und Rötelnimpfung) einzuhalten, Abstände zu anderen Impfungen (z. B. Typhus und Polio) sind in der Regel nicht erforderlich.

Die Anti-D-Immunglobuline sind im Kühlschrank bei 2–8 °C zu lagern.

Fragen und Aufgaben zu Kap. 13

?

1. Was versteht man unter »unspezifischer Abwehr«?
2. Was versteht man unter »spezifischer Abwehr«?
3. Wie nennt man die Stoffe, die der Organismus gegen eingedrungene Erreger oder Substanzen produziert?
4. Wann ist es sinnvoll, die Immunabwehr zu unterdrücken?
5. Welche Stoffgruppen werden als Immunsuppressiva verwendet?
6. Was versteht man unter einer aktiven Immunisierung? Welchem Zweck dient sie?
7. Was versteht man unter einer passiven Immunisierung? Welchem Zweck dient sie?
8. Welche Impfstoffarten kennen Sie? Nennen Sie ein Beispiel zu jeder Gruppe!
9. Nennen Sie mindestens 4 Lebendimpfstoffe! Nennen Sie mindestens 2 Immunglobulinpräparate!
10. Warum müssen zwischen der Anwendung von den meisten Lebendimpfstoffen und der Gabe von Immunglobulinen Sicherheitsabstände eingehalten werden?
11. Für wen ist die Rötelnimpfung besonders wichtig? Warum?
12. Wie wird Hepatitis A hauptsächlich übertragen und wie Hepatitis B?
13. Erklären Sie den Begriff »Simultanprophylaxe« und nennen Sie ein Beispiel dazu!
14. Für wen ist der Rhesusfaktor bedeutsam? Wie ist ein Schutz möglich?

14

Mittel zur Behandlung von Virusinfektionen

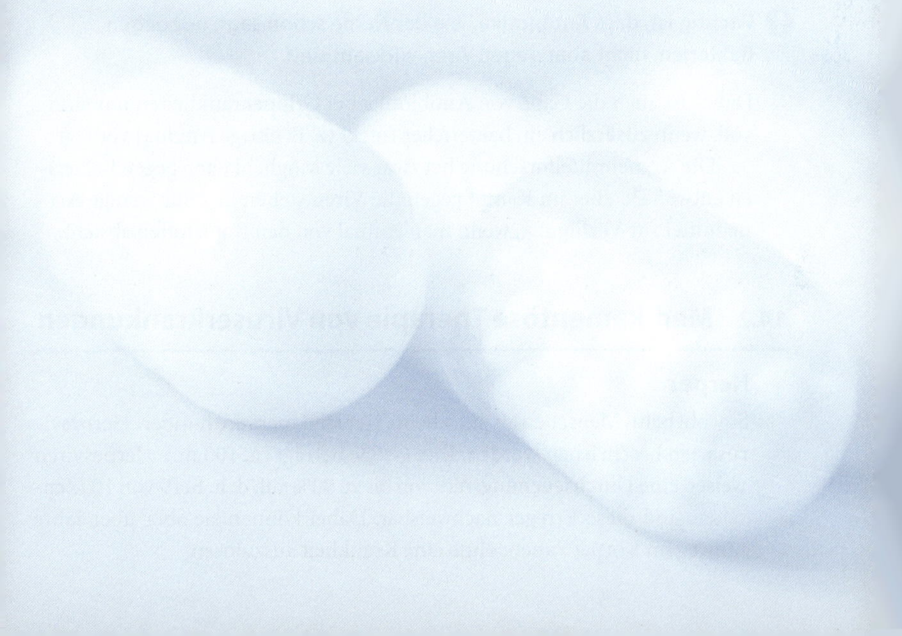

14.1 Grundlagen

Viren stellen eine ganz eigenartige Gruppe von »Dingen« dar. Sie können sich ohne fremde Zellen nicht vermehren, zeigen alleine keine Stoffwechselreaktionen und sind somit im strengen Sinne keine Lebewesen. Andererseits tritt eine rasante Virusvermehrung ein, wenn sie fremde Zellen infizieren, sodass sie eher wieder den Lebewesen zuzurechnen sind. Dies zeigt, dass es keine eindeutige Definition von »Leben« geben kann.

Viren bestehen nur aus Erbinformationen (DNA, Desoxyribonukleinsäure oder RNA, Ribonukleinsäure) und einer äußeren Proteinhülle. Ihre durchschnittliche Größe beträgt nur 25–250 nm. Bakterien sind im Vergleich ca. 10–20mal größer, sodass im Lichtmikroskop zwar Bakterien, nicht aber Viren zu sehen sind.

Für ihre Vermehrung sind Viren auf fremde Zellen angewiesen. Sie heften sich bildlich gesehen an der Oberfläche der befallenen Zellen an und »injizieren« dann ihr Erbgut in das Zellinnere. Hier wird die fremde Erbsubstanz als eigene akzeptiert und die befallene Zelle produziert nun entsprechend den Befehlen des Virus das Material für neue Viren. Man kann dies als erste, natürliche Gentechnik und Genmanipulation verstehen.

! Wichtig ist, dass Antibiotika, wie der Name schon sagt, nur gegen Bakterien, nicht aber gegen Viren wirksam sind.

Daher ist auch die Gabe von Antibiotika bei Grippekrankheiten nur sinnvoll, wenn **zusätzlich** ein bakterieller Infekt (z. B. eitrige Angina) vorliegt.

Die Arzneimittelforschung hat zwar viele Möglichkeiten gegen Bakterien entwickelt, aber im Kampf gegen die Viren stehen uns nur wenige Arzneimittel zur Verfügung, wenn man einmal von den Impfstoffen absieht.

14.2 Medikamentöse Therapie von Viruserkrankungen

Herpes

Sowohl beim Menschen als auch beim Tier sind mehrere hundert Herpesvirusarten beschrieben worden. Ihre Größe beträgt ca. 100 nm. Herpesviren weisen eine Durchseuchungsrate von bis zu 90% auf, d. h. bei 9 von 10 Menschen sind diese Erreger nachweisbar. Dabei können sie aber über Jahre hinweg im Körper ruhen, ohne eine Krankheit auszulösen.

Herpes-simplex-Viren. Sie lösen den Herpes simplex (Bläschenausschlag) aus. Sie werden über die Mundschleimhaut aufgenommen. Durch äußere Reize, z. B. Sonnenlicht, werden sie aktiviert, sodass es zu der bekannten Lippenbläschenbildung (Herpes labialis) kommt. Die Therapiemöglichkeiten von Herpes labialis sind einmal zinksulfathaltige Gels (Virudermin®) oder Cremes mit Melissenexktrakt (Lomaherpan®). Alternativ ist es möglich, Herpes labialis mit Hilfe von echten Virusstatika zu behandeln. Dabei ist es wichtig, so früh wie möglich mit der Therapie zu beginnen. Als antivirale Wirkstoffe, die in Cremes eingearbeitet sind, stehen Aciclovir (z.B Zovirax®) oder Pencilcovir (Fenistil P®) zur Verfügung. Das gleiche Virus kann auch die Genitalschleimhäute befallen. Es bildet sich dann ein ansteckender Bläschenausschlag im Intimbereich (Herpes genitalis).

Varicella-Zoster-Virus. Es verursacht Windpocken (Varizellen) und Gürtelrose (Herpes zoster). Es befällt v. a. nicht geimpfte Kleinkinder, die die typischen Hautveränderungen der Windpocken zeigen. Über Jahre hinweg bleiben die Viren dann ruhig, bis sie durch äußere Reize und bei abnehmender Immunität (meist nach dem 45. Lebensjahr) wieder aktiv werden. Nun zeigen sich die Erscheinungen der Gürtelrose (Zoster).

Als Mittel der Wahl zur Behandlung der Herpesinfektion werden Stoffe eingesetzt, die als falsche Erbgutbausteine vom Virus nicht erkannt werden und somit dessen Vermehrung hemmen.

Aciclovir (z. B. in Zovirax®) folgt diesem Prinzip. Es wird in die Virus-DNA eingebaut. Die Folge ist ein Abbruch der DNA-Kette, sodass die Virus-DNA nicht mehr aufgebaut werden kann. Die Vermehrung ist gestoppt. Bei der Therapie der Varicella- Zoster-Infektion (Windpocken und Gürtelrose) müssen oral sehr hohe Dosen eingenommen werden. In der Regel heißt das 5-mal täglich 800 mg Aciclovir für die Dauer von 5–10 Tagen. In sehr schweren Fällen kann das Medikament auch intravenös (alle 8 h gegeben werden).

Eine verbesserte orale Form von Aciclovir ist das Derivat Valaciclovir (Valtrex®).

Zu den Neuentwicklungen zählen auch Famciclovir (Famir®) und Brivudin (Helpin®).

Aids

Erst 1981 entdeckte man die Aids-Erkrankung als eigenständige Fehlfunktion unseres Immunsystems. Aids oder »acquired immun deficiency syndrome« (erworbene Immunschwäche) ist eine Abwehrschwäche des menschlichen Immunsystems. Bestimmte Abwehrzellen [T-Helferzellen (◘ Abb. 13.1) und Makrophagen] werden in ihrer Aktivität gehemmt, sodass schon kleinste zusätzliche Infektionen den Tod des Patienten bedeuten können. Daneben können die Erreger das Gehirn befallen und zu ausgeprägten Nervenstörungen führen. Auch die Auslösung von bestimmten Tumoren (u. a. Kaposi-Sarkom) ist auf den Einfluss der Aids-Viren zurückzuführen. Dabei müssen die Erkrankungen nicht sofort nach der Infektion auftreten. Meist dauert es 7–8 Jahre, bis erste Anzeichen von Aids erkennbar sind. In dieser Zeit fühlt sich der Patient gesund, kann aber das Virus weitergeben. Die Infektion ist über den Blutweg ebenso möglich wie über die Samenflüssigkeit oder das Vaginalsekret beim Geschlechtsverkehr. Aids-kranke Mütter können das Virus während der Geburt, mit der Muttermilch oder schon im Mutterleib auf ihr Kind übertragen.

Bis heute sind zwei verschiedene HI-Viren (»human immunodeficiency virus«) bekannt. Ursprünglich stammen diese Erreger aus Schwarzafrika und der Karibik. Sicherheit darüber, ob jemand HIV-positiv ist, bietet allein der anonym und freiwillig durchgeführte Aids-Test. Eine echte Therapie (Heilung von Aids) gibt es bis heute nicht. Auch ist bisher noch kein Impfstoff gegen das HIV gefunden worden.

Als Medikament, das das Fortschreiten von Aids bremsen kann, ist v. a. **Zidovudin** (z. B. in Retrovir®) zu nennen. Zidovudin wird als falscher Baustein speziell in das HIV-Erbgut eingebaut und wirkt als DNA-Kettenbrecher, sodass die HIV-Vermehrung verlangsamt wird. Die Dosierung beträgt dabei bis zu 6-mal täglich 250 mg Zidovudin.

Die Nebenwirkungen betreffen sowohl das Blutbild (Anämie und Leukopenie*) als auch Muskelschmerzen, Erbrechen und Schlafstörungen. Allerdings sind diese Begleiteffekte in Bezug auf die lebensverlängernde Wirkung von Zidovudin eher als untergeordnet zu betrachten. In vielen Fällen bringt eine Reduzierung der Dosis schon eine Besserung der Nebenwirkungen.

Sollten Patienten Zidovudin nicht vertragen oder werden die Nebenwirkungen zu bedrohlich, so bringt die Umstellung auf **Didanosin** (z. B. Videx®) z. T. gute Erfolge. Der Wirkungsmechanismus von Videx® entspricht dabei dem von Retrovir®.

Mittlerweile gibt es zur Therapie von HIV viel versprechende Therapieoptionen, die das Ausbrechen der Erkrankung viele Jahre lang hinauszögern können. Allerdings ist eine absolute Heilung von AIDS bis heute nicht möglich.

HIV-Proteaseinhibitoren. Die HIV-Protease ist ein virales Enzym, das im viralen Vermehrungszyklus eine entscheidende Rolle spielt. Wird dieses Enzym gehemmt, so ist auch die Virusvermehrung massiv gestört.

Arzneistoffe, die zu dieser Gruppe gehören sind Indinavir (Crixivan®), Nelfinavir (Viracept®) oder auch Saquinavir (Invirase®).

Nicht-nucleosidische Reverse-Transscriptase-Inhibitoren. Aids-Viren sind RNA-Viren, die bei Vermehrung ihr Erbgut zuerst in DNA-Informationen transformieren müssen. Mit Hilfe der nichtnucloesidischen Reverse-Transscriptase-Hemmstoffen wird die Umwandlung von RNA- in DNA-Informationen direkt blockiert und damit die Virusvermehrung gehemmt. Arzneistoffe dieser Gruppe sind z. B. Nevirapin (Viramune®) oder Efavirenz (Sustiva®).

Nukleosidische Reverse-Transscriptase-Inhibitoren. Auch diese Gruppe von Arzneimitteln hemmt, vermittelt durch einen komplizierten Eingriff in den viralen Stoffwechsel, das Umschreiben von RNA-Informationen in DNA-Informationen, sodass die Virusvermehrung stark beeinträchtigt wird.

Fertigarzneimittel sind Zidovudin (Retrovir®), Lamivudin (Epivir®) oder Zalcitabin (HIVID Roche®).

Alle die o. g. Medikamente besitzen ein großes Nebenwirkungsspektrum. Sie müssen deshalb besonders vorsichtig, bei ständiger medizinischer Begleitung der Patienten eingesetzt werden. In der Praxis werden die HIV-Patienten aus einem Mix von mehreren antiviral wirkenden Arzneistoffen behandelt.

Hepatitis C

Erst in den letzten Jahren gelang die Identifizierung von Hepatis C-Viren. Seit dieser Zeit müssen auch Blutprodukte auf Hepatitis C-Viren hin untersucht werden.

Noch vor 20 Jahren wurden die Blutkonserven nicht auf Hepatitis C hin getestet.

Die Prognose einer Hepatitis C-Infektion ist denkbar schlecht. Die Infektion kann in Leberzirrhose oder Lebertumor enden. Einen Impfschutz vor Hepatitis C gibt es noch nicht.

Die Therapie sieht eine Kombination aus Interferon und einem speziellen Virustatikum vor.

Als Interferon stehen die modifizierten Interferon alfa-Präparate (Pegasys® oder Pegintron®) zur Verfügung.

Ribavirin (Rebetol® oder Copegus®) ist in der Lage, RNA- bzw. DNA-Viren in ihrer Vermehrung zu blockieren. Ribavirin ist zudem gut oral bioverfügbar, so dass der Patient das Virustatikum als Tablette einnehmen kann. Die Dosierung beträgt zwischen 800 und 1200 mg Ribavirin täglich.

Fragen und Aufgaben zu Kap. 14

?

1. Was ist die Besonderheit von Viren im Vergleich zu den Bakterien?
2. Warum helfen Antibiotika bei Virusinfektionen nicht?
3. Welche Herpesarten kennen Sie?
   Wie heißen die Viren, die sie auslösen?
4. Welches Mittel wird vorwiegend gegen Herpesviren eingesetzt? Wie ist seine Wirkungsweise?
5. Welches Mittel wird vorwiegend gegen Aids-Viren eingesetzt? Wie ist seine Wirkungsweise?

Arzneimittel bei Tropenkrankheiten

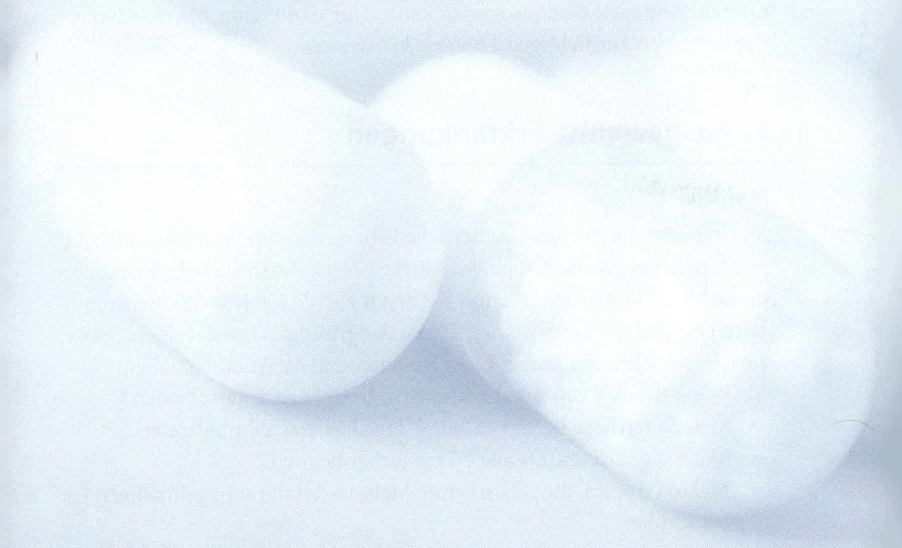

15.1 Allgemeines

Tropenkrankheiten stellen für auch für die moderne Medizin eine große Herrausforderung dar. Dies liegt daran, dass die Diagnose dieser Erkrankungen für die Mediziner in Europa sehr schwierig ist und meist nur in den wenigen Tropenzentren durchgeführt wird. Anderseits sind die notwendigen Medikamente wegen der Seltenheit und Verschiedenheit der Erkrankungen oftmals nicht sofort erhältlich.

Tropenkrankheiten wie Malaria, Gelbfieber oder Schistosomen (Pärchenegel) sind heute keine Seltenheit mehr. Der Massentourismus mit seinen Billigangeboten ermöglicht es jedem, fast alle Orte der Erde innerhalb weniger Flugstunden zu erreichen. Gerade die verlockenden Last-Minute-Angebote stellen ein Problem dar. Bedingt durch die kurze Zeitspanne, die vor der Abreise noch verbleibt, haben die Touristen keine Zeit mehr, sich über die Gesundheitsgefahren im Urlaubsland zu informieren. Auch die dringend notwendigen prophylaktischen Maßnahmen wie z. B. Impfungen oder Malariaprophylaxe unterbleiben meist.

Ein anderes Problem stellt die richtige Diagnose der Erkrankungen nach der Rückkehr dar. Hat man sich mit den bei uns seltenen Krankheitserregern infiziert, so braucht man meistens einen Spezialisten, der diese Krankheiten auch diagnostizieren kann. Nur dann kann man wertvollen Zeitverlust bis zur richtigen Therapie vermeiden.

15.2 Ausgewählte Erkrankungen

Malaria

Malaria wird durch einzellige tierische Lebewesen, den Protozoen, übertragen. Überträger ist die Anopheles-Mücke, die bei ihrem Stich die Erreger ins menschliche Blut bringt. Jährlich werden mehr als 400 Mio. Menschen infiziert. Die Zahl der Toten beträgt 2 Mio.. Aufgrund des Ferntourismus gibt es auch in Mitteleuropa immer mehr Patienten mit Malariainfektionen.

Es gilt dabei, 3 verschiedene Malaria-Erreger zu unterscheiden.

- Malaria tertiana, bei der ca. alle 3 Tage Fieberschübe auftreten.
- Malaria quartiana, die alle 4 Tage Fieber bedingt.
- Malaria tropica, die gefährlichste Malaria-Art mit unregelmäßigen Fieberschüben.

Wir haben bei der Bekämpfung der Malaria den Vorteil, dass uns sowohl Medikamente zur Prophylaxe als auch Arzneimittel zur Malariatherapie zur Verfügung stehen.

Malaria-Prophylaxe. Alle, die in Malariagebiete reisen, sollten unbedingt eine Prophylaxe durchführen. Welches Medikament man im Einzelfall zur Prophylaxe verwendet, hängt vom Urlaubsland und von der Jahreszeit ab.

Im Folgenden sind die wichtigsten Prophylaxemedikamente aufgeführt.

Chloroquin (Resochin®)

Chloroquin hemmt die Vermehrung der Malariaerreger in den Erythrozyten. Allerdings gibt es mittlerweile viele Regionen der Erde, in denen Chloroquinresistente Plasmodien vorkommen. Die Dosierung beträgt in der Regel 5 mg je kg Körpergewicht 1-mal in der Woche. Der Beginn der Prophylaxe ist mindestens 1 Woche vor dem Urlaub, dann jede Woche während und noch 4 Wochen lang nach Beendigung des Urlaubs. Aufgrund der langen Erfahrungen und der guten Verträglichkeit, scheint Chloroquin auch zur Prophylaxe in der Schwangerschaft geeignet zu sein.

Mefloquin (Lariam®)

Mefloquin wirkt ähnlich wie Chloroquin. Allerdings sind bisher wenig Resistenzprobleme aufgetreten, sodass Mefloquin bei Chloroquin-Reistenz eine gute Alternative darstellt.

Die Dosierung beträgt 250 mg 1-mal wöchentlich, wobei das Dosierungsschema von Chloroquin einzuhalten ist.

Proguanil

Proguanil (Paludrine®) versucht die Vermehrung der Plasmodien im Gewebe (Gewebsschizonten) zu verhindern. In Kombination mit Chloroquin wirkt es auch bei Chloroquin-resistenten Erregern. Die Dosierung beträgt täglich 2 mg. Aufgrund der guten Verträglichkeit scheint die Kombination aus Chloroquin und Proguanil auch in der Schwangerschaft verwendbar zu sein.

Halofantrin

Halofantrin (Halfan®) ist ein so genanntes »Stand-by«-Medikament. Kommt es nach mehr als 1 Woche Aufenthalt im Urlaubsgebiet zu Fieber und wurde keine Malaria-Prophylaxe durchgeführt, kann man an die Einnahme von Halofantrin als Notfallmittel denken. Die Dosierung ist für Erwachsene 3-mal 500 mg (2 Tabletten) im Abstand von jeweils 6 Stunden.

Andere prophylaktische Maßnahmen sind die Anwendung von Repellentien, um die Anopheles-Mücke zu vertreiben. Da die Stechmücke v. a. abends und nachts aktiv ist, empfiehlt sich dann das Tragen von langer Kleidung und die Verwendung eines Moskitonetzes.

Patienten, die sich mit den Malariaerregern bereits infiziert haben, bleibt nur noch die Malariatherapie.

Hierfür stehen eine Vielzahl von Medikamenten zur Verfügung.

Neben den bereits zur Prophylaxe verwendbaren Chloroquin und Mefloquin, gibt es weitere, gut wirksame Substanzen.

Chinin

Chinin ist ein Extrakt aus der Chinarinde und war jahrhundertelang das einzige Malariatherapeutikum. Auch heute wird es noch häufig in der Therapie als Reservemittel bei der gestiegenen Resistenzlage verwendet. Aufgrund seiner Nebenwirkungen wie z. B. Herzrhythmusstörungen, allergische Reaktionen und intravasale Hämolyse muss die Substanz jedoch gut überwacht werden.

Proguanil

Das bereits als Prophylaktikum erwähnt Proguanil wird zur Therapie in der fixen Kombination mit Atovaquon unter dem Namen Malarone® eingesetzt.

Pyrimethamin

Pyrimethamin wird in Kombination mit einem Folsäuresynthese-Blocker zur Malariatherapie eingesetzt. Ein Fertigarzneimittel ist z. B. Fansidar®. Mit dieser Kombination wird versucht, den Nukleinsäurestoffwechsel (vgl. Erbgut, DNA und RNA) der Plasmodien zu stören. Aufgrund von Blutbildveränderungen und teratogenen Wirkungen darf diese Kombination nicht während der Schwangerschaft eingenommen werden.

Primaquin

Primaquin tötet die Ruheform der Plasmodien in der Leber ab. Es ist somit zur Ausheilungstherapie, nicht aber zur Akutbehandlung der Malaria geeignet. Bei der weißen Bevölkerung sind die Nebenwirkungen im Allgemeinen gering. Problematisch ist Primaquin nur bei der schwarzen Bevölkerung mit genetisch bedingter Störung eines Leberenzyms (Glukose-Dehydrogenase). In diesen Fällen kann Primaquin eine akute Hämolyse auslösen.

Billharziose

Schistosomen, (Pärchenegel), sind die Erreger der Billharziose. In den warmen Regionen der Erde werden die Erreger mit Hilfe der Süßwasserschnecken auf den Menschen übertragen. Deshalb muss man in den warmen Regionen des Südens sehr vorsichtig beim Umgang mit Süßwasser sein. Es genügt das Durchschreiten eines Süßwassertümpels, um sich die Billharziose einzufangen.

Diese Egelinfektion kann über Darminfektionen bis hin zur Leberzirrhose führen.

Für die Therapie der Billharziose stehen uns im Prinzip 2 Medikamente zur Verfügung.

Praziquantel

Praziquantel (Biltricide®) bewirkt eine Störung der Egel, sodass antigene Strukturen freigesetzt werden und der Körper sich selbst durch die Aktivierung des eigenen Immunsystems helfen kann.

Die Dosierung ist sehr einfach. Man gibt in der Regel 40 mg je kg Körpergewicht als Einmaldosis.

Oxamniquin

Oxamniquin (Mansil®) ist nicht bei allen Arten der Schistosomen (Egel) wirksam und deshalb in der Therapie nicht das Mittel der Wahl. Wenn es eingesetzt wird, ist die Dosierung eine Einmalgabe von 15 mg je kg Körpergewicht.

Cholera

Die Erreger der schweren Durchfallerkrankung Cholera sind Vibrionen. Es handelt sich dabei um Vibrio cholera und Vibrio eltor. Überträger dieser Erreger ist der Mensch. Nicht geklärte Abwässer, unzureichende Hygiene und die Vermischung von Abwasser mit Trinkwasser sind die Ursachen der Cholerainfektion. Selbst der wieder gesundete Mensch kann noch über Monate hinweg Dauerausscheider der Cholera-Erreger sein.

Besonders in den Ländern Afrikas, Lateinamerikas, Asiens und Ozeaniens sind immer noch häufig Choleraepidemien zu finden.

Die Folgen eine Cholerainfektion sind massive Flüssigkeitsverluste (bis zu 20 l/Tag) und dadurch bedingt Kreislauf-Schock und Anurie sowie Nierenversagen.

Als Schutz vor Infektionen bei Fernreisen kann man, neben allgemeinen prophylaktischen Maßnahmen, sich einen Impfstoff spritzen lassen.

Zu den allgemeinen Maßnahmen gehört, dass man kein Leitungswasser verwenden soll. Weder zum Zähnputzen, noch zum Trinken und auch nicht zum Salatanmachen. Gerade hier gilt der Spruch »cook it, peel it of forget it.», d. h. man soll auf alles verzichten, dass man nicht kochen oder schälen kann.

Die Impfmaßnahme vor der Fernreise gibt zudem noch etwas Schutz. Allerdings ist gerade bei der Choleraimpfung der Impfschutz nur zu 40%–80% gegeben. Es muss zweimal im Abstand von ca. 14 Tagen geimpft werden. Der Impfschutz hält dann ungefähr 3 Monate. Ein Impfstoff ist z. B. Choleraimpfstoff Behring®.

Die Therapie der Cholera sieht sowohl eine antibiotische Therapie als auch allgemeine Maßnahmen vor.

Hierzu zählen v. a. eine ausreichende Flüssigkeitszufuhr, notfalls auch intravenös. Daneben müssen auch die verlorenen Mineralstoffe und v. a. schnell verfügbare Energie (in Form von Glukose) zugeführt werden.

Als Antibiotika eigenen sich v. a. Sulfonamide kombiniert mit Trimetoprim wie z. B. Cotrim®, Eusaprim® oder auch Baktrim®, wobei die Dosierung in der Regel 2-mal 2 Tabletten je Tag ist.

Gelbfieber

Die Gelbfieberinfektion stellt in einigen Ländern immer noch ein gravierendes Problem dar. Daher ist es nicht verwunderlich, dass man bei der Einreise in diese Länder eine frische Gelbfieberimpfung nachweisen muss. Es sind dies v. a. die Länder der Tropen. Allerdings dürfen Gelbfieberimpfungen nur autorisierte Tropeninstitute und Spezialpraxen in Deutschland durchführen. Diese Impfung muss in dem international anerkannten gelben Impfbuch eingetragen werden.

Übertragen wird der Gelbfiebervirus durch Moskitos, wobei sowohl das zentrale Nervensystem als auch Leber und Nieren befallen werden können. Gelbfieber kommt nur beim Menschen vor. Die Letalität kann bis zu 50% betragen.

Bei dem Impfstoff handelt es sich um einen Lebendimpfstoff. Der Impfschutz ist ab dem 10. Tag nach der Impfung gegeben und hält ca. 10 Jahre.

Typhus

Siehe Kapitel Impfungen (▸ Kap. 13.3)

Tollwut

Siehe Kapitel Impfungen (▸ Kap. 13.3)

Aids

Siehe Kapitel Behandlung von Viruserkrankungen (▸ Kap. 14).

Befall mit Würmern

Würmer sind höher stehende, mehrzellige Organismen. Sie vermehren sich sexuell unter Bildung von Eiern und Larven. Diese werden wieder in die Umgebung abgegeben und können so Menschen und Tiere infizieren.

In den Urlaubsregionen Europas muss v. a. mit dem gefährlichen Fuchsbandwurm gerechnet werden. Untersuchungen an erlegten Füchsen im Bayerischen Wald zeigen, dass ca. 50 % der Tiere mit dem Bandwurm infiziert sind. Die Fuchsbandwurmeier setzen Larven frei, die die Darmwand des Menschen durchbrechen. Die Folge davon ist ein Befall der Leber mit massiver Beeinträchtigung der Leberfunktion. Infizieren kann sich der Mensch mit Fuchsbandwurmeier beim Genuss von Pilzen und Beeren aus dem Wald. Selbst durch erhitzen werden die Eier nicht immer zuverlässig abgetötet.

Arzneimittel zur Therapie bei Wurminfektionen:

Bandwürmer

Zu den Bandwürmern, die auch den Menschen befallen, gehören der Fischbandwurm, der Schweinebandwurm, der Rinderbandwurm und der Fuchsbandwurm. Der meist verwendete Wirkstoff ist Praziquantel. Praziquantel (z. B. Cesol®) lähmt die Muskulatur des Wurms, sodass er mit dem Stuhlgang ausgeschieden werden kann. Die Dosierung beträgt einmalig 10 mg je kg Körpergewicht.

Eine Alternative stellt Niclosamid (Yomesan®) dar. Es tötet den Bandwurm durch Eingriff in den Wurmstoffwechsel. Am besten ist es, nach der einmaligen Einnahme von Niclosamid, ein Abführmittel zu nehmen, um auch die Wurmeiner aus dem Darm zu entfernen.

Fadenwürmer

Zu den Fadenwürmern zählen z. B. die Spulwürmer (Ascaridien), der Hakenwurm und der Fadenwurm. Diese genannten Fadenwürmer (Nematoden) kommen weltweit vor.

Tiabendazol (Mintezol®), Albendazol (Eskazole®), Mebendazol (Vermox®) oder auch Pyrantel (Helmex®) sind einige der häufig eingesetzten Wurmmittel. Sie lähmen die Würmer, sodass sie besser ausgeschieden werden können. Die Wirkung der »azole« ist eine Hemmung der Glucosaufnahme der Würmer, sodass diese dann absterben müssen.

In den meisten Fällen müssen alle diese Mittel mehrere Tage lang eingenommen werden. Die Nebenwirkungen stellen in den meisten Fällen kein Problem dar.

Fragen und Aufgaben zu Kap. 15

?

1. Nennen Sie 3 häufig eingeschleppte Tropenkrankheiten.
2. Beschreiben Sie die Fiebercharakteristik der verschiedenen Malariaerreger.
3. Beschreiben Sie eine probate Methode der Choleratherapie.
4. Wie können Sie den Befall mit Bandwürmern therapieren?
5. Wie können Sie den Befall mit Fadenwürmern behandeln?

Hormone

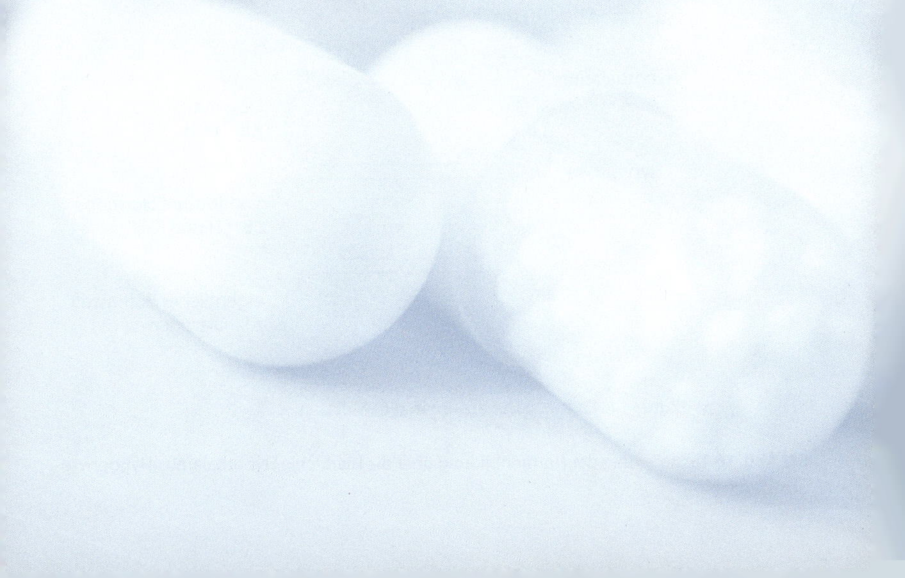

16.1 Das Hormonsystem

Der Begriff Hormon leitet sich vom griechischen Wort »Hermes« ab, das übersetzt Götterbote bedeutet.

Das endokrine* System ist – neben dem vegetativen Nervensystem – das zweite Regulationssystem des menschlichen Organismus. Das Nervensystem dient der schnellen Informationsübermittlung mit Hilfe elektrischer Ströme. Diese Art der Übertragung ist zwar sehr schnell, ihre Wirkung ist aber nur von kurzer Dauer.

Das endokrine System, welches mit Hilfe von Hormonen bestimmte Informationen überträgt, ist zwar langsamer, aber der dadurch ausgelöste Effekt hält wesentlich länger an.

Die Hormone sind chemische Botenstoffe, die entweder im Gehirn oder in bestimmten Organen synthetisiert und abgegeben werden und an ihren Zielorganen bestimmte Reaktionen auslösen, die i. allg. länger anhaltend sind. Die Hormone werden mit dem Blut oder der Lymphflüssigkeit zu den Erfolgsgeweben transportiert.

Bildungsorte der Hormone können u. a. der Hypothalamus, die Hypophyse, die Schilddrüse, die Bauchspeicheldrüse, die Hoden, die Eierstöcke und die Plazenta sein.

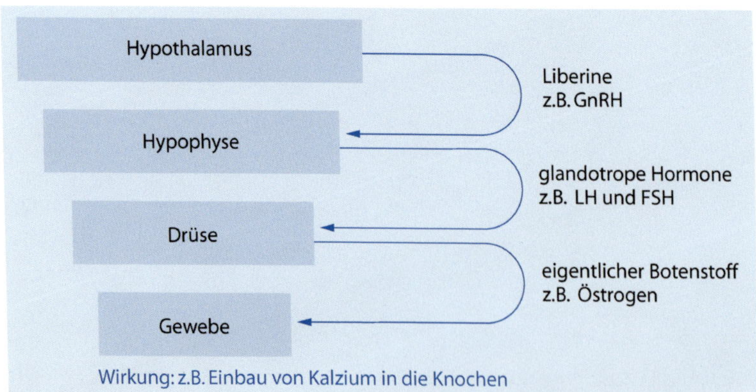

Abb. 16.1a Steuerung der Hormonbildung über die Hierarchie Hypothalamus-Hypophyse-Drüse.

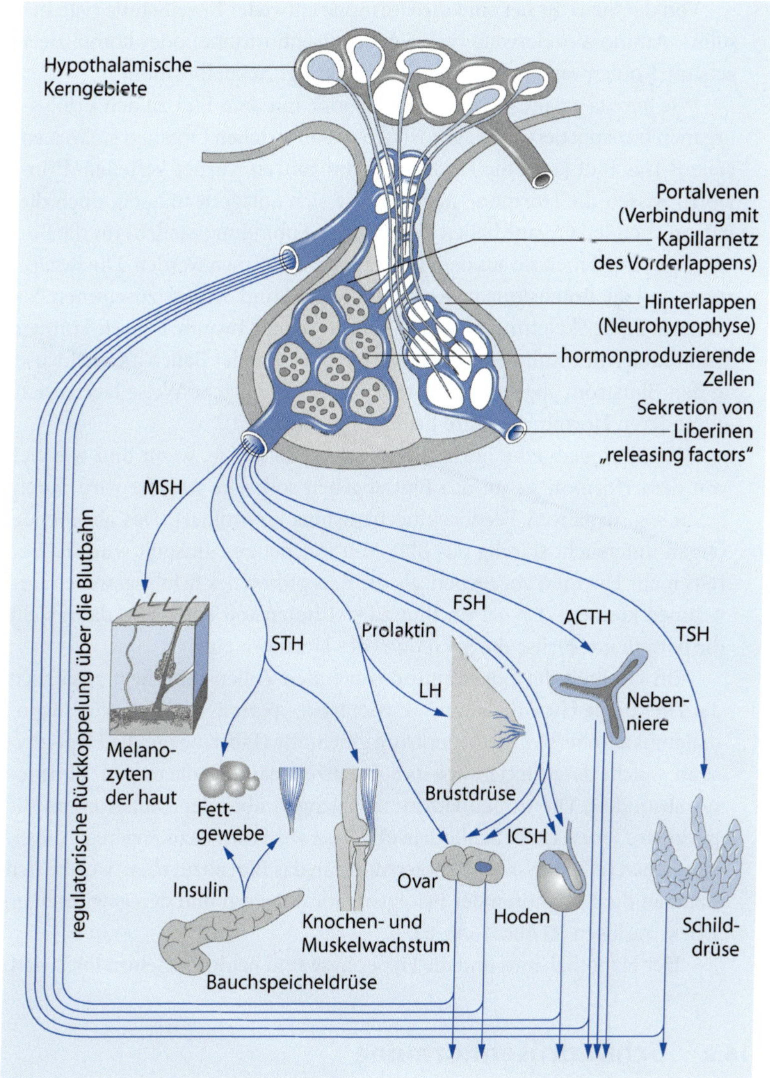

Abb. 16.1b Wirkung verschiedener Hypophysenhormone auf ihre Zielorgane. Die von den peripheren Zielorganen gebildeten Hormone wirken auf Hypothalamus und Hypophyse zurück und regulieren so deren Aktivitäten. (Nach Schiebler und Schmidt 1991)

Von der Struktur her sind die Hormone entweder Eiweißstoffe (vgl. Insulin), Aminosäurederivate (vgl. Schilddrüsenhormone) oder kompliziert gebaute Kohlenwasserstoffgerüste (Steroide, vgl. Sexualhormone).

Wie bereits gesagt, werden die Hormone mit dem Blut zu den Erfolgsorganen transportiert. Wie aber wissen sie, an welchen Organen sie wirken sollen? Das Blut kann die Hormone ja im ganzen Körper verteilen. Prinzipiell wissen die Hormone nicht, wo sie sich anlagern müssen, doch die entsprechenden Organe haben Rezeptoren (Anbindungsstellen) für die Botenstoffe, mit denen sie aus dem Blut herausgenommen werden. Die Rezeptoren und die Botenstoffe passen wie Schlüssel und Schloss zusammen. So haben z. B. die Skelettmuskelzellen Rezeptoren für Insulin, d. h. sie können dem Blut leicht Insulin entziehen, nachdem es von der Bauchspeicheldrüse in den Blutstrom abgegeben worden ist. Auf die gleiche Weise lagern sich die anderen Hormone an ihre Erfolgsorgane an.

Wie aber weiß eine hormonproduzierende Drüse, wann und wie viel von dem Hormon sie an das Blut abgeben soll? Die Abgabe wird durch einen sog. negativen Feedbackmechanismus kontrolliert. Das abgebende Organ untersucht ständig das Blut, von welchem es umspült wird. Ist bereits mehr Hormon abgegeben, als die Rezeptoren des Erfolgsgewebes aufnehmen können, d. h. ist im Blut zu viel Botenstoff enthalten, dann stellt die betreffende Drüse die Sekretion* des Hormons ein.

Ein Großteil der hormonproduzierenden Zellen unterliegt zusätzlich der Hierarchie Hypothalamus – Hypophyse – periphere Drüse. Der Hypothalamus als oberstes Steuerzentrum gibt Stoffe (Liberine) an die Hypophyse ab, welche daraufhin ihrerseits Substanzen, nämlich die tropen* Hormone, absondert. Die tropen Hormone gelangen über den Blutstrom an die periphere Drüse (z. B. Schilddrüse). Diese wird nun dazu angeregt, die eigentlichen (effektorischen*) Botenstoffe an das Blut abzugeben, welche sich dann an die Rezeptoren der Erfolgsorgane anlagern und den gewünschten Effekt auslösen (◘ Abb. 16.1a, b).

Der Hypothalamus und die Hypophyse sind beide im Gehirn lokalisiert.

16.2 Schilddrüsenhormone

Die Schilddrüse (Glandula thyreoidea) ist beim erwachsenen Menschen etwa 30 g schwer und umgibt die Trachea* wie ein Hufeisen (◘ Abb. 16.2).

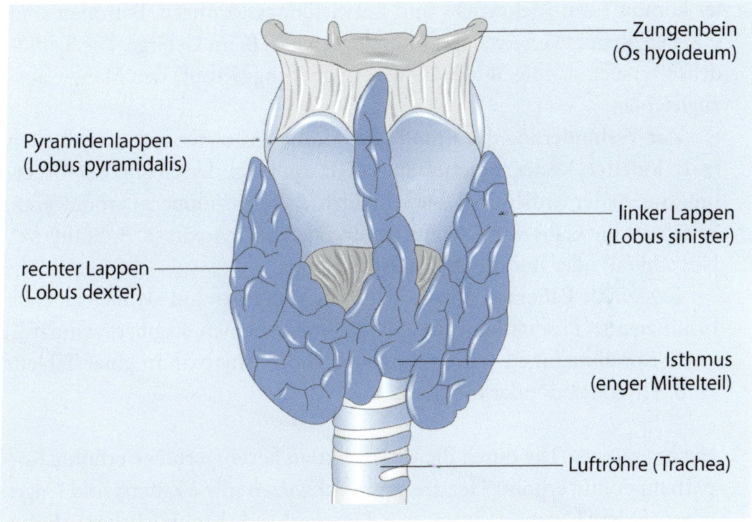

Abb. 16.2. Schilddrüse von vorn.

Die Schilddrüse produziert 2 Hormone, das L-Thyroxin und das Trijodthyronin, die bei Bedarf an das Blut abgegeben werden können. Beide Hormone sind jodhaltig. Bei Jodmangel können sie nicht in ausreichenden Mengen gebildet werden. Zusätzlich wird in der Schilddrüse noch das Peptidhormon Kalzitonin produziert. Kalzitonin ist aktiv in der Regulation des Kalziumstoffwechsels. So erhöht Kalzitonin die renale Kalziumausscheidung und hemmt die knochenabbauenden Oesteoklasten. In der Folge sinkt der Blutkalziumspiegel.

Trijodthyronin ist die eigentliche Wirkform dieser Hormone. Es regt den Stoffwechsel und den Energieumsatz im ganzen Körper an. Für das Kind ist es zum Längenwachstum, zum Reifen von Knochen und Gehirn sowie zur Entwicklung der Organe wichtig.

Therapeutisch werden diese Hormone zur Behandlung einer Schilddrüsenunterfunktion eingesetzt. Funktionsstörungen der Schilddrüse können sich in einer Unterfunktion (Hypothyreose) oder in einer Überfunktion (Hyperthyreose) äußern.

Hypothyreose. Der betroffene Patient leidet an verminderter geistiger Beweglichkeit und Verlangsamung von Stoffwechselvorgängen. Im Kindesalter kommt es zu Kleinwuchs und Entwicklungsstörungen. Betroffen sind v. a. Personen in Gebieten mit Jodmangel wie z. B. im Gebirge. Die Schilddrüse versucht häufig, durch Gewebewucherung (Kropf) den Mangel auszugleichen.

Zur Verhinderung des Kropfes bei Jodmangel bieten sich Jodtabletten (z. B. Jodetten®) oder jodiertes Speisesalz an. Liegt der Grund der Unterfunktion in der Unfähigkeit der Schilddrüse, die Hormone zu produzieren, so schafft die Gabe von Trijodthyronin oder L-Thyroxin (z. B. Euthyrox®, Novothyral® oder Berlthyrox®) Abhilfe.

Leiden die Patienten sowohl an einem Mangel an Jod als auch an einer insuffizienten Produktion von Schilddrüsenhormonen, so gibt es standardisierte Kombinationen von Kaliumjodid und L-Thyroxin in einer Tablette (z. B. Thyronajod® oder Jodthyrox®).

Hyperthyreose. Die durch die Überfunktion hervorgerufene erhöhte Körpertemperatur, erhöhte Herzfrequenz, Schwitzen sowie Zittern sind Folgen von zu hohen Hormonblutspiegeln. Entsprechende Krankheitsbezeichnungen sind z. B. autonomes Adenom (Wucherung der Schilddrüse) oder Morbus Basedow. An Morbus Basedow leidende Patienten sind leicht an den hervortretenden Augäpfeln zu erkennen. Es handelt sich hierbei um eine Autoimmunkrankheit.

Zur Operationsvorbereitung werden kurzfristig Jodidionen eingesetzt, welche ab einer bestimmten Konzentration für wenige Wochen die Ausschüttung der Hormone verhindern. Perchlorationen verhindern die Produktion der Schilddrüsenhormone, ebenso die Schwefelharnstoffpräparate, sodass mit deren Hilfe die erhöhten Blutspiegel von Thyronin und L-Thyroxin in der Dauerbehandlung gesenkt werden können (Thiamazol, z. B. Favistan®). Eine weitere Behandlungsmethode stellt die Zerstörung eines Teils des Schilddrüsengewebes durch radioaktives Jod dar. Radioaktives Jod lagert sich an Stelle des normalen Jods in die Schilddrüse ein. Durch die Abgabe von radioaktiver Strahlung wird ein Teil des Schilddrüsengewebes zerstrahlt, sodass weniger Hormone in das Blut abgegeben werden können. Solche Behandlungen werden nur stationär durchgeführt. Während der Schwangerschaft dürfen diese Substanzen nicht gegeben werden.

16.3 Nebennierenrindenhormone

16.3.1 Funktion und Fehlfunktion der Nebennierenrinde

Die Nebennieren sind den oberen Polen der Niere aufsitzende Drüsen. Ihr Gewicht beträgt ungefähr je 5 g. Sie sind reich an Fetten, Vitamin C und Cholesterin. Gebildet werden die Nebennierenrindenhormone (NNR-Hormone) aus Cholesterin.

Es entstehen die **Glukokortikoide** (Cortison), die v. a. den Kohlenhydrat-, Fett- und Eiweißstoffwechsel beeinflussen. Daneben werden die **Mineralokortikoide** (Aldosteron) synthetisiert, die Einfluss auf die Ausscheidung der Salze über die Niere haben. Zu kleinen Teilen werden auch noch Androgene, die männlichen Sexualhormone, gebildet.

Allgemein kann man sagen, dass die NNR-Hormone als Stresshormone wirken und dem Körper helfen, auf geänderte äußere und innere Ansprüche zu reagieren. Es können somit der Fett-, Zucker- und Eiweißstoffwechsel sowie die Salzausscheidung kontrolliert werden.

Die Abgabe dieser Hormone wird von dem Hypothalamus und der Hypophyse kontrolliert. Der Hypothalamus setzt das Kortikoliberin frei. Dieses wiederum gelangt über den Blutweg zur Hypophyse und erteilt dort den Auftrag, das Kortikotropin (ACTH) freizusetzen. Über den Blutweg erreicht das ACTH nun die Nebennierenrinde und gibt den Befehl, die entsprechenden NNR-Hormone abzugeben.

Die Mangelfunktion der Nebennierenrinde bringt den Körper in ernsthafte Probleme. Ein totaler Ausfall würde in kurzer Zeit den Tod zur Folge haben.

Morbus Addison. Aufgrund der NNR-Schädigung kommt es zu einem Mangel an NNR-Hormonen. Somit müssen Mineral- und Glukokortikoide gegeben werden. Im späteren Stadium dieser Krankheit kommt es zu einer Bronzefärbung der Haut.

Androgenitales Syndrom. Die NNR produziert zu viele Androgene, sodass es bei Jungen zu einer vorzeitigen Pubertät (Pseudopubertas praecox) und bei Mädchen zu Erscheinungen von Vermännlichung kommt. Da aber gleichzeitig zu wenig Cortisol gebildet wird, muss ständig Cortisol in Form von Medikamenten zugeführt werden.

Cushing-Syndrom. Das Cushing-Syndrom bezeichnet die erhöhte Cortisolausschüttung der Nebennierenrinde. Es wird entweder von der Hypophyse ständig ACTH ausgeschüttet oder es liegt z. B. ein Tumor in der Nebennierenrinde vor. Erhöhte Cortisolblutspiegel haben zur Folge, dass der Zuckerspiegel im Blut steigt, was v. a. für Diabetiker problematisch ist. Zum anderen kommt es zu Bluthochdruck, Muskelschwund, Fettsucht, Vollmondgesicht, Abschwächung des Immunsystems und Streifenbildung in der Haut. Nicht vergessen werden darf das Auftreten von depressiven Verstimmungen. Ein Cushing-Syndrom kann auch als Nebenwirkung einer systemischen* Cortisonbehandlung entstehen (► S. 296).

16.3.2 Glukokortikoide

Wie eingangs schon erwähnt, haben die Glukokortikoide Einfluss auf den Zucker-, Fett- und Eiweißstoffwechsel. Es handelt sich um Stresshormone, die durch Freisetzung von z. B. Glukose (→ erhöhte Blutglukosespiegel) dem Körper zu einer ausreichenden Energieversorgung in Belastungssituationen verhelfen.

Daneben unterdrücken die Kortikoide auch entzündliche Prozesse, sodass sie gern in Form von Salben auf die Haut aufgetragen werden oder als Tablette zur Therapie von Rheuma Verwendung finden. Allerdings wird dabei auch die Immunabwehr geschwächt. Da sie auch allergische Reaktionen unterdrücken können, finden die Glukokortikoide Einsatz in der Allergie- und Asthma bronchiale- Therapie (oft in Form von Inhalationsspray).

Würde man ständig Kortikoide geben, so träte der negative Feedbackmechanismus mit Hypothalamus und Hypophyse in Kraft. Die ACTH-Ausschüttung würde eingestellt, eine Verkümmerung der Nebennierenrinde wäre die Folge.

Nebenwirkungen von Kortikoiden

- Hemmung des Immunsystems, d. h. Abwehrschwäche und damit verbunden eine verzögerte Wundheilung
- Muskelschwund und Streifenbildung auf der Haut
- Zerstörung des Knochengewebes (Osteoporose) durch Hemmung der Vitamin-D-Wirkung.

Um z. B. die Streifenbildung der Haut während der Applikation in Form von Salben zu vermeiden, kann man cortisonhaltige und cortisonfreie Salben im täglichen Wechsel anwenden.

Bei Diabetikern sollten die Glukokortikoide nicht für längere Zeit angewendet werden, da es zu einer Störung des Blutzuckerspiegels kommt. Patienten mit Knochenkrankheiten, Schwangere sowie Patienten mit schweren Infektionskrankheiten sollten diese Medikamente nicht bekommen. Vorsichtig sollte mit Kortikoiden auch bei bestehendem Magen-Darm-Geschwür umgegangen werden, da es meist zu einer Verschlimmerung der Geschwüre kommt. Nicht angewendet werden dürfen die NNR-Hormone bei Epileptikern, da die Krampfschwelle erniedrigt wird.

In höherer Dosierung über längere Zeit können kortikoidhaltige Arzneimittel das Cushing-Syndrom auslösen. Wird die Therapie nur für kurze Zeit durchgeführt, so sind keine schweren Nebenwirkungen zu erwarten.

Sofern möglich, sollten die Glukokortikoide am frühen Morgen eingenommen werden, da zu dieser Zeit der negative Feedbackmechanismus zur Hypophyse und zum Hypothalamus am wenigsten gestört wird.

Fertigmedikamente, die Kortikoide (Cortisol, Cortison oder chemische Abwandlungsprodukte) enthalten, sind z. B. Ficortril®, Decortin®, Decortin-H®, Urbason®, Volon®, Betnesol® und Diprosone®.

16.4 Hormone der Bauchspeicheldrüse

16.4.1 Physiologische* Wirkungen

Die Bauchspeicheldrüse, auch Pankreas genannt, bildet außer den Verdauungssäften auch 2 Hormone mit unterschiedlichen Wirkspektren. In den B-Zellen, die nach dem Arzt Langerhans auch Langerhans-Zellen heißen, wird Insulin synthetisiert. In den A-Zellen ist das Glukagon enthalten. Im Gegensatz zum Glukagon, dessen Freisetzung der Hypothalamus-Hypophysen-Kontrolle unterliegt, stellt der Blutglukosespiegel selbst den Reiz für die Ausschüttung von Insulin dar.

Das Glukagon fördert u. a. durch Abbau von Glykogenspeichern (v. a. in der Leber) den Anstieg des Blutglukosespiegels.

Insulinwirkungen sind einmal die Aufnahme von Glukose in die Zellen und zum anderen die Fett- und Eiweißsynthese. Dies hat zur Folge, dass der Blutglukosespiegel wieder absinkt und somit der Reiz für die Insulinausschüttung fehlt. Allgemein kann man Insulin als ein Hormon bezeichnen, welches den Körper dazu veranlasst, Energiereserven zu bilden.

16.4.2 Diabetes mellitus (Zuckerkrankheit)

Von Diabetes mellitus (süßer Harn) sind in Deutschland gut 3% der Bevölkerung betroffen, wobei ein großer Teil von Patienten noch hinzukommt, die zwar an Diabetes erkrankt sind, deren Krankheit aber noch nicht von einem Arzt diagnostiziert ist.

Die Zuckerkrankheit, die hohe Blutzuckerspiegel zur Folge hat, wird in Diabetes Typ I und Typ II eingeteilt.

Diabetes Typ I. Der Typ-I-Diabetiker leidet daran, dass die B-Zellen kein Insulin mehr produzieren können und somit v. a. der Zuckerstoffwechsel gestört ist. Der betroffene Patient muss täglich Insulin spritzen. In Form von Tabletten kann dieser Stoff nicht gegeben werden, da es sich um ein Eiweiß handelt, das im Magen-Darm-Kanal zerstört würde. Typ-I-Diabetes tritt häufig bereits im frühen Kindesalter auf. Wegen ihres Beginns in der Jugend wird diese Form der Zuckerkrankheit auch juveniler Diabetes genannt.

Diabetes Typ II. Davon sind v. a. Personen betroffen, die oftmals älter als 40 Jahre sind, daher auch die Bezeichnung Altersdiabetes. Meist handelt es sich um stark übergewichtige Patienten. Durch in jungen Jahren ständig überhöhte Nahrungsaufnahme in Form von Zucker (Süßigkeiten, Limonaden) wurde die Bauchspeicheldrüse überlastet, sodass sie im Alter nicht mehr genügend Insulin herstellen kann.

! Der Diabetes Typ II ist durch einen Mangel an Insulin gekennzeichnet, der Typ I durch ein völliges Fehlen von Insulin.

Der Beginn der Diabeteserkrankung äußert sich in starker Diurese (Harnbildung), wobei Glukose mit dem Harn ausgeschieden wird. Daneben hat der Patient sehr viel Durst sowie ständiges Verlangen nach Süßigkeiten. Auch Hautprobleme, wie Furunkel, können auf Diabetes hinweisen. Patienten mit dem Verdacht auf Diabetes sollten umgehend einen Arzt aufsuchen. Denn je früher mit der Therapie begonnen werden kann, desto geringer sind die Spätfolgen.

Folge eines akut extrem hohen Zuckerspiegels ist das Coma diabeticum, bei welchem der Patient bewusstlos wird und ohne ärztliche Hilfe der Tod eintreten kann.

Langzeitschäden durch ständig mäßig überhöhte Zuckerwerte sind Augenmangeldurchblutung mit Netzhautschäden, die bis zur völligen Blindheit führen können. Dazu treten Nierenschäden und das diabetische Bein auf, bei welchem aufgrund von Mangeldurchblutung sogar die Beinamputation notwendig werden kann. Hauterkrankungen (Furunkel, Anfälligkeit für Pilzinfektionen) und Leber- und Galleschäden treten zusätzlich auf.

16.4.3 Behandlung des Diabetes mellitus

Allgemeine Maßnahmen

Um die gravierenden Spätschäden zu vermeiden, ist eine genaue Einstellung der Typ-I-Diabetiker mit Insulin sowie **Diät** und Gewichtsnormalisierung bei allen Diabetikern notwendig (jugendliche Diabetiker sind allerdings meist sowieso schon eher schlank). Vorsicht ist bei den Diabetikerschokoladen und Diabetikerkuchen sowie den Diätfruchtsäften geboten. Meist handelt es sich nur um Zuckeraustauschstoffe, die zwar keine Glukose enthalten, aber dennoch die gleiche Menge an Kalorien. Deshalb sollte man unbedingt auf die Broteinheiten achten. Eine Broteinheit entspricht 12 g Kohlehydraten. Es gibt sog. Austauschtabellen, die für jedes Lebensmittel die Zahl der Broteinheiten angeben. Zu Hause sollte man nur Süßstoffe, z. B. Nutrasweet®, verwenden, die keine Broteinheiten enthalten, und keine Zuckeraustauschstoffe wie Sorbit oder Fruktose verwenden. Der Verzicht auf Alkohol, Nikotin und fette Speisen sollte selbstverständlich sein.

Schon in der Klinik, beim Arzt oder in der Apotheke sollte dem Diabetiker klar gemacht werden, dass seine weitere Zukunft und Lebenserwartung bzw. Lebensqualität stark von der Einhaltung der oben aufgeführten Punkte abhängen.

Sowohl beim Typ-I- als auch beim Typ-II-Diabetiker sind regelmäßige Blut- bzw. Harn**zuckerkontrollen** unerlässlich. Hierfür leisten Teststreifen gute Dienste.

Teststreifen für den Harnzucker sind z. B. Ratio-Test®, Glucostix® oder Clinistix®.

Für die Bestimmung des Blutzuckers stehen u. a. Haemoglucotest® und Dextrostix® zur Verfügung.

Die Behandlung des Typ-II-Diabetikers – orale Antidiabetika

Zeigen die B-Zellen der Bauchspeicheldrüse noch die Fähigkeit, etwas Insulin zu produzieren, so kann man durch Gabe von Medikamenten (orale Antidiabetika) die Zellen so stimulieren, dass wieder genügend Insulin zur Verfügung steht.

Wichtig ist aber, dass Gewichtsreduzierung und Diät eingehalten werden. Gelingt dies dem Patienten nicht, so gehen die B-Zellen eines Tages ganz kaputt, was zur Folge hat, dass Insulin gespritzt werden muss, sein Diabetes also in einen Typ-I-Diabetes übergeht.

! Bei fettleibigen Altersdiabetikern (Typ II) ist eine Gewichtsreduzierung und entsprechende Diät für den Erfolg der Therapie unerlässlich. Durch Überdosierung der oralen Antidiabetika kann es zur Hypoglykämie* kommen, die mit Traubenzucker schnell bekämpft werden kann. Dies ist v. a. bei der Teilnahme am Straßenverkehr und während des Bedienens von Maschinen wichtig.

Die oralen Antidiabetika können in folgende Wirkgruppen eingeteilt werden.

- Biguanide
- Sulfonylharnstoffe
- Glinide
- Insulin-Sensitizer.

Biguanide. Von den Biguaniden ist nur noch das Meftfomin (Glucophage®, Siofor® oder Mescorit®) im Handel. Meftfomin hemmt die Glucoseneuproduktion in der Leber, und sorgt für eine verbesserte Glucoseverwertung z. B. in der Skelettmuskulatur. Eine Beeinflussung der Insulinzellen der Bauchspeicheldrüse erfolgt nicht. Deshalb ist die Gefahr von Hypoglykämien gering. Dennoch muss die Dosis für die Patienten individuell ermittelt werden, da in Folge der Gluconeogensehemmung und der Beeinflussung des Glukoseabbaus in der Leber, verstärkt Milchsäure entsteht, die zu der gefürchteten Lactatazidose führen kann.

Sulfonylharnstoffe. Sulfonylharnstoffe wie z. B. Glibenclamid (Euglucon® oder Glibenclamid ratio®), Glibornurid (Glutril®), Glimeprid (Amaryl®) oder auch Gliquidon (Glurenorm®) haben ihren Wirkort direkt in den insulinproduzierenden Zellen des Pankreas. Sie erhöhen die Ausschüttung von Insulin aus der Bauchspeicheldrüse. Der erhöhte Insulinspiegel soll dann zu einer verminderten Glucosekonzentration im Blut führen. Diese Therapierichtung setzt aber voraus, dass die Bauchspeicheldrüse noch Insulin bilden kann. Zum anderen wird die Bauchspeicheldrüse ständig unter »Druck« gesetzt, sodass eine Therapieverschlechterung nur eine Frage der Zeit ist. Die hohen Insulinspiegel im Blut können zudem eine Hypoglykämie auslösen. Außerdem verstärken hohen Konzentrationen von Insulin im Blut nur noch das Problem der Insulinresistenz. Typ-II-Diabetiker haben ja in der Regel nicht zu wenig Insulin im Blut, sondern eher zu viel. Daraus resultiert leicht eine Insulinresistenz, d. h. Insulin kann nicht mehr richtig wirken.

Glinide. Repaglinide (NovoNorm®) und Nateglinide (Starlix®) wirken ähnlich wie die Sulfonamide, haben aber den Vorteil, dass die orale Resorption sehr schnell abläuft, sodass die Glinide auch erst kurz vor den Mahlzeiten genommen werden können. Dies ist besonders dann von Vorteil, wenn die Patienten nach dem Essen sehr hohe Zuckerspiegel haben (postprandiale Hyperglykämie). Auch scheint die Gefahr von Hypoglykämien im Vergleich zu den Sulfonylharnstoffen geringer zu sein.

Insulin-Sensitizer. Wie bereits im Abschnitt Sulfonylharnstoffe gesagt, ist ein großes Problem der Diabetiker die Insulinresistenz. Oftmals wäre genug Insulin für die Glukoseverarbeitung vorhanden, aber die Insulinrezeptoren vor allem in der Skelettmuskulatur sprechen nur noch vermindert an.

Die Folge davon ist, dass die Bauchspeicheldrüse noch mehr Insulin ausschüttet. Dies beeinträchtigt aber die Lebensdauer des Pankreas und verschlechtert zugleich die Insulinresistenz noch mehr.

Die Insulin-Sensitizer wie z. B. Pioglitazon (Actos®) und Rosiglitazon (Avandia®) versuchen nun diesen Teufelskreis zu durchbrechen. Sie erhöhen insulinunabhängig mit Hilfe von speziellen Glucosetransportern die Aufnahme der Glucose in die Zellen, vermindern die Glucoseneubildung in der Leber und erhöhen auch noch den Glucoseabbau in der Leber. Auf diese Art und Weise soll die Insulinresistenz durchbrochen werden. Nebenwirkungen sind v. a. Leberschäden und Gewichtszunahme.

Jedoch sind diese Medikamente noch zu kurz auf dem Markt, sodass die Relation Wirkung zu Nebenwirkung noch nicht abschließend diskutiert werden kann.

Medikamente, die die Zuckerresorption vermindern

Hohe postprandiale Blutzuckerkonzentrationen stellen für viele Diabetiker ein großes Problem dar. Wir essen aber in der Regel keine reine Glucose (Traubenzucker), sondern Mehrfachzucker wie Stärke oder Saccharose (Rohrzucker). Diese können aufgrund der Molekülstruktur so aber nicht direkt aus dem Darm resorbiert werden. Ein Enzym in unserem Darm, die alpha-Glucosidase spaltet die großen Zuckermoleküle in Einfachzucker z. B. Glucose, die dann sehr schnell resorbiert werden kann.

Mit Medikamenten, die die alpha-Glucosidase blockieren, kann man erreichen, dass die großen Zuckermoleküle verlangsamt abgebaut werden und die Zuckerresorption vermindert und verzögert abläuft. Die Folge davon ist, dass die Blutzuckerspiegel nach dem Essen weniger schnell und weniger stark ansteigen.

Arzneimittel dieser Gruppe sind Acarbose (Glucobay®) und Miglitol (Diastabol®). Die Nebenwirkung sind vornehmlich Magen-Darm-Störungen wie z. B. Blähungen und Durchfälle, die v. a. zu Beginn der Therapie auftreten. Diese Medikamente müssen zu den Mahlzeiten eingenommen werden.

Medikamente, die die diabetischen Nervenschädigungen vermindern

Hohe Blutzuckerspiegel stellen für den Diabetiker nicht nur ein aktuelles Problem dar. Die dadurch ausgelösten Langzeitschäden wie z. B. Nervenschädigung der Netzhaut, der Extremitäten und anderer Organe (diabetische Neuropathie) stellen für die Lebensqualität der Diabetiker eine große Beeinträchtigung dar. Mit Hilfe der alpha-Liponsäure (Thioctacid® oder Neurium®) kann man versuchen diese Polyneuropathie zu vermindern. Allerdings muss diese Substanz ständig eingenommen werden. Am besten mit einer initialen intravenösen Therapie, da die orale Resorption sehr schlecht erfolgt. Allerdings ersetzt die Therapie mit alpha-Liponsäure nicht die exakte antidiabetische Behandlung.

Die Behandlung des Typ-I-Diabetikers – Insulintherapie

Insulin wurde erst 1921 von Banting und Best in der Bauchspeicheldrüse entdeckt. Das Insulinmolekül besteht aus 2 Eiweißketten, wobei sich das Schweine- und Rinderinsulin nur geringfügig vom menschlichen Insulin unterscheiden.

Für die Diabetestherapie stehen Altinsulin, Depotinsulin und Mischungen beider Insuline zur Verfügung. Es wird von Schweinen oder Rindern sowie gentechnisch gewonnen. Aus Schweineinsulin kann durch chemische Umwandlung ein Insulin erhalten werden, das dem des Menschen entspricht (Humaninsulin). Das gentechnisch gewonnene Insulin entspricht ebenfalls dem Humaninsulin. Insulinallergien können meist durch Umstellung auf Humaninsulin vermieden werden.

Altinsulin (gelöstes Insulin) wirkt sehr schnell blutzuckersenkend, jedoch ist die Wirkdauer kurz. Zur Therapie des Coma diabeticum ist dieses Insulin gut geeignet, jedoch für den Alltag des Diabetikers nicht, da er sonst in zu kurzen Abständen spritzen müsste. Zur Dosisfindung, d. h. zum Einstellen des Diabetikers auf eine bestimmte Insulinmenge, sind die Altinsuline ebenfalls geeignet.

Die Depot- oder Verzögerungsinsuline setzen über einen längeren Zeitraum konstant eine bestimmte Menge Insulin frei, sodass in der Regel nur noch 2-mal am Tag gespritzt werden muss. Die verlängerte Wirkung wird durch Bindung des Insulins an Zink oder Eiweiß (z. B. Protamin) erreicht.

Daneben werden Kombinationen von Alt- und Depotinsulinpräparaten eingesetzt. Das Depotinsulin senkt den Blutglukosespiegel tagsüber ab, wobei das kurzzeitig wirkende Altinsulin bei vermehrter Nahrungsaufnahme oder zusätzlichen Mahlzeiten zur Unterstützung des Depotinsulins gegeben werden kann. Somit ist der Diabetiker in seiner Lebensweise weniger eingeschränkt.

! Der Diabetiker muss aber aufpassen, dass die gespritzten Insulineinheiten im Verhältnis zu seinen aufgenommenen Broteinheiten stehen. Bei Insulinüberdosierung kommt es zur Hypoglykämie. Der Patient fängt an zu zittern, bekommt Schweißausbrüche und kann u. U. bewusstlos werden.

Um dies zu vermeiden, sollte jeder Zuckerkranke immer etwas Traubenzucker bei sich haben. Im Notfall kann er damit schnell seinen abgesenkten Blutzuckerspiegel wieder erhöhen. Wichtig ist dies v. a., wenn Diabetiker Auto fahren oder Maschinen bedienen müssen.

Sämtliche Insulinpräparate müssen auf »Internationale Einheiten« (I. E.) eingestellt werden. 1 I. E. ist die Menge Insulin, die den Blutzucker eines 24 h hungernden Kaninchens ebenso herabsetzt, wie 1/24 mg des Standardinsulins. Bei uns gibt es Insuline mit 40 I. E./ml und solche mit 100 I. E./ml.

! Die Insulinstärken dürfen auf keinen Fall verwechselt werden, da es bei versehentlicher Gabe des konzentrierten Insulins zu folgenschweren Hypoglykämien bis hin zum hypoglykämischen Schock mit Todesfolge kommen kann.

Entscheidend ist dabei, dass die benötigte Konzentration von der verwendeten Applikationshilfe abhängt. Die gängigen (Einmal-) insulinspritzen haben eine Einteilung von 40 I. E./ml (bzw. 20 I. E./0,5 ml oder 80 I. E./2 ml). Für diese nimmt man natürlich das 40-I. E. -Insulin. Heute werden aber auch von vielen Diabetikern die praktischen Insulinpens (z. B. Optiset®, Novopen®) benutzt. Besonders sinnvoll ist ihr Einsatz bei sehgeschwächten Patienten. Mit ihnen ist eine nahezu schmerzlose Injektion möglich, der Einstich erfolgt automatisch. Ganz wichtig ist es, Insulinpens mit elektronischer Dosisanzeige nicht im Kühlschrank zu lagern, da sonst die Anzeige u. U. Umständen falsche Werte wiedergibt. Die Insulinpatronen für diese Pens enthalten das konzentriertere 100-I. E.-Insulin. Fällt der Pen einmal aus, darf eine normale (40-I. E.-)Spritze nur nach Umrechnung der Insulindosis benutzt werden. Besser ist es, in diesem Fall auf 100-I. E.-Einwegspritzen auszuweichen. Man muss sich immer vergewissern, dass Insulinkonzentration und die Skala der verwendeten Injektionshilfe zueinander passen.

Die bisherige Therapie mit Humaninsulin (gentechnisch hergestellt) hat den Nachteil, dass Patienten, die sich vor den Mahlzeiten kurzwirksames Insulin injizieren müssen, dies ca. 15–30 min vor dem Essen tun müssen.

Tab. 16.1. Insulinanaloga

Inhaltstoff	Name	Wirkeintritt/Wirkdauer
Insulin lispro	Humalog®/Liprolog®	Sehr schnell
Insulin aspart	Novo Rapid®	Sehr schnell
Insulin glulisin	Apidra®	Sehr schnell
Insulin glargin	Lantus®	Lange Wirkdauer
Insulin detemir	Levemir®	Lange Wirkdauer

Diese Wartezeit kann entfallen, wenn vor den Mahlzeiten ein Kunstinsulin gespritzt wird, welches nicht ganz mit dem Humaninsulin identisch ist. Diese Kunstinsuline sind seit 1997 auf dem deutschen Markt erhältlich.

Die Basalinsuline (z. B. Protaphan®) haben oftmals den Nachteil, dass sie nicht 24 Stunden wirken. Deshalb ging die Suche nach »Kunstinsulinen« weiter, die eine ultralange Wirkdauer haben.

Die Kunstinsuline mit sehr kurzem Wirkeintritt und die mit sehr langer Wirkdauer werden auch Insulinanaloga genannt (▣ Tab. 16.1).

! Alle Insuline sind mit Konservierungsmittel versetzt, um die Haltbarkeit der angestochenen Ampullen zu garantieren. Nicht im Gebrauch befindliches Insulin soll im Kühlschrank zwischen + 4 und +8 C gelagert werden. Bereits eingesetztes Insulin darf jederzeit bei Raumtemperatur sein. Im Falle des elektronischen Pens ist es sogar sehr wichtig, diese Insulinsstifte nicht im Kühlschrank zu lagern.

16.5 Histamin

Histamin ist ein Gewebshormon, d. h. es wird aus bestimmten Gewebezellen freigesetzt und erzeugt seine Wirkung in der Nachbarschaft der freisetzenden Zellen (parakrine Wirkung). Es wird also nicht auf dem Blutweg über weite Strecken transportiert.

Histamin ist ein Abwandlungsprodukt der Aminosäure Histidin. Hohe Konzentrationen findet man in Lunge, Haut und im Magen-Darm-Kanal. Histamin ist in Mastzellen* und Leukozyten gespeichert und wird durch chemische Substanzen, bei Verletzungen und in Folge von Überempfindlichkeitsreaktionen freigesetzt. Das derart ausgeschüttete Histamin kann sich im Körper an 2 verschiedene Rezeptoren anlagern. Es sind dies die H_1- und H_2-Rezeptoren. Die Aktivierung der H_2-Rezeptoren im Magen führt v. a. zur verstärkten Freisetzung von Magensäure (► Abschn. 10.3).

Hier soll das Augenmerk auf die H_1-Rezeptoren gelegt werden. Die Erregung dieser Rezeptoren führt zur Kontraktion von Bronchial-, Darm- und Uterusmuskulatur und erhöht die Durchlässigkeit von Kapillaren, sodass es zu Ödem- und Quaddelbildung kommt.

Arzneimittel, die die Histaminwirkung an den H_1-Rezeptoren aufheben, werden als **H_1-Antihistaminika** bezeichnet. Sie verdrängen das Histamin von den Rezeptoren, sodass die geschilderten Effekte nicht auftreten können. Eingesetzt werden die H_1-Antihistaminika v. a. bei Allergien (z. B.

Heuschnupfen). Bei Insektenstichen oder Sonnenbrand verhindern sie die Ödem- und Quaddelbildung und unterdrücken den Juckreiz. Auch ein Einsatz bei Asthma bronchiale zur Verhinderung der Kontraktion der Bronchialmuskulatur ist möglich. Wegen ihrer sedierenden (Neben-)Wirkung werden manche Stoffe dieser Gruppe auch als Schlafmittel (▶ Abschn. 4.4.2) oder als Antiemetika (▶ Abschn. 4.6.2) angewendet.

! Als Nebenwirkung tritt v. a. eine Sedierung auf. Auf die Beeinträchtigung des Reaktionsvermögens und auf teilweise auftretende Akkommodationsstörungen* am Auge sind speziell Kraftfahrer hinzuweisen. Überdosierungen sind insbesondere bei Kindern zu vermeiden, da bei ihnen die Sedierung mit Herz-Kreislauf-Versagen einhergehen kann. Auch auf eine evtl. auftretende Atemlähmung ist zu achten. Das Problem ist, dass die Haut von Kindern relativ dünn ist, sodass es auch bei der lokalen Gabe von Antihistaminika in Form von Gelen oder Salben bei Allergien oder Sonnenbrand zu Vergiftungserscheinungen kommen kann.

Fertigpräparate sind z. B. Atosil®, Mereprine®, Tavegil® und Fenistil®. Bei den neueren Arzneistoffen (z. B. Xusal® und Aerius®) ist die sedierende Nebenwirkung nur sehr gering.

16.6 Sexualhormone

Die Sexualhormone stehen wieder unter der Kontrolle des Hypothalamus-Hypophysen-Systems.

16.6.1 Weibliche Sexualhormone

Die weiblichen Sexualhormone werden in den Eierstöcken (Ovarien) unter dem Einfluss der Hypothalamushormone Prolactoliberin und Gonadoliberin bzw. der Hypophysenhormone Prolactin, Follitropin (FSH) und Lutropin (LH) gebildet.

Der Menstruationszyklus

Die in dem Bindegewebe der Eierstöcke liegenden Follikel bestehen aus Eizelle und Follikelepithel. Bei der Geburt enthält jeder Eierstock (Ovar)

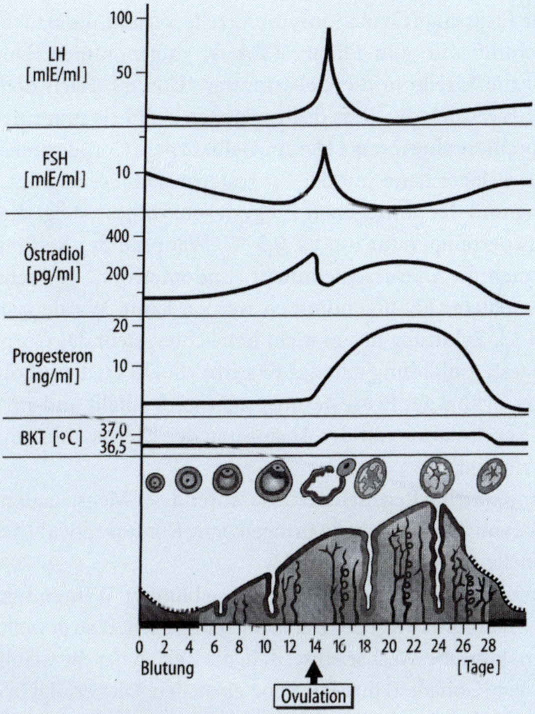

Abb. 16.3. Bluthormonspiegel im Verlauf eines Menstruationszyklus. In der Follikelphase reift ein Follikel zum Tertiärfollikel heran, welcher zunehmend Östradiol produziert. Dadurch wird das Endometrium zur Proliferation gebracht. Schließlich schüttet die Hypophyse mittzyklisch vermehrt LH und FSH aus und löst somit die Ovulation aus. Der rupturierte Follikel wird zum Corpus luteum, welches viel Progesteron bildet. Dadurch wird das proliferierende Endometrium in ein sekretorisches umgewandelt. Erhöhte Progesteronspiegel bewirken auch die leichte Anhebung der basalen Körpertemperatur (BKT). Die Menstruationsblutung (durch dicke Abszissenlinie markiert) ist eine Progesteronentzugsblutung.

etwa 500 000 Follikel, wobei aber nicht alle zur Ausreifung gelangen. Die Synthese der weiblichen Sexualhormone folgt dem menstruellen Zyklus der Frau (Abb. 16.3). Unter dem Einfluss von FSH und LH reift vom 3. bis zum 14. Zyklustag ein Follikel heran, wobei in den Ovarien zugleich die Östrogensynthese zunimmt.

In der Mitte des Zyklus, d. h. zwischen dem 13. und 14. Tag, erfolgt der Eisprung (Ovulation), die Eizelle wird in die Bauchhöhle ausgeschwemmt und vom Eileiter (Tubus) aufgenommen. Durch diesen wandert die Eizelle in die Gebärmutter (Uterus). Nach der Ovulation wird im Eierstock der Rest des geplatzten Follikels unter dem Einfluss des Hypophysenhormons LH zum Gelbkörper (Corpus luteum*) umgewandelt, welcher dann mit der Progesteronsynthese beginnt. Nach dem Eisprung und der gestiegenen Progesteronsynthese steigt die morgendliche Körpertemperatur um ca. 0,5 °C. Während der Reifung der Follikel ist auch die Uterusschleimhaut (Endometrium) gewachsen, sodass ein befruchtetes Ei aufgenommen werden kann. Wurde zwischen dem 13. und 14. Zyklustag das Ei nicht befruchtet, stellt das Corpus luteum* die Progesteronbildung ein, das Ei stirbt ab. Dies hat zur Folge, dass am Ende des Zyklus der Progesteronspiegel stark abfällt und am 28. Zyklustag die Regelblutung mit der Abstoßung der Uterusschleimhaut beginnt (Menstruation).

- **Dysmenorrhö:** Regelschmerzen während der Menstruation. Neben der Gabe von Schmerzmitteln bringen orale Kontrazeptiva* (Antibabypille) schnelle Abhilfe.
- **Amenorrhö:** Das Ausbleiben der Regelblutung. Während einer Schwangerschaft ist das von der Natur hormongesteuert so gewollt.
- **Klimakterium:** Wechseljahre, d. h. die Zeit ab der die weiblichen Keimdrüsen (Gonaden) ihre Funktion einstellen. Dies erfolgt in der Regel ab dem 49. Lebensjahr.
- **Menopause:** Der Zeitpunkt der letzten Blutung im Leben einer Frau (Ende der fruchtbaren Lebensphase).

Hormonale Steuerung der Schwangerschaft

Nach Befruchtung des Eies wächst es in der Uterusschleimhaut (Endometrium) zum Embryo heran. Ernährt wird der Embryo über die Plazenta (Mutterkuchen), welche zudem eine hormonale Steuerfunktion übernimmt. Das Choriongonadotropin (HCG) und das Choriomammotropin (CS) sind die beiden Regulationshormone.

Am Ende der Schwangerschaft sinkt die Konzentration an Progesteron. Die von Oxytocin (Hypophysenhormon) steigt ebenso an wie die der Prostaglandine, sodass der Geburtsvorgang ausgelöst wird. Die nach der Geburt einsetzende Milchproduktion wird vom Hypophysenhormon Prolactin unter der Mitwirkung von Oxytocin induziert*.

Östrogene

Die Östrogene zeigen im weiblichen Organismus folgende Wirkungen:
- Wachstum der weiblichen Sexualorgane
- Ausprägung der Geschlechtsmerkmale (z. B. Brüste, Stimme)
- Aufbau der Uterusschleimhaut
- Hemmung der Ausschüttung des FSH aus der Hypophyse (deshalb können diese Stoffe als orale Kontrazeptiva eingesetzt werden)
- Vergrößerung des Fettdepots im Körper
- Einlagerung von Kalzium in die Knochen (deshalb können Östrogenpflaster im Klimakterium zur Verhinderung von Osteoporose eingesetzt werden, ► Abschn. 22.3)
- Verringerung der Talgproduktion.

Zu den unerwünschten Nebenwirkungen gehören erhöhtes Thromboembolierisiko (Bildung von Blutgerinnseln) wegen der erhöhten Kalziumspiegel. Aufgrund der verringerten Salz- und Wasserausscheidung über die Niere kann es zur Ödembildung kommen.

Nicht angewendet werden dürfen die Östrogene bei Leberschäden, östrogenabhängigen Tumoren und wenn durch die Gabe erstmals sehr starke Kopfschmerzen oder Sehstörungen auftreten.

Fertigpräparate sind z. B. Estraderm TTS®, Progynova® und Ovestin®.

Gestagene

Das im Corpus luteum* gebildete Gestagen ist das Progesteron. Es erfüllt im Körper der Frau folgende Aufgaben:
- Umwandlung des Endometriums zur Aufnahme des befruchteten Eies
- Temperaturerhöhung ab der 2. Zyklusphase (nach dem Eisprung)
- Erhaltung der Schwangerschaft
- Eindickung des Zervix- (Gebärmutterhals-) schleimes
- Hemmung der LH-Freisetzung in der Hypophyse, also Unterdrückung eines Eisprunges (deshalb können die Gestagene mit Östrogen kombiniert als Kontrazeptiva eingesetzt werden).

Nicht angewendet werden dürfen die Gestagene bei schweren Leberschäden und den anderen bei den Östrogenen genannten Bedingungen (außer den östrogenabhängigen Tumoren, bei denen die Gestagene therapeutisch eingesetzt werden, ► Abschn. 12.2.2).

Fertigpräparate mit Gestagenen sind z. B. Primolut®, Microlut® und Orgametril®.

Hormonale Kontrazeptiva

Diese sog. »Pille« gehört zu den sichersten empfängnisverhütenden Mitteln, die z. Z. auf dem Markt verfügbar sind. Mit Ausnahme der Minipille (► s. unten) täuschen die hormonalen Kontrazeptiva dem Körper eine bestehende Schwangerschaft vor. Deshalb bleibt die Eireifung aus. Etwa 3 Tage nach Beendigung des 21 Tage dauernden Einnahmezyklus setzt eine Blutung ein. Dies ist aber keine natürliche Menstruation, sondern eine durch Hormonentzug ausgelöste Abbruchsblutung. Am 5. Tag nach ihrem Einsetzen wird mit dem nächsten Einnahmezyklus begonnen. Alle hormonellen Kontrazeptiva sind verschreibungspflichtig.

Je nach Zusammensetzung der Präparate unterscheidet man:

- Einphasenmethode:
- Es wird 21 Tage lang eine feste Östrogen-Gestagen-Kombination genommen. Der Vorteil ist die hohe Hormongabe, sodass auch bei 1-maligem Vergessen der Pille der schützende Effekt gegeben ist. Allerdings sind die Nebenwirkungen wie Ödeme und Thromboembolierisiko ebenfalls durch die höhere Hormonkonzentration größer.
- Fertigpräparate sind z. B. Ovysmen® und Stediril®.
- Zweiphasenmethode:
- In der ersten Zyklushälfte werden nur Östrogene genommen, in der zweiten Hälfte dagegen die übliche Östrogen-Gestagen-Kombination. Die Nebenwirkungen sind hier geringer, jedoch ist unbedingt auf die richtige Reihenfolge der Einnahme zu achten.
- Fertigpräparate sind u. a. Sinovula® und Neo-Eunomin®.
- Dreiphasenmethode:
- Bei dieser Art der »Pille« sind die Hormongaben den physiologischen Abläufen angepasst. Es wird versucht, mit minimalen Stoffmengen auszukommen, jedoch darf die Reihenfolge der Tabletten und die tägliche Einnahme nicht vergessen werden. Die Nebenwirkungen sind hier am geringsten.
- Fertigpräparate sind u. a. Tristepp® und Triquilar®.
- Minipille:
- Diese Pille enthält nur Gestagene in sehr geringen Mengen. Sie machen den Schleim der Zervixschleimhaut (Schleimhaut des Gebärmutterhalses) zähflüssiger, sodass die Spermien in ihrer Wanderungsmöglichkeit

eingeschränkt werden. Allerdings ist hier der Pearl-Index, d. h. die Versagerquote (ungewollte Schwangerschaften), am größten, weil die Eireifung nicht unterdrückt wird. Dafür läuft aber der Menstruationszyklus relativ ungestört ab. Die Tabletten werden ohne Pause durchgehend eingenommen, wobei selbst die Uhrzeit eingehalten werden muss.

- Fertigpräparate sind z. B. Micronovum® oder Microlut®.
- Die »Pille danach«:
- Dieses hochdosierte Hormonpräparat wurde ausschließlich für »Notfälle« entwickelt. Sie kann bis zu 72 h nach dem Koitus* gegeben werden, am besten aber innerhalb der ersten 12 Stunden nach dem ungeschützten Geschlechtsverkehr. Vom ethischen Standpunkt aus entspricht das aber eher einer Frühabtreibung als einer Verhütung, denn das schon befruchtete Ei wird an seiner Einnistung gehindert und mit der Gebärmutterschleimhaut abgestoßen. Durch die hohen Hormondosen ist auch mit stärkeren Nebenwirkungen zu rechnen; Präparatebeispiel: Tetragynon®, Duofem®.

Gegenanzeigen. Nicht angewendet werden sollten die Kontrazeptiva bei erhöhter Thrombosegefahr, Gefäßleiden, Leberfunktionsstörungen und beim erstmaligen Auftreten von starken Kopfschmerzen oder Sehstörungen. Frauen über 30 Jahre sollten nicht rauchen, wenn sie hormonell verhüten wollen. Der Grund ist die drastisch ansteigende Gefahr von lebensbedrohlichen Thromboembolien*.

Schwangerschaftstests

Diese Tests suchen im Harn Choriongonadotropin (HCG). Dieses Hormon wird nach der Befruchtung des Eies von der Plazenta gebildet. Kann im Urin das HCG nachgewiesen werden, muss also eine Schwangerschaft vorliegen. Die meisten Tests können schon 1 Tag nach Ausbleiben der Regel angewendet werden. Beispiele hierfür sind: Clear-blue®, B-Test® oder Evatest®. Neuentwickelt wurden Tests, die schon 10 Tage nach der vermuteten Empfängnis sichere Ergebnisse liefern sollen (z. B. Pre-Test®).

16.6.2 Männliche Sexualhormone

Das Gonadoliberin aus dem Hypothalamus löst in der Hypophyse die Freisetzung von Lutropin aus, welches die Hoden zur Produktion von Androgenen und Testosteron anregt. Die männlichen Sexualhormone zeigen folgende Wirkungen:

- Ausbildung der männlichen Geschlechtsmerkmale
- Förderung der Beweglichkeit der Spermien
- Steigerung des Geschlechtstriebes (Libido)
- Steigerung des Eiweißaufbaues und der Muskelmasse
- Hemmung der Spermienproduktion.

Eingesetzt werden die männlichen Sexualhormone bei Impotenz und Ejakulationsstörungen bei Männern. Frauen bekommen Androgene bei Mamma- und Genitalkarzinomen sowie zusammen mit Östrogen bei klimakterischen Beschwerden. Im Sport werden die Androgene verbotenerweise als Anabolika* angewendet, da sie eine Zunahme der Muskelmasse bewirken.

! Als Nebenwirkungen treten bei Frauen Vermännlichungserscheinungen (Behaarung und tiefe Stimme) sowie bei Männern und Frauen eine Rückbildung der Keimdrüsen auf. Nicht angewendet werden dürfen die männlichen Sexualhormone während der Schwangerschaft und bei Prostatakarzinomen.

Fertigpräparate sind z. B. Testoviron® und Andriol®.

Fragen und Aufgaben zu Kap. 16

1. Welche Aufgabe haben die Hormone der Schilddrüse, wie äußert sich eine Unter- und wie eine Überfunktion? Nennen Sie 2 Präparate gegen Unterfunktion!
2. Welche 2 Gruppen von Hormonen produziert die Nebennierenrinde?
3. Was ist bei der Gabe von Glukokortikoiden zu beachten (Behandlungsdauer, Nebenwirkungen, Einnahmezeitpunkt)? Nennen Sie mehrere Präparatebeispiele!
4. Welche Hormone produziert die Bauchspeicheldrüse und wie wirken sie?
5. Erklären Sie die Begriffe Typ-I- und Typ-II-Diabetes!
6. Wann tritt der Diabetes Typ I i. allg. auf und wie wird er behandelt?
7. Wann tritt der Diabetes Typ II i. allg. auf und wie wird er behandelt?
8. Was ist der Unterschied zwischen Alt- und Depotinsulin?
9. Nennen Sie einige Fertigarzneimittel für orale Antidiabetika!

10. Wofür werden die Antihistaminika eingesetzt?
    Was sind die wichtigsten Nebenwirkungen?
    Nennen Sie mindestens 3 Fertigarzneimittel!
11. Worin unterscheiden sich bei den hormonalen Kontrazeptiva die Ein-, Zwei-, Dreiphasenmethode und die Minipille?
    Nennen Sie je 1 Präparat!
12. Welches sind die wichtigsten Kontraindikationen der Antibabypille?
13. Bei welchen Indikationen werden weibliche Hormone noch eingesetzt?
14. Nennen Sie Indikationen für die Gabe von männlichen Hormonen und 2 Fertigarzneimittel!

Mittel zur Behandlung von Allergien

17.1 Die allergische Reaktion

Wir alle können in unserer Umgebung die Zunahme von allergischen Erkrankungen wahrnehmen. Sei es der immer häufiger auftretende Heuschnupfen, sei es die Hausstauballergie oder die Allergie gegen Insektenstiche.

Der Ausdruck Allergie ist an sich noch nicht negativ zu verstehen. Allergie meint die veränderte Reaktion des Körpers auf fremde Stoffe, die Allergene. Dabei ist sowohl eine verstärkte als auch eine verminderte Reaktion möglich. Im landläufigen Sprachgebrauch ist aber die Überreaktion gemeint.

! Das Charakteristikum der allergischen Überreaktion liegt darin, dass diese dosisunabhängig erfolgt. Dies bedeutet, dass es relativ gleichgültig ist, wie viel von dem Allergen sich z. B. in der Luft befindet.

Heute werden die allergischen Reaktionen in 4 verschiedene Typen eingeteilt.

Typ-I-Reaktion (anaphylaktisch). Der Körper reagiert auf bekannte, alltägliche Fremdstoffe plötzlich völlig anders. Das Immunsystem bildet gegen die Allergene Antikörper (IgE-Antikörper), die z. B. auf Mastzellen* oder bestimmten weißen Blutkörperchen (Granulozyten) lokalisiert sind. Passt das aufgenommene Allergen zwischen zwei solche IgE-Antikörper, so erfolgt, vermittelt über einen Kalziumeinstrom in die Zelle, die Freisetzung von Entzündungsstoffen wie z. B. Histamin, Leukotrienen, Serotonin oder Bradykinin (◘ Abb. 17.1). Diese Stoffe bewirken die uns allen bekannten allergischen Reaktionen wie z. B. Blutgefäßerweiterung und verstärkte Durchlässigkeit der Blutkapillaren, sodass es zu Schock und Ödembildung kommt. Diese Reaktionen können lokal begrenzt bleiben (vgl. Heuschnupfen) oder sich generalisiert über den ganzen Körper hinweg erstrecken (vgl. anaphylaktischer Schock bei Wespenstich).

Typ-II-Reaktion (zytotoxisch). Hierbei sind spezielle Antikörper (IgM und IgG) beteiligt. Es treten so genannte zytotoxische Reaktionen, d. h. in erster Linie Blutbildschädigungen, auf. Besonders oft ereignet sich die Typ-II-Reaktion bei der Transfusion unverträglichen Blutes.

Typ-III-Reaktion (Arthus-Reaktion). Bei dieser Art der allergischen Reaktion bilden sich Immunkomplexe, die nach antigenbedingter Aktivierung

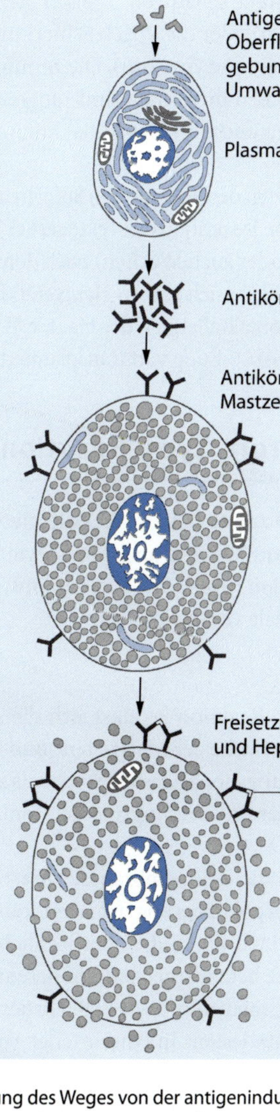

Abb. 17.1. Darstellung des Weges von der antigeninduzierten Umwandlung eines B-Lymphozyten in eine Plasmazelle bis zur Histaminfreisetzung aus einer Mastzelle. Der wichtige Schritt dabei ist die Überbrückung der Antikörperbindungsstellen auf der Mastzelle durch die Antigene. Dadurch kommt es zu einer Histamin- und Heparinfreisetzung und einer anschließenden allergischen Reaktion. (Nach Junqueira 1984)

des Komplementsystems* Gewebe schädigen. Typisch hierfür sind die Farmerlunge (verschimmeltes Heu) oder die Vogelzüchterlunge (Reaktion auf die Ausscheidungen von Vögeln und Geflügel). Die Immunkomplexe können aber auch in den Blutgefäßen die Gefäßwände angreifen, sodass es zu einer generalisierten Gefäßentzündung (Vaskulitis) kommt.

Typ-IV-Reaktion (Spättyp). Neben den allergischen Sofortreaktionen vom Typ I-III gibt es noch die allergische Reaktion vom verzögerten Typ, auch Spättypallergie genannt. Erst 1 Tag (oder auch Wochen) nach dem Allergenkontakt treten Beschwerden auf. Sie äußern sich z. B. in Hautveränderungen (vgl. Tuberkulintest am Unterarm), Kontaktallergien der Haut, z. B. mit Metallen wie Nickel (Nickelallergien), oder Abstoßung von transplantierten Organen.

17.2 Therapie der Allergie, Typ-I-Reaktion

Der eindeutig wichtigste und zugleich häufigste Allergietyp ist die anaphylaktische Reaktion mit IgE-Antikörpern an Granulozyten und Mastzellen. Diese anaphylaktische Reaktion ist z. B. für Heuschnupfen, die Pollenallergie oder das Asthma bronchiale verantwortlich.

Kalzium

Die Ursache der allergischen Reaktion ist, dass sich die Allergene mit den IgE-Antikörpern an der Oberfläche der Mastzellen* und Granulozyten verbinden und über die Auslösung eines Aktionspotentials zur Zellzerstörung und somit zur Freisetzung der Entzündungsmediatoren(-botenstoffe) führen.

Kalzium stabilisiert nun die Zellmembran der Mastzellen*, indem die Kalziumüberladung zu Hyperpolarisierung der Membran führt (▫ Tab. 17.1). Eine Depolarisierung, vermittelt durch die oberflächlich lokalisierten IgE-Antikörper, erfolgt dann erst bei entsprechend höherem Aktionspotential, sodass weniger Entzündungsmediatoren wie z. B. Histamin freigesetzt werden. Kalzium sollte dabei mindestens in einer Menge von 1000 mg täglich eingenommen werden.

Stoffe, die die Freisetzung der Entzündungsstoffe hemmen

Dies sind Medikamente, die den IgE-Antikörper gekoppelten Kalziumkanal blockieren und über weitere Mechanismen Mastzellen stabilisieren. Auf

Tab. 17.1. Mastzellstabilisatoren

Cromoglycinsäure	Vividrin®, Otriven®H
Ketotifen	Zaditen®
Nedocromil	Irtan®, Tilade®

diese Weise werden weniger Histamin, Prostaglandine, Leukotriene und andere Stoffe, die für die Allergieauslösung verantwortlich sind, freigesetzt. Ein solcher Arzneistoff ist Cromoglicinsäure (z. B. in Vividrin®, Otriven®H, Intal® oder Cromohexal®). Mit Ketotifen (u. a. in Zaditen®) steht uns ein weiteres Medikament dieser Gruppe zur Verfügung. Als dritte Substanz neu hinzugekommen ist Nedocromil (z. B. Tilade®, Irtan®).

Im Gegensatz zu den Antihistaminika (► s. u.) müssen diese Hemmstoffe aber einige Tage lang genommen werden, bis die gewünschte Wirkung eintritt. Diese Arzneimittel können systemisch oder lokal als Augentropfen und Nasentropfen genommen werden.

Antihistaminika

Histamin stellt einen Hauptverursacher der allergischen Reaktion Typ I dar. Es bindet sich nach der Freisetzung aus den Mastzellen* an Histamin-1-Rezeptoren (H_1-Rezeptoren). Man versucht daher, mit bestimmten Stoffen, das Andocken von Histamin an seine H1-Rezeptoren zu verhindern und somit die anaphylaktische Reaktion zu unterdrücken (Tab. 17.2).

Das Problem bei der Gabe von Antihistaminika war lange Zeit, dass nur Substanzen zur Verfügung standen, die sehr schnell müde machten und die Konzentrationsfähigkeit verminderten. Werden Antihistaminika als Tropfen oder Tabletten oral eingenommen, so empfiehlt sich deshalb die Gabe der neueren Substanzen, die solche Nebenwirkungen nicht mehr haben (z. B. Aerius® oder Xusal®).

Ein weitere Neuentwicklung ist die Gabe von lokal wirksamen H-1-Antihistmainika. So kann man bei allergischer Rhinitis oder allergischer Konjunktivitis diese Medikamente lokal an Auge und Nasenschleimhaut aufbringen. Hierzu zählen Azleastin (Allergodil® Nasenspray und Levocabastin (Livocab® Augentropfen und Nasenspray). Der Vorteil liegt in der schnellen und direkten Wirkung bei gleichzeitig weniger Nebenwirkungen.

Tab. 17.2. Antihistaminika

Desloratadin	Aerius®
Levocetirizin	Xusal®
Levocabastin	Livocab®
Azelastin	Allergodil®
Dimetinden	Fenistil®

In Form von Salben oder Gelees können diese Medikamente relativ problemlos angewendet werden, da sie kaum durch die Haut resorbiert werden (z. B. Systral®, Fenistil® oder Soventol®).

Cortisonpräparate

Die wirksamste Gruppe von Medikamenten gegen die anaphylaktische Reaktion sind Kortikoide. Allerdings besitzen diese auch die meisten Nebenwirkungen. Cortison vermindert die Bildung von Entzündungsstoffen und dichtet die Blutgefäße ab, sodass die Ödembildung zurückgeht. Nebenwirkungen sind u. a. Hemmung des Wachstums bei Kindern, Störung des Zuckerstoffwechsels, Verstärkung der Fetteinlagerung (Stammfettsucht) und Osteoporose (► Abschn. 16.3.2). Werden die Cortisonpräparate aber sinnvoll gegeben, so sind sie mit die besten Antiallergika, v. a. wenn eine Sofortwirkung nötig ist (z. B. im anaphylaktischen Schock).

Präparatebeispiele: Celestamine N®, Fortecortin® oder Hydrocortison Hoechst®.

Bei längerer Behandlungsdauer ist es wichtig, Cortison früh morgens als Einmalgabe zu verabreichen. Dabei sollte die gerade notwendige Mindestdosis eingesetzt werden. Als sehr gut verträglich hat sich die Intervalltherapie bewährt. Nach einem Tag der Cortisongabe folgt ein Tag ohne Cortison. Am dritten Tag bekommt der Patient erneut das Medikament. Der vierte Tag ist wiederum cortisonfrei.

Hyposensibilisierung

In den allergenfreien Zeiträumen, z. B. Wintermonaten, ist die Gabe sehr kleiner Dosen des Allergens (z. B. Gräserpollen) möglich. Man verwendet im Laufe der Zeit steigende Konzentrationen der Pollen, um den Körper langsam an das Allergen zu gewöhnen und in den allergenreichen Zeiten (Sommer und Herbst) eine Überreaktion des Körpers zu vermeiden.

Allerdings erfordert diese Therapie sehr viel Geduld und der Erfolg ist in keiner Weise sicher.

Allergenkarenz

Die einfachste Möglichkeit, eine Allergie zu vermeiden, ist es, dem Allergenkontakt auszuweichen. Bei einer Pollenallergie bietet sich dafür jedoch nur das Leben auf hoher See oder im Hochgebirge an, was aber für die meisten Patienten zumindest auf Dauer nicht möglich sein wird. Bei Hausstauballergie, bei der die Patienten auf die Exkremente der Milben im Hausstaub allergisch reagieren, ist ein Ausweichen nicht möglich, da Hausstaub überall zu finden ist. In diesem Falle kann man zusätzlich zur medikamentösen Therapie mit chemischen Mitteln die Milben im Hausstaub für einige Zeit vernichten (z. B. mit Acarosan® Schaum).

Fragen und Aufgaben zu Kap. 17

?

1. Was versteht man unter einer »Allergie«?
2. Welche Arten der allergischen Reaktion gibt es? Zu welcher gehört der anaphylaktische Schock?
3. Was läuft bei der allergischen Reaktion Typ I genau ab?
4. Nennen Sie 4 verschiedene Möglichkeiten, Allergien zu behandeln!
5. Wie wirkt Kalzium bei Allergien? Nennen Sie ein Fertigarzneimittel!
6. Was bewirkt Cromoglicinsäure? Nennen Sie 2 Fertigarzneimittel!
7. Wieso wirken die Antihistaminika bei einer Allergie? Was ist ihre wichtigste Nebenwirkung? Ist sie bei allen Mitteln gleich stark? Nennen Sie 2 Fertigarzneimittel! Welche anderen Indikationen kennen Sie noch für die H_1-Antihistaminika?
8. Wann werden besonders Cortisonpräparate eingesetzt? Was ist bei der Therapie mit Cortisonen zu beachten? Nennen Sie 2 Fertigarzneimittel!
9. Erklären Sie den Begriff »Hyposensibilisierung«!

Haut- und Wundpflege des alten Menschen

18.1 Aufbau und Funktion der Haut

Die Haut stellt primär die äußere Hülle des Menschen dar (◘ Abb. 18.1). Sie zeigt an, ob wir gesund oder blass und krank aussehen. Wir können unsere Haut in der Sonne bräunen, um damit noch „sportlicher und erfolgreicher" zu wirken. Die Falten im Gesicht und v. a. im Halsbereich verraten aber viel über unser wahres Alter, und das Aussehen unserer nackten Haut zeigt, ob wir uns in unserer Haut wohl fühlen.

Außer diesen eher »oberflächlichen« Gesichtspunkten hat unsere Haut aber sehr wichtige Funktionen. Sie ist unser größtes Organ. Im Durchschnitt beträgt ihre Oberfläche fast 2 m^2 und ihr Gewicht mehrere Kilogramm. Ihre wichtigsten Aufgaben sind:

Schutz bzw. Abgrenzung nach außen. Die Haut verhindert, dass Krankheitserreger, wie z. B. Pilze und Bakterien, in den Körper gelangen können. Ein Säuremantel, der aus Schweiß, Talg und Kohlensäure gebildet wird, wirkt zuverlässig gegen diese Keime. Sollten dennoch einige Erreger in die Haut eindringen, so werden sie von den Fresszellen (Granulozyten und Histiozyten) in der Lederhaut vernichtet. Andererseits verhindert die Haut, dass wir zu viel Flüssigkeit verlieren und austrocknen.

Sitz von Sinnesorganen. Tastsinn (Krause-Körperchen) und Temperatursinn (Meißner-Körperchen) geben uns die Möglichkeit, unsere Umwelt durch Tasten und Fühlen zu erfahren. Dadurch können wir auch ohne das Auge in direkten Kontakt mit der Umgebung treten. Nicht zu vergessen sind die Schmerzrezeptoren, die uns vor Gefahren warnen (z. B. Handwegziehen von einer heißen Herdplatte).

Regulation der Körpertemperatur. Die Blutgefäße in der Lederhaut (Corium) wirken ähnlich einer Zentralheizung. Ist der Körper sehr aufgeheizt, so erweitern sich die Hautgefäße und strahlen somit viel Wärmeenergie ab. Unterstützt wird dieser Abkühlungsprozess durch die Schweißdrüsen, die ebenfalls in der Lederhaut liegen. Sie geben Flüssigkeit (Schweiß) durch die Schweißgänge an die Hautoberfläche. Verdunstet diese, so nimmt sie die Energie zur Verdunstung aus der Haut, sodass sie Wärme verliert. Friert der Körper, so werden die Hautgefäße verengt. Die Minderdurchblutung hat zur Folge, dass das Blut weniger abgekühlt wird und so weniger Wärmeenergie nach außen verloren geht.

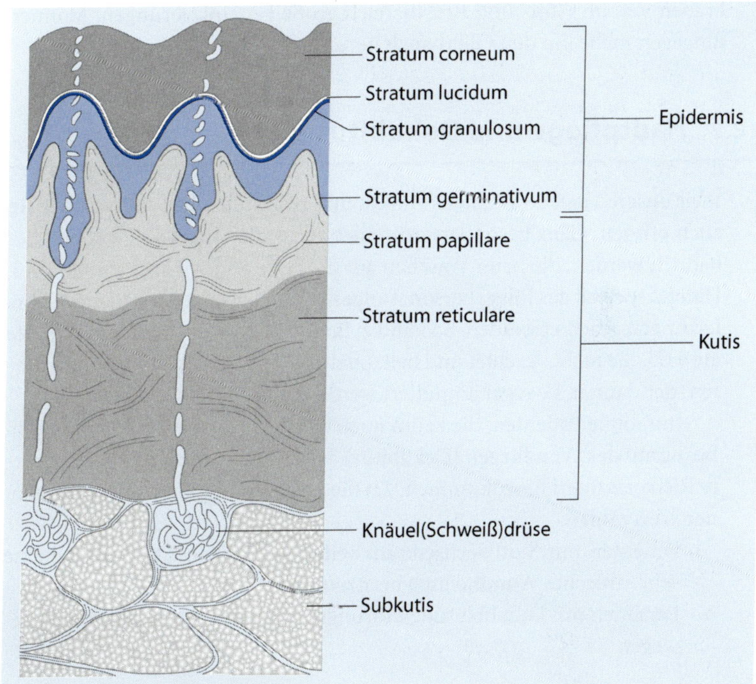

Abb. 18.1. Schnitt durch die Leistenhaut (unbehaart). Die Schweißdrüsen münden im Bereich der Epithelzapfen der Epidermis, dort verlieren sie ihren eigenen Ausführungsgang.

Ausscheidung. Die Schweißsekretion unterstützt die Ausscheidung von Schlackenstoffen und Abbauprodukten. Wir alle kennen das Phänomen, dass man Knoblauch über die Atemwege ausatmen kann. Die Hauptursache, warum wir nach Knoblauch »duften« ist aber, dass die Knoblauchabbauprodukte v. a. über die Haut mit dem Schweiß ausgeschieden werden. Der Wasserverlust in Form von Schweiß kann täglich bis zu 1 l betragen. Bei harter körperlicher Tätigkeit kann er sogar auf 4–5 l ansteigen, sodass neben der Wasserausscheidung durch die Nieren auch diejenige über die Haut eine enorme Bedeutung hat.

Energiespeicherung. Der so genannte Babyspeck und angesammelter Winterspeck zeigen, dass wir auch eine Menge Energiereserven in Form von Unterhautfettgewebe für Notsituationen speichern können. Dieses Unterhautfettgewebe bestimmt ganz wesentlich unsere Körperform. So haben

Frauen v. a. im Hüft- und Brustbereich große Fetteinlagerungen, Männer hingegen mehr um den Oberbauch herum.

18.2 Hautpflege und Dekubitus

Weil unsere Haut so wichtige Funktionen zu erfüllen hat, müssen wir sie auch pflegen. Ganz besonders gründlich muss die Haut von Personen behandelt werden, die beim Waschen auf die Hilfe anderer angewiesen sind. Hier ist speziell das Pflegepersonal angesprochen. Es muss auf kleinste Verletzungen geachtet werden. So kann z. B. für Diabetiker eine kleine Wunde am Fuß, die nicht beachtet und behandelt wird, zum diabetischen Fuß führen, der dann u. U. sogar amputiert werden muss.

Immobile Patienten, die kaum noch das Bett verlassen können, sind in Bezug auf das Wundliegen (Dekubitus) äußerst gefährdet, v. a. wenn weitere Risikofaktoren hinzukommen. Zu diesem besonders betroffenen Personenkreis zählen:

- Patienten mit Stoffwechselkrankheiten (z. B. Diabetiker), da sie eine sehr schlechte Wundheilung besitzen
- Personen mit Durchblutungsstörungen, die sich zudem sehr wenig bewegen.

Natürlich müssen sehr stark übergewichtige Menschen eine besonders intensive Hautpflege v. a. im Bereich der Hautfalten betreiben. Das Pflegepersonal sollte auch Inkontinenz- und Stomapatienten zur gründlichen Hautpflege anhalten, da die aggressiven Ausscheidungen die Haut intensiv reizen.

Dekubitusprophylaxe

! Es ist besonders wichtig, ein Wundliegen erst gar nicht auftreten zu lassen. Eine gute Pflege zeichnet sich im Fehlen von Dekubiti aus.

Vorrangig ist die Vermeidung, d. h. die Prophylaxe, denn ist erst einmal ein Druckgeschwür entstanden, muss sehr viel Geduld und Zeit aufgewendet werden, um es wieder zum Abheilen zu bringen. Die Haut muss täglich gepflegt werden. Dies muss fachmännisch und mit den richtigen Pflegeprodukten geschehen.

Der Hydrolipidfilm auf unserer Haut, der aus Schweiß, Säuren und Fetten (aus den Talgdrüsen der Lederhaut) besteht, ist leicht sauer (pH-Wert 5,5). Normale Seifen reagieren aber alkalisch (pH-Wert>8,0) und zerstören bei der täglichen Anwendung diesen Schutzfilm. Die Folge ist eine ausgetrocknete, rissige und v. a. gegen Krankheitserreger nicht mehr widerstandsfähige Haut. Gleiches gilt für stark alkoholhaltige Reinigungslösungen. Der Alkohol löst die Fette aus der Haut, sodass diese sehr stark austrocknet und für Krankheiten anfällig wird.

Ähnlich den speziellen Pflegeprodukten für Babys gibt es auch für Senioren besonders geeignete Pflegeprodukte. Rückfettende Pflegebäder und Waschlotionen mit einem physiologischen* pH-Wert von 5,5, ohne Alkohol und ohne allergieauslösende Parfümstoffe, sind unerlässlich für die gesunde Hautpflege (z. B. Certinamed® Waschlotion, Pflegeschaum oder Ölbad). Nach der schonenden Reinigung stehen pflegende und belebende Einreibungen (u. a. auf Franzbranntweinbasis) und rückfettende Pflegelotionen an (z. B. Tenaset® oder Certinamed® Hautfluid oder Pflegecreme).

All dies trägt zur Dekubitusprophylaxe bei und bescheinigt der Pflegeabteilung, dass die Patienten fachgerecht betreut werden.

Dekubitusentstehung

Dennoch kann es sein, dass sich besonders die o. g. Risikopatienten wund liegen. Allerdings geschieht dies nicht von heute auf morgen. Es ist ein langer Prozess, bis aus wenigen roten Hautstellen eine Nekrose* 3. Grades entsteht.

Das Hauptproblem ist die Druckbelastung und die damit verbundene Minderdurchblutung der Haut. Ein äußerer Druck von mehr als 40 mmHg auf die Haut führt zum Abklemmen der feinen Blutgefäße. Die Hautzellen werden dann nicht mehr ausreichend mit Sauerstoff versorgt, andererseits können die durch den Stoffwechsel entstandenen Abfallprodukte (Schlacken) nicht mehr abtransportiert werden. Die Folge ist unweigerlich der Zelltod (Nekrose). Wird der Patient häufig bewegt (neu gelagert), so führt die dabei erreichte Druckentlastung meist wieder zur Erholung der Zellen.

Besonders negativ wirkt sich hier Feuchtigkeit in Form von Schweiß oder Urin aus. Die Haut wird dabei z. T. aufgeweicht (Mazeration) und stellt einen idealen Nährboden für Bakterien und Pilze dar. Der Schweiß tritt v. a. in den Hautfalten übergewichtiger Patienten auf, die dann besonders dekubitusgefährdet sind.

Grundsätzlich kann das Wundliegen an allen minderdurchbluteten Hautpartien entstehen, wenngleich der Kreuzbeinbereich und die Fersenregion aus anatomischen Gründen besonders gefährdet sind.

Vier Schweregrade des Dekubitus

- **Phase I.** Äußerlich ist nur eine Hautrötung zu sehen. Der Patient verspürt keine Schmerzen und bei sachgerechter Lagerung können sich die angegriffenen Zellen schnell wieder erholen.
- **Phase II.** Die Minderdurchblutung führt zu einer bläulichen Verfärbung der betroffenen Hautareale, die Zellen sterben schon ab, es kommt zu Wassereinlagerungen (Ödemen), in der Haut bilden sich Blasen. Der Patient verspürt auf Druck massive Schmerzen. Spätestens jetzt müssen alle Alarmglocken läuten. Nur durch sofortige vollständige Druckentlastung z. B. mit Antidekubitusmatratzen und konsequenter Umlagerung kann hier Schlimmeres verhütet werden.
- **Phase III.** Die Hautbezirke sind abgestorben, das nekrotisierte Gewebe verfärbt sich tiefschwarz. Aufgrund des Zelltodes nehmen für den Patienten auch die Schmerzen ab. In diesem Stadium müssen Pflegepersonal und Patient viel Geduld aufbringen, bis das abgestorbene Gewebe durch neue Haut ersetzt ist.
- **Phase IV.** Im Unterschied zu Phase III bricht hier die oberste, abgestorbene Hautschicht auf, und es entsteht ein offenes Druckgeschwür. Bakterien und Pilze können hier sehr leicht Sekundärinfektionen auslösen. Die Nekrose setzt sich z. T. bis tief in den Muskel, in Ausnahmefällen bis in den Knochen fort. Sehr oft erfordert dieses Stadium eine chirurgische Hauttransplantation, fast immer bleiben Narben zurück. Eigentlich dürfte diese Phase in den Industrieländern nie zu sehen sein, denn es zeugt davon, dass der Patient über eine lange Zeit hinweg nicht gut betreut wurde.

Dekubitusbehandlung

Die Behandlung des Wundliegens ist sehr zeitaufwendig. Äußerst wichtig ist die gleichzeitige Dekubitusprophylaxe an den noch gesunden Hautstellen.

Die Wunden müssen zunächst gereinigt werden. Hierfür bietet sich die Spülung mit isotoner Kochsalzlösung oder mit Kamillenlösungen an. Auch das Auftragen 3 %iger Wasserstoffperoxidlösung führt zu einer guten Wundreinigung. Danach unterstützen heilungsfördernde Medikamente bzw. Salben die Neubildung von Gewebe, was durch Auflegen von Gazeverbänden zusätzlich unterstützt wird. Solche Wund- und Heilsalben enthalten z. B. Zinkoxid (antimikrobielle und aufsaugende Wirkung) und Lebertran. Lebertran ist reich an den Hautvitaminen A und D, sodass die Hautneubildung besonders gut gefördert wird (z. B. in Unguentolan® Salbe oder Desitin® Salbe). Auch Dexpanthenol (z. B. Bepanthen®) fördert die Heilung. Ist eine Infektion der Wunde eingetreten, wird gerne Jodsalbe (z. B. Betaisodona®) eingesetzt.

18.3 Mittel gegen Hautparasiten

Läuse und Krätze befallen nicht nur Kinder, sondern können auch in entsprechender Umgebung bei Senioren auftreten.

Jacutin®, eine Lindan-artige Substanz (Hexachlorocyclohexan) wird wie ein Gel am ganzen Körper eingerieben, über Nacht wirken gelassen und am nächsten morgen wieder abgewaschen. Bei Bedarf wird diese Therapie bis zu 3 Tage lang angewendet.

Für Kopfläuse stehen Pyrethroide, das sind Extrakte aus Chrysanthemen z. B. in Goldgeist forte® Haarwasser, zur Verfügung. Hierbei wird das Mittel in das nasse Haar eingrieben, ungefähr 30 min lang auf der Kopfhaut belassen und dann wieder gut ausgespült. Die z. T. recht hartnäckigen Eier der Kopfläuse, die Nissen, können zusätzlich mit einem speziellen Nissenkamm aus den Haaren herausgekämmt werden.

18.4 Mittel gegen Hautjuckreiz (Antipuriginosa)

Juckreiz auf der Haut ist sehr unangenehm. Er kann sowohl Kinder als auch Erwachsene zum »Wahnsinn« treiben. Gefährlich wird der Juckreiz aber dadurch, dass die Haut durch das zwangsläufige Kratzen verletzt wird und sich entzündet. Abhilfe schaffen wasserhaltige und Harnstoffhaltige Cremes aus der Apotheke. Hierzu zählt z. B. eine 10 % Harnstoffcreme auf der Grundlage einer wasserhaltigen hydrophilen Creme. Der hohe Anteil an Harnstoff wirkt wie ein Feuchtigkeitsfaktor, der Wasser bindet, sodass der kühlende Effekt lange auf der Haut erhalten bleibt. Dieser Kühleffekt, der entsteht, wenn Wasser langsam auf der Haut verdunstet, sorgt dafür, dass der Juckreiz erträglicher wird.

Eine andere Möglichkeit der Therapie des Juckreizes sind Lokalanästhetika (vgl. ▶ Kap. 4.3.4). Sie können, wenn sie in Form von Lösungen oder Gelen aufgetragen werden, die Reizbarkeit der Hautnerven vermindern, sodass der Juckreiz als weniger schlimm empfunden wird. Fertigarzneimittel sind z. B. Anaesthesulf® Lotio oder Anaesthesin® Creme.

Eine weitere Möglichkeit stellt die lokale Gabe von H_1-Antihistaminika in Form von Gels oder Cremes dar. Die Antihistaminika heben die Wirkung des Gewebshormons Histamin auf. Histamin erzeugt u. a. Juckreiz, sodass es durchaus sinnvoll sein kann, diese Beschwerden mit solchen lokal zu applizierenden Antihistaminika zu therapieren. Eine Wirkungssteigerung lässt sich mit Salben erzielen, die eine Kombination aus Antihistaminika und Kortisonen sind. Fertigarzneimittel sind z. B. Systral® Gel, Fenistil Gel® oder die Kombination mit Kortison Fenistil Hydrocort® Gel.

Fragen und Aufgaben zu Kap. 18

?

1. Welche Aufgaben hat unsere Haut zu erfüllen?
2. Was versteht man unter dem »Säureschutzmantel« der Haut?
   Was bewirken normale Seife oder alkoholhaltige Einreibungen auf der Haut?
3. Welche Patientengruppen sind besonders dekubitusgefährdet? Wie ist ein Dekubitus vermeidbar?
4. In welche Phasen kann man die Entstehung eines Dekubitus einteilen?
5. Wie wird ein Dekubitus behandelt?
   Nennen Sie 2 Fertigarzneimittel!

19

Vitamine

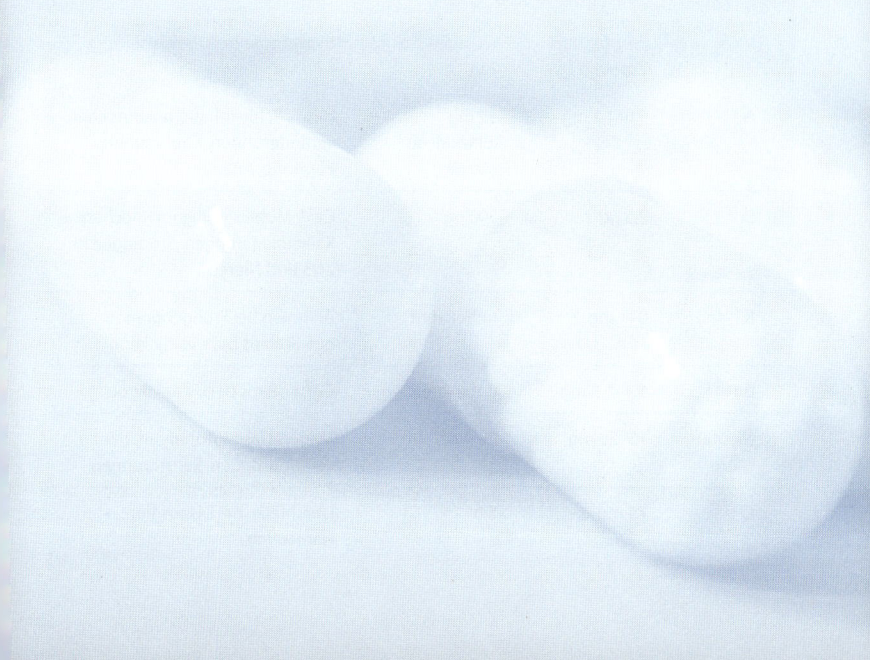

19.1 Allgemeines

Früher konnten auf langen Schiffsreisen nur Zwieback und Pökelfleisch mitgenommen werden, wegen der geringen Haltbarkeit aber kein frisches Obst oder Gemüse. So kam es unter den Seeleuten bald zum Skorbut, einer Vitamin-C-Mangelkrankheit, die u. a. zu Zahnfleischschwund und Zahnausfall führt. Dies ist ein typisches Beispiel einer Fehlernährung.

Vitamine sind Stoffe, die der Körper in geringen Dosen mit der Nahrung aufnehmen muss, um voll funktionsfähig zu sein. Daneben produzieren auch unsere Darmbakterien für den Körper wichtige Vitamine (Vitamin K). Wichtig ist außerdem, dass die Nahrung richtig zubereitet wird. So werden z. B. beim Kochen viele Vitamine zerstört. Selbst in unserer Überflussgesellschaft ist die ausgewogene Vitaminversorgung nicht immer gewährleistet. So kommt es bei einseitiger Ernährung (Fast Food) leicht zu Hypovitaminosen (Unterversorgung mit Vitaminen). Auch Alkoholiker

Tab. 19.1. Vitamine mit bekannten Überdosierungserscheinungen. (Aus Schmidt u. Thews 1990)

Vitamin	Empfohlene Zufuhr/Tag	Toxische Dosis/ Tag	Symptome bei Überdosierung
A	0,8–1,1 mg	35 mg (Einzeldosis: 600 mg)	Haut-, Schleimhaut- und Knochenveränderungen, Kopfschmerz, Euphorie, Anämie
D	2,5 µg	500 µg	Ca^{2+}-Mobilisierung im Knochen, Kalkeinlagerungen. Störungen in ZNS und Nieren
K	0–1 mg	unbekannt	Anämien bei Frühgeborenen, ggf. Kollaps bei i. v.-Injektion
B_1	1,1–1,5 mg	unbekannt	Ggf. Kollaps bei i. v.-Injektion
Nicotinsäure	15–20 mg	(3–4 g?)	Magen-Darm-Störungen, Hautveränderungen, Sehstörungen
C	75 mg	5 g	Durchfälle, bei Disposition: Harnsteine

■ **Tab. 19.2.** Reservekapazität des Erwachsenen für verschiedene Vitamine. (Mod. nach Schmidt u. Thews 1990)

Vitamin	Reserve
Vitamin B_{12}	3–5 Jahre
Vitamin A	1–2 Jahre
Folsäure	3–4 Monate
Vitamin C	2–6 Wochen
Riboflavin	2–6 Wochen
Niacin	2–6 Wochen
Vitamin B_6	2–6 Wochen
Thiamin	4–10 Tage

und Drogenabhängige leiden meist unter Vitaminmangel. Schwangere und Kinder haben bedingt durch intensivere Stoffwechselvorgänge einen erhöhten Vitaminbedarf.

Primär lassen sich die Vitamine in wasserlösliche und fettlösliche einteilen. Die fettlöslichen Vitamine können nur resorbiert werden, wenn genügend Galle und auch Fett aus der Nahrung vorhanden sind. In erster Linie reichern sich diese Vitamine im menschlichen Fettgewebe an, sodass es auch zu Überdosierungen kommen kann (■ Tab. 19.1 und 19.2). Die wasserlöslichen Vitamine werden mit dem Urin ausgeschieden, sodass im Falle einer Überdosierung einfach mehr Vitamine über die Niere eliminiert werden. Dennoch hat der Körper auch bei diesen Vitaminen gewisse Speicherkapazitäten (■ Tab. 19.2).

19.2 Fettlösliche Vitamine

Eine Übersicht über fettlösliche Vitamine gibt ■ Tabelle 19.3.

Vitamin A. Vitamin A kommt in seiner Vorstufe als B-Carotin in Karotten u. a. Gemüse vor. Vitamin A selbst ist in Fischöl, Leber, Eiern und Butter

Tab. 19.3. Fettlösliche Vitamine. (Aus Schmidt u. Thews 1990)

Vitamin	Mangel-erscheinungen	Depots	Empfohlene Zufuhr/Tag
A	**Nachtblindheit** atypische Epithelverhornung, Wachstumsstörungen	Große Mengen in der Leber	0,8–1,1 mg Vitamin A ~1,6–2,2 mg β-Carotin Höchstdosis: 15 mg Vitamin A
D	**Rachitis** Störungen von Knochenwachstum, Ossifikation	Geringe Mengen in Leber, Nieren, Darm, Knochen, Nebennieren	5,0 µg; Kinder und Schwangere 10 µg, Höchstdosis: 25 µg
E	Störungen von Muskelstoffwechsel und Gefäßpermeabilität	Mehrere Gramm in Leber, Fettgewebe, Uterus, Hypophyse, Nebennieren	12 mg Tocopherol
K	Verzögerte Blutgerinnung, Spontanblutungen	Sehr geringe Mengen in Leber und Milz	Bei intakter Darmflora 0, sonst ca. 1 mg; zur Prophylaxe bei Frühgeborenen einmalig ca. 1 mg

enthalten. Wichtig ist Vitamin A für das Hautwachstum, zum Schutz der Schleimhäute und für den Sehvorgang. Ein Mangel an diesem Vitamin ist gekennzeichnet durch Nachtblindheit, Austrocknung der Schleimhäute (auch der Nase) und trockene, zur Faltenbildung neigende Haut. Bei Überdosierung treten Übelkeit, Kopfschmerzen und Hauterkrankungen auf.

Vitamin-A-Fertigpräparate sind z. B. Vitamin A Kps® oder Taxofit Vit A Kps®.

Vitamin D. Cholecalciferol (Vitamin D3) entsteht aus den aufgenommenen Vorstufen in der Haut durch UV-Bestrahlung. Das Vitamin D kommt in Leber, Fett und Eigelb vor. Die Wirkung von Vitamin D ist v. a. die erhöhte Resorption von Kalzium (Knochenaufbau!) aus dem Darm. Ein Mangel an Vitamin D äußert sich in Rachitis, einer Krankheit, die mit schweren Knochendeformationen einhergeht. Eine Überdosierung führt zu Kalziumsteinen in Nieren und Gallenblase, sowie Kalkablagerungen in den Gefäßen.

Fertigarzneimittel sind u. a. Vigantol® und Vigantoletten®.

Vitamin E. Vitamin E kommt v. a. in Getreidekeimen und Pflanzenölen vor. Es dient den Zellen im Körper als Schutzstoff vor Zerstörung (Oxidation).

Fertigarzneimittel sind z. B. Optovit E® oder Eusovit®.

Vitamin K. Das Vitamin K ist für die Bildung der Gerinnungsfaktoren wichtig. Ein Mangel führt zu einer erhöhten Blutungsgefahr. Neben den Darmbakterien enthalten auch die grünen Pflanzen (besonders die Kohlarten) viel Vitamin K.

Ein Fertigpräparat ist z. B. Konakion®.

Essenzielle Fettsäuren. Die ungesättigten Fettsäuren, auch Vitamin F genannt, kann der Körper in der Regel nicht alle selbst herstellen, sodass er auf die Zufuhr von außen angewiesen ist, daher die Bezeichnung essenziell (lebensnotwendig). Diese Fettsäuren sind v. a. in Pflanzenkeimölen, Nachtkerzenöl und Fischölen enthalten.

Ein Fertigpräparat ist z. B. Epogam®.

19.3 Wasserlösliche Vitamine

Eine Übersicht über wasserlösliche Vitamine gibt ◻ Tabelle 19.4.

Vitamin B_1. Das Vitamin B_1, auch Aneurin genannt, kommt in Hefe, Gemüse und Kartoffeln vor. Ebenso sind Leber, Niere und Herz reich an Aneurin. Vitamin B1 ist für den Stoffwechsel des Körpers sehr wichtig. Ein Mangel äußert sich in Muskelschwund, Nervenproblemen und Ödemen. Beriberi heißt die Krankheit, die durch Vitamin B_1-Mangel ausgelöst wird. Bei Alkoholikern tritt häufig ein Mangel an Vitamin B1 aufgrund einseitiger Ernährung oder schlechter Resorption auf. Oft kommt es deshalb bei ihnen zu Herzmuskelerkrankungen (Alkoholkardiomyopathie).

Ein Fertigpräparat mit Vitamin B_1 ist z. B. Betabion®.

Vitamin B_2. Das Vitamin B_2 wird auch Lactoflavin oder Riboflavin genannt. Es kommt v. a. in Käse, Milch, Leber, Hefe und Getreide vor. Ebenso

Tab. 19.4. Wasserlösliche Vitamine. (Mod. nach Schmidt u. Thews 1990)

Vitamin	Mangelerscheinungen	Depotmegen und Depots	Empfohlene Zufuhr/Tag
B_1	**Beriberipolyneuritis**, ZNS-Störungen, Lähmung, Muskelatrophie, Herzinsuffizienz	ca. 10 mg; Leber, Herzmuskel, Gehirn	1,1–1,5 mg oder 0,12 mg/MJ, bei Alkoholikern erhöht
B_2	Wachstumsstillstand, Hauterkrankungen	ca. 10 mg; Leber, Skelettmuskel	1,5–1,8 mg oder 0,14 mg/MJ
B_6	Dermatitis, Polyneuritis, Krämpfe	ca. 100 mg; Muskel, Leber, Gehirn	2,0–2,6 mg oder 0,02 mg/g Nahrungseiweiß
B_{12}	**Perniziöse Anämie**, funikuläre Myelose	1,5–3 mg, besonders in der Leber	5 µg!
Biotin	Dermatitis	ca. 0,4 mg; Leber, Nieren	Bei intakter Darmflora 0, sonst 0,3 mg
Folsäure	**Perniziöse Anämie**	12–15 mg; Leber	04, mg, Schwangere: 0,8 mg
Nicotinsäure	Pellagra, Photodermatitis, Parästhesien	ca. 150 mg; Leber	15–20 mg, ersatzweise das 60fache an Tryptophan
Pantothensäure	ZNS-Störungen	ca. 50 mg; Nebennieren, Nieren, Leber, Gehirn, Herz	8 mg
C	**Skorbut**, Bindegewebsstörungen, Zahnfleischblutungen, Infektanfälligkeit, Psychosen	1,5 g; Gehirn, Nieren, Nebennieren, Pankreas, Leber, Herz	75 mg, Raucher: +40%
Vitaminoide Cholin	Nicht bekannt	In jeder Zelle	1,5–4,0 g
Myo-Inosit	Nicht bekannt	In jeder Zelle	ca. 1 g

wie Vitamin B_1 ist es für den Stoffwechsel des Körpers wichtig (v. a. für die Atmungskette in den Zellen). Ein Mangel an Vitamin B_2 äußert sich in erster Linie durch Gesichtsdermatitis (Hautentzündung) und Bindehautreizungen (Konjunktivitis). Jedoch ist ein echter Mangel relativ selten, da dieses Vitamin auch von den Darmbakterien produziert werden kann. In den Präparatbeispielen Polybion® und Abtei B Komplex forte® ist u. a. auch Lactoflavin enthalten.

Vitamin B_6. Vitamin B_6 (Pyridoxin), welches in Hefe, Gemüse, Leber, Eiern und Milch vorkommt, ist für den Aminosäurestoffwechsel des Körpers wichtig. Ein Mangel an Pyridoxin äußert sich in Haut- und Nervenerkrankungen. In hohen Dosen verabreicht wird Vitamin B_6 manchmal als Antiemetikum eingesetzt.

Fertigpräparate sind u. a. B-Komplex forte Hexert®, Hexobion® und B_6-Vicotrat®.

Nicotinamid. Kommt in Hefe, Nüssen, Leber, Milch und Eiern vor. Es kann aber auch vom Menschen selbst hergestellt werden und ist deshalb eigentlich kein echtes Vitamin. Nicotinamid ist für die Energiegewinnung im Körper wichtig. Ein Mangel äußert sich in Pellagra, einer Krankheit, die v. a. zu Hautausschlägen und Nervenschädigungen führt.

Ein Fertigpräparat ist z. B. Nicobion®.

Vitamin H. Vitamin H, welches auch die Bezeichnung Biotin trägt, kommt reichlich in Leber, Hefe und Eigelb vor. Biotin ist für den gesamten Stoffwechsel des Körpers wichtig. Ein Biotinmangel tritt normalerweise bei uns nicht auf, jedoch enthält Eiweiß einen Stoff (Avidin), der das Biotin inaktiviert, sodass es zu Mangelerscheinungen mit Hautproblemen kommen kann, wenn man große Mengen von rohem Eiweiß zu sich nimmt.

Ein Fertigarzneimittel ist z. B. Bio-H-tin®.

Vitamin B_{12}. Vitamin B_{12} (Cyanocobalamin) ist v. a. in Leber, Eiern und Milch enthalten. Pflanzen enthalten dieses Vitamin praktisch nicht. Infolge dessen kann es bei strengen Vegetariern (die auch keine Eier oder Milchprodukte verzehren) leicht zu einer chronischen Unterversorgung kommen. Da Vitamin B_{12} für die Reifung der roten Blutkörperchen wichtig ist, führt ein Mangel zu Blutbildstörungen (perniziöse Anämie), außerdem zu Schleimhautschäden, v. a. im Darm, und zu Nervenentzündungen.

Fertigpräparate mit Vitamin B_{12} sind z. B. B_{12}-Depot-Vicotrat® und Aquo-Cytobion®.

Vitamin C. Dies ist wohl das in der Bevölkerung bekannteste Vitamin. Es wird auch als Ascorbinsäure oder als antiskorbutisches Vitamin bezeichnet. Vitamin C kommt in allen frischen Früchten, v. a. aber in Sanddornbeeren, Hagebutten und in Zitrusfrüchten vor. In Kriegszeiten waren besonders Sauerkraut und Kartoffeln wichtige Vitamin-C-Lieferanten. Der Körper braucht diese Substanz für seinen Stoffwechsel, v. a. aber zur Abdichtung von Kapillaren, zur Aktivierung des Gerinnungssystems und zur Förderung der Eisenresorption. Vitamin C wird außerdem die Eigenschaft nachgesagt, das Immunsystem zu stärken. So kann die zusätzliche Einnahme von Vitamin C bei Erkältungen durchaus eine Besserung bringen.

Ein Mangel äußert sich v. a. im Krankheitsbild des Skorbut. Es handelt sich dabei um Muskelschwäche, Blutungen, Zahnfleischschwund und Zahnausfall. Der tägliche Bedarf an Vitamin C ist relativ hoch. Er beträgt normalerweise 40–60 mg. Bei körperlichen Anstrengungen, Infektionskrankheiten, Stoffwechselkrankheiten wie Diabetes mellitus (Zucker) sowie in der Schwangerschaft und Stillperiode kann der Bedarf schnell auf 300 mg/Tag ansteigen.

Fertigpräparate sind z. B. Xitix®, Cebion® und Taxofit® C.

19.4 Spurenelemente

Spurenelemente sind Stoffe, die der Körper nur in sehr, sehr geringer Menge benötigt. Meist handelt es sich um Kofaktoren für Enzyme, d. h. erst wenn die nötigen Spurenelemente vorhanden sind, können die Enzyme ihre Stoffwechselleistung voll entfalten. Wichtig ist es aber zu erkennen, dass Spurenelemente bei zu hoher Dosierung sehr toxisch sind. Ob eine Zufuhr an Spurenelementen über die tägliche Nahrung hinaus sinnvoll ist, kann nicht abschließend gesagt werden. Eine ausgewogene Ernährung sichert dem Körper jedenfalls genügend Spurenelemente. Das Problem bei der Einnahme von Spurenelement-Tabletten liegt darin, dass wir z. Z. keine Dosierungen für diese Stoffe kennen. Zudem ist die genaue Funktion vieler Spurenelemente im Körper nicht genau geregelt.

Zu den Spurenelementen zählen:

- Eisen (Fe); es ist im roten Blutfarbstoff, im Hämoglobin und in den Atmungsenzymen der Zellen enthalten.
- Iod (J) ist ein Bestandteil der Schilddrüsenhormone.
- Selen (Se) soll eine wichtige Rolle bei der Wundheilung spielen.
- Fluor (F) trägt dazu bei, dass der Zahnschmelz sehr hart wird.
- Kobalt (Co) ist Bestandteil des Vitamin B_{12}.
- Andere Spurenelemente sind Kupfer (Cu), Mangan (Mn), Zink (Zn), Molybdän (Mo) oder auch Chrom (Cr).

Der gezielte Einsatz von Spurenelementen, z. B. Eisen-Tabletten (Eisen-Dragees ratio®) bei definiertem Eisenmangel oder Jodtabletten (Jodetten®), hat sicherlich seine Begründung. Schwieriger wird es bei der Beurteilung des Bedarfs an Chrom, Mangan, Selen und anderen. Hier kann ein echter Mangel schwer nachgewiesen werden, sodass die einzelne Gabe kaum sinnvoll erscheint. Es gibt auch Mischungen der wichtigsten Spurenelemente. Diese Medikamente sollten dann aber parenteral gegeben werden und Patienten vorbehalten sein, die über längere Zeit total intravenös ernährt werden müssen. Fertigarzneimittel sind z. B. Addel®, Tracutil®, Peditrace®, Inzolen® oder Tracitrans®.

Nicht diskutiert werden sollen die Aspekte der Jodierung von Speisesalz oder die Fluorierung des Trinkwassers. Es soll hier nur zum Nachdenken über die Vor- und Nachteile solcher Maßnahmen angeregt werden. Es gilt zu bedenken, dass Menschen mit Schilddrüsenüberfunktion auf die Aufnahme von Jod achten müssen und dass auch ein Zuviel an Fluouridionen negative Auswirkungen haben kann.

Fragen und Aufgaben zu Kap. 19

1. Was sind Vitamine und in welche 2 großen Gruppen teilt man sie ein?
   Zählen Sie die Vitamine auf, die jeweils zusammengehören!
2. Wozu benötigt der Körper Vitamin A?
   Nennen Sie ein Präparat!
3. Wozu benötigt der Körper Vitamin B_1?
   Welchen Namen hat das Vitamin noch?
   Wie heißt die B_1-Mangelkrankheit?
   Nennen Sie ein Präparat!

4. Wozu benötigt der Körper Vitamin B_2?
   Welchen Namen hat das Vitamin noch?
   Nennen Sie ein Präparat!
5. Wozu benötigt der Körper Vitamin B_6?
   Welchen Namen hat das Vitamin noch?
   Nennen Sie ein Präparat!
6. Wozu benötigt der Körper Vitamin B_{12}?
   Welchen Namen hat das Vitamin noch?
   Was ist die wichtigste Folge eines B_{12}-Mangels?
   Nennen Sie ein Präparat!
7. Wozu benötigt der Körper Vitamin C?
   Wie heißt die Mangelkrankheit?
   Nennen Sie ein Präparat!
8. Wozu benötigt der Körper Vitamin D?
   Nennen Sie ein Präparat!
9. Wozu benötigt der Körper Vitamin E?
   Nennen Sie ein Präparat!
10. Wozu benötigt der Körper Vitamin K?
    Nennen Sie ein Präparat!

20

Enterale und parenterale Ernährung

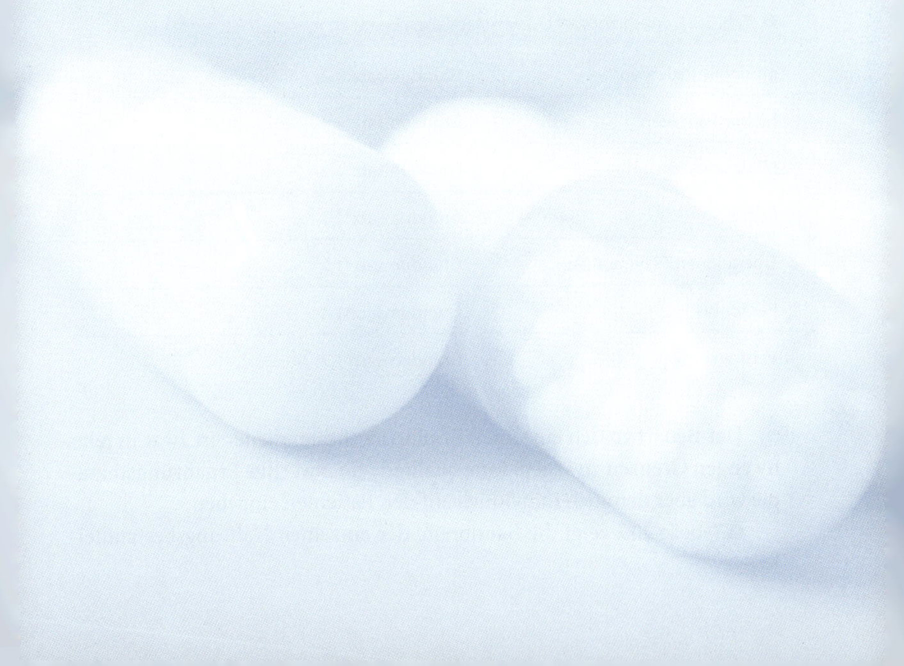

20.1 Ernährung im Krankheitsfall

Die adäquate Ernährung von Patienten stellt für die Kliniken und auch besonders für die häusliche Krankenpflege eine große Herausforderung dar. Der kranke Mensch stellt hinsichtlich der Ernährung große Anforderungen. Folgende Beispiele geben einen Überblick, der den Ernährungsbedarf von Gesunden und Kranken wiedergibt.

Der **Energiebedarf** bei Gesunden setzt sich folgendermaßen zusammen:
Grundumsatz
+ Arbeitsumsatz
+ Thermogenese nach dem Essen
+ Bedarf für Wachstum, Schwangerschaft und Stillzeit.

Der **Grundumsatz** kann in der Regel ermittelt werden wie folgt:

1kcal/kg Körpergewicht pro Stunde, d.h. man muss das Körpergewicht mit 24 multiplizieren und erhält somit die kcal, die als Grundumsatz für 24 Stunden notwendig sind.

Der Engergiebedarf bei verschiedenen Erkrankungen ist in der ◘ Tabelle 20.1 beispielhaft dargestellt.

◘ **Tab. 20.1.** Energiebedarf bei verschiedenen Erkrankungen

Immobile Patienten	Grundumsatz*1,2
Mobile Patienten	Grundumsatz*1,3
Milde Infektion	Grundumsatz*1,2
Sepsis	Grundumsatz*1,3
Operationen/Polytraumen	Grundumsatz*1,5
Peritonitis	Grundumsatz*1,4
Verbrennung	Grundumsatz*1,7

Der Bedarf an den einzelnen Ernährungsbestandteilen ist zwar in relativ engen Grenzen zu sehen. Eine qualitativ hochwertige Ernährungstherapie wird aber dennoch individuell auf den Patienten eingehen.

◘ Tabelle 20.2 zeigt die Bandbreite der einzelnen Nahrungsbestandteile:

■ **Tab. 20.2.** Bedarf der einzelnen Nahrungsbausteine

Flüssigkeit	2000ml – 2500 ml (30ml – 40 ml/kg KG)
Energie	1000 kcal – 2500 kcal (15 kcal – 35 kcal/kg KG)
Aminosäuren	75 g (0,5 g – 1,5 g/kg KG)
Kohlenhydrate	250 g – 400 g (1-5 g/kg KG)
Fett	75 g (0,5 g – 1,5 g/kg KG)

20.2 Spezielle Aspekte der enteralen Ernährung

Die enterale Ernährung ist physiologischer als die parenterale Ernährung. Die Nahrung gelangt in den Magen und/oder Verdauungskanal und muss dann über die Darmzotten resorbiert werden. Dies vermeidet die gefürchtete Atropie der Darmzotten, die bei langer parenteraler Ernährung oft zu sehen ist.

Die Applikationswege der enteralen Ernährung zeigt ■ Tabelle 20.3:

■ **Tab. 20.3.** Applikationsweg der enteralen Ernährung

Orale Ernährung	Trinknahrung per os (z. B. Biosorb® oder Fortifresh®
Gastrale Ernährung	Mit Hilfe einer Magensonde
Duodenale Ernährung	Mit Hilfe einer Sonde im Zwölffingerdarm
Jejunale Sonde	Mit Hilfe einer Sonde im Dünndarm

Die **Vorteile** der enteralen Ernährung sind sehr zahlreich:

- Die Nahrung wird via physiologischen Magen-Darm-Kanal resorbiert
- Die Darmtätigkeit bleibt somit erhalten
- Die Darmflora bleibt erhalten
- Problemlose Umstellung auf »normale Nahrung«
- Sehr große Geschmacksvielfalt der Trinknahrung

- Aufgrund des einfachen Handlings kaum Einschränkung der Lebensqualität des Patienten
- Minimierung der Infektionsgefahren durch Beachtung der normalen Hygieneanforderungen.

Die **Nachteile** der enteralen Ernährung treten v. a. bei sehr langandauernden Ernährungsregimen auf.

Irgendwann ist dann auch die größte Geschmacksvielfalt ausgeschöpft und das Essen schmeckt nicht mehr. Bei der Ernährung via Sonden muss dennoch ein Mindestmaß an Technik und Hygiene vorhanden sein. Vor allem die Applikation von Medikamenten über die Sonde stellt hohe Anforderungen an die Kenntnisse des Pflegepersonals.

Aber auch **Kontraindikationen** gilt es bei der enteralen Ernährung von Patienten zu beachten. Hierzu zählen:
- Schockgeschen jeder Genese
- Akutes Abdomen (Peritonitis)
- Akute Magen-Darmblutungen
- Mechanischer Darmverschluss
- Intestinale Perforation
- Schwere Azidose.

Die Anordnung einer enteralen Ernährungstherapie gehört in die Hände erfahrener Mediziner.

20.3 Spezielle Aspekte der parenteralen Ernährung

Die parenterale Ernährung stellt an Mediziner, Pflegepersonal und Patienten wesentlich mehr Ansprüche, erlaubt aber auch einen sehr viel größeren Therapierahmen.

20.3.1 Bausteine der parenteralen Ernährung

Die Zusammensetzung der kompletten parenteralen Ernährung (total parenteral nutrition) muss sehr sorgfältig ausgwählt werden. Die ernährungsrelevanten Aspekte müssen dabei in Einklang mit den Anforderungen einer intravenösen Infusion gebracht werden.

Hierzu zählen neben den Kohlenhydraten, Aminosäuren und Fetten auch Spurenelemente, wasserlösliche und fettlösliche Vitamine und Elekrolyte. Eine besondere Herausforderung stellt die Zusammensetzung der Fette dar, d. h. die Zusammensetzung aus ungesättigten, einfach und mehrfach ungesättigten Fettsäuren und das Verhältnis von Omege-3 und Omega-6 Fettsäuren. In Einzelfällen ist es auch möglich, direkt Arzneimittel in die Lösung zugeben.

Angeboten werden von der Industrie vorgefertigt 2- und 3-Kammerbeutel (vgl. Nutriflex® Clinimix® oder Oliclinomel®) oder von Apotheken nach individuellen Vorgaben hergestellte Lösungen (compounding).

Die **Vorteile** der parenteralen Ernährung sind:

- Via venösem Zugang immer applizierbar, auch bei Magen-Darm-Problemen
- Es sind keine Rersorptionsverluste zu verzeichnen, die infundierte Lösung gelangt zu 100% in die Blutbahn
- Alle Nahrungsbausteine sind exakt dosierbar.

Dennoch darf man nicht die Nachteile und großen Anforderungen außer acht lassen, die die parenterale Ernährung an alle Beteiligten stellt.

Nachteile der perenteralen Ernährung:

- Die Applikation erfordert einen venösen Zugang
- Die venöse, z. T. sogar zentralvenöse Applikationen stellt hohen hygienische Anforderungen (vgl. Infusionslösungen)
- Man muss sich über die erhöhte Infektionsgefahr im Klaren sein
- Der Übergang zur enteralen Ernährung ist nicht unproblematisch (Atrophie der Darmzotten, Darmträgheit, etc.)
- An die Applikationstechnik werden sehr hohe Anforderungen gestellt (vgl. Portpflege)
- Die Ernährung an sich und die Applikationstechnik sind sehr teuer.

20.4 Allgemeine und ethische Betrachung der künstlichen Ernährung

Die Entscheidung, welche Form der Ernährung gewählt wird, kann nur ein Mediziner treffen. Die Auswahl der Produkte zur Ernährung sollte in Zusammenarbeit mit den Pflegediensten und den Angehörigen des Patienten getroffen werden. Diese wissen in der Regel am besten über die

Verträglichkeit der Produkte und die Geschmacksvorlieben der Patienten Bescheid.

Ein Problem der enteralen und parenteralen Ernährung stellt die »künstliche Lebensverlängerung« bei manchen Patienten dar. Dies ist auch im Zusammenhang mit den Patientenverfügungen und den rechtlichen Aspekten zu sehen.

Allerdings stellt dies sowohl für Mediziner, Pflegepersonal, Angehörige und betroffene Patienten eine sehr schwierge Situation dar.

Fragen und Aufgaben zu Kap. 20

?

1. Wie setzt sich der Energiebedarf des Menschen zusammen?
2. Wovon ist der Grundumsatz abhängig?
3. Wie können Sie einfach Ihren Grundumsatz bestimmen?
4. Wie ist der Energiebedarf von Patienen mit Verbrennung?
5. Welche Nahrungskomponenten müssen in einer künstlichen Nahrung enthalten sein?
6. Worin liegen die Vorteile der enteralen Ernährung?
7. Worin liegen die Vorteile der parenteralen Ernährung?
8. Worin liegen die Nachteile der enteralen Ernährung?
9. Worin liegen die Nachteile der parenteralen Ernährung?

21

Arzneimittel in der Schwangerschaft

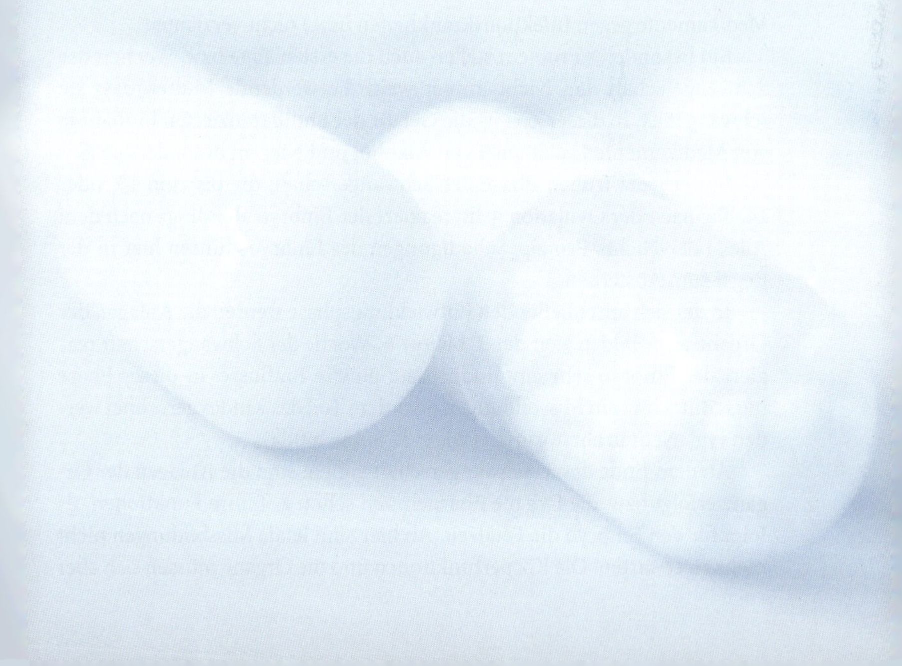

21.1 Grundlagen

Seit der Contergan®-Krise vor ca. 46 Jahren werden Arzneimittel in der Schwangerschaft besonders betrachtet, um schwere Nebenwirkungen auf Mutter und Kind zu verhindern.

Eine Schwangerschaft stellt für den Organismus eine massive Umstellung der nervalen und biochemischen Prozesse dar. Es liegt eine geänderte hormonelle Situation vor, die auch auf die Wirkung der eingenommenen Medikamente Einfluss nimmt. Deshalb sind auch Vorhersagen über das Nebenwirkungspotential von Medikamenten, die während der Schwangerschaft eingenommen werden müssen, so schwierig.

Es gilt immer einen Konsens zu finden, der zum einen der Gesundheit der Mutter dient und für die Einnahme von Arzneimitteln spricht. Zum anderen muss die Unversehrtheit des Embryos im Mutterleib in den Vordergrund gestellt sein, was eher gegen die Einnahme von Medikamenten spricht.

Aber es gilt auch zu bedenken, dass nur wenn die Mutter gesund bleibt, auch das Baby gesund ist. Chronisch kranke Mütter, können auf die Dauermedikation (z. B. Insulin, Herz-Kreislauf-Mittel, Schilddrüsenhormone, Medikamente gegen Infektionskrankheiten usw.) nicht verzichten.

Ein besonderes Problem stellen auch die ersten Tage bzw. Wochen der Schwangerschaft dar. Nicht immer weiß die werdende Mutter, dass sie schwanger ist. In dieser Zeit ist die Gefahr der undifferenzierten Einnahme von Medikamenten, aber auch von Alkohol und Nikotin besonders groß.

In der ganz frühen Phase der Schwangerschaft, die bis zum 13. oder 14. Tag nach der Ovulation geht, reagiert der Embryo allerdings nach dem Alles-oder-Nichts-Prinzip. Schädigungen des Embryos führen hier in der Regel zum Absterben.

In der sich anschließenden Entwicklungsphase werden die Anlagen der Organe ausgebildet. Von der 3. bis zur 6. Woche der Schwangerschaft reagiert der Embryo sehr empfindlich auf äußere Einflüsse. In dieser Phase muss mit schweren Missbildungen oder dem Tod des Kindes gerechnet werden (vgl. Neuralrohrstörungen wie z. B. Spina bifida).

Ab dem Ende des 3. Schwangerschaftsmonat sind die Anlagen der Organe erfolgt bzw. die Organe übernehmen schon z. T. ihre Funktionen. Es folgt für den Embryo die Fetalzeit. Ab hier sind letale Missbildungen nicht mehr zu erwarten. Die Körperfunktionen und die Organe müssen sich aber ab jetzt weiter differenzieren und spezialisieren. In dieser Fetalzeit sind Entwicklungs- und Funktionsstörungen, ausgelöst durch Medikamente, möglich.

Am Ende der Schwangerschaft hat der Fetus schon die Eigenschaften eines Neugeborenen. Virale und bakterielle Infektionen können ihm schaden, Nebenwirkungen von Medikamenten können ihn beeinträchtigen. Man muss sich auch vor Augen halten, dass die so genannte Blut-Plazenta-Schranke im Prinzip doch für Arzneimittel durchlässig ist. Deshalb treffen die eingenommenen Wirkstoffe auch den Fetus. Allerdings sind dessen Abbau- und Ausscheidungsorgane wie z. B. Leber und Nieren noch nicht voll funktionsfähig, sodass es leicht zu Kumulation und Nebenwirkungen kommen kann.

Ein besonders Problem stellt die Krebstherapie einer Schwangeren dar. Es ist bekannt, dass sowohl Chemotherapeutika als auch die Strahlentherapie den Fetus schädigen können. Auf der anderen Seite, kann meistens das Überleben der werdenden Mutter nur durch die Krebstherapie gesichert werden. Hier einen Kompromiss zu finden, ist äußerst schwierig.

Im Vordergrund steht, dass sich eine Katastrophe wie die Contergan®-(Thalidomid-)Krise Anfang der 60er Jahre nicht wiederholen darf.

Es ist ein ganz wichtiger Sicherheitsaspekt, dass während der Schwangerschaft nur die unbedingt notwendigen Medikamente eingenommen werden sollen. Dazu gehört natürlich auch der Verzicht auf Alkohol und Nikotin. Müssen Medikamente eingenommen werden, soll man sich auf gut getestete und altbewährte Arzneistoffe beschränken. Viele moderne und innovative Pharmaka sind zwar in der Testphase als nicht fruchtschädigend getestet worden. Doch stellt sich die eigentliche Qualität erst nach jahrelangem Einsatz in der breiten Öffentlichkeit dar.

21.2 Bewertung ausgewählter Arzneistoffe

Analgetika

Aus der Gruppe der zentral wirksamen starken Analgetika scheint Morphin am besten untersucht und am sichersten zu sein.

Acetylsalicylsäure und deren Derivate sind in der Schwangerschaft mit Vorsicht zu genießen. Ein Missbildungspotential scheint nicht vorzuliegen. Allerdings dürfen das Blutungsrisiko und die Hemmung der Prostaglandine nicht außer Acht gelassen werden.

Eine sinnvolle Alternative für die Einnahme peripher wirkender Analgetika ist Paracetamol. Bisher ist kein erhöhtes Missbildungsrisiko festgestellt worden. Zudem ist Paracetamol kein Hemmstoff der Prostaglandinsynthese, sodass dieser Arzneistoff auch im 2. und 3. Trimenon eingenommen werden darf.

Antibiotika

Diese Gruppe an wichtigen Medikamenten muss sorgfältig ausgewählt werden, da hier viele Substanzgruppen das Missbildungsrisiko erhöhen bzw. kontraindiziert sind.

Aminoglykoside. Alle Aminoglykoside (Streptomycin, Kanamycin, Amikain u. a.) sind während der Schwangerschaft kontraindiziert. Sie besitzen ein hohes nephro- und ototoxisches Potential.

Penicilline. Penicilline scheinen kein erhöhtes Risiko für den Fetus darzustellen. Diese Antibiotikagruppe gehört zu der am besten untersuchten.

Cephalosporine. Cephalosporine leiten sich im Prinzip von den Penicillinen ab. Auch von dieser Gruppe sind keine Hinweise auf verstärkte Missbildungen bekannt.

Makrolidantibiotika. Zu den Makrolidantibiotika gehören Erythromycin, Roxithromycin, Clarithromycin, Acithromycin u. a. Es gibt nur wenige Untersuchungen in Hinblick einer Einnahme während der Schwangerschaft. Allerdings zeigte Erythromycin embryotoxische Nebenwirkungen, sodass diese Gruppe insgesamt in Frage gestellt werden sollte.

Gryrasehemmstoffe. Gryrasehemmstoffe oder auch Chinolone genannt gehören zu den potentesten Antibiotika. Levofloxacin, Ciprofloxacin, Moxifloxacin u. a. gehören zu dieser Gruppe. Allerdings sind die Nebenwirkungen auf den Embryo wenig untersucht. Zudem können Knorpel- und Sehnenschäden nicht ausgeschlossen werden, sodass der Einsatz von Chinolonen während der Schwangerschaft sicherlich nicht die erste Wahl ist.

Tetrazykline. Doxycyclin, Tetracyclin oder auch Minocyclin gehören zu dieser Gruppe. Diese Substanzen lagern sich überall dort im Körper ab, wo sehr große Menge an Kalzium benötigt werden. Betroffen sind davon hauptsächlich die Zähne bzw. Zahnanlagen und die sich im Wachstum befindlichen Knochen. An den Zähnen ist die Einlagerung von Tetrazyklinen in Form von Zahnverfärbungen zu sehen. Aus diesen Gründen sollte die Einnahme während der Zeit der Schwangerschaft vermieden werden.

Antidiabetika

Die Antidiabetika stellen für die schwangeren Frauen meist eine lebenswichtige Medikation dar, auf die i. A. nicht verzichtet werden kann.

Eine ideal gesteuerte Insulintherapie scheint für den Embryo weitgehend risikolos zu sein.

Orale Antidiabetika zeigten im Tierversuch bisher keine fruchtschädigende Wirkung. Die Sicherheit der ganz neuen Substanzen (z. B. Glimepirid oder die Rosiglitazon oder Pioglitazon) muss sich aber erst in der Langzeitbeobachtung zeigen. Das Wichtigste ist aber eine möglichst gute Blutzuckereinstellung, die der von Nichtdiabetikern nahe kommt.

Antikoagulanzien

Parenterale Antikoagulanzien wie die Heparine und die oralen Arzneistoffe wie Warfarin (Coumadin®) oder Phenprocoumon (Marcumar®) müssen hier betrachtet werden.

Heparine sind Riesenmoleküle, die nicht die Plazenta-Schranke passieren können, sodass dem Embryo nichts passieren dürfte. Weder die unfraktionierten Heparine (Standardheparin) noch die niedermolekularen Heparine wie Fraxiparin® oder Fragmin® erhöhen das Risiko für den Embryo.

Die oralen Antikoagulanzien, d. h. die Cumarin-Derivate, können dagegen zu schweren Missbildungen führen (vgl. z. B. Nasenmissbildungen oder auch Verkürzungen von Zehen und Fingern). Im späteren Verlauf der Schwangerschaft treten Störungen des zentralen Nervensystems auf. Die Ursache dürfte in der erhöhten Blutungsneigung des Embryos liegen. Deshalb sollte auf den Einsatz dieser Substanzen verzichtet werden.

Antitussiva (Hustenmittel)

Der schleimlösende Stoff Amroxol (z. B. Mucosolvan®) ist nach den bisherigen Untersuchungen nicht embryotoxisch. Für Acetylcystein (ACC® oder Fluimucil®), ein weiterer schleimlösender Arzneistoff, scheinen noch zu wenig Erfahrungen in der Schwangerschaft vorzuliegen.

Als Hustenstiller steht uns Clobutinol (z. B. Silomat®) als unbedenkliches Medikament zur Verfügung. Codein als meist verwendeter Hustenreizstiller sollte nicht in der Schwangerschaft eingenommen werden, da Berichte existieren, die schwere Nebenwirkungen in Form von Gesichts- und Gaumenspalten beschreiben.

Natürliche Hustenmittel wie z. B. Tees aus Fenchel, Anis, Kümmel oder Thymian sind in niedriger Dosierung als sicher anzusehen.

Antiasthmatika

Auch die Therapie des Asthmas stellt ein lebensnotwendige Behandlung dar. Aus der Vielzahl der antiasthmatisch wirksamen Medikamente gilt es die sichersten auszuwählen.

Die bronchospasmolytisch wirksamen β_2-Sympathikomimetika (z. B. Berotec®, Sultanol® und andere) sind prinzipiell sicher, allerdings sollte beachtet werden, dass diese Stoffe wehenhemmend wirken und deshalb rechtzeitig vor der Geburt abgesetzt werden müssen. Des Weiteren aktivieren dieses Stoffe auf die β-Rezeptoren des Herzens, sodass die Herzfrequenz des Feten erhöht sein kann.

Die inhalativen Glukokortikoide (z. B. Flutide® oder Pumicort®) sind bei dieser Form der Applikation ebenfalls als relativ sicher anzusehen.

Theophyllin (z. B. Bronchoretard® oder Euphyllin®) zeigte im Tierversuch schädliche Einflüsse auf den Embryo. Ob diese Versuche auf den Menschen übertragbar sind, ist nicht geklärt. Dennoch sollte Theophyllin aus Gründen der Vorsicht der schwangeren Frau nicht verabreicht werden.

Hypnotika (Schlafmittel)

Schlafmittel waren in den 60er Jahren des letzten Jahrhunderts wegen der Contergan®-Katastrophe während der Schwangerschaft tabu. Heute hat sich die Situation entspannt. Als wichtigste Gruppe der Hypnotika hat sich die Wirkstofffamilie der Benzodiazepine herauskristallisiert. Hierzu gehören Diazepam (Valium®), Flunitrazepam (Rohypnol®), Temazepam (Planum®) und viele mehr. Bisher gibt es keine Anzeichen für schädliche Wirkungen dieser großen Wirkstofffamilie. Allerdings gilt es zu beachten, dass die Gewöhnung und das Suchtpotential sehr groß sind. Dies gilt im Besonderen für die reifen Feten im 3. Trimenon und für die Neugeborenen. Hier ist mit Entzugserscheinungen und Atemproblemen zu rechnen, sodass im letzten Drittel der Schwangerschaft diese Medikamente nicht mehr genommen werden sollen. Die Gabe der Benzodiazpinderivate Zolpidem (Bikalm® oder Stilnox®) und Zopiclon (Ximovan®), die einen etwas anderen Wirkmechanismus besitzen und im Prinzip weniger Nebenwirkungen und

Abhängigkeitspotential haben sollen, scheint auch in der Schwangerschaft möglich zu sein. Allerdings gibt es noch wenige Untersuchungen zum Einsatz in der Schwangerschaft. Eine endgültige Bewertung beider Substanzen ist daher bis jetzt noch nicht möglich.

Laxanzien (Abführmittel)

Verstopfung ist ein generelles Problem für die werdenden Mütter. Anthrachinon-haltige Präparate wie z. B. Sennes-Extrakte, Faulbaumderivate oder auch Aloe-haltige Zubereitungen sind kontraindiziert. Von den chemischen Verbindungen scheint Bisacodyl (z. B. Dulcolax® Dragees) oder Natriumpicosulfat (z. B. Dulcolax® Tropfen) am sichersten zu sein. Alternativen sind aber Milchzucker oder Lactulose-Säfte (z. B. Bifiteral®).

Psychopharmaka

Eine Schwangerschaft stellt für die werdende Mutter auch große Anforderungen an die psychische Stabilität. Hin und wieder müssen auch Psychopharmaka verabreicht werden, um dieses Ziel zu erreichen. Außerdem müssen Patientinnen, die vor der Schwangerschaft schon behandelt wurden, weiterhin entsprechend eingestellt sein.

Allerdings gibt es kaum Untersuchungen über die Einfluss von Psychopharmaka auf den Fetus bzw. auf seine späteren intellektuellen Fähigkeiten.

Tranquilanzien

Die größte Gruppe an Wirkstoffen der Familie der Tranquilanzien gehört zu den Benzodiazepinen. Hier gilt das unter dem Aspekt der Hypnotika gesagte im Prinzip genauso weiter.

Antidepressiva

Die Gruppe der Antidepressiva (vgl. Saroten®, Psyquil®, Aurorix® u. a.) stellt keine homogene Wirkstoffgruppe dar. Sowohl der Molekülaufbau der einzelnen Substanzen als auch deren Wirkqualität sind z. T. sehr verschieden.

Echte Berichte über Schädigungen des Feten liegen nicht vor. Auch hier gilt aber der Grundsatz: Nur so viel wie unbedingt nötig verabreichen. Ein besonders Problem stellt die Gewöhnung des Feten am Ende der Schwangerschaft an diese Substanzen dar. Um Entzugserscheinungen und Abhängigkeit beim Neugeborenen zu vermeiden, sollten die Antidepressiva im 3. Trimenon nicht mehr gegeben werden.

Neuroleptika

Neuroleptika helfen dem Patienten, seinen eigenen Zustand besser zu beurteilen und seine Ängstlichkeit abzubauen. Im Tierversuch haben sich einige der Substanzen bei hohen Dosen als teratogen gezeigt. Ob diese Erkenntnisse auf den Menschen übertragbar sind, ist nicht geklärt.

Missbildungen wie offene Gaumenspalten sind nicht eindeutig auf Neuroleptika zurückzuführen. Auch gibt es zu den einzelnen Pharmaka unterschiedliche Bewertungen hinsichtlich der Gefährlichkeit für den Fetus. Die Auswahl dieser Gruppe sollte dem Spezialisten vorbehalten sein. Die Substanz, die mit zu den bestuntersuchten gehört, ist Haloperidol (z. B. Haldol®).

Venenmittel

Eine Schwangerschaft stellt immer auch für die Durchblutung der Venen der unteren Extremitäten eine große Belastung dar. Bedingt durch die hormonelle Umstellung kommt es leicht zu Ödemen und Durchblutungsstörungen bis hin zur Ausbildung von Varizen (Krampfadern). Eine der sichersten Methoden, Krampfadern und Ödeme zu vermeiden, ist die physikalische Therapie mit Hilfe von exakt angemessenen Kompressionsstrümpfen bzw. -strumpfhosen speziell für Schwangere. Kaltwarme Wassergüsse sind ebenfalls empfehlenswert und völlig harmlos. Aber auch Extrakte aus der Rosskastanie (Aescin-Derivate) oder Buchweizenprodukte (Rutinoide) können verwendet werden. Allerdings sollten diese Mittel nicht innerlich eingenommen werden, sondern in Form von Salben oder Cremes lokal aufgetragen werden.

Einige Präparate sind noch mit oralen Antikoagulanzien wie z. B. den Cumarinen kombiniert. Diese sind während der Schwangerschaft aber kontraindiziert (vgl. Abschnitt über Antikoagulanzien).

Vitamine

Der Wunsch nach optimaler Versorgung mit Vitaminen ist v. a. während der Schwangerschaft verständlich und sinnvoll.

Es muss aber darauf geachtet werden, welche Vitamine man zusätzlich zur täglichen Nahrung einnimmt. Prinzipiell ist zwar durch eine ausgewogene Ernährung die Versorgung mit Vitaminen sowohl für die Mütter als auch für den Fetus sichergestellt, aber viele werdende Mütter wollen trotzdem Vitamine in Form von Tabletten oder Dragees einnehmen.

- Wasserlöslichen Vitamine (vgl. Vitamin C, Vitamin B_1, B_2, B_6, B_{12}, Folsäure, Biotin u. a.) sind hinsichtlich der Dosierung kein Problem. Bei intakter Nierenfunktion wird die zu viel eingenommene Menge wieder renal ausgeschieden.

- Anspruchsvoller sind die **fettlöslichen Vitamine** (Vitamin A, D, E und K). Sie können nicht so leicht ausgeschieden werden, sodass sehr schnell Überdosierungen die Folge sind.
- Zuviel an **Vitamin D** stört den Kalziumstoffwechsel, sodass eine Hyperkalzämie die Folge sein wird. Das Krankheitsbild kann dem einer Parathormonvergiftung entsprechen.
- **Vitamin A** hat sich in vielen Untersuchungen als teratogen erwiesen. Nicht nur Vitamin A-haltige Präparate sind gefährlich, sondern auch schon der Verzehr von Vitamin A-reichen Lebensmitteln wie z. B. Leber und Lebertran. Schwangere sollten deshalb besser auf solche Speisen verzichten. Bei der Mutter sind Appetitverlust, Haarausfall, Knochenschmerzen und Hautprobleme einige der Anzeichen für eine Überdosierung.
- **Vitamin E** ist eigentlich ein Radikalfänger, d. h. eine Substanz, die Entzündungen positiv beeinflusst. Hinsichtlich einer Überdosierung und deren Einfluss auf die Entwicklung des Feten gibt es kaum Informationen. Dennoch sollte man die Menge an Vitamin E, die die werdende Mutter täglich einnimmt, kontrollieren.
- **Vitamin K** ist für die Regulation der Blutgerinnung nötig. Ein zu niedriger Vitamin K-Spiegel kann leicht Blutungen auslösen. Auch Neugeborenen gibt man deshalb nach der Geburt prophylaktisch Vitamin K-Tropfen (vgl. Konakion®). Der Einfluss einer zu großzügigen Einnahme während der Schwangerschaft ist nicht geklärt. Jedoch sollte man sich auch hier mit der zusätzlichen Einnahme vorsichtig verhalten.

Zytostatika

Leider müssen wir davon ausgehen, dass alle Krebsmittel für den Fetus schädlich sind, und zwar unabhängig von der Dosis. Dies stellt die Mediziner vor ein großes Problem. Ohne Krebstherapie sind die Überlebenschancen der Mutter in der Regel sehr schlecht. Mit Therapie ist zwar die Wahrscheinlichkeit der Lebensverlängerung der Mutter größer, dafür wird aber das Kind in ihr in Mitleidenschaft gezogen.

Im 1. Trimenon wird man vielleicht zu einem Schwangerschaftsabbruch raten. Anders sieht es allerdings in der Spätphase der Schwangerschaft aus.

Erschwerend kommt die Tatsache hinzu, dass es kaum hinreichend große Fallzahlen für exakte Aussagen gibt.

Es würde hier nicht sinnvoll erscheinen, die einzelnen Zytostatika hinsichtlich ihres Risikopotentials zu bewerten. Dennoch müssen wir darauf achten, dass in den meisten Fällen bis 6 Monate nach Ende einer Chemotherapie keine Schwangerschaft eintreten darf. Hierauf ist streng zu achten, da die schädliche Wirkung vieler Zytostatika wesentlich länger anhalten kann, als die eigentlichen Halbwertszeiten suggerieren.

Fragen und Aufgaben zu Kap. 21

1. Welche Schmerzmittel scheinen in der Schwangerschaft relativ sicher zu sein?
2. Warum ist Codein als Hustenstiller in der Schwangerschaft nicht geeignet?
3. Welche Vitamine können in der Schwangerschaft für den Fötus schädlich sein?
4. Worin liegt das Problem der Gabe von Zytostatika in der Schwangerschaft?

22

Arzneimittel und Kinder

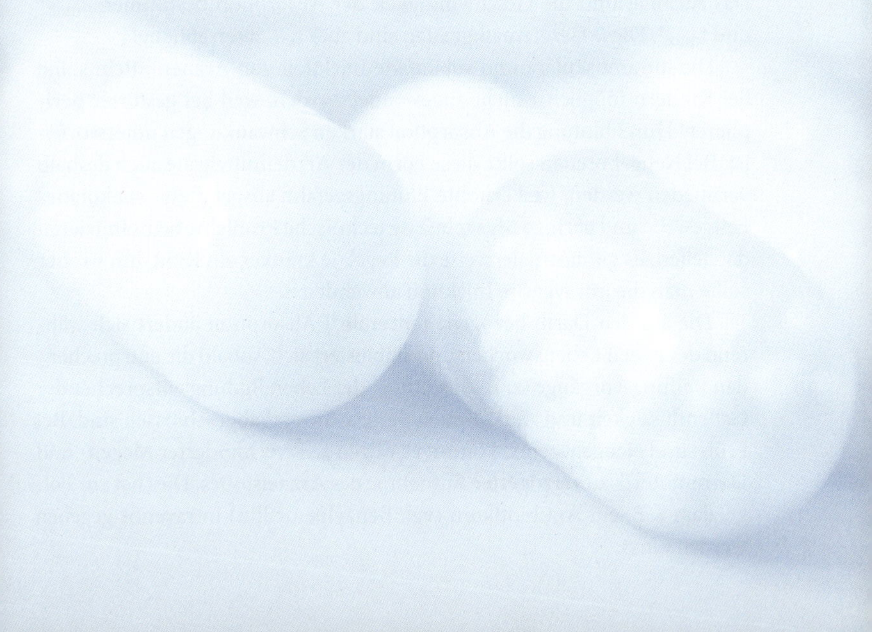

22.1 Besonderheiten bei Kindern

Meist denkt man im Zusammenhang mit Arzneimitteln und Kindern sofort daran, dass Kinder alles in den Mund stecken und schlucken, dass es zu Vergiftungen mit Arzneimitteln kommt, dass Kinder nur gut schmeckende Arzneisäfte einnehmen wollen und sie u. a. Angst vor Spritzen haben.

In diesem Kapitel soll es aber um die Wirkungsweise der Arzneimittel (Pharmakodynamik) im kindlichen Organismus und um den Einfluss des Organismus auf die Arzneimittel (Pharmakokinetik) gehen.

Die Indikation* für die Verabreichung eines Arzneimittels ist für Erwachsene und Kinder immer gleich (z. B. bekommen beide bei Schmerzen und Fieber den Arzneistoff Paracetamol). Aber die notwendige Dosis und das einzuhaltende Dosierungsintervall differieren. Um richtig therapieren zu können, muss man sich die Pharmakokinetik (LADME, ▶ Abschn. 1.4) vor Augen halten. Komplikationen treten auf, wenn die Funktion oder die Leistungsfähigkeit einzelner Organe (z. B. Niere) oder des gesamten Organismus nicht vollständig entwickelt ist.

Aufnahme (Absorption)

Das Ausmaß und die Geschwindigkeit der Absorption bestimmen c_{max}* und t_{max}*. Diese Gesetzmäßigkeiten sind aber z. T. altersabhängig.

Die intramuskuläre und subkutane Injektion von Arzneimitteln sollte bei Kindern möglichst nicht angewendet werden, weil bei gestörter peripherer* Durchblutung die Absorption starken Schwankungen unterworfen ist. Bei Neugeborenen sollte diese Form der Arzneimittelgabe auch deshalb vermieden werden, weil erhöhte Blutungsgefahr, ausgeprägtes subkutanes Fettgewebe und geringe Muskelmasse technische Probleme beim Injizieren darstellen. Es gilt normalerweise die Regel: Je kränker ein Kind, um so eher sollte man die intravenöse Injektion anwenden.

Die auf den Darm bezogene **(enterale*)** Absorption ändert sich während der ersten Lebenswochen und stabilisiert sich, sobald die entsprechenden Reifungsvorgänge (z. B. Ausreifung der Leber, Bildung entsprechender Gallenflüssigkeit und Aufkommen der Darmflora) abgeschlossen sind. Bei Früh- und Neugeborenen kommt es wegen z. T. verminderter Magen- und Darmmotorik zu verzögerter Aufnahme des Arzneistoffes. Dies hat zur Folge, dass z. B. ein Antibiotikum (vgl. Benzylpenicillin) intravenös gegeben werden muss.

Die im Mastdarm erfolgende **(rektale*)** Anwendung eignet sich recht gut für Kinder, doch unterliegt die Bioverfügbarkeit wegen schwankender Resorption gewissen Differenzen. Deshalb können nur Arzneistoffe mit großer therapeutischer Breite angewendet werden, wie z. B. Hypnotika, Antikonvulsiva, Antipyretika und Analgetika (Präparatebeispiele: Chloralhydrat-Rectiole®, Diazepam Desitin® rectal Tube, Ben-u-ron® Zäpfchen).

Bei **dermaler** Applikation ist mit einer erhöhten Absorption infolge der dünnen Haut und infolge der im Verhältnis zum Körperinneren sehr großen Oberfläche zu rechnen.

Verteilung (Distribution)

Der Arzneistoff verteilt sich abhängig von den physikalisch-chemischen Eigenschaften im Gewebe und in der Körperflüssigkeit. Manche Stoffe reichern sich im Fettgewebe an, andere besetzen spezielle Rezeptoren. Für die Verteilung ist auch die Bindung an Plasmaproteine wichtig, denn nur der freie, nichtgebundene Arzneistoff kann seine Wirkung am Wirkort entfalten. Der verabreichte Arzneistoff gelangt, wenn er an Plasmaproteine gebunden wird, meist gar nicht bis an den Wirkort, da er das Plasma nicht verlassen kann.

Bei Neugeborenen ist die Affinität der Plasmaproteine zu Arzneimitteln i. allg. gering, sodass ein höherer ungebundener Anteil vorliegt, was leicht zu Nebenwirkungen führen kann. Arzneimittel, die sich hauptsächlich im Plasma verteilen, werden nach der Körperoberflächenregel dosiert. Hierzu gehören Sulfonamide (z. B. Bactrim®), Salizylate (z. B. Aspirin®), herzwirksame Glykoside (z. B. Lanitop®), Antihistaminika (z. B. Fenistil®), Cortison (z. B. Predni H Tablinen®). Um die Dosis für Kinder unterschiedlichen Alters zu ermitteln, gibt es spezielle Umrechnungstabellen. Als grobe Faustregel gilt, dass z. B. Kinder ab 2 Monaten ein Sechstel, ab 6 Monaten ein Fünftel, Kinder ab 3 Jahren ein Drittel, ab 8 Jahren die Hälfte und Kinder ab 12 Jahren zwei Drittel der Erwachsenendosis erhalten.

Ausscheidung (Elimination)

Wichtige Organe der Stoffausscheidung sind die Niere und die Leber. Beide sind zum Zeitpunkt der Geburt noch nicht voll funktionsfähig, besonders bei Frühgeburten. Daher kann es selbst nach niedrig dosierter Gabe von Arzneimitteln zu einer Kumulation (d. h. zu einer zunehmenden, u. U. vergiftenden Wirkung eines Arzneimittels bei fortgesetzter Verabreichung) und somit zu vermehrten Nebenwirkungen kommen; Beispiel: Chloramphenicol (z. B. Leukomycin®) muss für die Ausscheidung glukuronidiert werden. Fehlen die Enzyme dazu, kommt es u. a. zum Grey-Syndrom aufgrund toxischer Plasmaspiegel durch Kumulation. Die Dauer der Arzneimittelwirkung errechnet sich aus der Plasmahalbwertszeit, welche bei Neugeborenen aufgrund der verlangsamten Elimination verlängert ist. Ursache der verzögerten Ausscheidung ist die eingeschränkte Enzymleistung der Leber (vgl. Glukuronyltransferaseaktivität und Chloramphenicolausscheidung) und verminderte Filtrationsleistung der Niere. Erst nach 4–6 Monaten sind die renalen* und hepatischen* Eliminationsmechanismen voll ausgereift. Deshalb muss bei der Therapie in den ersten Lebenswochen entweder die Dosis gesenkt oder das Dosierungsintervall verlängert werden.

Fragen und Aufgaben zu Kap. 22

?

1. Warum sind die ersten Lebenswochen bzgl. Arzneimitteldosierung besonders kritisch?
2. Was ist zur i. m. – und s. c.-Applikation bei Kindern zu sagen?
3. Bei welchen Arzneistoffgruppen muss wegen der Plasmaeiweißbindung bei Neugeborenen ganz besonders auf die Dosierung geachtet werden?
4. Ab welchem Alter sind die Organe ausgereift, die zur Ausscheidung von Arzneistoffen bedeutsam sind?
   Welche Gefahr besteht vor dieser Zeit?
5. Welche Applikationsform ist für Kinder sehr beliebt?
   Was sind ihre Schwächen?

Arzneimittel und alte Menschen

23.1 Allgemeines

Die Feststellung, dass ein Mensch alt geworden ist, kann nicht unbedingt vom Lebensalter abgelesen werden. »Altsein« ist keine Frage der Kalenderjahre, die ein Mensch zählt. »Altsein« muss immer individuell festgestellt werden. Es gibt aber keine eindeutigen Kriterien, nach denen man das Alter eines Menschen beurteilen könnte.

Man könnte z. B. die geistigen Fähigkeiten von jungen und alten Menschen als Maßstab verwenden. Dies ist jedoch nicht angebracht, da mancher 70-jährige Mensch oft mehr geistige Arbeit verrichtet als ein 30jähriger. Auch beim Autofahren gibt es ältere Mitbürger, die sehr viel besser fahren können als Jüngere.

Ein anderer Maßstab könnte die medizinische Gesundheit und die körperliche Leistungsfähigkeit sein. Jedoch ist daran zu denken, dass z. B. Kettenraucher wesentlich früher Gesundheitsprobleme bekommen können als gut durchtrainierte alte Menschen. Die Leber von Alkoholikern sieht schon in jungen Jahren sehr viel mitgenommener aus als bei gesundheitsbewusst lebenden älteren Menschen. Man kann also den geistigen und gesundheitlichen Zustand eines älteren Menschen nicht einfach von der Zahl seiner Geburtstage ablesen.

Dennoch gilt es bei der Medikamententherapie von Senioren besonders aufzupassen: Zum einen neigen sie z. T. zu Vergesslichkeit, was dazu führt, dass die Medikamente entweder nicht oder viel zu oft eingenommen werden; zum anderen leiden viele ältere Menschen an mehreren behandlungsbedürftigen Krankheiten gleichzeitig, sodass sie oft viele unterschiedliche Medikamente einnehmen müssen. Dies kann eine verstärkte Belastung des Organismus zur Folge haben. Dadurch treten natürlich vermehrt Neben- und Wechselwirkungen auf. Es ist wichtig, dass das Pflegepersonal diese Menschen gut beobachtet, um bei Bedarf den Arzt über unerwünschte Reaktionen informieren zu können.

23.2 Besonderheiten bei alten Menschen

Ebenso wie ein Säugling oder ein Kleinkind nicht einfach als »kleiner Erwachsener« zu behandeln ist, gilt es auch bei Senioren spezifische Gesichtspunkte bei der Arzneimitteltherapie zu beachten.

Aufnahme (Absorption)

Die Resorption aus dem Magen-Darm-Kanal ist zwar prinzipiell im Alter nicht verändert, dennoch muss beachtet werden, dass die Magen-Darm-Motilität (die Entleerungsgeschwindigkeit des Magens) im Alter nachlässt. Dies führt dazu, dass die Arzneistoffe langsamer aufgenommen werden. Folge ist ein verzögerter Wirkeintritt. Um eine übermäßige Einnahme von Medikamenten zu vermeiden (v. a. von Schmerzmitteln), muss den älteren Menschen mitgeteilt werden, dass die Medikamente etwas länger brauchen, bis sie ihre Wirkung zeigen können.

Des Weiteren ist im Alter ein Umbau von Körpereiweiß zugunsten des Fettgewebes zu beobachten. Daneben kommt es zu einer Abnahme von Körperwasser. Dies alles trägt dazu bei, dass die Arzneistoffe bei älteren Menschen etwas anders arbeiten können.

Ausscheidung (Elimination)

Wichtiger als die modifizierte Resorption von Medikamenten ist die verzögerte Ausscheidung. Der Grund liegt darin, dass sehr viele Arzneimittel über die Niere eliminiert werden, aber die Nierenfunktion im Alter spürbar nachlässt. Daher können die Arzneistoffe den Körper nicht mehr so schnell verlassen und häufen sich an. Wird nun die Dosis nicht reduziert, so kommt es zu einer starken Anhäufung (Akkumulation) der Medikamente. Dies kann einer Überdosierung gleich kommen, sodass verstärkt Nebenwirkungen auftreten. Deshalb ist es notwendig, bei eingeschränkter Nierenfunktion die Arzneimittel, die über die Niere den Körper verlassen müssen, entsprechend niedriger zu dosieren.

Die Leberfunktion ist dagegen i. allg. nicht so stark vermindert, sodass bei Arzneistoffen, die über Leber-Galle-Darm ausgeschieden werden, die Dosis meist nicht reduziert werden muss.

23.3 Wirkungsveränderung einiger ausgesuchter Arzneimittelgruppen

Schlaf- und Beruhigungsmittel

Ein besonderes Problem für alte Menschen ist Schlaflosigkeit und z. T. auch verstärkte Ängstlichkeit. Gerade deshalb finden wir auf den Medikationslisten für Senioren eine Vielzahl solcher Medikamente. Es stellt sich zum einen die Frage über den Sinn solcher Medikationen und zum anderen müssen wir uns über eine z. T. andere Wirkqualität dieser Stoffe bei alten Menschen informieren.

Patienten mit einem Alter jenseits der 80 Jahre kommen mit einer viel geringeren Dosis an Schlafmittel aus (ca. 50% der Standard-Dosis). Benzodiazepine, die am meisten verordnete Stoffgruppe (vgl. Uskan®, Tafil® oder Tavor®) werden meist langsamer resorbiert als bei jüngeren Patienten. Die Folge davon ist, dass natürlich auch der Wirkeintritt verspätet kommt. Die Gefahr, dass jetzt wegen anscheinend fehlender Wirkung nachdosiert wird, ist sehr groß. Nur man muss wissen, dass eigentlich bereits die Hälfte der normalen Dosis aufgrund der Altersstruktur schon wirken würde. Die daraus resultierende Überdosierung führt vermehrt zu Dauerschläfrigkeit, Verwirrung und v. a. zu motorischen Störungen, bis hin zu den gefährlichen Stürzen mit oftmals sehr schweren Knochenbrüchen.

Neuroleptika

Neuroleptika wirken angstlösend, antipsychotisch und z. T. auch sedierend. Der Wirkmechanismus besteht in der Hemmung von »Stresshormonrezeptoren« im zentralen Nervensystem. Und gerade hier liegt auch die Problematik der Nebenwirkungen. Aufgrund der Blockade z. B. von Dopaminrezeptoren im ZNS, werden oftmals Parkinson-ähnliche Symptome ausgelöst. Und es scheint, dass gerade ältere Patienten besonders empfindlich auf dieses Nebenwirkungspotential reagieren. Es werden an Mediziner, aber auch an das Pflegepersonal, große Anforderungen gestellt, die Neuroleptika-Nebenwirkungen von einer echten parkinsonschen Krankheit zu unterscheiden. Krankheitssymptome sind Sedierung, Schluckbeschwerden, Bewegungsstörungen, ständiges Zeigen der Zunge, Obstipation, Inkontinenz oder auch Verwirrtheitszustände. In diesen Fällen ist mit Sicherheit auch die Medikation der Neuroleptika zu überprüfen.

Antidepressiva

Depressive Verstimmungen treten bei Menschen meist im letzten Lebensdrittel verstärkt auf. Es ist aber zu prüfen, ob die Depressionen endogen, d. h. »echte Depressionen« sind, oder durch verschiedene Pharmaka erst ausgelöst worden sind. Zu solchen Medikamenten, die potentiell Depressionen auslösen oder zumindest verstärken können, zählen Reserpin (Briserin®), b-Blocker oder auch Neuroleptika und bestimmte Antibiotika (z. B. Gyrasehemmer [vgl. Ciprobay®]). Erst wenn es sich tatsächlich um eine endogene Depression handelt, sollte man mit der antidepressiven Therapie beginnen. Antidepressiva erhöhen die Wirkung der »Stresshormone« im zentralen Nervensystem, wodurch der Patient wieder eine bessere Stimmungslage und mehr Antrieb bekommt. Die damit aber ausgelösten Nebenwirkungen müssen beobachtet und ggf. die Dosis oder das Medikament gewechselt werden. Als Nebenwirkungen kommen Erregtheit, Tachykardie, Hypertonie, aber auch Sedierung und Apathie in Betracht.

Welcher der einzelnen Neuroleptikagruppen, die Serotonin-Wiederaufnahme-Hemmstoffe (z. B. Seroxat®), die trizyklische Antidepressiva (z. B. Saroten®) oder die reversiblen MAO-Hemmstoffe (z. B. Aurorix®), für den Patienten am besten geeignet sind, muss im Einzelfall geklärt werden.

23.4 Spezielle Medikamente für alte Menschen (Geriatrika)

Das theoretisch maximale biologische Alter eines Menschen beträgt 120 Jahre. Dass die meisten sehr viel früher sterben, liegt an den körperlichen und psychischen Belastungen, denen wir täglich ausgesetzt sind.

! Geriatrika sind Medikamente, die den Alterungsprozess verlangsamen bzw. stoppen sollen. Zum Alterungsprozess gehören die abnehmende Gedächtnisleistung, die sinkende körperliche Leistungsfähigkeit, die geringere sexuelle Aktivität und das Altern der Haut.

Der sog. Jungbrunnen, der aus einem 80-jährigen Senior wieder einen 20-jährigen Superathleten macht, existiert entgegen allen Werbeaussagen nicht. Auch Medikamente können den natürlichen Alterungsprozess nicht beeinflussen. Jedoch können manche Stoffe durchaus sinnvoll sein, um bestimmten Alterserscheinungen vorzubeugen, den Alterungsprozess zu verzögern oder Altersbeschwerden zu erleichtern.

Geriatrika sind also Arzneimittel zur Behandlung von Altersbeschwerden und Alterskrankheiten.

Es gibt 2 große Gruppen von Geriatrika:

- **Gerotherapeutika:** Medikamente, die den bereits eingetretenen Leistungsabfall stoppen oder wenigstens verzögern wollen;
- **Geroprophylaktika:** Medikamente, die den Verfall der Leistungsfähigkeit älterer Menschen gar nicht erst zulassen wollen. Das sind Stoffe, die Altersbeschwerden – schon bevor sie sich bemerkbar machen – zu verhindern versuchen.

Im Folgenden werden einige Geriatrika mit ihren Wirkungen vorgestellt.

Procain

Procain ist eigentlich ein Lokalanästhetikum (z. B. im Präparat Novocain®). In niedriger Dosierung eingesetzt, kann es aber die Gedächtnisleistung, die Konzentrationskraft und die Beweglichkeit der Gelenke verbessern. Der mögliche pharmakologische Grund hierfür mag in der antiallergischen und blutgefäßerweiternden Wirkung liegen, sodass u. a. auch die Gehirnzellen besser durchblutet werden können. Daneben stabilisiert Procain die Zellmembranen, was verbesserte Zellfunktionen zur Folge haben kann.

Handelspräparate mit Procain sind z. B. K. H. 3® oder Vita-Gerin-Geistlich®.

Ginseng

Der echte ostasiatische Ginseng (Panax ginseng; eine Wurzeldroge) wurde früher viel wertvoller als Gold angesehen. Die höchste Ehre, die man damals jemandem zuteil werden lassen konnte, war das Schenken von Ginseng. Heute dienen Ginsengwurzelextrakte zur Steigerung der Konzentration und als Adaptogen, d. h. als Mittel, das helfen soll, Stresssituationen besser zu meistern. Früher hatten die Wurzeln v. a. als Aphrodisiakum (Stoff, der die sexuelle Leistungsfähigkeit steigern kann) große Bedeutung.

Ein Handelspräparat ist z. B. Tai-Ginseng®.

Knoblauch

Die Knoblauchzehen (Knoblauchpflanze: Allium sativum) werden als kulinarisches Küchengewürz und als uralte Heilpflanze verwendet. Schon die Chinesen wussten von der Heil bringenden Wirkung der Knoblauchzehe zu berichten. Knoblauch wirkt gegen Bakterien, sodass er für Mundspülungen und bei Magen-Darm-Störungen Verwendung fand.

In unserer Zeit wird der Knoblauch v. a. zur Blutdrucksenkung, Verbesserung der Durchblutung und Vorbeugung der Arteriosklerose eingesetzt.

Der große Nachteil dieser Pflanze ist der Geruch. Die Inhaltsstoffe werden nicht nur über die Lunge ausgeatmet, sondern auch durch die Haut transpiriert.

Fertigarzneimittel, die werben, dass sie zu keiner Geruchsbildung nach Einnahme führen, sind z. B. Kwai® und Ilja Rogoff® Dragees.

Gingko

Der uralte japanische Doppelfächerblattbaum »Gingko biloba« wird ebenfalls in der Volks- und z. T. auch in der Schulmedizin als Mittel zur Verbesserung der Durchblutung im Gehirnbereich eingesetzt. Dabei fließt durch die kleinen Blutgefäße wieder mehr Blut, sodass das Gehirn besser mit Sauerstoff und Nährstoffen versorgt wird. Dies hat eine verbesserte Gedächtnisleistung zur Folge. Daneben ist es möglich, Erkrankungen, die auf Durchblutungsstörungen beruhen, z. B. Gehirnschlag (Insult), zu verhindern.

Fertigmedikamente sind z. B. Tebonin® oder Kaveri® Tropfen.

Weißdorn

Weißdorn (Crataegusarten) hat seine Bedeutung v. a. in der Behandlung des altersschwachen Herzens. Die Inhaltsstoffe der Blüten und Blätter des Weißdorns führen zu einer sanften Steigerung der Kontraktionskraft des Herzens. Aufgrund dieser Wirkung wird der Weißdorn auch als Kardiotonikum bezeichnet.

Fertigmedikamente mit Weißdorn sind z. B. Crateagutt®, Esbericard® oder Korodin®.

Vitamine, Mineralstoffe und Spurenelemente

Unser Organismus benötigt eine ausgewogene Mischung von Vitaminen (u. a. Vitamin C, B-Vitamine, Vitamin E), Mineralstoffen (z. B. Kalzium, Magnesium, Kalium) und Spurenelementen (u. a. Mangan, Eisen, Zink, Kupfer). Normalerweise bekommen auch Senioren, die sich ausgewogen ernähren, genügend dieser Stoffe, sodass die Einnahme in Form von Tabletten eigentlich nicht nötig ist. Liegt aber eine mangelnde oder zu einseitige Ernährung vor, z. B. weil viele ältere Menschen sich v. a. von Konserven ernähren und zu wenig Obst und Gemüse essen, so kann es auch medizinisch angezeigt sein, dem Körper diese lebenswichtigen Elemente in Form von Tabletten oder als Brausegranulat zuzuführen.

Fertigpräparate sind u. a. Multibionta® Brausetabletten, Cobidec® Kapseln, Eunova® Dragees und viele mehr.

Hormone

Bei Frauen tritt ab der Menopause (letzte Regel, ca. ab dem 45. Lebensjahr) eine schlagartige Verminderung der Sexualhormone ein. Diese Zeit wird oft auch als »die Wechseljahre« (Klimakterium) bezeichnet. Hitzewallungen, Depressionen und Angstgefühle können dieses Stadium kennzeichnen, das durch verminderte Produktion von Sexualhormonen bedingt ist. Die Östrogene, die mit den Gestagenen die weiblichen Sexualhormone darstellen, sind auch für die Aufnahme von Kalzium und dessen Einbau in die Knochen verantwortlich. Der früher bei alten und schlanken Frauen oft aufgetretene »Witwenbuckel« ist durch den Mangel an Kalzium ab den Wechseljahren bedingt. Durch sehr verminderte Östrogenspiegel wird weniger Kalzium in die Knochen eingebaut, sodass es zu Knochenschwund (Osteoporose) kommt. Für alle erwähnten Beschwerden ist es medizinisch angezeigt, Hormone in Form von Pflastern oder Tabletten zu geben (z. B. Estraderm TTS® Pflaster oder Synapause® Tabletten).

Im Gegensatz zu Frauen gibt es bei Männern keinen definierten Zeitpunkt, ab dem die männlichen Sexualhormone nur noch sehr vermindert gebildet werden. Im Laufe des Älterwerdens nimmt die Konzentration der Sexualhormone (Androgene, z. B. Testosteron) langsam ab. Die Sexualhormone sind aber für die Libido (Verlangen nach körperlicher Liebe) und die Funktion der Sexualorgane unerlässlich. Aus medizinischer Sicht gibt es bei Männern kaum Gründe für den Einsatz von Sexualhormonen im Alter. Dennoch sind viele sog. Aphrodisiaka (allerdings meist hormonfrei) auf dem Markt erhältlich.

Aphrodisiaka (Mittel, die die sexuelle Leistungsfähigkeit steigern können)

Ein Problem für viele ältere Menschen, v. a. Männer, stellt die im Alter nachlassende sexuelle Leistungsfähigkeit dar. Dabei ist zu unterscheiden, ob dies allein durch das hohe Lebensalter oder durch Begleiterkrankungen bzw. deren medikamentöse Behandlung bedingt ist. So kommt es z. B. bei Diabetes mellitus zu einer verminderten Durchblutung der Beckenorgane. Patienten, die b-Rezeptorenblocker einnehmen müssen, verspüren als Nebenwirkung dieser Arzneimittel oftmals ein Nachlassen der sexuellen Leistungsfähigkeit. Im Gegensatz zu Diabetes mellitus ist es bei Herz-Kreislauf-Erkrankungen möglich, durch einen Wechsel der Medikamente diese Beschwerden zu vermeiden.

Testes. Diese Mittel enthalten getrocknete und pulverisierte Hodenextrakte (Testes). Die Hoden sind beim Mann die Bildungsstätte der Sexualhormone, die die sexuelle Aktivität steuern. Durch Gabe von Hodenextrakten soll die Aktivität wieder erhöht werden.

Ein Handelspräparat ist z. B. Okasa® (Tabletten).

Milzextrakte. Die Milz ist im menschlichen Körper ein Schlüsselorgan. Sie ist am Immunsystem wesentlich beteiligt und produziert eine Vielzahl wichtiger Eiweißstoffe (Enzyme und Peptide). Diese Eiweißstoffe der Milz sollen auch die Produktion der männlichen Sexualhormone anregen, sodass sie als Aphrodisiaka Verwendung finden.

Ein Fertigarzneimittel ist z. B. Testaktiv® (Tabletten).

Strychnin. Die Inhaltstoffe der Brechnuss (Strychnos nux-vomica) steigern die Reflexerregbarkeit und die Spannung der glatten Muskulatur. Allerdings kommt es bei Überdosierung zu starken Krämpfen bis hin zum Tod durch Atemlähmung.

Yohimbin. Die Stoffe aus der Yohimberinde [Cortex yohimbe (Potenzholz), von der Pflanze Pausinystalia yohimbe] können eine Gefäßerweiterung, d. h. eine bessere Durchblutung der Beckenorgane, bewirken. Daneben steigt die Reflexerregbarkeit.

Ein Fertigmedikament mit Yohimbeextrakten ist z. B. Testasa® (Dragees).

Spanische Fliege. Die Spanische Fliege (Cantharis vesicatoria) enthält das hautreizende Cantharidin. Haut, Schleimhäute und bei oraler Gabe auch der ganze Urogenitaltrakt werden bei Kontakt mit Cantharidin vermehrt durchblutet und gereizt. Bei unbedachter Gabe des Reinstoffes sind schon Todesfälle (innere Blutungen) vorgekommen. Extrakte der Spanischen Fliege sind als Aphrodisiaka in Form von Tropfen und Salben im Handel.

Fragen und Aufgaben zu Kap. 23

1. Warum ist die enterale Arzneistoffaufnahme im Alter verändert?
2. Was können Sie zur Ausscheidung von Arzneimitteln im Alter sagen?
3. Was sind Geriatrika?
   Nennen Sie einige Stoffe mit je 1 Präparatebeispiel!
4. Welche Wirkungen haben: Knoblauch, Ginkgo, Weißdorn?
5. Wozu werden östrogenhaltige Pflaster eingesetzt?
6. Was sind Aphrodisiaka?

Maßnahmen und Arzneistoffe zur Behandlung von Vergiftungen

24.1 Allgemeines

Strenge Chemikaliengesetze und striktere Vorgaben des Umweltschutzes v. a. in der Landwirtschaft haben die Zahl der Vergiftungen in den letzten Jahren reduziert. Allerdings sind nach wie vor giftige und bedenkliche Stoffe/Chemikalien und Pflanzen vorhanden, so dass das Aufgabengebiet der Toxikologie sehr weit gefächert ist.

Die Toxikologie beschäftigt sich mit der Vermeidung, Erkennung und Therapie von Vergiftungen (Intoxikationen). Gebiete der Toxikologie sind u. a.

- Lebensmitteltoxikologie
- Pestizidtoxikologie
- Strahlentoxikologie
- Umwelttoxikologie.

Lebensmitteltoxikologie

Die Lebensmitteltoxikologie befasst sich u. a. mit Schadstoffen im Trinkwasser (z. B. Verunreinigung mit Nitraten oder Pflanzenschutzmitteln), mit Zusatzstoffen (z. B. Konservierungsmittel) in Lebensmitteln und mit Rückständen von Arzneimitteln im Fleisch von Tieren, die der Lebensmittelgewinnung dienen.

Im weitesten Sinne gehört auch die Fehlernährung der Menschen in dieses Gebiet der Toxikologie, nämlich die mangelnde Versorgung der Bevölkerung in der sog. »3. Welt« und die Überernährung der Menschen in den reicheren Industrieländern (vgl. Arteriosklerose, Zuckerkrankheit und Fettsucht).

Pestizidtoxikologie

Pestizide sind chemische Mittel, die gegen schädliche Pflanzen und Tiere eingesetzt werden. Bei der Pestizidtoxikologie geht es um die Folgen der Anwendung von diesen Giften. Zu den Pestiziden zählen z. B. die Akarizide (gegen Milben), die Fungizide (gegen Pilze), die Herbizide (gegen Unkräuter), die Molluskizide (gegen Schnecken), die Nematizide (gegen Würmer) und die Rodentizide (gegen Nagetiere).

Die Gefahren, die solche Stoffe für die Umwelt mit sich bringen, zeigten sich z. B. nach der großzügigen Anwendung von DDT als Insektizid in den 50er und 60er Jahren dieses Jahrhunderts. Weil DDT nur sehr langsam abgebaut werden kann (Halbwertszeit* länger als 10 Jahre), kam es zur Trinkwasserverseuchung und Anreicherung von DDT in Nahrungsmitteln, da sich dieser Stoff in der Nahrungskette vom Plankton über Muscheln zu Fischen und Vögeln anhäuft. Für Wasservögel, die sich von Fischen ernähren, hatte dies zur Folge, dass Eier ohne feste Schale gelegt wurden. Der Nachwuchs verendete, sodass viele der Wasservögel vom Aussterben bedroht waren und es z. T. noch sind. Mit dem DDT-Programm der 50er Jahre wollte die WHO (Weltgesundheitsbehörde) die Anophelesmücke, welche die Malariaerreger überträgt, in den betroffenen Gebieten ausrotten und so die Verbreitung der Malaria stoppen.

Strahlentoxikologie

Die Strahlentoxikologie befasst sich mit den Einflüssen von energiereichen Strahlen auf unsere Umwelt und unseren Körper. Hierzu zählt auch die Anwendung von radioaktiven Stoffen zur Diagnose bzw. Behandlung von Schilddrüsentumoren. Die Katastrophe von Tschernobyl im Jahre 1986 zeigte jedem, dass auch von Kernkraftwerken Gefahren ausgehen können. Die Erstellung von Richtwerten, d. h. von Grenzwerten, bis zu deren Höhe eine Strahlenbelastung ungefährlich ist, gehört ebenfalls in dieses Forschungsgebiet.

Umwelttoxikologie

Zur Umwelttoxikologie zählen die Folgen des erhöhten Kohlendioxidausstoßes in unsere Atmosphäre (Industrie, Verkehr und Haushalte). Der Treibhauseffekt ist z. B. eine Folge der erhöhten Kohlendioxidkonzentration in der Luft. Daneben gehört die Erforschung des entstandenen Ozonloches, welches v. a. durch die Verwendung von FCKW-Treibmitteln in Spraydosen und als Kühlflüssigkeit entstanden ist, zu diesem Gebiet. Die erhöhte Nitratbelastung des Wassers und des Bodens durch übermäßiges Düngen und der saure Regen aufgrund des Ausstoßes von Schwefeldioxid (Industrie, Autos und Holzöfen) sind weitere Gegenstände der Umwelttoxikologie. Auch das Zigarettenrauchen gehört in diesen Bereich, da beim Rauchen Schadstoffe produziert werden, die Menschen und Umwelt schädigen.

Ein immer größer werdendes Problem stellen die riesigen Abfallberge dar, die unsere Gesellschaft Tag für Tag produziert. Mülltrennung und Recycling sind ein erster Schritt in die richtige Richtung.

! Aus all dem Gesagten darf aber nicht der Trugschluss gezogen werden, dass nur Stoffe, die durch die industrielle Produktion entstehen, ge-

fährlich sind. Auch natürliche Substanzen wie die Aflatoxine (Gifte des Schimmelpilzes Aspergillus flavus) lösen bereits im µg-Bereich (= 1 Millionstel g) Krebs aus. Aspergillus flavus befällt besonders gern Erdnüsse. Ähnlich ist es mit den Inhaltstoffen des Sassafrasöls und der Osterluzelei. Bittere Mandeln enthalten Zyanide, die zu einer inneren Erstickung führen, indem die Atmungsorgane in den Zellen blockiert werden. Der grüne Knollenblätterpilz beinhaltet Stoffe, die die Leber schädigen und dessen Verspeisen für den Menschen meist tödliche Folgen hat. Des Weiteren denke man an die vielen Schlangen-, Skorpion- und Spinnengifte, die v. a. als Nervengifte den Körper schädigen.

24.2 Aufrechterhaltung der lebensnotwendigen Funktionen (Vitalfunktionen)

! Im Fall der Rettung von Personen, die an einer akuten Intoxikation* leiden, müssen zuerst die Vitalfunktionen (Kreislauf/Atmung) aufrechterhalten werden.

Erst wenn die Kreislauffunktion wieder stabil und die Atmung wieder in Gang gekommen ist (künstliche Beatmung), kann man sich um die Giftelimination und -entfernung kümmern.

Stabilisierung des Herzens

Die Herzfunktion kann durch Herzmassage oder Defibrillation* wieder verstärkt werden. Zusätzlich ist es möglich, Adrenalin mit physiologischer Kochsalzlösung i. v. zu applizieren. Tritt Kammerflimmern auf, so kann Lidocain gegeben werden, evtl. als Dauertropfinfusion.

Im Falle einer rasch eintretenden Herzinsuffizienz leistet Dopamin i. v. gute Dienste, da nicht nur die Herzkraft ansteigt, sondern auch die Nierendurchblutung gesteigert wird und damit einer Schockniere entgegengewirkt werden kann. Schlägt das Herz zu langsam (Bradykardie), so eignen sich Infusionen von Atropin, um die Herzfrequenz zu beschleunigen. Liegt das Gegenteil vor, eine Tachykardie, so wird ebenso wie beim Kammerflimmern Lidocain in Form von Infusionen verabreicht.

Bekämpfung von Schockzuständen

Der Begriff Schock bezeichnet den Zustand der Mangeldurchblutung lebenswichtiger Organe, z. B. der Niere, der Leber oder des Gehirns.

Folgende Schockformen sind dabei zu unterscheiden:

- **Volumenmangelschock** aufgrund von Blutverlusten
- **Kardiogener Schock** aufgrund von Herzinsuffizienz
- **Septischer Schock** aufgrund einer bakteriellen Infektion (Weitstellung der Gefäße)
- **Anaphylaktischer Schock** aufgrund einer Allergie (Weitstellung der Gefäße)
- **Neurogener Schock** aufgrund von Rückenmarkverletzungen (Weitstellung der Gefäße).

Die verschiedenen Schockformen verlangen z. T. unterschiedliche Lagerungstechniken. Besonders wichtig ist dies bei Volumenmangelschock und kardiogenem Schock (Abb. 24.1a–d).

Volumenmangelschock. Der Volumenmangelschock kann durch Infusion von Plasmaersatzstoffen, z. B. Plasmasteril® (Stärkeprodukt) oder Haemaccel® (Gelatineprodukt), oder durch Infusion von Elektrolyt- oder Glukoselösungen behandelt werden.

Kardiogener Schock. Der kardiogene Schock mit Herzinsuffizienz wird mit Dopamin, organischen Nitraten und Herzglykosiden, evtl. in Kombination mit Diuretika (v. a. Furosemid), bekämpft.

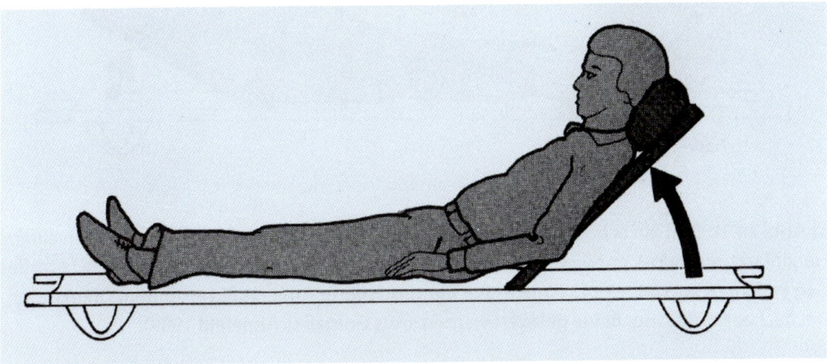

Abb. 24.1a Verschiedene Lagerungsformen. (Aus Gorgaß u. Ahnefeld 1989)

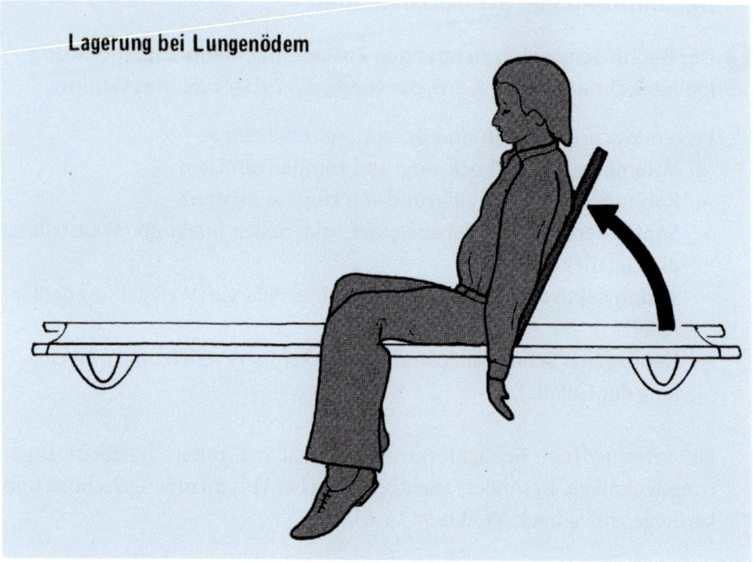

Abb. 24.1b Das Lungenödem entwickelt sich als Folge einer schweren Stauung in der Lunge oder nach Schädigung der Alveolen durch Reizgase. Patienten mit einem Lungenödem sind sitzend, nach Möglichkeit mit herabhängenden Beinen zu lagern. (Aus Gorgaß u. Ahnefeld 1989).

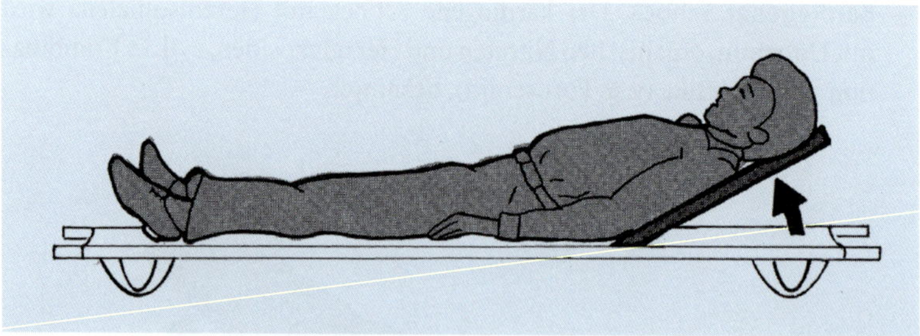

Abb. 24.1c Wird ein Schock durch ein akutes Linksherzversagen, beispielsweise nach einem Herzinfarkt, ausgelöst, entwickelt sich häufig über eine Lungenstauung Atemnot. Die betroffenen Patienten müssen – trotz erniedrigter Blutdruckwerte – mit mäßig erhöhtem Oberkörper bei flacher Position der Beine gelagert werden. (Aus Gorgaß u. Ahnefeld 1989)

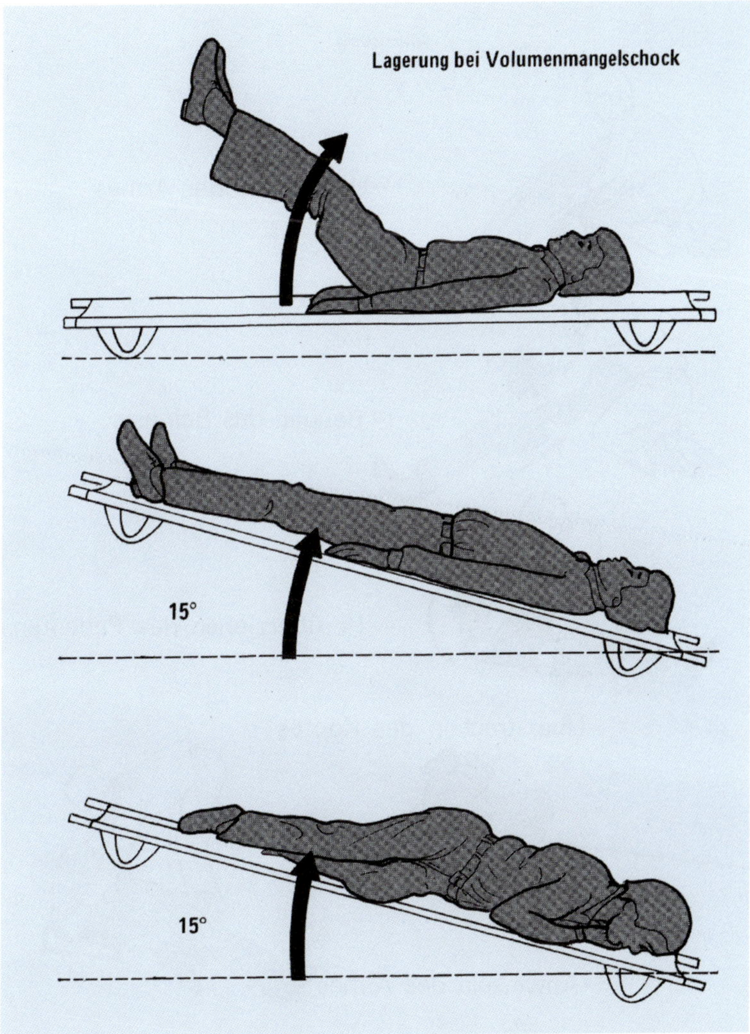

Abb. 24.1d Bei allen drohenden oder bereits vorliegenden Schockarten, die nicht durch ein akutes Linksherzversagen ausgelöst werden, sind die Beine über die Herzebene des Patienten anzuheben. (Aus Gorgaß u. Ahnefeld 1989)

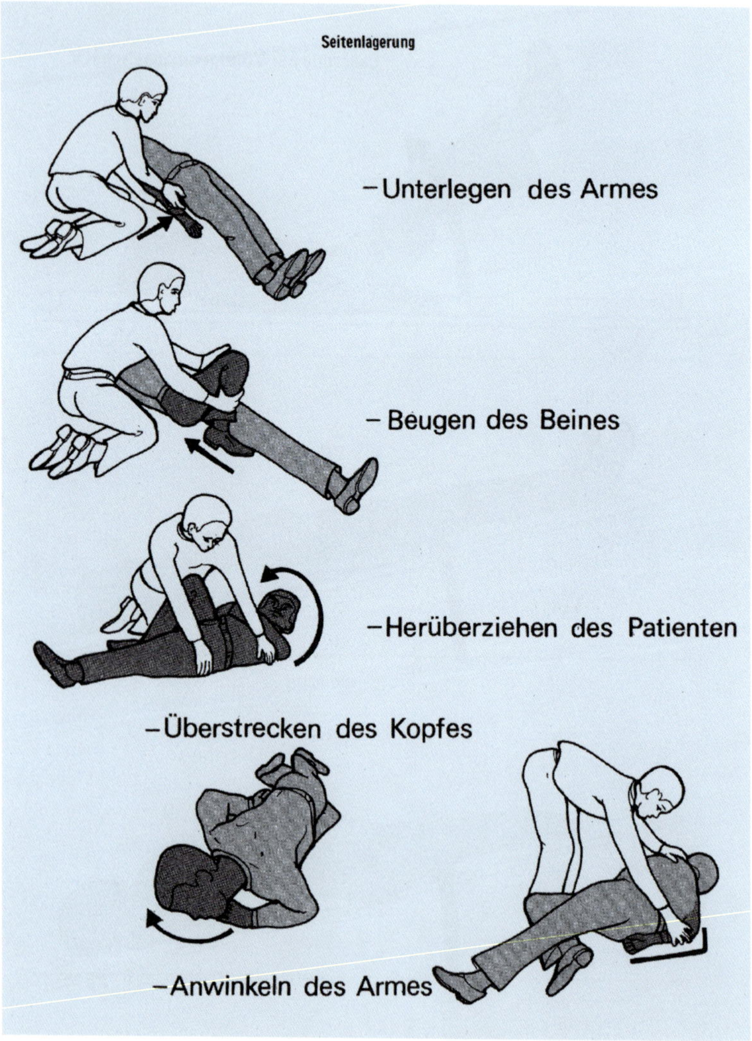

Abb. 24.2. Lagerung des Patienten in stabiler Seitenlage. (Aus Gorgaß u. Ahnefeld 1989)

Schockformen mit Weitstellung der Gefäße. Septischer, neurogener und anaphylaktischer Schock benötigen zur Therapie Arzneimittel, die die Gefäße verengen. Hierzu zählt z. B. Noradrenalin in 5%iger Glukoselösung i. v. Die Behandlung des anaphylaktischen Schocks bedarf zusätzlich der Gabe von Cortisonderivaten (Kapillarabdichtung) und von H1-Antihistaminika, um die vorhandene hohe Histaminkonzentration an ihrer Wirkung zu hindern.

Neben der Stabilisierung des Kreislaufs muss die Atmung überwacht werden. Im Ernstfall erfolgt künstliche Beatmung. Der Helfer muss jedoch große Vorsicht für seine eigene Gesundheit walten lassen, wenn es sich um eine Vergiftung mit Atemgiften (z. B. Blausäure) handelt, um sich nicht selbst zu vergiften. Die Atemwege sind zudem freizuhalten und Speisereste, Erbrochenes und Zahnprothesen aus dem Mundbereich zu entfernen. Die stabile Seitenlage (◘ Abb. 24.2) ist nötig, damit Erbrochenes nicht über die Luftröhre in die Lunge läuft. Falls nötig, kann sogar mit reinem Sauerstoff für 6–8 h beatmet werden, aber nicht länger, da sonst mit einem toxischen Lungenödem gerechnet werden muss.

Bei Verdacht auf ein Lungenödem ist eine Inhalation von Cortison wichtig (z. B. Pulmicort TH® Spray), um die Kapillaren abzudichten. Daneben soll der Oberkörper hochgelagert (◘ Abb. 24.1b) und evtl. Furosemid als Diuretikum (Verminderung des Blutvolumens) gegeben werden.

Um den Patienten zu beruhigen, ist eine Gabe von 5–10 mg Diazepam angezeigt.

Zur Aufrechterhaltung der Vitalfunktionen gehört auch die Beseitigung von Krämpfen, die u. a. durch Sauerstoff- und Glukosemangel bzw. durch Krampfgifte wie Strychnin oder Lokalanästhetika ausgelöst werden. Die i. v. -Gabe von Diazepam in Kombination mit Glukose und Sauerstoffbeatmung leistet hier gute Dienste. Im Falle des Versagens dieser Methode können noch Muskelrelaxanzien (z. B. Curarederivate) gegeben bzw. mit Thiopental (z. B. in Trapanal®) eine Kurznarkose durchgeführt werden.

24.3 Erste Hilfe bei äußerlichen Vergiftungen

! Kommen giftige Stoffe, z. B. Säuren, Laugen oder organische Lösungsmittel, auf die Kleidung, so ist es am besten, die Kleidung zu entfernen und die Haut mit viel Wasser (evtl. mit Seife; cave*: zusätzliche Reizungen) zu waschen.

Der Helfer muss darauf achten, dass er dabei selbst nicht mit den reizenden Stoffen in Berührung kommt.

! Sind die Augen betroffen, so ist eine Spülung mit sauberem, möglichst lauwarmem Wasser (Leitungswasser) für 5–10 min bei gespreizten Augenlidern notwendig; Spülrichtung: vom inneren Augenwinkel (Nasenseite) zum äußeren Augenwinkel.

»Gegengifte« wie Säuren oder Laugen schaden meist mehr als sie nützen. Nur im Falle des Einbringens von Kalk ist als Antidot eine 1 %ige Na_2-EDTA*-Lösung zur Komplexierung der Kalziumionen angezeigt. Ansonsten können schwere Hornhauttrübungen auftreten.

Gelangen Tränengase ins Auge, so hilft neben dem Spülen mit Wasser auch die Gabe von Lokalanästhetika (z. B. Benoxinat Thilo®), um die auftretenden Schmerzen zu lindern.

24.4 Maßnahmen zur Giftentfernung

Die Giftaufnahme kann durch Erbrechen und Magenspülung verhindert, die enterale* Giftausscheidung (also vor Resorption) durch Gabe von Aktivkohle und Laxanzien beschleunigt werden.

Erbrechen

Mit etwas Glück reizt das aufgenommene Gift die Magenschleimhaut, sodass das Brechzentrum im Gehirn erregt wird und der Patient erbrechen kann.

Falls nötig kann durch mechanisches Reizen des Rachens (Finger) das Erbrechen ausgelöst werden. Außerdem ist Ipecacuanhasirup (Brechwurzelsirup) v. a. für Kinder ein gutes Emetikum.

Personen, die älter als 6 Jahre sind, kann Apomorphin subkutan oder intramuskulär verabreicht werden. Apomorphin muss aber wegen der Blutdrucksenkung mit Norfenefrin (z. B. Novadral®) kombiniert werden. Tritt währenddessen eine Atemunterdrückung auf, so steht mit Naloxon (z. B. in Narcanti®) ein Antidot (Gegenmittel) zur Verfügung.

Praxistipp

Aber merke: Nie bei Bewusstlosen Erbrechen auslösen! Ebenfalls kontraindiziert ist das Erbrechen bei Vergiftungen mit Waschmitteln, Säuren, Laugen und organischen Lösungsmitteln (Benzin, Benzol u. a.).

Magenspülung

Die Belastung des Patienten durch die Magenspülung ist viel größer als beim Erbrechen. Angezeigt ist die Magenspülung v. a. bei bewusstlosen Patienten, die nicht erbrechen können. Nicht durchgeführt werden darf die Magenspülung bei Schock, Krämpfen und wegen der Perforationsgefahr nicht bei Säuren- und Laugenvergiftungen. Als Vorsichtsmaßnahme können die Patienten zur Verhinderung einer Aspiration* intubiert werden.

Adsorbenzien

Aktivkohle (lateinischer Name: Carbo medicinalis) hat eine große Oberfläche, die Gifte adsorbieren kann. So können diese nicht mehr in den Körper aufgenommen werden.

Aktivkohle wird in Wasser suspendiert* und getrunken. Wichtig ist, dass genügend Kohle (1 g/kg Körpergewicht) gegeben wird.

Abführmittel

Abführmittel wie Bittersalz ($MgSO_4$) oder Glaubersalz (Na_2SO_4) führen mit Wasser eingenommen zu einer schnellen Darmentleerung, sodass dem Körper wenig Möglichkeit bleibt, das Gift zu resorbieren. Das Glaubersalz ist dem Bittersalz vorzuziehen, da bei der Gabe großer Mengen Bittersalz die Möglichkeit einer Magnesiumvergiftung besteht. Etwa 20–30 g Glaubersalz müssen auf ein Glas Wasser gegeben werden. Diese Abführmittel werden auch oft im Anschluss an Aktivkohle verwendet.

Auch Paraffinöl kann, besonders bei Verschlucken von organischen Lösungsmitteln, sehr sinnvoll sein. Verboten ist dagegen Rizinusöl, da dies die Resorption der Gifte noch erhöhen würde.

24.5 Maßnahmen zur beschleunigten Giftausscheidung (nach Resorption)

Ist schon eine Resorption erfolgt, so sind 3 verschiedene Arten der beschleunigten Giftausscheidung möglich:

- Hämodialyse* mittels künstlicher Niere
- Verstärkte Harnausscheidung (forcierte* Diurese)
- Blutaustausch.

Hämodialyse*. Diese Methode bedient sich einer künstlichen Niere, d. h. es wird aus einer Arterie Blut entnommen, mit Heparin ungerinnbar gemacht und außerhalb des Körpers dialysiert. Das »gewaschene« Blut wird wieder in eine Vene zurückgepumpt. Angezeigt ist die Hämodialyse nur bei lebensbedrohlichen Vergiftungen, z. B. bei Methanol-, Isopropanol- und Barbituratvergiftungen. Jedoch können hier nur solche Gifte ausgewaschen werden, die auch im Körper des Menschen durch die Niere eliminiert werden.

Forcierte Diurese. Bei der verstärkten Diurese wird mehr Harnvolumen produziert, sodass auch vermehrt Gifte ausgeschieden werden können. Dies geschieht entweder durch Infusion großer Flüssigkeitsmengen, besser jedoch durch zusätzliche Infusion von Diuretika wie Furosemid (z. B. Lasix®) oder Mannit (ein Zuckeralkohol).

Blutaustausch. Hierbei wird ein bestimmtes Blutvolumen entnommen und die gleiche Blutmenge aus Blutkonserven neu infundiert. Diese Methode wird nur noch bei sehr schweren Vergiftungen (z. B. mit schwerer Hämolyse*) durchgeführt. Dabei darf die Gefahr der Aids- und Hepatitisübertragung nicht außer Acht gelassen werden.

24.6 Giftinformationszentren

Im Anhang finden sich die Anschriften und Telefonnummern der wichtigsten Giftzentralen in Deutschland. Diese Stellen können auch telefonische Auskunft darüber geben, wie Sie sich im Falle einer Vergiftung zu verhalten haben.

! Es ist wichtig, alle Speisereste, Abfälle oder auch Erbrochenes aufzuheben und mit in die Klinik zu nehmen. Nur so ist ein eindeutiger und schneller Giftnachweis möglich.

24.7 Einige Gifte und ihre Gegengifte

24.7.1 Chemische Gifte

Blei (Pb)

Blei kommt heute z. T. noch vor als Bleitetraethyl im Kraftstoff, aber auch in bestimmten Keramiken (Farben), in Autobatterien und in der Metall verarbeitenden Industrie.

Im Körper wird Blei an die roten Blutkörperchen (Erythrozyten) gebunden und an Stelle von Kalzium in Knochen und Zähnen eingebaut. Während der akuten Vergiftung treten Koliken, Erbrechen und Blutdruckabfall auf. Die chronische Vergiftung zeichnet sich durch Schädigung des Blutbildes, des zentralen Nervensystems, der Nieren und der glatten Muskulatur (Magen/Darm) aus. Daneben kommt es zu einer Lähmung der Skelettmuskulatur (vgl. Fallhand).

Als Gegengift kann man Penicillamin (z. B. Metalcaptase®) oder Natrium-Kalzium-EDTA (z. B. Calciumedetat-Heyl®) und gegen die Schmerzen Opiate geben.

Quecksilber (Hg)

Quecksilber ist noch in alten Fieberthermometern, in Amalgam (Zahnfüllungen) und in Desinfektionsmitteln (z. B. Mercuchrom®) enthalten.

Metallischer Quecksilberdampf wird von der Lunge aufgenommen und lagert sich in das Nervengewebe ein. Quecksilbersalze ($HgCl_2$, Sublimat) werden meist gut durch die Haut resorbiert. Hohe Konzentrationen finden sich auch in der Niere. Die Vergiftungserscheinungen sind u. a. Tremor*, Blutdruckabfall, Krämpfe und schwere Nierenschädigungen.

Als Gegenmittel steht Dimercaprol (z. B. Sulfactin®) oder Penicillamin (z. B. Metalcaptase®) zur Verfügung. Bei bereits eingetretenen Nierenschädigungen muss eine Hämodialyse erfolgen, da die Metallkomplexe sonst nicht mehr ausgeschieden werden können. Bei Vergiftungen mit organischem Quecksilber soll Dimercaprol nicht mehr gegeben werden.

Kadmium (Cd)

Kadmium ist z. T. noch in Rostschutzfarben, Batterien und v. a. im Klärschlamm enthalten.

Bei Düngung mit solchem Klärschlamm wird das Schwermetall über die Nahrungskette angereichert und kann beim Menschen zu Schädigungen von Nieren und Schleimhäuten führen.

Als Gegenmittel ist Dimercaptopropansulfonsäure (z. B. Dimaval®) zu nennen.

Thallium (Tl)

Früher wurde Thallium als Ratten- und Mäusegift (z. B. Zelio®) verwendet. In Feuerwerkskörpern (grüne Farbe), Photozellen und Halbleitern ist Thallium auch heute noch vorhanden.

Thalliumsalze werden auch über die Haut resorbiert und in Harn, Leber, Niere und Knochen gespeichert. Dieses Element wird im Körper aufgrund der ähnlichen Größe und gleicher Ladung mit Kalium verwechselt. Die tödliche Dosis für den Menschen liegt bei 1 g Thallium. Bei der akuten Intoxikation tritt nach 2–3 Wochen Haarausfall auf, daneben kann es zu Leberschädigungen und Erblindung kommen.

Mit Ferrihexacyanoferrat (II), z. B. Antidotum Thallii Heyl®, steht ein oral zu verwendendes Gegenmittel zur Verfügung.

Arsen (As)

Arsen ist in Arzneimitteln und Farben eigentlich nicht mehr zu finden. Vergiftungen treten meist bei Selbstmord- oder Mordversuchen auf.

Arsenik (As_2O_3) ist ein leicht lösliches, weißes und geschmackloses Pulver. Neben Koliken und Durchfällen treten Nierenschäden und Tachykardie ein. Typisch ist eine vermehrte Pigmentierung der Haut sowie eine an mehreren Stellen auftretende Hautablösung.

Behandelt wird eine Arsenvergiftung wie eine Quecksilberintoxikation mit Dimercaprol (z. B. Sulfactin®).

Säuren

Säuren können böse Verätzungen hervorrufen, wenn man z. B. an die Batteriesäure (Schwefelsäure), Salpetersäure oder Salzsäure denkt.

Zu äußeren Vergiftungen s. Abschn. 23.3. Säuren haben die Eigenschaft, einen Ätzschorf zu bilden, der das weitere Vordringen von Säure in tieferliegende Gewebeschichten verhindert. Dies gilt auch für den Fall, dass Säurespritzer ins Auge gelangen.

Werden Säuren verschluckt, so kommt es schnell zur »Übersäuerung« des Blutes mit Hyperventilation (hohe Atmungsfrequenz), meist verbunden mit Schock.

Einfache Hilfe bietet das Trinken großer Mengen kohlensäurefreien Wassers, falls vorhanden unter Zusatz von Milch. Bikarbonate wie z. B. Kaiser-Natron® sollen wegen der Kohlendioxidgasentwicklung nicht gegeben werden, da sonst aufgrund des gestiegenen Druckes im Magen-Darm-Bereich Perforationsgefahr besteht. Ist das Blut stark übersäuert, so kann man Natriumhydrogenkarbonatinfusionen durchführen. Eine Magenspülung sollte wegen der Perforationsgefahr wenn überhaupt nur nach sorgfältiger Abwägung des Nutzen-Risiko-Verhältnisses eingeleitet werden.

Laugen

Eine Laugenvergiftung kann man sich z. B. mit Salmiakgeist oder Natronlauge (z. B. Holzablaugemittel) zuziehen.

Laugen verursachen im Unterschied zu Säurevergiftungen keinen Ätzschorf, sodass sich Laugenspritzer tief ins Gewebe fressen. Im Auge kann das zu Erblindung und bei oraler Laugenaufnahme zu Magenperforation führen. Laugenverätzungen der Haut hinterlassen sehr schlecht heilende Wunden.

Am besten ist es, die Haut oder das Auge bis zu 20 min mit viel Wasser zu spülen. Wird Lauge geschluckt, so soll viel Wasser bzw. Milch getrunken werden (Verdünnungs- und Puffereffekt). Daneben muss ein evtl. auftretender Schock zusätzlich behandelt werden.

Seifen

Gelangen Seifen ins Auge, so verursachen sie Reizungen, Tränenfluss und evtl. Hornhauttrübungen. Das Spülen der Augen mit sauberem Wasser leistet hier gute Dienste.

Werden die Seifen getrunken, kommt es im Magen zu Schaumbildung mit Erbrechen, wobei Aspirationsgefahr besteht; daneben kann Diarrhö auftreten. Als Gegenmittel stehen uns Entschäumer, z. B. Lefax® Tropfen, und medizinische Kohle (Carbo medicinalis) zur Verfügung.

Organische Lösungsmittel

Zu den organischen Lösungsmitteln werden Flüssigkeiten wie Heizöl und Benzin, aber auch Alkohole, wie z. B. Methanol (Holzgeist) und Ethanol (Weingeist) gezählt.

Methanol. Früher wurde Methanol in der Schweiz im Winter noch dem Treibstoff zugemischt und im letzten Krieg als Ersatzbrennstoff verwendet. Auch bei der 1986 in Italien aufgedeckten »Weinpanscherei« wurde Methanol eingesetzt.

Methanol wird im Körper zu Ameisensäure oxidiert, die nur sehr langsam ausgeschieden werden kann und somit eine Azidose (Übersäuerung des Blutes) erzeugt. Daneben wird der Augennerv geschädigt, was zur Erblindung führen kann.

Um die Metabolisierung von Methanol zu Ameisensäure zu vermindern, kann Ethanol, im Notfall beispielsweise auch in Form von Whisky (90–120 ml), gegeben werden. Gegen die Azidose (Übersäuerung) werden

Infusionen mit Natriumhydrogenkarbonat (z. B. Nephrotrans®) vorgenommen.

Ethanol. Ethanol, auch als Weingeist bekannt, ist in Europa die weitverbreiteste Droge. Sie wird von der Gesellschaft i. allg. akzeptiert (vgl. Oktoberfestbieranstich mit Persönlichkeiten aus Politik und Wirtschaft).

Die tödliche Konzentration im Blut beträgt für den Erwachsenen ca. 4 Promille. Pro Stunde kann der Körper 0,15‰ Ethanol abbauen. Jedoch ist bei der Alkoholvergiftung nicht so sehr die akute Belastung, sondern mehr die Spätschädigung (Leber- und Nervenschäden) zu beachten. In vielen alten Bergsteigerfilmen wird Ethanol (Schnaps) noch zum Aufwärmen bei Erfrierungen gereicht. Dies ist aber eine schlechte Hilfe, da Ethanol die Blutgefäße der Haut erweitert und somit der Körper noch schneller auskühlt. Auch die altbekannte »rote Schnapsnase« ist eine Folge der Gefäßerweiterung der Haut.

Bei der akuten Alkoholvergiftung muss u. U. künstlich beatmet und der Patient vor Unterkühlung geschützt werden. Bei einer chronischen Alkoholintoxikation kann dem Kranken mit Mitteln, die den Alkohol völlig unverträglich machen (z. B. Antabus®), die Alkoholabstinenz erleichtert werden. Diese Therapie setzt jedoch die freiwillige Mitarbeit des Patienten voraus.

Benzin/Heizöl. Diese Stoffe werden nur in geringem Ausmaß über die Haut resorbiert, sodass Vergiftungen meist durch versehentliches Trinken dieser Stoffe entstehen. Außerdem gelangen diese lipophilen* Flüssigkeiten aber wie Narkotika schnell ins Gehirn, v. a. wenn Benzindämpfe über die Lunge eingeatmet werden. Als Symptome der Vergiftung treten Übelkeit, Erbrechen, Schwindel, Euphorie (Hochstimmung, daher Suchtgefahr) und Leberschäden auf.

Die erste Hilfe besteht in künstlicher Beatmung oder evtl. dem Transport an die frische Luft. Daneben kann bei oralen Vergiftungen die Gabe von Paraffinöl und medizinischer Kohle gute Dienste leisten. Gegen die Erregungszustände wird Diazepam (z. B. Valium®) i. m. gegeben. Tachykardie (vgl. Abschn. 6.2.2) und Kammerflimmern* können mit Procainamid oder Lidocain (i. v.) gemildert werden.

Zusätzlich zu diesen durch die lipophilen Kohlenwasserstoffe im Benzin ausgelösten Vergiftungen kommen noch die Bleiintoxikationen im Falle des Verschluckens von verbleitem Kraftstoff vor.

Gasförmige Gifte

Die Atmungsgifte reizen die Schleimhäute im Mund- und Rachenraum sowie in der Lunge, wobei sich gefährliche Ödeme (Lungenödeme) bilden können. Daneben können die Transportkapazität der roten Blutkörperchen für Sauerstoff erniedrigt oder die Atmungsenzyme in den Mitochondrien* der Zellen blockiert werden. Die Lungenreizstoffe sind umso gefährlicher, je weniger wasserlöslich sie sind. Sehr wasserlösliche Gase (Salzsäuregas, Ammoniak) betreffen nur die oberen Luftwege, wie z. B. Kehlkopf und Luftröhre. Gase mit mittlerer Wasserlöslichkeit (Schwefeldioxid, Chlorgas) gehen bis in die Bronchien hinab. Und die fettlöslichen Gase (Ozon, Phosgen) schädigen die feinsten Verästelungen im Bronchialbereich (Alveolen*) mit der Folge eines oftmals tödlich endenden Lungenödems.

Sauerstoff/Ozon. Ozon reizt v. a. die Atemwege und kann bei Asthmatikern einen Anfall auslösen. An heißen Sommertagen mit hoher Ozonkonzentration in der Luft sollen Asthmakranke deshalb auf körperliche Tätigkeit weitgehend verzichten.

Aber auch reiner Sauerstoff kann den Körper schädigen. Zyanotische* Patienten (bläuliche Haut, zu wenig Sauerstoff im Blut) sollen nicht länger als 6–8 h mit reinem Sauerstoff beatmet werden. Wird mit Überdruck beatmet, ist die Behandlungsdauer in der Regel auf 30 min zu begrenzen. In der normalen Atmosphäre ist Sauerstoff zu 21 % enthalten. Reiner Sauerstoff, über längere Zeit gegeben, führt zum Verlust der Kohlendioxidbindungsfähigkeit der roten Blutkörperchen im venösen Blut. Zudem ist die Kohlendioxidabdiffusion in der Lunge behindert und es kann zur Ausbildung eines Lungenödems kommen. Werden Kleinkinder im Säuglingsalter mit zu viel Sauerstoff beatmet, kommt es zu Linsenschädigungen, die zu Erblindung führen können.

Die Therapie des Lungenödems besteht in der Inhalation von Cortisonderivaten (z. B. Auxiloson® Spray), Hochlagern des Oberkörpers (▶ Abb. 23.1b) sowie forcierter Diurese (z. B. Furosemid i. v.).

Kohlenmonoxid (CO). Wird Kohle in schlecht ziehenden Öfen verbrannt, entsteht statt Kohlendioxid vorwiegend Kohlenmonoxid. Früher war CO noch im Stadtgas enthalten. Erdgas ist frei von CO. Aber die Abgase der Autos können, v. a. in geschlossenen Räumen (z. B. Garagen), Kohlenmonoxidvergiftungen auslösen.

CO ist geruch- und farblos. Zudem besitzt es annähernd die gleiche Dichte wie Luft. Es belegt in den roten Blutkörperchen die Sauerstoffbindungsstelle 200–300mal fester als Sauerstoff, d. h. die Erythrozyten können den Sauerstoff nicht mehr transportieren, weil sie mit CO beladen sind. Die Farbe des Blutes, welches CO gebunden hat, unterscheidet sich kaum von der des sauerstoffhaltigen Blutes. Die Folgen einer CO-Vergiftung sind Herz- und Leberschäden sowie periphere Lähmungen und Parkinsonismus.

Behandelt wird eine CO-Vergiftung mit Sauerstoffbeatmung (Carbogen: 95 % O_2 und 5 % CO_2). Daneben müssen die Körpertemperatur sowie der Kreislauf aufrechterhalten werden.

Kohlendioxid (CO_2). CO_2-Gas ist schwerer als Luft, d. h. es sammelt sich am Boden von Gärkellern, Grotten usw. an.

Ab einer Konzentration von 50 % in der Atemluft tritt rasch der Tod ein. Bei mehr als 3–4 % Kohlendioxid in der Luft der Bronchien kommt es zu Hyperventilation (schnelle Atmung). Daneben tritt eine Übersäuerung des Blutes ein. Die atemstimulierende Wirkung von Kohlendioxid wird in Form von Carbogen in vielen Druckgasflaschen ausgenutzt.

Bei der Kohlendioxidvergiftung ist v. a. wichtig, dass der Patient schnell an die frische Luft kommt. Muss der Retter z. B. in ein Silo steigen, so ist er anzuseilen und darf die Rettung nie allein durchführen.

Blausäure (HCN). Die Salze der Blausäure, z. B. Zyankali (KCN), haben ihre Bedeutung in der Metallhärtung. Auch in Bittermandeln und Pfirsichkernen ist Blausäure, an Zucker gebunden, enthalten.

Blausäure hat einen charakteristischen Geruch, der jedoch von einigen Menschen aufgrund eines Gendefektes nicht wahrgenommen werden kann. Die Zyanidionen blockieren die Eisenionen in den Atmungsenzymen, sodass der Zellstoffwechsel empfindlich gestört wird (▶ Abschn. 24.8, 4-DMAP). Geringe Mengen von Blausäure kann der Körper selbst entgiften (durch Rhodanidbildung). Vergiftete Enzyme bewirken eine verstärkte Ventilation und Rotfärbung der Haut (rote Blutkörperchen können den Sauerstoff nicht mehr abgeben, daher »innere Erstickung«). Der Tod tritt durch Atemlähmung ein.

Um dem Körper die Entgiftung zu erleichtern, kann Natriumthiosulfat (z. B. S-hydril®) i. v. und 4-DMAP* (z. B. 4-DMAP-Köhler®) i. v. gegeben werden. DMAP bildet im Blut 5–10 % Methämoglobin, welches die Cyanidionen abfängt (▶ Abschn. 24.8).

24.7.2 Pflanzengifte

Vor allem Kinder vergiften sich leicht mit Pflanzen bzw. deren Früchten. Zum einen, weil Kleinkinder sowieso fast alles in den Mund stecken, zum anderen, weil die Früchte so »schön« aussehen (vgl. rote Früchte der Eibe, schwarze Tollkirschen). Probleme bei der ersten Hilfe treten v. a. deshalb auf, da die Pflanzengifte nicht sofort wirken. Das heißt, dass eine Latenzzeit* von mehreren Stunden vergehen kann (vgl. grüner Knollenblätterpilz hat eine Latenzzeit von bis zu 24 h) und dann oft nicht mehr feststellbar ist, welche Pflanze eingenommen wurde. Die Zuordnung der Symptome zu einer bestimmten Vergiftung ist schwieriger. Daneben wird aufgrund der langen Latenzzeit viel Gift unbemerkt resorbiert, sodass die Behandlung mit Aktivkohle und/oder Laxanzien oft zu spät kommt.

Tollkirsche (Atropa belladonna)

Die Tollkirsche enthält ein Alkaloidgemisch, dessen wichtigster Bestandteil das Atropin ist. Der Gesamtgehalt an Atropin beträgt 0,1–1,2 % des Trockengewichts, so dass 3–4 Früchte für ein Kind und 10–12 Früchte für einen Erwachsenen tödlich sein können. Die Vergiftungserscheinungen sind Lähmungen der glatten Muskulatur, der Drüsen (Mundtrockenheit) und Tachykardie (schnell schlagendes Herz). Daneben ist die Pupillenerweiterung (Mydriasis) charakteristisch. Das Atropinfieber, das durch Wärmestau v. a. bei Kindern auftritt, ist die Folge der verminderten Schweißsekretion, wodurch die Wärme nicht vom Körper abgeführt werden kann. Ähnliche Symptome treten beim Verschlucken von atropinhaltigen Augentropfen auf.

Hilfe bieten sofortiges Erbrechen (Finger in den Rachen, Ipecacuanhasirup oder Apomorphin), medizinische Kohle und Glaubersalz. Als spezielle Gegenmittel stehen z. B. Prostigmin® oder, wenn zusätzlich Delirien* auftreten, auch z. B. Anticholium® in i. v.-fähiger Applikationsform zur Verfügung. Gegen starke Krämpfe kann man Diazepam (z. B. Valium®) i. v. geben. Gegen den Wärmestau bei Kindern helfen sehr oft Wadenwickel.

Nikotin

Nikotin kommt in der ursprünglich in Südamerika beheimateten Pflanze Nicotiana tabacum vor. Zigarettentabak enthält ca. 1,2 %, Zigarrentabak ca. 1,5 % Nikotin. Besonders nikotinreich ist Kautabak. Beim Rauchen wird ein Großteil des Nikotins wieder ausgeatmet (Ausnahme: Lungenzug). Da der Zigarrenrauch alkalisch ist und somit wegen der Reizung der Bronchialschleimhaut nicht inhaliert werden kann, sind Zigarren »gesünder« als Zigaretten, die einen inhalierbaren, sauren Rauch haben. Therapeutisch werden auch Nikotinpflaster (z. B. Nicotinell®) und Nikotinkaugummis (z. B. Nicorette® – vor Kindern sichern!) zur Raucherentwöhnung eingesetzt.

Für einen erwachsenen Menschen sind 40–60 mg Nikotin tödlich. Akute Vergiftungen sind bei Kindern durch Essen von Zigaretten häufig (schon ein Stück einer gegessenen Zigarette kann tödlich sein). Tödliche Vergiftungen zogen sich auch Tabakschmuggler zu, die sich die Tabakblätter um den Leib gebunden hatten. Dabei diffundiert das Nikotin durch die Haut und erzeugt die oben genannten Vergiftungssymptome. Schwangere sollten wissen, dass Nikotin die Plazentaschranke überwindet, also auf das Ungeborene einwirkt, und auch mit der Muttermilch ausgeschieden wird.

Nikotin erzeugt erregende und lähmende Wirkungen. Es kommt zu Lähmungen der Skelettmuskulatur, wobei besonders die Lähmung der Atemmuskulatur gefährlich, d. h. tödlich, ist. Hohe Dosen erregen das Gehirn und führen zu Zittern (Tremor) und Krämpfen, wobei auch zentral das Atemzentrum gelähmt wird.

Chronische Nikotinschäden sind Tremor, Gewichtsabnahme, Schlaflosigkeit, Koronar-(Herzkranzgefäß)sklerose*, Raucherbein (führt häufig zur Amputation), Magengeschwüre und Frühgeburten bzw. Missbildung von Feten. Beim Zigarettenrauchen wird aber nicht nur Nikotin, sondern es werden auch Kohlenmonoxid, Blausäure und Benzpyrene, d. h. krebserregende Stoffe, eingeatmet, sodass Zungen-, Kehlkopf- und Lungenkrebs besonders häufig bei Rauchern auftreten.

Die Therapie der akuten Vergiftung besteht in der Verhinderung der Giftaufnahme, d. h. Auslösung von Erbrechen (Ipecacuanhasirup oder Apomorphin i. v.), und in der Gabe von medizinischer Kohle sowie Glaubersalz. Eine Intubation mit künstlicher Beatmung ist wegen der auftretenden Atemlähmung wichtig. Gegen die Krämpfe kann man wieder Diazepam (z. B. Valium®) i. v. geben.

Goldregen (Laburnum anagyroides)

Dieser Strauch bzw. Baum findet wegen seiner äußerst schönen, goldgelben Blüten weite Verbreitung in unseren Gärten. Allerdings enthalten alle Pflanzenteile das giftige Alkaloid Cytisin. Cytisin verursacht Übelkeit, Erbrechen und starke Muskelkrämpfe. Vor allem kleine Kinder sind versucht, die bohnenartigen Hülsen zu essen, sodass deren Gefährdung sehr groß ist.

Im Allgemeinen gleichen die Vergiftungssymptome denen der Nikotinvergiftung.

Dass die Vergiftungen in vielen Fällen weniger dramatisch verlaufen, liegt an der brechreizauslösenden Wirkung des Cytisins. Dadurch wird häufig nur relativ wenig Gift ins Blut aufgenommen. Allerdings sollte bei Einnahme von mehr als 1 Hülse vorsichtshalber eine klinische Überwachung durchgeführt werden. Ansonsten erfolgt die Therapie symptomatisch.

Brechwurzel (Cephaelis ipecacuanha)

Die in Brasilien vorkommende Pflanze enthält v. a. die Alkaloide Cephalein und Emetin, welche lokal stark reizend wirken und uns deshalb als Brechmittel bei Vergiftungen gute Dienste leisten. Für Kinder können 30–35 mg der Alkaloide schon tödlich sein. In Form des speziellen Rezeptursirups ist der Extrakt ungefährlich, wenn innerhalb von 30 min Erbrechen erfolgt. Kann der Patient jedoch nicht erbrechen, so ist eine Magenspülung angebracht. Die Vergiftungssymptome sind Tachykardie (Puls >100/min), Probleme mit der Atmung, Angina-pectoris-Anfälle und schwere Leberschäden.

Die Therapie erfolgt symptomatisch, d. h. Magenspülung, Aktivkohle, Glaubersalz und Behandlung der Angina-pectoris-Anfälle mit z. B. Nitrolingual® Spray.

Eibengewächse

Die Eibe (Taxus baccata), die auch bei uns v. a. in Parkanlagen wächst, enthält in allen Pflanzenteilen (außer im roten, fleischigen Samenmantel) das giftige Alkaloidgemisch Taxin. Empfindlich auf das Alkaloidgemisch reagieren auch Haustiere, v. a. Pferde. Dekokta* aus Eibennadeln wurden auch schon zu Mordzwecken eingesetzt. Für den Menschen ist ein Dekokt aus 50–100 g der Nadeln tödlich. Als Vergiftungserscheinungen treten Schwindel, trockener Hals, weite Pupillen, Bradykardie (Puls <50/min), Krämpfe und Tod durch Atemlähmung auf.

Sofortiges Erbrechen und medizinische Kohle sind als Erste-Hilfe-Maßnahmen angebracht. Um dem Tod durch Atemlähmung zu entgehen, muss u. U. künstlich beatmet werden.

Kampfer

Kampfer ist ein kristalliertes Keton* aus dem ätherischen Öl des ostasiatischen Kampferbaums. Er ist v. a. in Einreibungen und Erkältungssalben

(z. B. Wick VapoRub®) enthalten. Vergiftungen treten meist durch Trinken von Kampferspiritus oder Essen der Erkältungssalben auf. 1 g der Erkältungssalbe Wick VapoRub® war für ein 19 Monate altes Kind tödlich. Die Vergiftungserscheinungen sind lokale Reizungen, Erbrechen, zentrale Erregung, Tremor* und epileptische Anfälle.

Abhilfe kann die perorale Applikation von Paraffinöl (3–5 ml/kg bei Kindern zur Verminderung der Resorption) leisten. Wegen der Aspirationsgefahr ist eine Magenspülung problematisch. Fällt der Patient ins Koma, so muss intubiert werden. Gegen die Krämpfe und epileptischen Anfälle ist Diazepam (z. B. Valium®) i. v. angebracht.

Gartenbohnen (Phaseolus vulgaris)

Die Gartenbohne enthält in den Schoten und den Kernen ein Gift namens Phasin, welches beim Kochen zerstört wird. Deshalb sind Vergiftungen nur nach dem Verzehr von ungekochten Bohnen möglich. Schwere Vergiftungen sind bei Kindern schon nach 5 bis 6 Bohnenkernen, bei Erwachsenen nach dem Genuss von 2 Bohnenschoten möglich. Sie äußern sich in starken Leibschmerzen, blutigen Durchfällen, Erbrechen und Kollaps.

Erste Hilfe besteht im Auslösen von Erbrechen und anschließender Gabe von medizinischer Kohle und Natriumsulfat (Glaubersalz). Danach ist der Patient für längere Zeit stationär zu beobachten (mindestens 2 Tage).

Knollenblätterpilz (Amanita phalloides)

Durch Knollenblätterpilze werden 95 % der tödlichen Pilzvergiftungen, die auf Verwechslung mit Wiesenchampions beruhen, verursacht. Bereits 5–10 g des frischen Pilzes können tödlich sein. Das Problem liegt in der langen Verweildauer der Pilze im Magen-Darm-Trakt, sodass die Vergiftungssymptome oft erst nach 24 h auftreten, die sich hier insbesondere durch Brechdurchfälle äußern. Zur Absicherung der Diagnose der Pilzvergiftung müssen Pilz- und Speisereste sowie Erbrochenes mit in die Klinik gebracht werden. Aufgrund der schweren Brechdurchfälle kommt es zu großen Wasser- und Elektrolytverlusten, sodass Blutdruckabfall und schockartige Symptome die Folge sind. Daneben treten Gelbsucht (Ikterus) und weitere schwere Leberschäden auf. Der Tod tritt meist durch Nierenversagen, Atemstillstand und Herzversagen ein.

Die Therapie dieser Pilzvergiftung beinhaltet Magenspülung, Gabe von Laxanzien (Abführmittel) und medizinischer Kohle, Volumenauffüllung mit Glukose- und Salzlösungen (Rehydratation), forcierte* Diurese (z. B. mit Furosemid i. v.) und Absaugen der Gallenflüssigkeit über eine Duodenalsonde sowie der Gabe von Mariendistelfruchtextrakten (z. B. Legalon-SIL® Ampullen). Häufig kommt es trotz aller Maßnahmen zum Tode des Patienten.

Fliegenpilz (Amanita muscaria)

Im Fliegenpilz sind die Toxine Ibotensäure und Muscimol enthalten. Die tödliche Giftmenge beträgt ca. 100 g Frischpilz. Manche Drogensüchtige versuchen, durch die Einnahme von Fliegenpilzen in eine euphorische Stimmungslage zu gelangen. Die Symptome der Vergiftung treten schon nach 30 min bis 2 h auf, bei Knollenblätterpilzen erst nach 24 h. Es sind dies u. a. Schwindel, rauschartige Zustände, Euphorie, Angst und Tobsuchtsanfälle. Dieses Vergiftungsbild ähnelt dem einer Alkoholvergiftung. Daneben treten Muskelkrämpfe, später der Tod durch Atemlähmung und Kreislaufstillstand ein. Überlebt der Patient die Vergiftung (Dauer: 10–15 h), so fällt er in einen tiefen Schlaf und erwacht ohne Erinnerung an das Vorgefallene.

Die Therapie besteht im Auslösen von Erbrechen, Gabe von medizinischer Kohle und Glaubersalz. Die Dämpfung der Erregungszustände erfolgt mit Diazepam (z. B. Valium®) i. v.

24.7.3 Tiergifte

Bienen-, Wespen- und Hornissengift

Im Bienengift sind Stoffe enthalten, die wichtige Enzyme (Biokatalysatoren) des Körpers hemmen und auch zu allergischen Reaktionen führen. Wenige Stiche von Bienen, Wespen oder Hornissen sind für Menschen ungefährlich, wenn man einmal von der evtl. Auslösung eines anaphylaktischen* Schocks absieht. Mehrere Stiche können Schüttelfrost, Fieber, Erbrechen, Atemlähmung und Kollaps hervorrufen. Bei Kindern können diese Symptome allerdings tödlich sein. Besonders gefährlich sind Stiche, die direkt ein Blutgefäß getroffen haben. Dagegen sind Stiche in die »normale« Haut weniger dramatisch. Aufgrund von Stichen in den Hals-Rachen-Raum und der anschließenden Ödembildung kann leicht der Tod durch Ersticken eintreten. Ebenso kann ein einzelner Insektenstich bei Asthmatikern einen asthmatischen Anfall bzw. bei Insektenstichallergikern einen u. U. tödlichen anaphylaktischen Schock auslösen.

Die Therapie besteht im Bekämpfen des Schocks [evtl. Infusion von Adrenalin (z. B. Suprarenin®) oder Noradrenalin], Entfernen des Stachels samt Giftsack, Injektion von Cortison (z. B. Fortecortin® mono Ampullen) und Infusion von Kalziumglukonatlösungen. Die Gabe von Antihistaminika (z. B. Fenistil® Ampullen) hilft zusätzlich, die Vergiftungssymptome zu mildern. Liegt ein Kehlkopfödem vor, so muss, um Erstickungen zu vermeiden, intubiert und künstlich beatmet werden. Wird ein Asthmaanfall durch die Gifte ausgelöst, so muss Isoprenalin (z. B. Aludrin® Tascheninhalator) inhaliert und evtl. ein Cortisonspray (z. B. Pulmicort TH®) gegeben werden. Bei gewöhnlichen Stichen helfen kalte Umschläge bzw. Gele mit H_1-Antihistaminika, z. B. Fenistil® Gel.

Spinnenbisse

Giftige Spinnen, wie z. B. die Schwarze Witwe (Latrodectus mactans), kommen v. a. in den wärmeren Ländern vor. Dort sitzen die Tiere u. a. häufig unter Kissen, Klosettdeckeln und in Schuhen. Giftig sind auch die Bisse der tropischen Tausendfüßler, die in den Tropen bis zu 25 cm lang werden können. Bei uns werden diese Tiere vereinzelt mit Obst aus den tropischen Ländern eingeführt, z. B. bei Sendungen mit Bananen oder Orchideen. Das Gift der Schwarzen Witwe führt zu Muskelschmerzen, Angst, Atemnot und Kollapserscheinungen.

Zum Beispiel die Firma Merck Sharp Dohme stellt ein Gegengift her, welches bei der Behandlung der Patienten mit solchen Bissen gute Dienste leistet. Diazepam i. v. dient der Behandlung von Muskelverspannungen und führt zu Sedierung.

Skorpionstiche

Die in Italien, Frankreich und der Südschweiz lebenden Skorpione sind für den Menschen ungefährlich. Problematisch sind v. a. Stiche der tropischen Skorpione, wobei aber Todesfälle sehr selten sind. Nach dem Stich kommt es zu Erbrechen, Durchfällen und Krämpfen.

Zur Dämpfung der Speichel- und Drüsenüberfunktion wird Atropin subkutan appliziert. Kalziumglukonat und Cortisonderivate (z. B. Solu Decortin H®) helfen, die schockartigen Nebenwirkungen zu bekämpfen.

Schlangenbisse

In Europa gibt es nur wenige Giftschlangen. Dazu gehören die Aspisviper (Vipera aspis) in den Alpen, die italienische Viper und die in Deutschland beheimatete Kreuzotter (Vipera berus berus). Wichtig zur Vermeidung von Schlangenbissen sind lange Hosen und festes Schuhwerk. Da Schlangen nicht hören können, aber schon leichteste Vibrationen des Bodens spüren, soll kräftig auf den Untergrund getreten werden. Gefahr geht z. B. auch beim Sammeln von Blaubeeren aus, da man hierbei mit den Händen in die Sträucher greifen muss. Wird zuvor ein paar mal fest auf den Boden gestampft, so haben die Tiere Zeit zum Flüchten. Der Biss einer Kreuzotter besteht aus 2, ca. 1 cm auseinander liegenden Einstichstellen, die nicht größer als Insektenstiche sind. Es kommt zu Schwellungen an der Einstichstelle und nach ca. 1 h zu schweren Schockerscheinungen mit Brechreiz und Durchfällen. Gefährlich sind besonders Bisse in Brust- und Gesichtsbereich (vgl. Bisse in die Zunge von Schlangenbeschwörern). Nach ein paar Tagen klingen die Vergiftungserscheinungen von selbst wieder ab.

Die Therapie beinhaltet das Ruhigstellen der betreffenden Gliedmaßen (Abschnüren schadet meist mehr als es nützt), Beruhigung des Patienten, evtl. Aussaugen der Bissstelle (sofern der Helfer keine Verletzungen im Mundraum hat) und u. U. die Gabe eines entsprechenden Gegengifts (immer i. v., da der im Schock liegende Patient fast nichts mehr resorbieren kann). Gegen Bisse der europäischen Giftschlangen gibt es von den Behring-Werken ein polyvalentes Antiserum (Schlangengift Immunserum Behring®). Breitbandpenicilline sollen vor Sekundärinfektionen schützen, da die Schlange durch ihren Biss auch Bakterien übertragen kann. Im Falle einer Atemlähmung muss künstlich beatmet werden.

Fragen und Aufgaben zu Kap. 24

1. Was ist vor der Giftentfernung wichtig?
2. Welche Maßnahmen zur Giftentfernung kennen Sie?
3. Wann ist es verboten, Erbrechen auszulösen?
4. Wie geht man bei einer Vergiftung mit Säure vor?
5. Wie geht man bei einer Vergiftung mit Lauge vor?
6. Was geschieht im Körper bei einer Kohlenmonoxidvergiftung?
   Wie wird sie behandelt?
7. Was geschieht im Körper bei einer Blausäurevergiftung?
   Wie wird sie behandelt?
8. Nennen Sie Symptome und Gegenmittel einer Tollkirschenvergiftung!
9. Wie viele Zigaretten sind für ein Kleinkind bei oraler Einnahme tödlich?

10. Warum können Erkältungssalben für Kleinkinder gefährlich sein?
11. Wie kann ein anaphylaktischer Schock, wie ein Asthmaanfall nach Insektenstichen behandelt werden?
12. Wo können Sie bei Vergiftungsfällen Informationen bekommen?

Spezielle Medikamente für den Rettungsdienst und Notfallmedikamente

25.1 Allgemeines

Medikamente für den Rettungsdienst dienen der schnellen, lebenserhaltenden Therapie von akut erkrankten oder verletzten Patienten. Diese Medikamente müssen schnell und effektiv wirken. Dazu ist es notwendig, dass die Wirkstoffe in den meisten Fällen auch als Injektions- oder Infusionslösung zur Verfügung stehen, um einen sofortigen Wirkeintritt ohne Zeit- und Resorptionsverlust zu sichern.

Die Neuordnung des Rettungsdienstes hat den Beruf des Rettungsassistenten entstehen lassen. Es handelt sich dabei um einen anerkannten Ausbildungsberuf. Neben der praktischen Ausbildung in den einzelnen Rettungsdienststellen steht eine intensive Lehre in den medizinischen und pharmakologischen Fächern auf dem Programm.

Dieses Kapitel beschreibt die einzelnen Notfallmedikamente bzgl. ihrer Indikation, Dosierung, Applikationsart und Wirkweise nach dem wissenschaftlichen Stand zum Zeitpunkt der Drucklegung. Die betreffenden Pharmaka sind dabei in den meisten anerkannten Rettungsdiensten anzutreffen.

25.2 Infusionslösungen

Unter einer Infusion versteht man in der Regel die intravenöse bzw. intraperitoneale* Gabe einer Lösung mit mehr als 20 ml Volumen. Mengen unter 20 ml werden dagegen als Injektionen bezeichnet. Injektionen finden vornehmlich intravenös, intramuskulär oder subkutan statt.

Das Deutsche Arzneibuch (DAB) stellt hohe **Anforderungen** an Infusionslösungen. So dürfen Infusionslösungen aufgrund der Applikation großer Volumina (meist 500 ml oder mehr) **keine Konservierungsmittel** enthalten.

Der Blut-pH-Wert beträgt normalerweise 7,4. Um Störungen dieses physiologischen Wertes zu vermeiden, sollten die Infusionslösungen einen **pH-Wert von 5–8** aufweisen und selbst nicht gepuffert sein [bei Injektionen ist der pH-Wert eher zu vernachlässigen, da die applizierten Volumina sehr klein sind (<20 ml) und das blutplasmaeigene Puffersystem nicht gestört wird].

Speziell für Infusionen muss **Pyrogenfreiheit** nachgewiesen werden. Pyrogene sind fiebererzeugende Lipopolysaccharide oder Polypeptide,

d. h. Riesenmoleküle, die meist von Bakterien stammen und schon in kleinsten Mengen (<1 lg/kg Körpergewicht) Schüttelfrost und Fieber auslösen können. Bisher wurde der Test auf Pyrogenfreiheit an Kaninchen durchgeführt. In Zukunft werden dafür spezielle Zellkulturen zur Verfügung stehen.

Außerdem müssen die Lösungen **frei von Schwebeteilchen** sein. Es dürfen nur klare Lösungen verwendet werden.

Folgende Arten von Infusionslösungen stehen zur Verfügung:

- Elektrolytlösungen, die besonders beim Verlust extrazellulärer Flüssigkeit indiziert sind und vorzugsweise Natrium-, Kalium-, Kalzium-, Magnesium- und Chloridionen sowie Laktat bzw. für spezielle Indikationen einzelne Elektrolyte enthalten;
- Kohlenhydrat- und Aminosäurelösungen zur ergänzenden parenteralen Ernährung;
- kolloidale Plasmaersatzmittel wie z. B. Dextrane, Stärke- oder Gelatinelösungen, die sich lange in den Blutgefäßen aufhalten können und dann vollständig eliminiert werden;
- Emulsionen, die zur vollständigen parenteralen Ernährung dienen. Sie enthalten Aminosäuren, Elektrolyte, Sorbitol, Xylit, Emulgatoren (z. B. Eilezithin oder Sojabohnenlezithin) sowie ein passendes Öl (Baumwollsamenöl oder Sojaöl) und z. T. Vitamine.

25.2.1 Elektrolytlösungen

Sie werden zur Behebung von Störungen des Wasser- und Salzhaushaltes gegeben. Treten starke Salz- und Wasserverluste auf, so sind mit Elektrolytlösungen deren pathophysiologische Erscheinungen zu kompensieren.

Vollelektrolytlösungen ohne Kohlenhydrate

Ohne Laktat. Beispiel: Jonosteril®, 1000 ml enthalten: Natriumchlorid 6,43 g, Natriumacetat 3,674 g, Kaliumacetat 0,393 g, Magnesiumacetat 0,268 g und Kalziumacetat 0,261 g.

Zur Behandlung von Flüssigkeitsdefiziten bei Plasmaverlusten oder Verbrennungen wird eine Infusionsgeschwindigkeit von 70 Tropfen/min bei einem 70 kg schweren Patienten empfohlen.

Mit Laktat. Zusätzlich zu den Kationen Natrium, Kalium, Kalzium und Magnesium und den Anionen Acetat und Chlorid kann noch Laktat, das Anion der Milchsäure, in den Lösungen enthalten sein. Beispiel: Ringer-Laktatlösung, 1000 ml enthalten: Natriumchlorid 6,0 g, Kaliumchlorid 0,4 g, Kalziumchlorid 0,24 g und Natriumlaktat 6,1 g.

Der Einsatzschwerpunkt von Ringer-Laktatlösungen liegt in der Notfalltherapie auf dem primären Volumenersatz. Als Infusionsgeschwindigkeit werden 60 Tropfen/min bei einem 70 kg schweren Patienten empfohlen.

Vollelektrolytlösungen mit Kohlenhydraten

Bis 5 % Kohlenhydratzusatz. Beispiel: Jonosteril® D5, 1000 ml enthalten: Natriumchlorid 8 g, Kalziumchlorid 0,24 g, Magnesiumchlorid 0,25 g, Kaliumchlorid 0,29 g und Glukose 50 g.

Das Einsatzgebiet umfasst das der reinen Vollelektrolytlösungen. Der Zusatz von 5 % Glukose deckt dabei einen Teil des nötigen Kohlenhydratbedarfs.

Mehr als 7,5 % Kohlenhydratzusatz. Beispiel: Glucose 25 mit Elektrolyten Braun®, 1000 ml enthalten: Glukose 275 g, Natriumchlorid 3,74 g, Kaliumchlorid 1,86 g, Magnesiumchlorid 0,51 g, Natriumdihydrogenphosphat 0,94 g und Zinkacetat 16,8 mg. Hierbei handelt es sich um eine hochkalorische Kohlenhydratsubstitution im Rahmen der parenteralen Ernährung mit gleichzeitiger Gabe der täglich benötigten Elektrolyte.

Spezielle Elektrolytinfusionen

Natriumbikarbonat, 1 molar (8,4 %). Der pH-Wert des Blutes ist durch das Hydrogenkarbonatpuffersystem relativ stabil auf den pH-Wert von 7,4 eingestellt. Hierbei stehen sich das Hydrogenkarbonatanion als korrespondierende Base und das Kohlendioxid (Kohlensäure) des Stoffwechsels als Säure gegenüber. Aus dem oxidativen Stoffwechsel entstehen bei körperlicher Ruhe 10 mmol CO2/min. Die Atmung der Lungen sorgt dafür, dass es ständig wieder abgegeben wird (Ausatmung). Laufen z. B. durch Sauerstoffmangel vermehrt anaerobe Stoffwechselleistungen ab, d. h. kommt es zu einer Anhäufung von Säuren im Blut (Azidose), so tritt als erste physiologische Hilfsreaktion die Hyperventilation auf. Dadurch wird mehr Kohlensäure abgeatmet und so versucht, die Säuren aus dem Körper zu entfernen bis der physiologische pH-Wert wieder erreicht wird. Nimmt dagegen die Säurestärke im Blut ab, kommt es also zu einer Alkalose, so wird die Atmung der

Lungen vermindert. Dies führt zu einem Anstieg von Kohlensäure im Blut, da ja weniger CO2 ausgeatmet wird. Die Folge ist wiederum die Einhaltung des normalen Blut-pH-Wertes.

Man spricht von einer Azidose, wenn der pH-Wert <7,37 wird, von einer Alkalose, wenn der pH-Wert >7,43 ist. Ist der Grund der pH-Wertstörungen eine Änderung der Lungenfunktion, so spricht man von einer respiratorischen Azidose (verminderte) bzw. Alkalose (verstärkte Atmung). Ist dagegen ein veränderter Stoffwechsel die Ursache, so nennt man dies metabolische Azidose bzw. Alkalose.

Das Bikarbonat erhöht die Zahl der Anionen (Hydrogenkarbonationen) im Blutpuffersystem, d. h. es steht zusätzlich korrespondierende Base zur Verfügung. Somit wird mehr Säure abgefangen und der pH-Wert erreicht wieder normale Werte. Durch eine intensivierte Atmung wird dabei vermehrt Kohlensäure bzw. CO_2 abgeatmet.

Keinen Erfolg zeigt die Therapie mit Natriumbikarbonatlösung bei einer respiratorischen Azidose, da die Kohlensäure nicht abgeatmet werden kann. Liegt zudem eine Ateminsuffizienz vor, d. h. ist die Lungenfunktion stark beeinträchtigt, dürfen Bikarbonatlösungen ebenfalls nicht eingesetzt werden.

Kaliumchloridlösung, 1 molar (7,45 %). Das Einsatzgebiet der Kaliumchloridlösung liegt in der Bekämpfung des durch Kaliummangel ausgelösten Kammerflimmerns. Beim Kammerflimmern können die Herzkammern (Ventrikel) kein Blut mehr auswerfen und es kommt zu einem funktionellen Herzstillstand. Ein Kaliummangel kann leicht (z. B. durch ständige Einnahme von Abführmitteln, langanhaltenden Durchfall oder Erbrechen) ausgelöst werden. Der entstandene intrazelluläre Kaliummangel erhöht die Reizbildung im Herzen und kann dann zu Kammerflimmern führen. Durch Erhöhung des Kaliumspiegels vermindert sich die Reizbildung bzw.-leitung (z. B. wird die Schrittmacherfunktion des Sinusknotens verlangsamt) und somit das Kammerflimmern.

Kalziumglukonat 10 %. Allergische Reaktionen, wie z. B. Heuschnupfen oder anaphylaktischer Schock, können durch die Gabe hoher Dosen Kalzium gebessert werden. Das Kalzium vermindert die überschüssige Freisetzung von Histamin nach dem Kontakt mit dem Allergen (▶ Abschn. 16.2). Darüber hinaus werden Entzündungsreaktionen, wie z. B. Ödembildung, durch die gefäßabdichtende Wirkung gemildert.

Eine z. B. durch fehlendes Parathormon verursachte Hypokalzämie führt zu einer Übererregbarkeit des ganzen Nervensystems, welche sich in Form einer Tetanie mit Krämpfen und Lähmungen der quer gestreiften Muskulatur äußert. Hierbei helfen intravenöse Gaben von Kalziumglukonatlösungen, den Mangel an Kalzium zu beheben und die Kontraktionen der Muskulatur zu lösen.

Zu ähnlichen Krämpfen der quer gestreiften Muskulatur führt die Infektion mit dem Tetanustoxin des Bakteriums Clostridium tetani. Auch hier können Kalziumgaben die Schwere der Muskelkrämpfe lindern.

25.2.2 Zuckerlösungen

Mannitlösung. Mannitlösungen werden in den Konzentrationen von 10 %, 15 % oder 20 % hergestellt. 1000 ml enthalten dann 100 g, 150 g oder sogar 200 g Mannitol; Dosierung: 100–250 ml.

Mannit bzw. Mannitol ist wie Sorbit(ol) ein C_6-Zuckeralkohol. Allerdings wird es im Gegensatz zur Glukose zwar in den Glomerula der Niere filtriert, aber nicht mehr tubulär rückresorbiert. Aufgrund des osmotischen Druckes dieser hypertonen Mannitlösungen halten sie Wasser im Tubuluslumen der Nieren zurück und es kommt zu vermehrter Wasserausscheidung. Wichtig ist, dass durch diesen Mechanismus im Unterschied zu vielen anderen diuretisch wirkenden Medikamenten (z. B. Furosemid, u. a. in Lasix®), kein nennenswerter Verlust von Elektrolyten entsteht.

Diese so genannten Osmodiuretika können durch die vermehrte Wasserausscheidung ein drohendes Nierenversagen verhindern und führen aufgrund der gesteigerten Diurese auch zur schnelleren Ausscheidung von nierengängigen Giften. Wegen der verstärkten Diurese können die konzentrierten Mannitlösungen auch zur akuten Behandlung des Hirnödems eingesetzt werden.

Nach der i. v.-Gabe der Mannitollösung können die Zuckeralkoholmoleküle wegen ihrer Teilchengröße die Blutbahn nur schlecht verlassen. Sie erhöhen somit den osmotischen Druck des Blutplasmas und führen folglich zu vermehrtem Einstrom von Gewebsflüssigkeit in die Blutgefäße. Deshalb dürfen solche Lösungen nicht bei Herzinsuffizienz und Lungenödem gegeben werden. Droht ein akutes Nierenversagen mit Anurie, so ist mit einer kleinen Probeinfusion abzuklären, ob sich die Nierentätigkeit dadurch verbessert. Ist dies nicht der Fall, so darf die Infusion nicht fortgesetzt werden.

Praxistipp

Cave*: Da es sich um übersättigte Lösungen handelt, ist es sehr leicht möglich, dass während der Lagerung Mannit in Form von Kristallen ausfällt. Es dürfen deshalb nur ganz klare Lösungen zum Einsatz kommen.

Die zu verwendenden Infusionsbestecke sollten zur Vermeidung der Infusion von Mannitkristallen eine Filtereinrichtung vorgeschaltet haben. Auskristallisierungen sind durch Erwärmen der Mannitlösung auf dem 60 °C warmen Wasserbad leicht wieder aufzulösen. Es handelt sich bei den Kristallteilchen nicht um ein Qualitätsproblem, sondern um einen normalen chemischen Prozess in einer übersättigten Lösung.

Glukoselösungen 5–40 %. Lösungen mit 5 % Glukose können als Trägerlösungen verwendet werden. Der osmotische Druck einer 5 %igen Glukoselösung entspricht dem einer 0,9 %igen (also isotonen) Natriumchloridlösung. Die Dosierung sollte dabei in der Regel 2000 ml pro Tag nicht überschreiten. Bei Neugeborenen verwendet man besser eine 10 %ige Glukoselösung als Trägerlösung.

Zur Deckung des nötigen Kohlenhydratbedarfs sind 10–40 %ige Glukoselösungen zu verwenden. Diese Konzentrationen sind auch nötig zur Behandlung einer Hypoglykämie oder des hypoglykämischen Komas. Hierbei sollte zuerst eine geringe Menge infundiert werden (<100 ml) und danach entsprechend dem Ansteigen des Blutzuckerspiegels und dem Befinden des Patienten dosiert werden.

Weingeist (Trinkalkohol, Ethanol) verhindert die Glukoseneubildung (Glukoneogenese) in der Leber. Die Folge davon ist ein stetig sinkender Blutzuckerspiegel, der im Extremfall bei der akuten Alkoholintoxikation zu einer massiven Hypoglykämie führen kann. Zur Behandlung der alkoholinduzierten Hypoglykämie können ebenfalls 10–40 %ige Glukoselösungen Verwendung finden.

Fruktoselösungen. Diese sind z. Z. nicht mehr erhältlich und sollten auch wegen der Gefahr der Bildung von Fruktoseintoleranzreaktionen (Unverträglichkeiten) nicht mehr eingesetzt werden.

25.2.3 Kolloidale Volumenersatzmittel

Die ersten Plasmaersatzmittel sind bereits während des 2. Weltkrieges entwickelt worden. Helmut Weese hat mit seinem Polyvinylpyrrolidon (PVP, Peroston®) vielen Menschen das Leben gerettet.

Im Unterschied zu Kochsalz- oder Ringer-Lösungen entwickeln Plasmaersatzstoffe einen kolloidosmotischen Druck.

Folgende Eigenschaften müssen den Plasmaersatzstoffen eigen sein:

- Sie müssen wie das Blutplasma einen kolloidosmotischen Druck (onkotischen Druck) entwickeln und isoton sein
- Sie dürfen die Blutbahn nur langsam verlassen können, denn nur durch eine lange Verweildauer im Blut werden sie ihrer Aufgabe als Plasmaersatzstoffe gerecht
- Aufgrund der großen zu infundierenden Mengen sollen sie renal eliminierbar oder gut metabolisierbar sein, auf keinen Fall sollen sie sich im Körper anreichern und weitere pharmakodynamische Eigenschaften haben
- Als Makromoleküle (Riesenmoleküle) sollen sie die Viskosität (die Fließfähigkeit des Blutes) nicht beeinträchtigen.

Der Einsatz solcher Plasmaersatzstoffe ist dann gerechtfertigt, wenn große Mengen Flüssigkeit schnell ersetzt werden müssen und kein Mangel an Elektrolyten vorliegt. Zum Beispiel ist die wichtigste Sofortmaßnahme bei der Kreislaufinsuffizienz (Schock, aber nicht unbedingt beim neurogenen Schock, da hier kein erhöhter peripherer Widerstand vorliegt), prinzipiell die Auffüllung des zirkulierenden Blutvolumens. Ein erhöhtes Blutvolumen senkt den überaktiven Sympathikotonus und vermindert dadurch den peripheren Widerstand. Der Rückstrom zum Herzen wird verbessert. Die gesteigerte venöse Füllung des Herzens erhöht dabei zugleich das Herzzeitvolumen. Eine Substitution mit Vollblut ist erst bei einem Verlust von mehr als 25 % des zirkulierenden Blutvolumens angezeigt. In den meisten Fällen genügt daher die Gabe von Plasmaersatzstoffen, um die hämodynamischen Funktionen nach einem Schock wieder herzustellen.

Nur bei großen Blutverlusten ist es erforderlich, Blutkonserven oder Kombinationen aus Blutkonserven und Plasmaersatzstoffen zu geben.

Als Plasmaersatzstoffe sind z. Z. nur drei verschiedene Molekülstrukturen im Einsatz:

- Stärkederivate (Hydroxyethylstärke)
- Zuckerderivate (Dextrane)
- Gelatinederivate.

Außerdem können natürlich auch Präparate aus echtem Blutplasma (Humanalbuminlösungen) verwendet werden.

Hydroxyethylstärke (HES). Das ist eine mit Hydroxyethylgruppen verbundene Stärke (Amylopektin) mit einer Molekülmasse von ca. 450000. Aufgrund der Hydroxyethylgruppen kann die Stärke im Blut durch die Serumamylase weniger gut abgebaut werden, sodass die Verweildauer wesentlich erhöht wird. Im Gegensatz zu normaler, unmodifizierter Stärke beträgt die Verweildauer im Blut mehrere Stunden (nach 240 min sind noch ca. 60 % der ursprünglich gegebenen i. v.-Dosis vorhanden).

Ein Vorteil der Hydroxyethylstärke ist das geringere Risiko allergischer Reaktionen.

Nicht eingesetzt werden darf die HES bei verstärkter Blutungsneigung (Beeinträchtigung des Fibrinogensystems und Mangel an Thrombozyten) sowie bei dekompensierter Herzinsuffizienz (erhöhte Volumenbelastung) oder totaler Niereninsuffizienz (Anurie) aufgrund der verstärkten Volumenbelastung der Nieren. Beim neurogenen Schock sind die Plasmaersatzstoffe sowieso nutzlos (Gefäßweitstellung, Ausfall der zentralen Kreislaufregulation, kein eigentlicher Flüssigkeitsverlust).

Fertigarzneimittel sind z. B. HAES-steril®, Plasmasteril® oder Plasmafusin®.

HES 6 % kombiniert mit 7,2 % er Kochsalz-Lösung

Die Kombination aus dem kolliodosmotisch wirksamen HES 6 % mit einer extremen hypertonen 7,2 %-Kochsalzlösung, die sehr osmotisch wirksam ist, wird v. a. zum sehr schnellen Auffüllen des Plasmavolumens verwendet. Die 7,2 %ige NaCl-Lösung ist osmotisch aktiv und entzieht dem extraplasmatischen Raum viel Flüssigkeit. Der kolloidosmotische Anteil der 6 %igen HES-Lösungen sorgt dafür, dass die einmal in den intravasalen Raum, d. h. in die Blutgefäße, »gesaugte Flüssigkeit, die Blutgefäße nicht mehr so schnell verlassen kann. Bei einer Druckinfusion von 250 ml erhält man insgesamt ein Plasmavolumen von 1000 ml.

Das Fertigarzneimittel mit der o. g. Kombination heiß Hyperhes®.

Dextrane. Diese Stoffe sind Polyglukosaccharide, d. h. sie bestehen aus einer Kette aneinander gebundener Zuckermoleküle.

Dextran 60 (z. B. Macrodex®) hat ein Molekülgewicht von 60 000 bis 100 000. **Dextran 40** (z. B. Rheomacrodex®) besitzt ein Molekülgewicht zwischen 15000 und 70000. Das Dextran 60 wird vorwiegend als 6 %ige, das Dextran 40 häufiger als 10 %ige Lösung angeboten.

Je Gramm Dextran können ca. 20-ml Wasser gebunden werden. Dies zeigt ganz deutlich, dass wir hier einen echten Plasmaexpander vorliegen haben, der aktiv aus dem extravasalen Raum Flüssigkeit entzieht und in den Blutgefäßen sammelt. Besonders eignen sich die Dextrane bei echten Flüssigkeitsverlusten nach schweren Verbrennungen, anaphylaktischem Schock und (wegen ihrer Plasmaexpandereigenschaft) auch bei neurogenem Schock.

Das Dextran 40 verbessert die Fließeigenschaften des Blutes, d. h. es vermindert dessen Viskosität. Außerdem wirkt es der Aggregation von Thrombozyten und Erythrozyten entgegen und fördert somit die Zirkulation in den Mikrokapillaren. Hier liegt auch der Schwerpunkt des Einsatzes von Dextran 40, nämlich bei der Therapie von Mikrozirkulationsstörungen.

Dextran 60 dagegen hat diese Einflüsse auf die Viskosität des Blutes nicht und wird v. a. als echter Plasmaexpander bei Volumenmangel eingesetzt.

Die Erklärung für das unterschiedliche Verhalten liegt in der verschiedenen Molekülmasse der beiden Dextrane. Sie hat natürlich verschiedene pharmakologische Auswirkungen zur Folge. Dextran 40 besitzt eine Halbwertszeit von 4 h, die von Dextran 60 beträgt über 8 h. Der Grund für die völlig verschiedenen Halbwertszeiten liegt in der unterschiedlichen Ausscheidung der beiden Dextrane. Die kleine Molekülgröße von Dextran 40 ermöglicht die schnelle Ausscheidung über die Nieren. Größere Moleküle müssen zuerst in der Leber zu Wasser und Kohlensäure metabolisiert werden. Dies ermöglicht nur einen Abbau von 70 mg Dextran pro Tag und kg Körpergewicht.

! Beide Dextrane können aber Allergien auslösen. Dextrane sind z. B. auch in vielen Lebensmitteln enthalten. Der Körper ist also in der Lage, gegen diese körperfremden Stoffe Antikörper zu bilden. Werden Dextraninfusionslösungen Patienten mit Antikörpern gegen Dextran gegeben, kommt es unweigerlich zur Schockreaktion.

Als Sicherheitsmaßnahme dient die Gabe kleiner Dosen eines niedermolekularen Dextrans. Prophylaktisch wird Dextran mit der Molekülmasse

1000 (z. B. Promit® 20 ml, Halbwertszeit nur 2 h) vor der Infusion von Dextran 40/60 i. v. gegeben. Die kleinen Dextranmoleküle binden dann die Dextranantikörper, so dass eine Reaktion mit den großen Dextranmolekülen nicht mehr möglich ist.

Aufgrund des Abbaus in der Leber bzw. der renalen Ausscheidung sollten Dextrane nicht bei Patienten mit Leberschäden oder Niereninsuffizienz gegeben werden.

Gelatinelösungen. Die Produktion von Gelatinelösungen erfolgt aus Tierkollagen. Das Riesenmolekül Kollagen wird mit Hilfe von Enzymen zu kürzeren Polypeptidketten abgebaut. Die Molekülmasse schwankt zwischen 30 000 und 35 000. Aufgrund der geringeren Molekülmasse ist die renale Elimination größer und damit die Verweildauer im Blut kürzer als bei den Dextranen. Das Wasserbindungsvermögen ist mit 14 ml/g sehr gut. Dies erklärt auch den Einsatz als Plasmaersatzstoff bzw. als Plasmaexpander.

Die Viskosität des Blutes wird durch die Gelatinelösung erhöht und die Aggregation der Erythrozyten gesteigert, sodass die Blutsenkungsgeschwindigkeit erhöht ist.

Da es sich um eine Lösung aus artfremdem Eiweiß handelt, ist sehr häufig mit allergischen Reaktionen zu rechnen (1:10000). Nicht eingesetzt werden sollen Gelatinelösungen bei Lungenödem und akuter Herzinsuffizienz.

Humanalbuminlösungen. Humanalbuminlösungen sind Eiweißlösungen aus menschlichem Plasma. Sie können ohne Bestimmung von Blutgruppen gegeben werden. Da es sich aber um körperfremde Eiweißstoffe handelt, muss mit allergischen Sofortreaktionen, wie z. B. dem anaphylaktischen Schock, gerechnet werden.

Humanalbuminlösungen sollten immer zum Einsatz kommen, wenn die eigenen Serumalbuminkonzentrationen weniger als 3 % betragen (normal: ca. 4–5 %). Ursachen können hier z. B. Verluste nach schweren Verbrennungen sein.

Fertigarzneimittel sind u. a. Humanalbumin Behring® und Humanalbumin Octapharm® (jeweils in den Konzentrationen 5 % und 20 %).

25.3 Herz-Kreislauf-Medikamente

25.3.1 Blutdrucksenkende Medikamente

- **Nifedipin**
- **Beispiel Adalat®**

Indikation. Hypertensiver Notfall, Angina-pectoris-Anfall.

Dosierung. 10–20 mg Nifedipin; eine Kapsel Adalat® enthält 10 mg des gefäßwirksamen Kalziumantagonisten Nifedipin.

Nifedipin wird v. a. von dem sublingual gelegenen Venenplexus (Venengeflecht) sehr gut resorbiert. Dies gilt auch für die beim Schock auftretende Zentralisation, d. h. auch in diesem Falle bleibt die Zunge gut durchblutet und gewährleistet eine schnelle und ausreichende Resorption von Nifedipin.

Wirkmechanismus. Nifedipin ist ein gefäßwirksamer Kalziumantagonist, d. h. in den Blutgefäßzellen werden die Kalziumkanäle blockiert. Dies hat zur Folge, dass das zur Kontraktion der Gefäßmuskulatur notwendige Kalzium nicht mehr in ausreichender Menge zur Verfügung steht. Die Gefäße erschlaffen, das Gefäßlumen vergrößert sich und der Blutdruck fällt rasch ab. Die Hauptwirkung äußert sich in peripherer Gefäßdilatation und einer Verminderung des koronaren Gefäßwiderstandes durch Weitstellung der Koronargefäße.

Nebenwirkungen. Massiver Blutdruckabfall, Kopfschmerzen, Flush (Gesichtsrötung durch Gefäßerweiterung im Gesichtsbereich), verstärktes Wärmegefühl (aufgrund intensiverer Hautdurchblutung als Folge der Gefäßerweiterung).

Gegenanzeigen. Schock (weil dann die Verengung der Gefäße der Erhöhung des venösen Rückstroms dient); Therapie mit β-Rezeptorenblockern, da das Herz im Falle einer zu starken Blutdrucksenkung durch Nifedipin das Herz den Blutdruck nicht mit Hilfe eines gesteigerten Herzzeitvolumens stabilisieren könnte.

▶ Urapidil

▶ Beispiel Ebrantil®

Indikation. Hypertensiver Notfall.

Dosierung. 10–50 mg Urapidil langsam i. v. applizieren.

Wirkmechanismus. Urapidil ist ein α-Rezeptorenblocker, d. h. die α-Rezeptoren am Endothel der Blutgefäße werden abgeschirmt. Der physiologische* Agonist (Wirkstoff) Noradrenalin kann die α-Rezeptoren nicht mehr aktivieren, sodass eine Gefäßverengung unmöglich wird. Folge ist eine Gefäßerweiterung mit anschließender Blutdrucksenkung. Daneben wird eine zentrale Wirkkomponente diskutiert.

Nebenwirkungen. Aufgrund der durch α-Blockade erzielten Blutdrucksenkung tritt eine reflektorische Tachykardie ein, d. h. das Herz versucht über ein erhöhtes Herzzeitvolumen, dem Absinken des Blutdruckes entgegenzuwirken.

Gegenanzeigen. Nicht im Falle eines Schockes einsetzen, da durch die Gefäßdilatation (Erweiterung) der venöse Rückstrom zum Herzen noch zusätzlich vermindert wird.

▶ Clonidin

▶ Beispiel Catapresan®

Indikation. Hypertensive Krise.

Dosierung. 0,15 mg Clonidin (= 1 ml Catapresan® Injektionslösung) verdünnt langsam i. v. applizieren.

Wirkmechanismus. Im zentralen Nervensystem werden durch Clonidin α_2-Rezeptoren aktiviert. Dies vermindert den Vasokonstriktorentonus, setzt somit den Blutdruck zentral bedingt herab und vermindert die Herzfrequenz. Zu Beginn der Gabe werden aber am peripheren Gefäßendothel lokalisierte α-Rezeptoren aktiviert, sodass kurzfristig eine leichte Blutdruckerhöhung feststellbar ist. Nach kurzer Zeit überwiegt dann der zentrale Einfluss und es kommt zu einer anhaltenden Blutdrucksenkung, die durch eine Verminderung des Herzzeitvolumens unterstützt wird. Die Wirkdauer beträgt ca. 8 h.

Nebenwirkungen. Kurzzeitige Blutdruckerhöhung (► s. o.) und verstärkt auftretende Müdigkeit (im Notfall zu vernachlässigen). Um extreme reflektorische Blutdrucksteigerungen zu vermeiden, darf Clonidin nach längerer Therapie nur ausschleichend abgesetzt werden.

Gegenanzeigen. In Notfällen keine.

► Nitroglyzerin

► Beispiel Nitrolingual® Spray

Indikation. Angina pectoris, kardiales Lungenödem, hypertensiver Notfall, Dialysepatient.

Dosierung. 0,4 mg Nitroglyzerin je Sprühstoß; 2–3 Hübe, evtl. alle 5 min wiederholen; Sprühstöße auf den auch im Schock gut durchbluteten Zungengrund geben. Wirkeintritt bereits nach 20–30 s, Wirkdauer ca. 30 min.

Wirkmechanismus. Nitroglyzerin wird über die Mundschleimhaut direkt in den großen Kreislauf resorbiert und erweitert Koronargefäße und v. a. venöse Kapazitätsgefäße. Die koronare Durchblutung steigt, d. h. die Versorgung des Herzmuskels ist wieder gewährleistet. Aufgrund der Venendilatation (Erweiterung) ist der venöse Rückstrom zum Herzen vermindert. So muss das Herz weniger arbeiten und der Sauerstoffbedarf des Herzens sinkt. Infolge der später eintretenden Dilatation der Arterien, d. h. der arteriellen Widerstandsgefäße, wird sowohl die Vor- als auch die Nachlast des Herzens vermindert. Der enddiastolische Druck sinkt, wodurch die Wandspannung abnimmt und die Koronargefäße den Herzmuskel besser mit Sauerstoff versorgen können.

Biochemisch werden aus Nitroglyzerin NO-Radikale gebildet, die die lösliche Guanylatzyklase aktivieren. Dies bewirkt wiederum einen Anstieg von cGMP in den Zellen mit Senkung des zellulären Kalziumangebotes, sodass die Gefäßmuskelkontraktion vermindert ist.

Nebenwirkungen. Kopfschmerzen, die durch die Gefäßerweiterung im Kopfbereich ausgelöst werden; Flush (Hautrötung aufgrund verstärkter Durchblutung); reflektorische Tachykardie (das Herz versucht, durch ein gesteigertes Herzzeitvolumen der Blutdrucksenkung entgegenzuwirken); Schwindel infolge des starken Blutdruckabfalls (»venous pooling«).

Gegenanzeigen. Volumenmangelschock.

25.3.2 Blutdruckerhöhende Medikamente

▶ Theodrenalin

▶ Beispiel Akrinor®

Indikation. Schwere Hypotonie.

Dosierung. 0,5–2 ml Theodrenalinlösung i. v. applizieren.

Wirkmechanismus. Der Theophyllinabkömmling Theodrenalin führt zu einer Tonisierung (strafferen Spannung) der Venen, sodass vermehrt venöses Blut in Richtung Herz transportiert wird und nicht in den Venen (Beinen) versacken kann. Der verstärkte venöse Rückstrom zum Herzen erhöht das Herzzeitvolumen und somit auch den Blutdruck.

Nebenwirkungen. Vereinzelt Bradykardie.

Gegenanzeigen. Im Notfall keine.

▶ Noradrenalin

▶ Beispiel Arterenol®

Indikation. Hypotonie, Schock (v. a. kardiogen, anaphylaktisch oder septisch).

Dosierung. 0,3–0,5 ml, d. h. 0,3–0,5 mg Noradrenalin (je nach Effekt) als verdünnte Lösung i. v. applizieren.

Wirkmechanismus. Noradrenalin besetzt in den arteriellen Gefäßen v. a. α-Rezeptoren, sodass eine echte Vasokonstriktion mit Blutdruckanstieg die Folge ist. Allerdings werden keine Koronargefäße verengt. Durch Aktivierung der β_1-Rezeptoren im Herzen wird die Herzkraft und somit das Schlagvolumen erhöht. Theoretisch wäre eine Tachykardie zu erwarten, jedoch werden durch die Blutdruckerhöhung die Pressorezeptoren (Blutdruck»fühler«) aktiviert. Diese lösen eine parasympathische Gegenregulation über den Vagusnerv am Herzen aus, sodass die Herzfrequenz reduziert wird.

Nebenwirkungen. Herzrhythmusstörungen, Bradykardie.

Gegenanzeigen. Hypertonie.

▶ Adrenalin

▶ Beispiel Suprarenin®

Indikation. Kreislaufstillstand, Bradykardie, anaphylaktischer Schock.

Dosierung. 1 ml des Präparates (=1 mg Adrenalin) mit 9 ml isotonischer Kochsalzlösung verdünnen oder 2 ml Suprarenin® (= 2 mg Adrenalin) mit 8 ml isotonischer Kochsalzlösung verdünnen.

Verdünnung 1 : 10: langsam i. v. applizieren (5–10 ml); Verdünnung 2 : 10 endobronchiale Gabe.

Wirkmechanismus. Adrenalin aktiviert sowohl α- als auch β-Rezeptoren. In kleinen Gaben kontrahiert es die Gefäße der Haut, der Schleimhaut und der Baucheingeweide. Die Gefäße der Skelettmuskulatur und des Herzens werden dagegen erweitert. Insgesamt sinkt durch Aktivierung der β_2-Rezeptoren an den Gefäßen der periphere Widerstand, sodass der diastolische Blutdruck abnimmt. Der systolische Druck aber steigt infolge der Aktivierung der kardialen β_1-Rezeptoren, was ein erhöhtes Herzzeitvolumen zur Folge hat.

In hohen Dosen überwiegt beim Adrenalin die periphere α-Aktivierung, sodass neben einem gesteigerten Herzzeitvolumen auch der periphere Widerstand zunimmt und damit sowohl systolischer als auch diastolischer Blutdruck ansteigen. Darüber hinaus wird auch die Reizbildung und

-leitung im Herzen beschleunigt, sodass mit einer Tachykardie gerechnet werden kann.

Nebenwirkungen. Tachykardie, Extrasystolen und Kammerflimmern.

Gegenanzeigen. Im Notfall keine.

► Dopamin

► Beispiel Dopamin Giulini®

Indikation. Kardiogener Schock (Verminderung des Herzzeitvolumens) und drohendes Nierenversagen.

Dosierung. 100 mg Dopamin in 500 ml Ringer-Laktatlösung oder in 500 ml 5 %iger Glukoselösung. Infusion mit 60–120 Tropfen/min (nach Effekt).

Nicht mit alkalischen Lösungen mischen!

Wirkmechanismus. Der kardiogene Schock zeichnet sich durch ein stark vermindertes Herzzeitvolumen und einen erhöhten peripheren Widerstand aus. Dopamin besitzt sowohl α- als auch β-agonistische Eigenschaften. Aufgrund der Aktivierung der peripheren α-Rezeptoren werden die nicht lebenswichtigen Gefäße der Haut und der Skelettmuskulatur verengt. Andere periphere Blutgefäße werden durch die β-Wirkung erweitert, sodass der periphere Widerstand insgesamt abnimmt. Die Aktivierung der β-Rezeptoren bewirkt v. a. eine gesteigerte Herzkraft, sodass das Herzzeitvolumen wieder vergrößert wird.

Die Aktivierung der renalen Dopaminrezeptoren erweitert die renalen Blutgefäße, sodass die Durchblutung der Nieren sichergestellt ist und ein drohendes Nierenversagen vermieden werden kann.

Nebenwirkungen. In hohen Dosierungen Tachykardie.

Gegenanzeigen. In Notfällen keine.

▶ Doputamin

▶ Beispiel Dobutrex®

Indikation. Kardiogener Schock.

Dosierung. 250 mg Dobutamin in 500 ml Ringer-Laktatlösung oder in 500 ml 5 %iger Glukoselösung, Infusion mit 60–120 Tropfen/min (nach Effekt).

Wirkmechanismus. Dobutamin aktiviert v. a. die kardialen β_1-Rezeptoren. Die Folge davon ist eine Erhöhung der Herzkraft und somit ein gesteigertes Schlagvolumen mit erhöhtem Herzzeitvolumen. Der periphere Widerstand wird leicht vermindert und es kommt nicht zu einer Tachykardie.

Nebenwirkungen. Nur bei bestehender Hypertonie Gefahr von Tachykardie und Angina pectoris.

Gegenanzeigen. In Notfällen keine.

▶ Orciprenalin

▶ Beispiel Alupent®

Indikation. Bradykardie, AV-Block, Rhythmusstörungen, Asthma bronchiale.

Dosierung. 0,25–0,5 mg Orciprenalin, 1 : 10 verdünnen; initial 1–2 ml der Verdünnung i. v. applizieren.

Wirkmechanismus. Orciprenalin wirkt prinzipiell wie Isoprenalin. Jedoch konnte im Vergleich zu Isoprenalin die Wirkdauer durch leichte chemische Molekülmodifikation wesentlich verlängert werden. Es werden sowohl β_1- als auch β_2-Rezeptoren stimuliert. Dies bedeutet, dass sowohl Herzkraft als auch Herzfrequenz erhöht werden. Wegen der peripheren β_2-Wirkung ist der periphere Widerstand vermindert.

Die Aktivierung der pulmonalen β_2-Rezeptoren hat eine spasmolytische Wirkung im Bereich der glatten Bronchialmuskulatur zur Folge, sodass Alupent® auch bei Asthma bronchiale eingesetzt werden kann.

Nebenwirkungen. Vereinzelt Tachykardie, Blutdruckabfall.

Gegenanzeigen. Im Notfall keine.

25.3.3 Medikamente, die die Herzkraft steigern

- **Digoxin**
- **Beispiel Novodigal®**

Indikation. Akute Herzinsuffizienz, Cor pulmonale, kardiales Lungenödem.

Dosierung. 0,4 mg Digoxin i. v. applizieren.

Wirkmechanismus. Die Herzglykoside wirken positiv-inotrop (d. h. die Kontraktionskraft des Herzmuskels wird erhöht) und negativ-dromotrop (d. h. die Überleitungsgeschwindigkeit wird vermindert).

Nebenwirkungen. Bei Vorliegen einer Hyperkaliämie besteht die Gefahr von Kammerflimmern.

Gegenanzeigen. Hyperkaliämie.

25.3.4 Medikamente, die die Herzfrequenz beeinflussen

- **Adenosin**
- **Beispiel Adrekar®**

Indikation. Supraventrikuläre Tachykardien,

Dosierung. Bolus, initial 3 mg intravenös applizieren. Ein zweiter Bolus kann mit 6 mg, ein dritter mit 9 mg und ein vierter Bolus mit max. 12 mg i. v. gegeben werden. Voraussetzung ist, dass der jeweilige zuvor gegebene niedrigere Bolus keinen Erfolg hatte.

Wirkmechanismus. Adenosin bindet an spezielle Rezeptoren im Herzen und blockiert dadurch den Abbau von cAMP durch Hemmung der Adenylatcyclase. Die Folge davon ist ein vermehrter Einstrom von Kaliumionen in das Herzreizleitungssystem. Zum anderen werden am AV-Knoten Kalziumkanäle blockiert. Daraus resultiert eine verminderte Überleitgeschwindigkeit, das Membranruhepotential nimmt zu und damit wird die Herzfrequenz verringert.

Nebenwirkung. Flush, Atemnot, Hyperventilation oder auch Bradykardie.

Gegenanzeigen. AV-Block, Vorhoflimmern und Asthma bronchiale.

▶ Lidocain

▶ Beispiel Xylocain® 2%

Indikation. Kammerarrhythmien, Extrasystolen und Kammerflimmern.

Dosierung. 1 mg/kg Körpergewicht i. v. applizieren; evtl. nach 20 min wiederholen. Auch die endobronchiale Gabe von 1,5 mg/kg Körpergewicht in verdünnter Form ist möglich.

Wirkmechanismus. Lidocain verlangsamt den Ionenaustausch durch die Zellmembran v. a. durch Blockade der Natriumkanäle. Dadurch wird die Reizleitung und auch die Reizbildung verzögert.

Nebenwirkungen. Bedingt durch den verzögerten Ionenaustausch besteht die Gefahr eines AV-Blocks sowie von Blutdruckabfall und Bradykardie.

Gegenanzeigen. AV-Block, Bradykardie und kardiogener Schock.

▶ Ajmalin

▶ Beispiel Gilurytmal®

Indikation. Tachykardien, Tachyarrhythmien und Extrasystolen.

Dosierung. 1 mg Ajmalin/kg Körpergewicht langsam i. v. applizieren.

Wirkmechanismus. Ajmalin gehört, wie z. B. Chinidin und Procainamid, zu den Klasse-1A-Antiarrhythmika. Sie verlängern die Dauer des Aktionspotentials, beeinflussen aber die Erholungszeit der Natriumkanäle nicht. Durch diese membranstabilisierenden Effekte können Tachykardien und -arrhythmien behandelt werden.

Nebenwirkungen. Bradykardie.

Gegenanzeigen. Bradykardie oder AV-Block vor Behandlungsbeginn.

▶ Verapamil

▶ Beispiel Isoptin®

Indikation. Supraventrikuläre Tachykardie und Tachyarrhythmie.

Dosierung. 2,5–5 mg Verapamil langsam i. v. applizieren.

Wirkmechanismus. Verapamil gehört zur Gruppe der Kalziumantagonisten, die sowohl peripher in den Gefäßen als auch im Reizleitungs- und Reizbildungssystem des Herzens Kalziumkanäle blockieren. So wird zum einen eine Gefäßerweiterung ausgelöst und zum anderen die AV-Refraktärzeit verlängert.

Nebenwirkungen. Bradykardie, Blutdruckabfall, AV-Block.

Gegenanzeigen. Bradykardie oder AV-Block vor Behandlungsbeginn.

▶ Pindolol

▶ Beispiel Visken®

Indikation. Tachykarde Herzrhythmusstörungen und Angina pectoris.

Dosierung. 0,2–0,4 mg Pindolol mit isotoner Kochsalzlösung auf 10 ml verdünnen und langsam i. v. injizieren. Die Dosierung kann nach Effekt gewählt werden.

Wirkmechanismus. Pindolol besetzt periphere und kardiale β-Rezeptoren, sodass v. a. die Herzfrequenz verringert und damit der kardiale Sauerstoffverbrauch reduziert wird.

Nebenwirkungen. Bradykardie, negative Inotropie und Bronchokonstriktion. Die Bronchokonstriktion ist deshalb möglich, weil bei hoher Dosierung nicht nur β_1-Rezeptoren, sondern auch vermehrt pulmonale β_2-Rezeptoren blockiert werden.

Gegenanzeigen. Herzinfarkt, Herzinsuffizienz, AV-Block 2. und 3. Grades, obstruktive Bronchialerkrankungen.

25.4 Medikamente, die vorwiegend das respiratorische System beeinflussen

Hierzu sind v. a. die Broncholytika zu zählen, die aufgrund ihrer dilatierenden (erweiternden) Wirkung den Atemwiderstand senken.

▶ Theophyllin

▶ Beispiel Euphyllin®

Indikation. Asthma bronchiale, Bronchospasmus und spastische Emphysembronchitis.

Dosierung. 0,12–0,24 mg Theophyllin langsam i. v. applizieren.

Wirkmechanismus. Theophyllin wirkt als nichtselektiver Adenosinrezeptorantagonist und hemmt in höherer Dosierung die Phosphodiesterase, sodass ein erhöhter Spiegel an cAMP vorliegt. Dies wiederum wirkt bronchospasmolytisch und verhindert den Atemwiderstand. Zudem wird das Atemzentrum stimuliert. Im Prinzip wirkt Theophyllin wie ein β-Sympathomimetikum (in Bezug auf die pulmonalen Eigenschaften).

Nebenwirkungen. Erregung und innere Unruhe (aufgrund der sympathischen Wirkkomponente).

Gegenanzeigen. Akuter Herzinfarkt, Schock und Epilepsie.

▶ Fenoterol

▶ Beispiel Berotec® Dosieraerosol

Indikation. Asthma bronchiale und Bronchospasmen.

Dosierung. 2–3 Hübe mit je ca. 0,2 mg Fenoterol.

Wirkmechanismus. Fenoterol ist ein β_2-Sympathomimetikum, welches v. a. pulmonale β_2-Rezeptoren aktiviert. Dies führt umgehend zu einer Spasmolyse der Bronchialmuskulatur.

Nebenwirkungen. Aktivierung des Herz-Kreislauf-Systems und Tachykardie aufgrund der β-sympathischen Wirkungskomponente.

Gegenanzeigen. Koronare Herzkrankheit (wegen herzaktivierender Wirkung); nahender Geburtstermin, da durch Fenoterol sowohl die β_2-Rezeptoren der Atemwege als auch die des Uterus* aktiviert werden. Daher muss mit einer wehenhemmenden Wirkung gerechnet werden.

25.5 Medikamente gegen Schmerzen

25.5.1 Medikamente, die vorwiegend spasmolytisch (krampflösend) wirken

▶ N-Butylscopolamin

▶ Beispiel Buscopan®

Indikation. Koliken und spastische Schmerzustände.

Dosierung. 20 mg N-Butylscopolamin langsam i. v. applizieren.

Wirkmechanismus. N-Butylscopolamin (Buscopan®) hemmt wie Atropin die Wirkung des Parasympathikus auf die glatte Muskulatur. Das Wirkprinzip besteht in einem Rezeptorantagonismus zum parasympathischen Überträgerstoff Acetylcholin (Aufhebung der Muskarinwirkung von Acetylcholin). Allerdings sind die Wirkungen auf Herz, Pupillenmuskel und Atemzentrum weniger ausgeprägt.

Nebenwirkungen. Leichte Mundtrockenheit und etwas gesteigerte Herzfrequenz.

Gegenanzeigen. Im Notfall keine.

25.5.2 Opiate und weitere Analgetika

▶ **Morphin**

▶ **Beispiel Morphinum hydrochloricum Amphiolen®**

Indikation. Schwerste Schmerzzustände.

Dosierung. 2,5–10 mg Morphin i. v. applizieren.

Wirkmechanismus. Morphin besetzt spezifische Morphinrezeptoren in der Peripherie (vgl. Darmmuskulatur) und im zentralen Nervensystem. Somit sind neben der hervorragenden Schmerzstillung auch die euphorisierende und emetische Wirkung zu erklären (▶ Abschn. 4.2.2).

Nebenwirkungen. Dämpfung des Atem- und Kreislaufzentrums und Auslösen des Brechreizes.

Gegenanzeigen. Spastische Schmerzzustände, Koma, Herz- und Atemschwäche.

▶ **Pethidin**

▶ **Beispiel Dolantin®**

Indikation. Schwere, auch spastische Schmerzzustände.

Dosierung. 50–100 mg i. v. applizieren.

Wirkmechanismus. Das Wirkprinzip entspricht dem von Morphin, wobei die glatte Muskulatur im Gegensatz zu Morphin nicht kontrahiert wird.

Nebenwirkungen. S. Morphin.

Gegenanzeigen. Koma, Herz- und Atemschwäche.

▶ Ketamin (▶ 25.8)

▶ Beispiel Ketanest®

▶ Tramadol

▶ Beispiel Tramal® Ampullen

Indikation. Schmerzen aller Art.

Dosierung. 50–100 mg Tramadol i. v. applizieren.

Wirkmechanismus. Tramadol ist wie Morphin ein zentral wirksames Analgetikum.

Nebenwirkungen. Erbrechen (häufigste Nebenwirkung), Atem- und Kreislaufdepression.

Gegenanzeigen. Im Notfall keine.

▶ Metamizol

▶ Beispiel Novalgin®

Indikation. Schmerzzustände aller Art, v. a. auch spastische Schmerzen.

Dosierung. 3–5 ml Novalgin® langsam i. v. applizieren.

Wirkmechanismus. Metamizol wirkt analgetisch und antipyretisch durch Beeinflussung der Prostaglandinsynthese. Es tritt keine zentrale Schmerzhemmung ein.

Nebenwirkungen. Agranulozytose und Blutdruckabfall.

Gegenanzeigen. Allergie gegen Metamizol (Pyrazolonallergie).

25.6 Medikamente zur Beruhigung

▶ Diazepam parenteral

▶ Beispiele Valium® Diazepam-ratiopharm®

Indikation. Sedierung vor der Intubation, Dämpfen von Krampfanfällen, Beseitigung von Unruhezuständen.

Dosierung. 5–10 mg zur Beruhigung i. v. applizieren. Bei Krampfanfällen kann die Dosis entsprechend höher gewählt werden.

Wirkmechanismus. Diazepam gehört zur Gruppe der Benzodiazepine, d. h. zu den Tranquilanzien. Diese haben ihren Angriffspunkt v. a. im limbischen System (zentrales Nervensystem). In niedrigen Dosen vermindern sie die psychischen Erregungen, in höheren Gaben wird die Erregungsleitung stark gedämpft, sodass diese Arzneimittel auch krampflösend wirken.

Der molekulare Wirkmechanismus liegt in der Bindung an Benzodiazepinrezeptoren, die dann die hemmende Wirkung GABA*-erger Nerven unterstützen. Die Folge ist eine durch aktivierte GABA-Rezeptoren bewirkte Öffnung von Chloridkanälen, sodass vermehrt Chlorid in die Zellen einströmt und diese hyperpolarisiert. Dies bedeutet konkret, dass die Zellen weniger leicht erregbar sind.

Nebenwirkungen. Atemdepression und Blutdruckabfall (aufgrund der Beeinflussung des zentralen Nervensystems).

Gegenanzeigen. Ateminsuffizienz und Muskelschwäche (Myasthenia gravis).

▶ Diazepam rektal

▶ Beispiel Diazepam Desitin® rectal tube

Dieses Mittel kann sehr leicht rektal appliziert werden, was v. a. bei der Verabreichung bei Kindern von Vorteil ist.

Wirkmechanismus, Nebenwirkungen und **Gegenanzeigen** entsprechen den oben angegebenen.

▶ Triflupromazin

▶ Beispiel Psyquil®

Indikation. Unruhezustände und Erbrechen.

Dosierung. Es sollten in der Regel maximal 10 mg Triflupromazin i. v. verabreicht werden.

Wirkmechanismus. Triflupromazin gehört zur Gruppe der mittelstark wirksamen Neuroleptika. Der exakte Wirkmechanismus der Neuroleptika liegt noch etwas im Dunkeln. Allerdings scheint sicher, dass sie Dopaminrezeptoren im zentralen Nervensystem blockieren. Somit kann auch der antiemetische Effekt erklärt werden, da das Brechzentrum durch Dopamin stimuliert wird.

Nebenwirkungen. Extrapyramidal-motorische Störungen (bei der Einmalgabe im Notfall ohne Bedeutung); die α-sympatholytische Wirkkomponente trägt dazu bei, dass mit vermehrtem Blutdruckabfall gerechnet werden muss.

Gegenanzeigen. Neuroleptika sollten nicht bei Vergiftungen mit Alkohol, Schmerzmitteln oder Psychopharmaka gegeben werden.

▶ Promethazin

▶ Beispiel Atosil®

Indikation. S. Psyquil®, zusätzlich noch Einsatz als Antiallergikum.

Dosierung. In der Regel werden 25–50 mg Promethazin i. v. appliziert.

Wirkmechanismus. Promethazin gehört in die Gruppe der schwach potenten Neuroleptika, bei welchen zusätzlich noch eine antiallergische Wirkung vorhanden ist.

Nebenwirkungen. S. Psyquil®.

Gegenanzeigen. S. Psyquil®.

► Levomepromazin

► Beispiel Neurocil®

Indikation. S. Psyquil®.

Dosierung. Die mittlere Dosierung beträgt 25–50 mg Levomepromazin i. v.

Wirkmechanismus. Levomepromazin gehört wie Promethazin zu den schwach potenten Neuroleptika.

Nebenwirkungen. S. Psyquil®.

Gegenanzeigen. S. Psyquil®.

► Haloperidol

► Beispiel Haldol®

Indikation. Alkoholintoxikation, psychische Erregungszustände, Hyperkinese*.

Dosierung. 5–10 mg Haloperidol i. v. applizieren.

Wirkmechanismus. Haloperidol gehört zu den sehr stark wirksamen Neuroleptika, bei denen die antipsychotische Wirkung im Vordergrund steht. Die Beeinflussung des vegetativen Nervensystems ist kaum noch spürbar, die antiemetische Komponente ist dagegen sehr ausgeprägt.

Nebenwirkungen. In größerem Umfang extrapyramidal-motorische Störungen (Dyskinesien*, bedingt durch die enorme Wirkstärke).

Gegenanzeigen. Epilepsie (wegen der Auslösung von Dyskinesien*).

▶ Phenobarbitol

▶ Beispiel Luminal®

Indikation. Status epilepticus.

Dosierung. 100–200 mg Phenobarbitol i. v. applizieren.

Wirkmechanismus. Phenobarbitol gehört zur Gruppe der Barbiturate. Ähnlich den Benzodiapinen wird auch hier das GABA*-System (über Barbituratrezeptoren) beeinflusst. Als Folge öffnen sich die GABA-Chloridkanäle, sodass über die Hyperpolarisierung die Erregbarkeit der Zellen gedämpft ist.

Nebenwirkungen. Gefahr der Anreicherung im Körper (Kumulation) und allergische Reaktionen.

Gegenanzeigen. Ateminsuffizienz.

25.7 Kortikoide und Antiallergika

▶ Dexamethason pulmonal

▶ Beispiel Auxiloson® Spray

Indikation. Vergiftung mit Reizgasen, Lungenödem, Glottisödem, Bronchospasmen und Krupp-Anfälle.

Dosierung. Sofort beim Notfall 2–3 Hübe à 0,125 mg Dexamethason, falls nötig alle 5–10 min wiederholen.

Wirkmechanismus. Dexamethason gehört in die Gruppe der Kortikoide, die aufgrund einer Hemmung der Phospholipase A2 in den Stoffwechsel von Entzündungen eingreifen. Die Folge sind Stabilisierung der Zellmembran, Verringerung von Ödemen (durch gefäßabdichtende Wirkung), Bronchodilatation und Entzündungshemmung.

Nebenwirkungen. In Notfällen (kurzfristige Anwendung) keine.

Gegenanzeigen. In Notfällen keine.

▶ Dexmethason parenteral

▶ Beispiel Fortecortin®

Indikation. Anaphylaktischer Schock, asthmatische Anfälle, Lungenödem, Hirnödem und Schädel-Hirn-Trauma.

Dosierung. Akutbehandlung des anaphylaktischen Schocks und asthmatische Anfälle: 40 mg Dexamethason i. v. applizieren.

Lungenödem, Hirnödem und Schädel-Hirn-Trauma: 100 mg Dexamethason i. v. applizieren.

Wirkmechanismus. S Auxiloson® Spray.

Nebenwirkungen. Im Notfall (kurzfristige Anwendung) keine.

Gegenanzeigen. Im Notfall keine.

▶ Prednison

▶ Beispiel Rectodelt®

Indikation. Asthmatische Anfälle, Krupp-Syndrom, schwere allergische Reaktionen.

Dosierung. Erwachsene bis zu 200 mg Prednison (als Zäpfchen), Kinder bis zu 100 mg.

Wirkmechanismus. Prednison gehört in die Gruppe der Kortikoide wie das Dexamethason, hat also denselben Wirkmechanismus. Aufgrund der schnellen Resorption über die Darmschleimhaut ist hier eine Ausnahme von der sonst bevorzugten i. v.-Applikation in akuten Notfällen möglich. Dies ist v. a. für Kinder von Vorteil.

Nebenwirkungen. In Notfällen (kurzfristige Anwendung) keine.

Gegenanzeigen. In Notfällen keine.

▶ Adrenalin

▶ Beispiel Adrenalin Medihaler®

Indikation. Asthmatische Anfälle, Ödeme im Rachenbereich, schwere Allergien (Schock), Krupp-Anfälle.

Dosierung. 1–2 Hübe Adrenalin initial, eine Wiederholung ist alle 3–5 min möglich.

Wirkmechanismus. Adrenalin stimuliert v. a. über β-Rezeptoren das sympathische Nervensystem. Daraus resultieren Bronchodilatation, Stabilisierung des Kreislaufs und Ödemausschwemmung.

Nebenwirkungen. Blutdrucksteigerung und Tachykardie (aufgrund der Aktivierung des sympathischen Nervensystems).

Gegenanzeigen. Starke Tachykardie und Tachyarrhythmie.

25.8 Medikamente zur Narkoseeinleitung und zur Intubation

▶ Atropin

▶ Beispiel Atropinsulfat Braun®

Indikation. Dämpfung des parasympathischen Nervensystems vor dem Legen einer Magensonde oder vor einer Intubation.

Dosierung. Erwachsene: 0,5–1,0 mg Atropin i. v.; Kinder: 0,02 mg Atropin je kg Körpergewicht i. v.

Wirkmechanismus. Atropin ist ein Alkaloid, das aus verschiedenen Solanaceenarten wie z. B. Atropa belladonna (Tollkirsche), Datura stramonium (Stechapfel) und Hyoscyamus niger (Bilsenkraut) gewonnen wird.

Atropin gehört heute mit zu den wichtigsten Parasympatholytika. Es verdrängt den physiologischen Botenstoff des parasympathischen Nervensystems, das Acetylcholin, von seinem Muskarinrezeptor. Somit sind die parasympathischen Reaktionen vermindert, was sich z. B. in Zunahme der Herzfrequenz, Pupillenerweiterung, Hemmung der Speichel- und Schweißsekretion, Erweiterung der Hautgefäße und Erschlaffung der glatten Muskulatur (vgl. Buscopan®, Abschn. 24.4.1) äußert.

Nebenwirkungen. Mundtrockenheit, Tachykardie und Mydriasis (erweiterte Pupillen mit verstärkter Blendempfindlichkeit).

Gegenanzeigen. In Notfällen sind die meisten Gegenanzeigen zu vernachlässigen. Allerdings sollte der grüne Star, das Glaukom, ausgeschlossen werden. Die durch Atropin bedingte Lähmung des Pupillenmuskels mit anschließender Pupillenerweiterung kann den Schlemm-Kanal abschnüren. Dies hat zur Folge, dass sich das Kammerwasser noch mehr anstaut und der Augeninnendruck wesentlich ansteigt.

▶ Succinylcholin

▶ Beispiel Pantolax®

Indikation. Muskelerschlaffung vor einer Intubation.

Dosierung. 1 mg Succinylcholin pro kg Körpergewicht i. v. applizieren.

Wirkmechanismus. Succinylcholin (Synonym: Suxamethoniumchlorid) gehört in die Gruppe der peripher angreifenden Muskelrelaxanzien. Es depolarisiert die motorische Endplatte (Nikotinrezeptor) genauso wie das physiologische Acetylcholin, d. h. es kommt zur Reizauslösung. Allerdings erfolgt der Abbau von Succinylcholin aufgrund der anderen Molekülstruktur wesentlich langsamer, sodass die Repolarisation, d. h. die Auslösung eines neuen Reizes, verzögert ist. In der Folge kommt es zur Muskelerschlaffung.

Nebenwirkungen. Vereinzelt Bradykardie.

Gegenanzeigen. Aufgrund eventueller Lähmung der Atemmuskulatur muss die Möglichkeit zu sofortiger Intubation und Beatmung gegeben sein.

▶ Alcuroniumchlorid

▶ Beispiel Alloferin®

Indikation. Längerfristige künstliche Beatmung des Patienten unter Ausschaltung der eigenen Atemmuskulatur.

Dosierung. 0,15 mg Alcuroniumchlorid pro kg Körpergewicht i. v. applizieren.

Wirkmechanismus. Alcuroniumchlorid gehört in die Gruppe der stabilisierenden Muskelrelaxanzien. Chemisch ist dieser Stoff dem Curare (Pfeilgift der südamerikanischen Indios) ähnlich. Wie Curare besetzt Alcuroniumchlorid die Acetylcholinrezeptoren (Nikotinrezeptoren) an der motorischen Endplatte, allerdings kann keine Wirkung ausgelöst werden. Es fehlt die »intrinsic activity«*. In der Folge kann auch wirksames Acetylcholin nicht mehr an die Rezeptoren heran, da diese durch Alcuroniumchlorid belegt sind, es kommt zur Muskelerschlaffung.

Nebenwirkungen. Vereinzelt Blutdruckabfall.

Gegenanzeigen. Aufgrund der Atemlähmung muss die Möglichkeit zur sofortigen künstlichen Beatmung gegeben sein.

▶ Ketamin

▶ Beispiel Ketanest®

Indikation. Ketanest® kann sowohl als Analoganästhetikum zur Narkoseeinleitung als auch zur Schmerzbekämpfung eingesetzt werden.

Dosierung. Zur Schmerzstillung: 0,25–0,50 mg Ketamin pro kg Körpergewicht i. v. (▶ Abschn. 24.4.2); zur Narkoseeinleitung 0,5–2,0 mg Ketamin pro kg Körpergewicht.

Wirkmechanismus. Ketamin erzeugt 30–60 s nach der i. v. -Gabe völlige Analgesie, die auch noch nach Ende der Narkose anhält. Es beeinflusst verschiedene Strukturen im zentralen Nervensystem wahrscheinlich durch Veränderung von Membranpotentialen aufgrund lipophiler Wechselwirkungen mit den Membranlipiden.

Nebenwirkungen. Ketamin setzt v. a. zu Beginn der Therapie Katecholamine (Adrenalin, Noradrenalin) frei, sodass es zu Tachykardie und Blutdruckanstieg kommen kann. Zusätzlich muss mit vermehrtem Speichelfluss (Salivation) gerechnet werden, weshalb die Prämedikation (vorherige Gabe) mit Atropin sinnvoll erscheint.

Gegenanzeigen. Bluthochdruck, Angina pectoris und Epilepsie.

▶ Etomidat

▶ Beispiel Hypnomidate®

Indikation. Narkoseeinleitung.

Dosierung. 0,2 mg Etomidat pro kg Körpergewicht i. v. applizieren.

Wirkmechanismus. Die Wirkweise von Etomidat entspricht im Grunde der von Ketamin. Allerdings besitzt Etomidat keinerlei analgetische Eigenschaften und es kommt zu keiner wesentlichen Ausschüttung von Katecholaminen, sodass Blutdruck und Herz-Kreislauf-System nicht beeinträchtigt werden.

Nebenwirkungen. Sehr häufig Venenthrombosen (auf einer Venenreizung beruhend).

Gegenanzeigen. In Notfällen keine wesentlichen Gegenanzeigen.

▶ Fentanyl

▶ Beispiel Fentanyl® Janssen

Indikation. Linderung schwerster Schmerzzustände und Schmerzausschaltung bei Kombinationsnarkosen.

Dosierung. Nur 0,05 mg Fetanyl pro kg Körpergewicht (i. v.).

Wirkmechanismus. Fentanyl gehört wie Morphin zu den Opiaten, allerdings ist es ca. 100-mal stärker wirksam. Die Schmerzstillung wird zentral durch Aktivierung des Morphinrezeptors erreicht. Die Wirkdauer von nur 30 min macht Fentanyl gerade im Rettungsdienst besonders wertvoll.

Nebenwirkungen. Vereinzelt die typischen Morphinnebenwirkungen wie z. B. Sedierung, Atemdepression und Bronchospasmen.

Gegenanzeigen. Aufgrund der Nebenwirkungen sollte Fentanyl nicht bei Säuglingen eingesetzt werden. Die Verwendung von Fentanyl bedingt die Möglichkeit zur sofortigen künstlichen Beatmung.

▶ Thiopental

▶ **Beispiel Trapanal®**

Indikation. Zur Narkoseeinleitung, zur Hirndrucksenkung und zur Unterbrechung von Krampfanfällen (Epilepsie).

Dosierung. Ca. 3 mg Thiopental pro kg Körpergewicht i. v. applizieren. Für Erwachsene gilt die empfohlene Dosis von 250 mg Thiopental.

Wirkmechanismus. Thiopental gehört zur Gruppe der sehr lipophilen Barbiturate. Aufgrund der hohen Lipophilie wird die Blut-Hirn-Schranke sehr schnell überwunden und der Wirkeintritt erfolgt innerhalb weniger Sekunden. Außerdem werden die Venen erweitert, sodass Blutdrucksenkung und dadurch z. T. Tachykardien entstehen. Neben der Auslöschung des Bewusstseins wird die Muskulatur teilweise erschlafft.

Nebenwirkungen. Kreislauf- und Atemdepression, allergische Reaktionen. Aufgrund der äußerst alkalischen Injektionslösung ist jede paravenöse (an der Vene vorbeigehende) Injektion unbedingt zu vermeiden.

Gegenanzeigen. Leber- und Nierenschäden sowie drohendes Kreislaufversagen.

25.9 Medikamente gegen Vergiftungen

► Dimeticon

► Beispiel Sab simplex®

Indikation. Orale Einnahme von Schaummitteln wie z. B. Waschpulver.

Dosierung. 10–30 ml Dimeticon oral.

Wirkmechanismus. Aufgrund seiner lipophilen Struktur wirkt Dimeticon als oberflächenaktiver Schaumzerstörer, wodurch die in der Flüssigkeit festgehaltenen Gase freigesetzt werden können.

Nebenwirkungen. Keine gravierenden.

Gegenanzeigen. In Notfällen keine.

► Brechwurzelextrakt

► Beispiel Orpec® Sirup

Indikation. Orale Giftausscheidung bei Kindern durch Auslösen von Erbrechen.

Dosierung. 15–20 ml Orpec® Sirup mit viel Flüssigkeit (Wasser) trinken lassen.

Wirkmechanismus. Der Extrakt aus der Brechwurzel (Radix ipecacuanha) enthält v. a. die Alkaloide Emetin und Cephaelin. Beide Inhaltstoffe reizen lokal die Magennerven und das Brechzentrum.

Nebenwirkungen. In Notfällen sind die Nebenwirkungen zu vernachlässigen. Allerdings sollte darauf geachtet werden, dass nach der Gabe von Brechwurzelsirup auch wirklich der Magen entleert wird, um Vergiftungen mit Emetin und Cephaelin zu vermeiden.

Gegenanzeigen. Erbrechen darf nicht bei Bewusstlosigkeit und Vergiftungen mit Laugen, Säuren oder Schaumbildnern ausgelöst werden (Aspirationsgefahr).

▶ Apomorphin

▶ Beispiel Apomorphin Woelm®

Indikation. Auslösen von Erbrechen bei Jugendlichen und Erwachsenen.

Dosierung. 0,1 mg pro kg Körpergewicht i. m. bzw. zur Vermeidung von Kreislaufproblemen als Mischspritze mit Theodrenalin (z. B. 1 Amp. Akrinor®).

Wirkmechanismus. Apomorphin ist ein vom Morphin abgeleitetes Molekül. Die analgetische Potenz von Apomorphin ist aber zu vernachlässigen. Es besetzt Morphinrezeptoren v. a. im Kreislauf-, Atem- und Brechzentrum. Durch Stimulation des Brechzentrums wird zentral Erbrechen ausgelöst.

Nebenwirkungen. Aufgrund des Wirkmechanismus muss mit Atemdepression und Blutdruckabfall gerechnet werden. Der Kreislauf kann aber durch die gleichzeitige Gabe von Theodrenalin (z. B. Akrinor®) stabilisiert werden. Sollte es irrtümlicherweise zu einer Überdosierung kommen, so steht mit dem Morphinantagonisten Naloxon (z. B. Narcanti®) ein Antidot zur Verfügung (vgl. Morphin und Apomorphin besetzen die gleichen Rezeptoren).

Gegenanzeigen. S. Brechwurzelextrakt.

▶ Medizinische Kohle (Carbo medicinalis)

Indikation. Nach peroralen Vergiftungen aller Art.

Dosierung. 1 g pro kg Körpergewicht werden in Wasser suspendiert getrunken oder mit Hilfe einer Magensonde appliziert.

Wirkmechanismus. Die medizinische Kohle (Carbo medicinalis) wird durch Verkohlung von pflanzlichem Material gewonnen. Mit Hilfe einer speziellen Behandlung während der Verkohlung wird ein sehr feines, tiefschwarzes Kohlepulver mit riesiger innerer Oberfläche gewonnen. In Wasser quillt dieses Pulver zu einem enorm adsorbierenden Schwamm.

Nebenwirkungen. Evtl. Verstopfung (aufgrund des Quellvermögens der Kohle). Deshalb ist es oft sinnvoll, mit salinischen Abführmitteln wie z. B. Natriumsulfat (Glaubersalz) zu kombinieren.

Gegenanzeigen. In Notfällen keine.

▶ Glaubersalz (Natriumsulfat, Natrium sulfuricum)

Indikation. Beschleunigung der Darmentleerung nach Vergiftung mit langsam resorbierbaren Giften.

Dosierung. 20–30 g Glaubersalz, gelöst in viel Wasser, schlucken lassen oder per Magensonde applizieren.

Wirkmechanismus. Die hohe Salzkonzentration im Darm fördert den luminalen Wassereinstrom. Das vermehrte Darmvolumen löst einen Dehnungsreiz auf die Darmmuskulatur aus, sodass die Peristaltik* verstärkt in Bewegung kommt.

Nebenwirkungen. In Notfällen keine.

Gegenanzeigen. In Notfällen keine.

▶ Paraffinöl (Paraffinum subliquidum)

Indikation. Vergiftungen mit lipophilen organischen Lösungsmitteln wie z. B. Benzin, Heizöl, Benzol u. a.

Dosierung. 150–200 ml Paraffinöl müssen geschluckt bzw. mit Hilfe einer Magensonde verabreicht werden.

Wirkmechanismus. Paraffinöl bindet aufgrund seiner Lipophilie selbst lipophile Stoffe wie z. B. aromatische und aliphatische Kohlenwasserstoffe und organische Lösungsmittel. Dies vermindert und verzögert die Resorption dieser Gifte.

Nebenwirkungen. In Notfällen keine.

Gegenanzeigen. In Notfällen keine.

► Atropin

► Beispiel Atropinsulfat Köhler®

Indikation. Vergiftung mit organischen Phosphorsäureestern, wie z. B. E 605®, und anderen Insektiziden.

Dosierung. Beginn der Therapie mit einer Ampulle à 100 mg Atropin (i. v.). Die Gabe kann so lange fortgesetzt werden, bis Pupillenerweiterung und Reduzierung des Speichelflusses eintreten.

Wirkmechanismus. Im parasympathischen Nervensystem dient Acetylcholin als Überträgerstoff. Es bindet an der postsynaptischen Membran an Muskarinrezeptoren und löst die entsprechenden Wirkungen aus. Der Abbau von Acetylcholin erfolgt mit Hilfe der den Muskarinrezeptoren benachbarten Acetylcholinesterase. Organische Phosphorsäureester (z. B. Pflanzenschutzmittel wie E 605®) blockieren die Acetylcholinesterase auf lange Zeit. Die Folge ist ein sehr stark aktivierter Parasympathikus mit Krämpfen der glatten Muskulatur [Darmmuskulatur, Bronchialmuskulatur (Asthmaanfälle) usw.].

Atropin besetzt die Muskarinrezeptoren, kann aber keine Wirkung auslösen (fehlende »intrinsic activity«*). Das Acetylcholin wird somit von den Muskarinrezeptoren verdrängt und der Stimulus auf das parasympathische Nervensystem nimmt ab. Zwar sind im synaptischen Spalt sehr viele Moleküle Acetylcholin zu finden, diese bleiben aber wegen der Rezeptorblockade durch Atropin wirkungslos.

Nebenwirkungen. Tachykardie, trockene Schleimhäute und Blutdruckanstieg (aufgrund der Dämpfung des parasympathischen Nervensystems überwiegt der Sympathikotonus).

Gegenanzeigen. In extremen Notfällen keine. Allerdings sind Glaukompatienten besonders gut zu beobachten bzw. nur mit sehr kleinen Dosen zu behandeln.

▶ Obidoxim

▶ Beispiel Toxogonin®

Indikation. Vergiftung mit Cholinesterasehemmstoffen wie z. B. Acetylcholin abgebaut werden kann. Dies hat einen verminderten Tonus des parasympathischen Nervensystems zur Folge.

Nebenwirkungen. In Notfällen keine.

Gegenanzeigen. In Notfällen keine wesentlichen Gegenanzeigen.

▶ Naloxon

▶ Beispiel Narcanti®

Indikation. Narcanti® wird bei Vergiftungen mit Opiaten und Heroin eingesetzt, um lebensbedrohliche Erscheinungen, wie z. B. Atemdepression, zu bekämpfen.

Für die Behandlung der Atemdepression von Neugeborenen opiatabhängiger Mütter steht Narcanti® neonatal mit einer Dosierung von 0,02 mg Naloxon je ml Lösung zur Verfügung.

Dosierung. Erwachsenenstärke: 0,4 mg Naloxon je ml Lösung. Es müssen initial 0,1–0,2 mg Naloxon i. v. verabreicht werden. Eventuell ist eine Wiederholung nötig.

Wirkmechanismus. Opiate besetzen in der Peripherie (z. B. Darmmuskulatur) und im zentralen Nervensystem (z. B. Brech- und Hustenzentrum, Schmerz-, Atemzentrum) bestimmte Morphinrezeptoren, die dann die verschiedenen Reaktionen auslösen. Eine gefürchtete Komplikation nach Überdosierung mit Opiaten bzw. mit Heroin ist die Atemdepression mit anschließender Lähmung der Atemmuskulatur.

Naloxon besetzt die gleichen Rezeptoren wie Morphin, löst aber selbst keine Reaktionen aus. Es verdrängt nur das Morphin von seinen Rezeptoren und blockiert diese. Die Folge ist ein relativ schnelles Abklingen der Symptome.

Nebenwirkungen. In Notfällen keine relevanten Nebenwirkungen.

Gegenanzeigen. In Notfällen keine wesentlichen Gegenanzeigen.

▶ Fumazenil

▶ Beispiel Anexate®

Indikation. Vergiftungen bzw. Überdosierungen mit Benzodiazepinen.

Dosierung. Je nach Wirkung, in der Regel 0,2–1,0 mg Flumazenil i. v.

Wirkmechanismus. Benzodiazepine wirken zentral, d. h. v. a. im limbischen System, indem sie die Weitergabe erregender Impulse bremsen. Aus diesem Grund wirken sie auch krampflösend (vgl. Musaril®).

Sie verstärken die hemmende Wirkung GABA*-erger Neurone (Diazepam, ▶ Abschn. 24.5).

Flumazenil verdrängt die Benzodiazepine (z. B. Valium®) von den Rezeptoren, kann aber selbst keine Reaktion auslösen. Daraus resultiert eine geringere Affinität der GABA an GABA-Rezeptoren mit einer verringerten Hyperpolarisierung und erhöhten Erregbarkeit der Zellen, sodass Vergiftungserscheinungen, wie z. B. starke Sedierung oder Atemdepression, gemildert werden.

Nebenwirkungen. Übelkeit, Erbrechen und bei Abhängigen das Auftreten von Entzugserscheinungen.

Gegenanzeigen. In Notfällen keine relevanten Gegenanzeigen.

▶ Dexamethasonspray

▶ Beispiel Auxiloson®

▶ Abschn. 25.7

▶ Pyridostigmin

▶ Beispiel Mestinon®

Indikation. Überdosierungen mit langwirkenden Muskelrelaxanzien (z. B. Alloferin®).

Dosierung. 5 mg Pyridostigmin i. v. und weitere 5 mg Pyridostigmin i. m. applizieren.

Wirkmechanismus. Die stabilisierenden Muskelrelaxanzien aus der Curaregruppe besetzen die Acetylcholinrezeptoren an der motorischen Endplatte der Muskulatur. Acetylcholin wird verdrängt, die curareartigen Relaxanzien können aber selbst keine Erregung auslösen. Die Folge ist eine Muskelentspannung. Die einzelnen Muskelgruppen sind dabei unterschiedlich empfindlich. Zuerst werden die Augen-, Zungen- und Fingermuskeln gelähmt, danach die Nacken- und Extremitätenmuskulatur. Zuletzt wird die Atemmuskulatur betroffen, sodass die Gefahr der Erstickung durch Atemlähmung besteht. Diesen Kreislauf kann man mit Cholinesterasehemmern durchbrechen. Zu dieser Gruppe gehören neben dem Pyridostigmin (Mestinon®) auch Physostigmin (z. B. Anticholium®), gewonnen aus der Kalabarbohne, Neostigmin (Prostigmin®) und Distigmin (z. B. Ubretid®). Pyridostigmin hat dabei die längste Wirkdauer. Alle genannten Stoffe blockieren wie E 605® die Acetylcholinesterase, allerdings im Gegensatz zu diesem nur vorübergehend. Die Folge davon ist ein erhöhtes Angebot von Acetylcholin auch an der motorischen Endplatte, da es weniger schnell abgebaut werden kann. Diese erhöhte Konzentration an Acetylcholin verdrängt nun ihrerseits die curareartigen Muskelrelaxanzien von den Rezeptoren der motorischen Endplatte, sodass die Muskellähmungen aufgehoben werden.

Nebenwirkungen. Bradykardie und Krämpfe der glatten Muskulatur (Magen-Darm-Krämpfe, aufgrund der Tonussteigerung des parasympathischen Nervensystems).

Gegenanzeigen. In Notfällen keine relevanten Gegenanzeigen.

▶ Dimethylaminophenol

▶ Beispiel 4-DMAP Köhler®

Indikation. Behandlung von akuten Vergiftungen mit Blausäure bzw. mit Rauchgasen, die Blausäure freisetzen.

Dosierung. 3–4 mg 4-Dimethyl-p-aminophenol i. v. applizieren. Eine sofortige Injektion von Natriumthiosulfat muss folgen.

Wirkmechanismus. Blausäure wird beim Verbrennen mancher Kunststoffe frei. Sie ist aber auch in vielen Pflanzen (wie z. B. bitteren Mandeln, Pfirsichkernen und z. T. sogar in Leinsamen) enthalten. Auch die Salze der Blausäure, die Cyanide, sind hochgiftig, da aus ihnen mit Hilfe der Magensalzsäure Blausäure freigesetzt wird.

Die Blausäure bzw. die Cyanide verbinden sich speziell mit 3-wertigem Eisen. 3-wertige Eisenionen sind Bestandteil der Atmungsenzyme unserer Zellen. Belegen die Cyanide die Atmungsenzyme, kann der mit dem Blut angelieferte Sauerstoff nicht mehr verbrannt werden, es kommt zur »inneren Erstickung«.

Bei der Therapie der Blausäurevergiftung versucht man, die Cyanide mit Hilfe des Bluteisens zu binden, damit nicht noch weitere Atmungsenzyme blockiert werden. Das Eisen des roten Blutfarbstoffs ist aber nur 2-wertig, sodass es in dieser Oxidationsstufe nicht zur Bindung von Cyaniden in der Lage ist. 4-DMAP oxidiert einen Teil des 2-wertigen Eisens im Hämoglobin zu 3-wertigem. Es entsteht das sog. Methämoglobin mit 3-wertigem Eisen, welches in der Lage ist, die Cyanidionen abzufangen.

Nebenwirkungen. Leichte Zyanose* aufgrund der Umwandlung eines Teils des Hämoglobins in Methämoglobin (Letzteres kann den Blutsauerstoff nicht transportieren).

Gegenanzeigen. In Notfällen keine wesentlichen Gegenanzeigen.

▶ Natriumthiosulfat

▶ Beispiel Natriumthiosulfat 10 % Köhler®

Indikation. Therapie der Vergiftung mit Blausäure und Cyaniden.

Dosierung. 50–100 ml einer 10 %igen Natriumthiosulfatlösung i. v. applizieren.

Wirkmechanismus. Nachdem die Cyanidionen durch Methämoglobinbildung im Blut festgehalten sind, müssen sie aber noch entgiftet werden. Der Körper bildet aus kleinen Mengen Cyanid ungiftiges Rhodanid (durch Einbau von Schwefel mittels einer chemischen Redoxreaktion). Dieser Umwandlungsprozess wird durch die Gabe von Schwefel in Form von Natriumthiosulfat wesentlich beschleunigt, sodass die Cyanidentgiftung massiv gesteigert wird. Aus diesem Grund ist auch die Gabe von Natriumthiosulfat nach der i. v. -Applikation von 4-DMAP unbedingt nötig.

Nebenwirkungen. Eventuell verstärkter Brechreiz und Übelkeit.

Gegenanzeigen. In Notfällen keine wesentlichen Gegenanzeigen.

Adressen und Infos

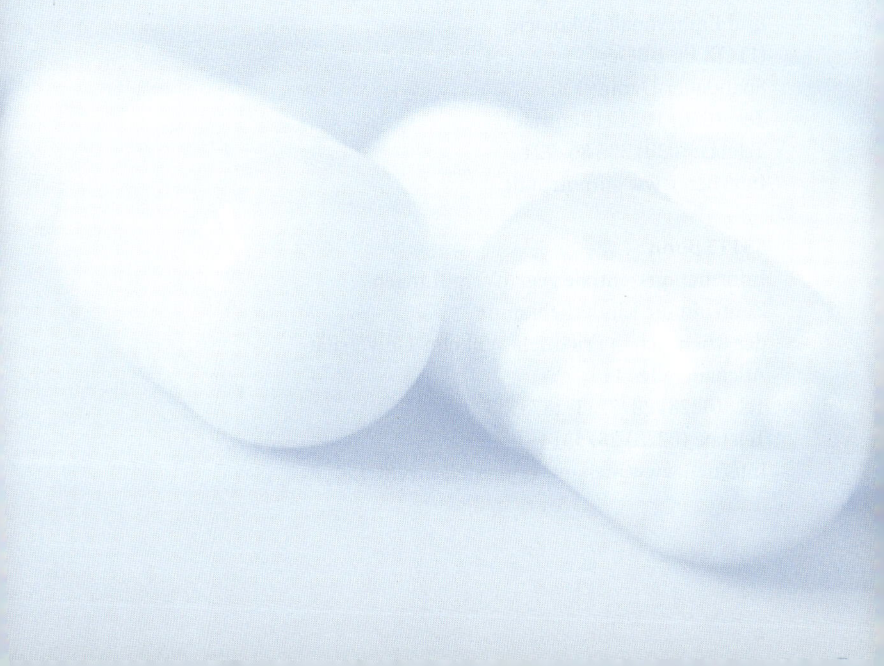

Informationszentren für Vergiftungsfälle

Zentren in der Bundesrepublik Deutschland

In den nachfolgend aufgeführten Krankenanstalten und Kliniken bestehen offizielle Informationszentren für Vergiftungsfälle.

Zentren mit durchgehendem 24-Stunden-Dienst

13353 Berlin
Universitätsklinikum Rudolf Virchow
Humboldt-Universität Berlin
Station 43 a/b
(Internist. Intensivstation)
Augustenburger Platz 1
Tel.: (030) 450–55 35 55
Telefax: (030) 450–55 39 09
Internet: www.charite.de

14050 Berlin
Beratungsstelle für Vergiftungserscheinungen
und Embryonaltoxikologie
(ITOX im BBGes)
Spandauer Damm 130
Tel.: (030) 19240 (Zentrale)
Telefax: (030) 306 86–721
Internet: www.giftnotruf.de

53113 Bonn
Informationszentrale gegen Vergiftungen
Zentrum für Kinderheilkunde
der Rheinischen Friedrich-Wilhelm-Universität
Adenauerallee 119
Tel.: (0228) 2873211/2873333
Telefax: (0228) 2873314
Internet: www.meb.uni-bonn.de/giftzentrale

99089 Erfurt
Giftnotruf Erfurt
Gemeinsames Giftinformationszentrum
der Länder Mecklenburg-Vorpommern,
Sachsen, Sachsen-Anhalt und Thüringen
c/o Klinikum Erfurt
Nordhäuser Straße 74
Tel.: (0361) 73 07 30
Telefax: (0361) 73 07 317
Internet: www.thueringen.de

79106 Freiburg
Informationszentrale für Vergiftungen
Universitäts-Kinderklinik
Mathildenstraße 1
Tel: (0761) 1 92 40
Telefax: (0761) 270 44 57
Internet: www.giftberatung.de

37075 Göttingen
Giftinformationszentrum-Nord der Länder Bremen, Hamburg,
Niedersachsen und Schleswig-Holstein (GIZ-NORD)
Georg-August-Universität Göttingen
Zentrum Pharmakologie und Toxikologie
Robert-Koch-Straße 40
Tel.: (0551) 38 31 80 oder 1 92 40
Telefax: (0551) 3831881
Internet: www.giz-nord.de

66421 Homburg/Saar
Universitätskliniken
Klinik für Kinder- und Jugendmedizin
Tel.: (06841) 1 92 40
Telefax: (06841) 1 62 84 38
Internet: www.med-rz.uni-sb.de/med_fak/kinderklinik/klklb.htm

55131 Mainz
Universitätsklinikum
Beratungsstelle bei Vergiftungen
Klinische Toxikologie
Langenbeckstraße 1
Tel.: (06131) 1 92 40
Telefax: (06131) 17 66 05

81675 München
Giftnotruf München
(Toxikologische Abteilung der
II. Medizinischen Klinik rechts der Isar der TU)
Ismaninger Straße 22
Tel.: (089) 1 92 40
Telefax: (089) 41 40 24 67
Internet: www.toxinfo.org

90419 Nürnberg
II. Medizinische Klinik des Städtischen Klinikums
Toxikologische Intensivstation
Flurstraße 17
Tel.: (0911) 3 98 24 51
Telefax: (0911) 3 98 21 92

Abkürzungen

4-DMAP: Abkürzung für 4-Dimethyl-p-aminophenol; wird bei Vergiftungen mit Blausäure oder Cyaniden eingesetzt
A.: Arteria, lat. Bezeichnung für Schlagader
ACh: Acetylcholin, chemische Substanz mit Überträgerfunktion
ATR: Augentropfen
AUC: »area under the curve«
c_{max}: maximal erreichbare Konzentration
DMSO: Dimethylsulfoxid
EDTA: Ethylendiamintetraessigsäure
GABA: c-(gamma-)aminobuttersäure, ein Botenstoff im ZNS
h: Stunde(n), dient als Abkürzung (Einheitenzeichen) in Verbindung mit Ziffern
HPLC: Hochdruckflüssigkeitschromatographie
i. a.: intraarteriell, in eine Arterie hinein erfolgend
I. E.: internationale Einheiten
i. m.: intramuskulär, in einen Muskel hinein erfolgend
INN: »international non-proprietary name«, internationaler Freiname von Substanzen
i. v.: intravenös, in eine Vene hinein erfolgend
LADME: »liberation, absorption, distribution, metabolism, elimination« (Freisetzung, Aufnahme, Verteilung, Stoffwechsel, Ausscheidung)
M.: Morbus (Krankheit)
MEC: minimale effektive Konzentration
MTC: minimale toxische Konzentration
N.: Nervus, lat. Bez. für Nerv
Na2-EDTA: Dinatriumethylendiamintetraessigsäure, kann zweiwertige Metallionen komplex binden
NNR: Nebennierenrinde
RES: retikuloendotheliales System; Sammelbezeichnung für die ein eigenes, biologisch hochwirksames System bildenden Endothel- und Retikulumzellen, die zusammen als Fress- und Speicherzellen fungieren und für die Stoffwechselvorgänge sowie für die Immunkörperbildung von Bedeutung sind
s. c.: subkutan, unter die Haut bzw. in das unter der Haut liegende Fettgewebe erfolgend
t_{max}: Zeit bis zum Erreichen der cmax
V.: Vena, lat. Bezeichnung für Vene
ZNS: zentrales Nervensystem

Glossar

Abdomen: Bauch

Absorption: (med.) Aufnahme von Flüssigkeiten oder Gasen durch Schleimhäute u. a. in Körperzellen

Acetylcholin: Überträgersubstanz der Nervenimpulse von einem Nerv auf den anderen oder auf das Erfolgsorgan

Adsorbens: Stoff, der infolge seiner Oberflächenaktivität gelöste Substanzen und Gase (physikalisch) an sich bindet (u. a. zur Entgiftung des Magen- Darm-Trakts verwendet)

Aerosol: in Luft oder Gasen schwebende, feinstverteilte Stoffe; kolloidale Dispersion von festen Stoffen oder Flüssigkeiten in Luft oder Gasen (z. B. Arzneimittel zur Inhalation)

afferent: zu einem Organ hinführend

Affinität: Anziehung

Agonist: Stoff (Molekül), der nach Besetzung spezifischer Rezeptoren eine Wirkung auslöst

Akkommodation: Anpassung, Einstellung eines Organs auf die zu erfüllende Aufgabe; im engeren Sinne: Einstellung des Auges auf die jeweilige Sehentfernung durch Veränderung der Brechkraft der Linse

Alkaloide: meist alkalisch (basisch) reagierende, stickstoffhaltige, in der Regel kompliziert gebaute Naturstoffe, die in vielen Pflanzen (besonders in tropischen und subtropischen zweikeimblättrigen Pflanzen) gebildet werden. Die Zusammensetzung vieler A. ist heute bekannt, die meisten sind kristalline, in Wasser schwer lösliche Substanzen von basischem Charakter; meist optisch aktiv. Das basische N-Atom der Alkaloide kann Säure anlagern, wodurch aus der Alkaloidbase das Alkaloidsalz entsteht

Allergen: Stoff (Molekül), der eine allergische Reaktion im Körper auslösen kann

Allergie: die zu krankhafter (überschießender) Immunreaktion führende Reaktionsveränderung aufgrund einer Überempfindlichkeit auf an sich harmlose Stoffe (z. B. Pollen)

Alveole: Lungenbläschen, eigentlicher Ort des Gasaustausches

Amenorrhö: Ausbleiben der monatlichen Regel länger als 4 Monate

Amnesie: Erinnerungslücke, Gedächtnisschwund, Ausfall des Erinnerungsvermögens bezüglich eines bestimmten Zeitraums vor oder während einer Bewusstseinsstörung (bei epileptischem Anfall, Gehirnerschütterung, Hypnose u. a.)

Amputation: operative Abtrennung eines Körperteils
Anabolika: den Eiweiß- und damit den Muskelaufbau fördernde Pharmaka
Analgesie: Schmerzlosigkeit
anaphylaktischer Schock: oft tödlich verlaufender Schock infolge Überempfindlichkeit gegenüber wiederholter parenteraler* Zufuhr desselben Stoffes; besonders häufig ausgelöst durch Eiweißstoffe
androgenitales Syndrom: Die Nebennierenrinde produziert zu viele Androgene. Folge bei Jungen: vorzeitige Pubertät; bei Mädchen: Erscheinungen von »Vermännlichung«
Angina pectoris: Engegefühl in der Brust, Herzenge, Stenokardie
Antagonist: Stoff, der entweder einen Agonisten* vom Rezeptor* verdrängt oder die Bindung des Agonisten an seinen Rezeptor verhindert, z. B. indem er ihn selbst besetzt. Der Antagonist verhindert somit die Auslösung der normalen Wirkung
Antibiogramm: bakteriologischer Test mittels Wachstumshemmung; sagt aus, auf welche Antibiotika die untersuchten Bakterien empfindlich reagieren
Antibiotika: Medikamente zur Bekämpfung von Infektionen
Antidot: Gegengift
Antiemetikum/Antemetikum: Mittel gegen Erbrechen
Antikörpertiter: im Blut feststellbare Menge von Antikörpern gegen eine bestimmte Erkrankung
antiphlogistisch: entzündungshemmende Eigenschaft
antipyretisch: fiebersenkende Eigenschaft
Antitussivum: Mittel gegen Husten
apathogen: das Gegenteil von pathogen*
Apnoe: Atemstillstand
Arterie: Schlagader
arteriell: sauerstoffhaltiges Blut führend
Asphyxie: Atemstörung, Atemstillstand, Behinderung des Gasaustauschs in den Lungen und die damit zusammenhängende Hypoxämie*, die zu Zyanose und Herzstillstand führen kann
Aspiration: Einsaugen von Flüssigkeit oder festen Stoffen bzw. Gasen in die Lunge
bakteriostatisch: die Bakterienvermehrung verhindernd, aber nicht direkt bakterienabtötend
bakterizid: bakterienabtötend
Basen: Laugen; Verbindungen, die in wässriger Lösung negativ geladene OH-Ionen abspalten

Betarezeptoren (β-Rezeptoren): Vermittler adrenerger Wirkung, bewirken Tachykardie*, Stoffwechselsteigerung des Herzens, Dilatation* der Bronchien und Gefäße

biliär: die Galle betreffend, durch Galle bedingt

Bradykardie: langsame Herztätigkeit mit weniger als 55 Schlägen/min

bukkal: zur Backe, zur Wange gehörend

Carrier: Substanz, die ein in ihr gelöstes oder an sie gekoppeltes Arzneimittel durch ein Gewebe hindurch transportiert

cave: Fachbezeichnung für »Vorsicht«

Compliance: hier Bereitschaft des Patienten, Hinweise und Verordnungen des Arztes zu befolgen; auch Bereitschaft des behandelnden Arztes, sich individuell auf den Patienten einzustellen

Corpus luteum: Gelbkörper

Cushing-Syndrom: (nach dem amerikanischen Gehirnchirurgen Harvey Cushing, 1869–1939) Krankheitsbild mit Fettsucht, Vollmondgesicht, Hyperglykämie, Polyglobulie und anderen Symptomen infolge vermehrter Produktion kortikotroper Hormone

Defektur: Herstellung von Arzneimitteln in der Apotheke in größeren Mengen (Vorrat)

Defibrillation: Beseitigung des Kammerflimmerns mit Hilfe entsprechender antiarrhythmischer Medikamente oder durch einen definierten Elektroschock

Dekokt, Dekoktum: aus Abkochung von Pflanzenteilen hergestellter Pflanzenauszug

Delirium: Bewusstseinstrübung (Verwirrtheit), verbunden mit Erregung, Sinnestäuschungen und Wahnideen

Derivat: Verbindung, die aus einer anderen entstanden ist und mit der Ausgangsverbindung noch vom Aufbau her verwandt ist

Desinfektion: Entkeimung, Keimfreimachen

Dilatation: Erweiterung eines Hohlorgans, z. B. eines Blutgefäßes

Diurese: Harnausscheidung

Droge: pharm.: Teile von Pflanzen oder Tieren, die pharmazeutische Verwendung finden

umgangsspr.: Stoffe pflanzlicher oder chemisch-synthetischer Herkunft, die als Suchtmittel benutzt werden

»drug targeting«: Ein Arzneistoff wird so verändert, dass er z. B. nur an einem Organ (=Ziel=«target«) wirkt, die anderen Organe also nicht beeinflusst (wichtig z. B. bei Krebsmitteln)

Dyskinesie: Störung eines Bewegungsablaufs, meist mit verminderter Bewegungsaktivität verbunden
Dysmenorrhö: schmerzhafte Regelblutung
Effektor: hier (enzymologisch) Substanz, die Enzymaktivität reguliert
effektorisch: eine sofortige (End-)Wirkung auslösend; effektorische Hormone werden von peripheren Drüsen ausgeschüttet und haben ihre Wirkung im Gewebe
efferent: von einem Organ herkommend
Embolie: Verstopfung eines Blutgefäßes (bei Lungenembolie einer Lungenarterie) durch in die Blutbahn geratene und mit dem Blutstrom verschleppte körpereigene oder körperfremde Substanzen
Emetikum: Arzneimittel zur Auslösung des Erbrechens
Endemie: in einer Gegend heimische Krankheit, von der regelmäßig ein gewisser Anteil der Bevölkerung erfasst wird; schleichende Durchseuchung (im Gegensatz zur Epidemie, die eine Massenerkrankung bezeichnet)
endogen: im Körper selbst, im Körperinneren entstehend, von innen kommend
endokrin: mit innerer Sekretion (von Drüsen)
enteral: auf den Darm, die Eingeweide bezogen
enterohepatischer Kreislauf: Ausscheidung einer »zirkulierenden« Substanz über die Leber in die Galle, von dort in den Darm; Rückresorption (meist im Darm) → Pfortader → Leber → Galle → Darm. Betrifft hauptsächlich Gallensäuren und Gallenfarbstoffe sowie körpereigene und körperfremde Steroidhormone, Glukokortikoide und verschiedene Medikamente. Die Substanzen durchlaufen den e. K. u. U. mehrfach
Enzyme (Fermente): in lebenden tierischen und pflanzlichen Zellen gebildete, hochmolekulare Eiweißkörper, die als Katalysatoren chemischer Reaktionen in biologischen Systemen wirken
Epilepsie: »Fallsucht«, unvermittelt auftretende Krampfanfälle von wenigen Minuten mit Bewusstseinsverlust, Blutdruckabfall, Apnoe und Hinstürzen, Schaum vor dem Mund (häufig blutig bei Zungenbiss)
Epithel: oberste Zellschicht (Deckgewebe) des menschlichen und tierischen Haut- und Schleimhautgewebes
epithelial: zum Epithel* (oberste Zellschicht, Deckgewebe, des menschlichen Haut- und Schleimhautgewebes) gehörend, aus Epithel bestehend
Euphorie: übersteigertes, nicht der Wirklichkeit entsprechendes Glücksgefühl
Exhalation: Ausatmung, Ausdünstung

exogen: außerhalb des Organismus entstehend; von außen her in den Organismus eindringend

exokrin: das Drüsensekret nach außerhalb der Drüse absondernd, z. B. Verdauungssäfte des Pankreas (gelangen in den Dünndarm) oder Speicheldrüsen

Expektorans, Expektorantium: auswurfförderndes, schleimlösendes Mittel

Exsudat: entzündliche Ausschwitzung; eiweißhaltige Flüssigkeit, die bei Entzündungen aus den Gefäßen austritt

extrapyramidal: außerhalb der Pyramidenbahn; Bereich des Gehirns, der für zielgerichtete Motorik (Bewegungsabläufe) zuständig ist

Fette: Verbindungen (Ester) des Glyzerins mit mittel- oder langkettigen Fettsäuren. Sie bestehen nur aus den Elementen C, H und O

First-pass-Effekt: teilweise oder vollständige Verminderung der Bioverfügbarkeit eines peroral verabreichten Arzneimittels durch metabolische (den Stoffwechsel betreffende) Veränderungen, bevor das Medikament den großen Blutkreislauf erreicht

Flatulenz: Blähung

Follikel: (Drüsen)bläschen, kleiner Schlauch, Säckchen (z. B. Haarbalg, Lymphknötchen)

forciert: verstärkt betrieben

galenische Mittel: pharmazeutische Zubereitung aus Drogen wie Extrakte, Destillate, Tinkturen, Latwergen, Salben und Pflaster, im Gegensatz zu den Rohdrogen (Remedia simplicia) und chemischen Fabrikaten. Unter Galenik versteht man die Wissenschaft von der Formgebung (pharmazeutische Technologie) und der technologischen Prüfung der Arzneimittel; (Galenus war der Leibarzt von Kaiser Marc Aurel in Rom)

gastrointestinal: Magen und Darm betreffend

Generika: Fertigarzneimittel, die nicht unter einem eingetragenen Warenzeichen, sondern unter dem international empfohlenen Freinamen im Handel sind, z. B. Paracetamol-ratiopharm®; oft im Sinne von »Nachahmer« präparat gebraucht

glomerulär: den Glomerulus* betreffend

Glomerulus: allgemeine Bezeichnung für Gefäßknäuel, hier: in der Niere (◘ Abb. 1.5)

Glukose: Traubenzucker, Dextrose

Glykogen: tierische Stärke, Kohlenhydrat; wichtigstes energiereiches Substrat in nahezu allen Zellen

Gram-Färbung: Färbung von mikroskopischen Bakterienpräparaten (mit Karbolgentianaviolettlösung und Karbolfuchsin), durch die Bakterien gleichen Aussehens unterschieden werden können (da sie entweder die Farbe der einen oder die der anderen Lösung annehmen)

gram-negativ: Bei der Gram-Färbung* (von Bakterien) sich rot färbend

gram-positiv: Bei der Gram-Färbung* (von Bakterien) sich blau färbend

Hämodialyse: Reinigung des aus einer Arterie oder Vene in einen Kunststoffschlauch geleiteten Blutes von krankhaften Bestandteilen durch Entlangfließen an einer semipermeablen (halbdurchlässigen) Membran

Hämolyse: Zerstörung (Auflösung) der roten Blutkörperchen

Halbwertszeit: biol.: Zeit, in der die Hälfte eines Stoffes im Körper zu einer unwirksamen Substanz abgebaut bzw. ausgeschieden und durch eine neue Substanz ersetzt wird;

phys.: Zeit, in der ein radioaktiver Stoff die Hälfte seiner Strahlenwirksamkeit verliert bzw. zur Hälfte in nichtradioaktive Bestandteile zerfallen ist

hepatisch: zur Leber gehörend

hydrophil: wasserlöslich, eigentlich wasserliebend

hyperämisieren: erhöhte Durchblutung bewirken

Hyperkinese: übermäßige Bewegungsaktivität

Hypoglykämie: Verminderung des Blutzuckers (<70 mg%)

Hypoxämie: Verminderung des Sauerstoffs im Blut infolge von Beeinträchtigung der Atmung oder als Folge von Kreislaufstörungen u. a.

Ikterus: Gelbsucht, Anstieg des Bilirubingehalts im Blut über einen bestimmten Wert und Übertritt ins Gewebe, Gelbfärbung der Haut

Indikation: Anwendungsgebiet (vgl. Indikation von Paracetamol sind Schmerzen und Fieber)

induziert: ausgelöst, verursacht

Infusion: Einführung größerer Flüssigkeitsmengen in den Organismus, in der Regel über einen venösen Zugang

Injektion: Einspritzung

Inspiration: Einatmung

Insuffizienz: Organschwäche, nicht mehr den Ansprüchen genügend (vgl. ein insuffizientes Herz ist nicht mehr in der Lage, den Körper ausreichend mit Blut zu versorgen)

Interaktion: gegenseitige Wechselwirkungen (z. B. von Medikamenten untereinander)

interstitiell: im Interstitium* gelegen oder ablaufend

Interstitium: 1) Zwischenraum zwischen Körperorganen oder Körperteilen; 2) auch interstitielles Gewebe, Zwischengewebe: Bezeichnung für das nerven- und gefäßführende Binde- und Stützgewebe, das die Zwischenräume im spezifischen Gewebe (Parenchym*) eines Organs ausfüllt bzw. das Parenchym* umgibt

Intoxikation: Vergiftung

intraperitoneal: in die freie Bauchhöhle hinein erfolgend

»intrinsic activity«: Fähigkeit eines Arzneistoffes, nach Bindung an einen Rezeptor einen Effekt auszulösen

irreversibel: nicht wieder rückgängig zu machen, Gegenteil von reversibel

Kammerflimmern: mit Absinken bzw. Ausfall der Herzleistung verbundene unregelmäßige, wogende Bewegung der Herzkammern infolge ungeordneter Kontraktion der Muskelfasern (Puls >300 Schläge/min)

Karzinogen: Stoff, der Krebs auslösen kann

Keton: organische Verbindung mit einer oder mehreren CO-Gruppen, die an Kohlenwasserstoffreste gebunden sind

Klimakterium: Wechseljahre

Klistier: Darmeinlauf, Darmausspülung; Instillation von Flüssigkeit in den Mastdarm mit Darmrohr, Irrigator oder Spritze; z. B. zu Reinigungszwecken vor Röntgenaufnahmen, bei Verstopfung

Koitus: Geschlechtsverkehr

Komplementsystem: funktionelles System von der Immunabwehr dienenden Plasmaproteinen

Konjugation: im pharmakologischen Sprachgebrauch ist die chemische Zusammenfügung zweier Moleküle gemeint (vgl. Konjugation vieler Arzneistoffe mit Schwefelsäure, um die Fremdstoffe besser wasserlöslich und damit über die Nieren eliminierbar zu machen)

Kontamination: »Verunreinigung« nach Kontakt mit einem Stoff oder Erreger

Kontraindikation: Gegenanzeige; beim Vorliegen bestimmter Krankheitssymptome darf ein Medikament nicht gegeben werden (vgl. Kontraindikation von Aspirin ist ein Magengeschwür) Kontrazeptivum: mechanisches oder chemisches Mittel zur Empfängnisverhütung

Korneaendothel: innerste Hornhautschicht des Auges

Korneaepithel: äußerste Hornhautschicht des Auges

Kortikoide: Glukokortikoide, Substanzen mit der Wirkung von Nebennierenrindenhormonen; werden als universelle Notfallmedikamente bei allen

Schockformen, allergischen Reaktionen und bei der Behandlung des Hirnödems verwendet

Kumulation: zunehmende (u. U. vergiftende) Wirkung eines Arzneimittels bei fortgesetzter Verabreichung normaler Dosierungen

Latenzzeit: Zeit zwischen Infektion (bei Erregern) bzw. Kontamination (bei Giften) und dem Auftreten der ersten Krankheitssymptome

Leukopenie: starker Mangel an weißen Blutkörperchen

lipophil: fettlöslich, eigentlich fettliebend

Lumen: Querschnittsfläche, lichte Weite

Manie: heftige Wutausbrüche, Besessenheit und Raserei

Mastzellen: es werden Gewebemastzellen und Blutmastzellen unterschieden. Die Mastzellen sind sehr reich an Histamin, sodass ihnen eine wesentliche Rolle bei allergischen Reaktionen zukommt

Medulla oblongata: verlängertes Mark, Sitz von Atem- und Herz-Kreislauf-Zentren und anderen wichtigen Reflexzentren (Schlucken, Niesen, Erbrechen u. a.)

Menopause: Zeitpunkt der letzten Menstruation, Ende der fruchtbaren Lebensphase

Mesenchym: rein zelliges Gewebe, aus dem sich die Formen des Stützgewebes entwickeln (auch embryonales Gewebe genannt)

mesenchymal: zum Mesenchym* gehörend, es betreffend

Mikrovilli (Mehrz.): kleine, der Resorption dienende Zytoplasmafortsätze an der Oberfläche von Zellen

Miotikum: Pupillenverengung (Miosis) hervorrufendes Mittel

Mitochondrium: im Zellplasma liegende ovale Körnchen (oft stäbchen- oder fadenförmig aneinander liegend), die für die Atmung und den Stoffwechsel der Zellen von Bedeutung sind

motorisch: dem Muskel Bewegungsimpulse zuführend

Morbus Addison: durch Verminderung oder Ausfall der Produktion von Nebennierenrindenhormon (infolge Schädigung der Nebennieren) bedingte schwere Allgemeinerkrankung, deren charakteristischstes Symptom die bronzeartige Verfärbung der Haut ist

Mukolytikum: schleimlösendes Arzneimittel

Mydriatikum: Pupillenerweiterung (Mydriasis) hervorrufendes Mittel

Nekrose: abgestorbenes Gewebe

Nervensystem, autonomes (vegetatives): es steuert sich selbst, ist nicht dem Willen unterworfen, reguliert z. B. Herzfunktion, Atmung und Verdauung; bestehend aus N. sympathicus und N. parasympathicus

Nervensystem, peripheres: alle dem Rückenmark entspringenden Nerven (periphere Nerven)
Neuroleptikum: Medikament, das Spannungen, Ängste, Unruhe und Halluzinationen von Menschen nehmen kann
Nervensystem, zentrales: Gehirn und Rückenmark
Neuroglia (Kurzbezeichnung: Glia): ektodermales Stützgewebe des ZNS; bildet ein dreidimensionales Faserwerk, in das die Nervenzellen und ihre Fortsätze eingeschlossen sind; grenzt die nervöse Substanz an allen Oberflächen und gegen die Blutgefäße ab und ist für den Stoffwechsel des Nervengewebes von großer Bedeutung
Nierentubuli, Tubuli renales (Mehrz.): mikroskopisch kleine Kanälchen in der Nierensubstanz (◘ Abb. 1.5 und 10.1)
Noradrenalin: Überträgersubstanz, die im Nebennierenmark und im ganzen sympathischen Nervensystem gebildet wird; steigert den Blutdruck, senkt die Pulsfrequenz
Nozirezeptor: »Schmerzrezeptor«, Rezeptor, der bei Verletzungen gereizt wird und die Schmerzempfindung vermittelt
onkogen: krebsauslösend
Obstipation: Verstopfung
Parasympath(ik)omimetikum: Arzneimittel, das eine ähnliche Wirkung auf den Organismus hat, wie sie durch Reizung des Parasympathikus entsteht
parenteral: unter Umgehung des Magen-Darm-Kanals (z. B. Medikamente, die injiziert und nicht oral verabreicht werden)
Parenchym: das eigentliche, der spezifischen Funktion des Organs dienende Organgewebe im Unterschied zum Binde- und Stützgewebe
pathogen: krankmachend
pathologisch: krankhaft; das Gegenteil von physiologisch
peripher: nicht zentral, z. B. nicht im zentralen Nervensystem gelegen
Peristaltik: von den Wänden der muskulösen Hohlorgane (hier: Magen, Darm) ausgeführte Bewegung, bei der sich die einzelnen Organabschnitte nacheinander zusammenziehen und so den Inhalt des Hohlorgans transportieren
Permeabilität: Durchlässigkeit, z. B. von Membranen
Persorption: die Aufnahme unverdauter, ungelöster kleinster (Nahrungs)partikel durch die Darmepithelzellen (im Gegensatz zu Resorption)
Phagozytose: Aufnehmen von festen Teilchen in das Zellinnere. Vorgang: Anlagerung des Teilchens an die Zellmembran, wodurch die Zellmembran

mit dem Material bläschenförmig in die Zelle eingestülpt wird (Endozytose). Auflösung der umgebenden Zellmembran, Verarbeitung des Teilchens im Zellstoffwechsel

physiologisch: den normalen, gesunden Lebensvorgängen entsprechend; das Gegenteil von pathologisch

Pinozytose: Aufnehmen gelöster Stoffe ins Zellinnere. Vorgang: Anlagerung des Teilchens an die Zellmembran, wodurch die Zellmembran mit dem Material bläschenförmig in die Zelle eingestülpt wird (Endozytose). Auflösung der umgebenden Zellmembran, Verarbeitung des Teilchens im Zellstoffwechsel

Plasma: Blut ohne zelluläre Bestandteile, d. h. ohne rote/weiße Blutkörperchen und ohne Blutplättchen

Protein: einfacher Eiweißkörper, der nur aus Aminosäuren aufgebaut ist (z. B. Albumine, Globuline u. a.)

Prostaglandine: aus Arachidonsäure gebildete Moleküle, die vielfältige Aufgaben im Körper zu erfüllen haben (vgl. Entzündungsreaktion, Blutdrucksenkung, Wehenauslösung oder Blutgerinnung)

pulmonal: auf die Lunge bezogen

quantitativ: mengenmäßig, vollständig

rektal: zum Mastdarm gehörend, durch den Mastdarm erfolgend

renal: zur Niere gehörig

resorbiert: aufgesogen

Resorption: Aufsaugung; (pharmakologisch) Aufnahme von (Arznei)substanzen in den Blutkreislauf nach Transport durch best. Barrieren (z. B. Lipid-Eiweiß-Membranen) des Resorptionsorgans

reversibel: wieder umkehrbar, in seinen ursprünglichen Zustand zurückkehrend; das Gegenteil von irreversibel

Rezeptor: Bindungsstelle für bestimmte Moleküle (vgl. Schlüssel-Schloß-Prinzip)

Säuren, organische, anorganische: Verbindungen, die in wässriger Lösung ein oder mehrere Wasserstoffionen abspalten

Sekretion: Absonderung

sensibel: hier Hautreize aufnehmend

Sklerose: krankhafte Verhärtung eines Organs

somatisch: körperlich

Stratum corneum: die Hornschicht der Oberhaut, eine Lage abgestorbener und abschiefernder Zellen

sublingual: unter der Zunge liegend

Suspension: Aufschwemmen von feinen, festen Teilchen in einer Flüssigkeit

Sympath(ik)omimetika: Arzneimittel, das im Organismus die gleichen Erscheinungen hervorruft, wie sie durch Erregung des Sympathikus ausgelöst werden (u. a. Adrenalin, Noradrenalin)

systemisch: auf den ganzen Organismus wirkend

Tachykardie: Steigerung der Herzfrequenz über 100 Kontraktionen pro min

Thromboembolie: Embolie* infolge Verschleppung eines Thrombus mit dem Blutstrom

Trachea: Luftröhre

transepidermal: durch die äußere Zellschicht der Haut erfolgend transfollikulär: durch den Follikel* erfolgend

Transplantation: operative Übertragung von Organen oder Organteilen

Tremor: Muskelzittern

Toxin: Giftstoff

toxisch: giftig

trope Hormone: Hormone, die selbst wieder die Freisetzung weiterer Hormone bewirken

tubulär: im (Nieren-)Tubulus ablaufend

Tubus: 1) Eileiter; 2) Katheter zum Freihalten der Atemwege und Beatmen, z. B. Pharyngealtubus, Trachealtubus

Uterus: Gebärmutter

Vene: Blutgefäß, das zum Herzen führt

venös: auf die Vene bezogen

viszeral: die Eingeweide betreffend

Zyanose: bläuliche Färbung, besonders der Lippen, Wangen und Fingernägel infolge mangelnder Sauerstoffsättigung des Blutes; es ist zwischen der zentralen und der peripheren bzw. Erschöpfungszyanose zu unterscheiden

Literatur

Bierstedt U (1990) Neurochirurgische Krankheitsbilder und ihre Pflege. Springer, Berlin Heidelberg New York Tokyo (Reihe Fachschwester und Fachpfleger)

Gorgaß B, Ahnefeld FW (2001) Rettungsassistent und Rettungssanitäter, 6. Aufl. Springer, Berlin Heidelberg New York Tokyo

Honegger H (1976) Anatomie des Auges. Schriftenreihe der Bayerischen Landesapothekerkammer, Heft 11

Junqueira LC, Carneiro J (2002) Histologie, 5. Aufl. (Übers. aus dem Amerik. und neu bearb.: Schiebler TH, Peiper U). Springer, Berlin Heidelberg New York

Konietzko N, Teschler H, Freitag L (1998) Schlafapnoe, 2. Aufl. Springer, Berlin Heidelberg New York Tokyo

Larsen R, Anästhesie und Intensivmedizin für Schwestern und Pfleger, Springer 1999

Mutschler E (2001) Arzneimittelwirkungen, 8. Aufl. WVG, Stuttgart

Pschyrembel (2001) Klinisches Wörterbuch, 259. Aufl. De Gruyter, Berlin New York

Robert-Koch-Institut (2001) Impfempfehlungen der Ständigen Impfkommission (STIKO) Infektionsepidemiologische Forschung, InfFo IV:iv

Rote Liste (2002) Bundesverband der Pharmazeutischen Industrie e. V. (Hrsg), Editio Cantor, Aulendorf

Schiebler TH, Schmidt W (Hrsg) (1999) Lehrbuch der gesamten Anatomie des Menschen, 8. Aufl. Springer, Berlin Heidelberg New York Tokyo

Schmidt RF, Thews G (Hrsg) (2000) Physiologie des Menschen. 28. Auflage. Springer, Berlin Heidelberg New York Tokyo

Spornitz UM (2002) Anatomie und Physiologie, 3. Aufl. Springer, Berlin Heidelberg New York Tokyo

Thümler R, Morbus Parkinson, Ein Leitfaden für Klinik und Praxis, Springer 2002

Turco SJ (1993) Sterile dosage forms, their preparation and clinical application. Lea & Febiger, Philadelphia

Stichwortverzeichnis

A

B

E

F

G

H

I

J

K

L

M

N

O

P

Q

R

S

T

U

V

W

X

Y

Z